蒙药毒理学与安全性评价方法

主　　编　常福厚

副 主 编　松　林　肖云峰　呼日乐巴根　包勒朝鲁

编　　者　（按姓氏汉语拼音排序）

白图雅　　　　　（内蒙古医科大学药学院）

包勒朝鲁　　　　（内蒙古医科大学蒙医药研究院）

曹晓东　　　　　（内蒙古医科大学新药安全评价研究中心）

常福厚　　　　　（内蒙古医科大学药学院，内蒙古医科大
　　　　　　　　学新药安全评价研究中心）

呼日乐巴根　　　（内蒙古医科大学蒙医药学院）

胡玉霞　　　　　（内蒙古医科大学新药安全评价研究中心）

李　君　　　　　（内蒙古医科大学新药安全评价研究中心）

刘　静　　　　　（内蒙古医科大学新药安全评价研究中心）

松　林　　　　　（内蒙古医科大学蒙医药学院）

王　芳　　　　　（内蒙古医科大学新药安全评价研究中心）

王敏杰　　　　　（内蒙古医科大学基础医学院）

肖云峰　　　　　（内蒙古医科大学新药安全评价研究中心）

邢煜舒　　　　　（内蒙古医科大学新药安全评价研究中心）

张　谦　　　　　（内蒙古医科大学新药安全评价研究中心）

张　微　　　　　（内蒙古医科大学新药安全评价研究中心）

张梦迪　　　　　（内蒙古医科大学药学院）

秘　　书　刘　静

科 学 出 版 社

北　京

内 容 简 介

本书对蒙药的毒性、毒性机制、毒性试验方法及解毒方法进行论证，阐述了蒙药毒理学概论、毒理学原理、毒性相关物质基础与靶标、有毒蒙药的开发利用与风险效益评估、毒理学研究的原则与常规方法、常规毒性试验方法、特殊毒性试验方法、皮肤给药毒性试验方法、腔道给药毒性试验方法、注射剂毒性试验方法、机体各系统毒性试验方法、毒性控制研究方法，以及大毒蒙药、有毒蒙药和小毒蒙药等内容，在大毒、有毒和小毒蒙药的内容中阐述了各个毒性蒙药的一般知识、本草记载、安全性评价及解毒方法等。

本书内容涵盖毒性蒙药的毒理学和安全性评价方法，适合于从事蒙药、中药和民族药毒理学与安全性评价的科研工作者、医师、研究生、本科生使用，也可供从事蒙药及中药临床工作者参考使用。

图书在版编目（CIP）数据

蒙药毒理学与安全性评价方法 / 常福厚主编. — 北京：科学出版社，2019.11

ISBN 978-7-03-062943-2

Ⅰ. ①蒙… Ⅱ. ①常… Ⅲ. ①蒙药-药物学-毒理学 ②蒙药-药物学-安全评价 Ⅳ. ①R291.208

中国版本图书馆 CIP 数据核字（2019）第 242354 号

责任编辑：周　圆 / 责任校对：郭瑞芝
责任印制：赵　博 / 封面设计：陈　敬

科学出版社 出版
北京东黄城根北街 16 号
邮政编码：100717
http://www.sciencep.com

涿州市般润文化传播有限公司印刷
科学出版社发行　各地新华书店经销

*

2019 年 11 月第 一 版　开本：787×1092　1/16
2024 年 4 月第三次印刷　印张：17 3/4
字数：489 000

定价：168.00 元
（如有印装质量问题，我社负责调换）

序

    蒙医药学是蒙古族人民在长期与疾病斗争过程中逐渐认识、积累和总结出的一套独特的医药学理论及治疗方法，是我国传统医学的重要组成部分，应用蒙医药治疗疾病一直是蒙古族人民保障健康的重要手段之一。随着蒙医药治疗效果和方法逐渐被验证，蒙医药也逐渐被应用于全国乃至世界各地。在蒙医药的发展过程中，蒙药在疗效方面的研究受到了一定程度的重视，但对于蒙药毒性及安全性方面的研究相对缺乏，到目前为止尚没有一部针对蒙药毒理学和安全性评价方面的著作，蒙医药经典著作《甘露四部》中就有与"毒"相关的记载，但经典著作中"毒"的概念很广泛，涉及病因、病症及药物几个方面。为了加快蒙医药的发展步伐，提高人们使用蒙药的安全性，当务之急是加强对蒙药毒理及安全性评价的规范化研究。《内蒙古自治区蒙医药中医药发展战略规划纲要（2016—2030 年）》中指出："坚持以人为本、服务惠民。以满足人民群众蒙医药中医药健康需求为出发点和落脚点，坚持蒙医药中医药发展为了人民、蒙医药中医药成果惠及人民，保证人民享有安全、有效、方便的蒙医药中医药服务。"对蒙药进行毒理学和安全性评价的研究就是保证人民安全用药最重要的手段之一。

    随着现代医药科学实验方法和检测技术的发展，致力于蒙医药学研究的科研人员对蒙药的研究越来越深入，目前对蒙药药理学方面的研究已经非常广泛，但对蒙药毒理学方面的研究却相对较少，临床上由于未知的蒙药毒性而引发的药物不良事件时有发生。因而，蒙药的临床安全使用已经成为公众关注的焦点，随着蒙药市场化进程的深入和科学技术的进步，将会有越来越多的创新蒙药被研发，如何科学合理地进行安全评价，保证蒙药安全、有效和质量可控是我们共同关心的议题和努力的目标。内蒙古医科大学新药安全评价研究中心在大量蒙药安全性评价的实践中，建立了一系列蒙药安全性评价的技术和方法，为我国蒙药安全性评价研究水平的提高做出了积极的努力。

    《蒙药毒理学与安全性评价方法》一书反映了我国蒙药毒理学与安全性评价的最新研究成果。我相信该书的出版必将促进我国蒙药毒理学与安全性评价研究成果的推广与应用，同时，也将促进我国蒙药毒理学与安全性评价产业又好又快地发展，保障蒙药用药安全，造福人民群众。

阿古拉

内蒙古医科大学副校长

2018 年 10 月

前　言

　　蒙药是蒙古族人民长期以来和疾病做斗争的重要武器，也是保障人民身体健康的重要药物来源。近年来，随着科学技术的发展和对蒙药的不断研究探索，广大医务工作者和人民群众对蒙药有了进一步的认识，同时也使得蒙药得到了更大的发展。传统蒙药是在临床应用经验的基础上逐渐发展起来的，在临床实际应用中可以对其进行适当的调整和对组方进行适当的加减使其能够达到好的疗效，同时减少不良反应的发生。然而对于蒙药毒理学和安全性评价方面的研究相对较少，临床使用的一些药物并没有在安全性方面进行过系统性的研究，所以对蒙药进行毒理学和安全性评价非常重要。运用现代药物毒理学和安全性评价的方法对传统蒙药进行系统性的研究和评价，对于蒙药的发展具有重要的意义。

　　本书共十五章，第一至四章主要介绍了蒙药毒理学概论、蒙药毒理学原理、蒙药毒性相关物质基础与靶标及有毒蒙药的开发利用与风险效益评估。第五章主要介绍蒙药毒理学研究的原则与常规方法。第六至十一章主要介绍蒙药的各种毒性试验的具体方法。第十二章主要介绍蒙药毒性控制研究方法。第十三至十五章主要介绍大毒蒙药、有毒蒙药和小毒蒙药。为了编写一本对蒙药毒理学研究和安全性评价有参考价值的书籍，用以指导蒙药毒理学的研究和安全性评价，本书编委会查阅了大量的资料和书籍。全书约 50 万字，其中，主编常福厚教授编写的内容超过了 15 万字，副主编及编委为本书的编写也付出大量的辛苦劳动，为本书能够较全面地体现蒙药毒理学和安全性评价奠定了基础。

　　衷心地感谢内蒙古医科大学的校领导对《蒙药毒理学与安全性评价方法》一书的出版给予的大力支持，感谢内蒙古医科大学新药安全评价研究中心、内蒙古新药筛选工程研究中心对本书给予的支持，同时感谢研究生周树宏、林楠、娄伟、王冬雪、张莎莎、杨帆和阿丽娅等同学对本书所做的贡献。

　　最后，诚挚感谢内蒙古医科大学副校长阿古拉教授在百忙中抽时间为本书写序，并提出许多宝贵的意见和建议。

　　由于我们的蒙医药知识水平有限，缺乏编写经验，书中疏漏及不足之处在所难免，希望广大读者批评指正。

《蒙药毒理学与安全性评价方法》编委会

2018 年 10 月

目　　录

第一章 蒙药毒理学概论

蒙药是指在蒙医理论指导下，用于预防、治疗、诊断疾病并具有康复和保健作用的物质，通常包括植物药、动物药和矿物药。随着健康意识的不断提高，人们对蒙药的应用越来越广泛，与此同时，对蒙药的毒性也越来越重视。"毒"或者"毒性"作为蒙药的一种性质概念在我国传统民族医药领域具有悠久历史，蒙医药学在形成、系统化、现代化过程中所提出的一系列加工炮制、用药原则、方法、配伍规律组成了蒙药学科中具有独特内涵的"药毒"理论，对临床安全合理用药起到至关重要的作用。虽然蒙药毒理学尚未形成分支学科，但是受到中药毒理学发展的影响，相关研究人员不断阐明蒙药的毒性表现、毒性机制、毒性成分、毒性靶器官和蒙药炮制机制，为我们更深层认识蒙药的性质、功效、毒副作用提供了理论依据。蒙药毒理学对蒙药学术创新、合理安全用药和蒙药产业可持续发展具有重要意义。

第一节 蒙药毒理学的基本概念及对蒙药毒性的认识

蒙药毒理学属蒙药学的分支内容，虽然尚未形成独立的分支学科，但是已经以相对独立的内容融合在蒙药药理学中。蒙药毒理学是在蒙医药理论指导下，应用现代科学技术研究蒙药对机体产生毒性作用、副作用、致畸、致癌、致突变及安全性评价的一门新兴学科。其主要目的在于指导蒙医临床合理用药，降低蒙药不良反应及减少因不了解蒙药毒性导致的新药研发失败。

蒙药是在蒙医理论指导下应用的独特药物，是蒙医学区别于其他医学的重要标志之一。蒙药大多数来源于动物、植物或矿物等天然产物，毒副作用小，且一味药物含有多种成分，可用于治疗多种疾病。传统蒙药常用炮制来减少毒性，增加疗效。蒙药炮制品（蒙药饮片）是在蒙医药理论指导下，根据辨证施治及调剂、制剂的需要，对蒙药材进行特殊加工炮制的成品。蒙药在临床使用之前，还要根据预防、治疗、保健的不同需要，在蒙医基础理论、七素三秽学说指导下，制成一定的剂型，减少其毒性和烈性，才能充分发挥药效。

蒙药在独特的理论体系指导下，多采取复方的形式应用于临床，通过合理的配伍组方，既适用于治疗复杂病情，又能提高药效，降低其毒性和烈性。蒙药的治疗作用是指利用药物的十七种效能，调节赫依、希拉、巴达干的二十种秉性成分，调节人体赫依、希拉、巴达干的偏盛偏衰变化，恢复七素三秽、脏腑的生理功能。蒙药的疗效由其自身的药味、药物功效、药力、药物效能、本性药力等所决定。为了安全有效地使用蒙药，还必须掌握蒙药的配伍、禁忌、剂量等基本知识。配伍，是根据病情的不同需要和药性的不同特点，有选择性地将一种以上药物与所用主要药物融合在一起使用。禁忌，主要包括配伍禁忌、饮食禁忌。剂量，是指临床用药的分量，包括单味药及蒙成药成人日用量；剂量的大小由药物的性质、剂型、配伍，以及患者年龄、体质、病情和病情变化等多种因素来确定。

现存最早的由蒙古族医学家所撰写的蒙药本草（荣钵）是《认药白晶鉴》，为伊希巴拉珠尔于1752～1787年用藏文所著。书中载药799种，分三大部、十篇，较为系统完整地注释了药物鉴别、考证，药物的性味、功效等基本理论，为正确继承认药和药物临床使用提供了宝贵资料，为后来蒙药的发展奠定了坚实基础。第二部本草（荣钵）是18世纪罗布桑楚勒如木以藏文撰写的《识药学》，也称为《认药学》。全书分 4 卷，载药 798 种，按药物的属性和药用部位分为 10 类，较为系统地整理阐述了药物的生长环境、种类、品质优劣、形态、性味、功效等内容。《识药学》在药物生长环境、形态、鉴别质量优劣方面填补了药物学的空白，18 世纪以后的药物鉴别、考证提供了珍贵的资料。第三部本草（荣钵）是占布拉道尔吉于 19 世纪以藏文撰写的《美丽目饰》。此专著将 879 种药物按属性和药用部位分为 24 部，较为详细地注释了每味药物的蒙、藏、汉、满名称，生长环境，形态，性味，功效，性能，并附以图谱诠注。《美丽目饰》针对当时的蒙药混乱现象，纠正了药学界某些错误观点和记载。该本草是学习研究蒙药学，尤其是认药、采集、加工、应用方面的重要文献，为蒙药学健康发展开辟了正确的途径。

蒙药毒性、禁忌等内容在《认药白晶鉴》《识药学》《美丽目饰》及蒙医经典著作《甘露四部》等书籍中有零星记载。例如，《甘露四部》中关于服药用水做了详细的记载，认为不通风或不照阳光的井水、泥沙多的湖水或有虫子的湖水、碱性大的湖水、长有毒树的林中水是毒水，不可用来服药，而且对盛装水的容器、水的存放时间都有严格的要求，如果选用容器不妥，存放时间过长则水会变质。《认药白晶鉴》中以药物别名的方式明确提出"八种果实毒药""五种根类毒药"等。例如，将石榴的别名写为"肝病敌人"（有肝病的人不能服用石榴）；将臭蚤草别名写为"炭疽黑毒"（该药为黑色，治疗炭疽疗效好，所以认为黑色臭蚤草是炭疽的克星，而不是指该药本身有毒）；将草乌分为五种，认为白色草乌无毒，其余草乌中又分为有山羊毒（指的是如果山羊吃了该种草乌会中毒）、马毒（指的是如果马吃了该种草乌会中毒）等；将北紫堇的别名写为"狗的唯一毒药"（意思是指狗一般不会中毒，唯独吃了北紫堇会中毒）；认识到蛇的毒在于它的尖牙，别名写为"毒牙者"；也认识到荨麻的毒性，写到"如果触及裸身处会起泡"。上述蒙药著作在蒙药治疗和预防毒症方面也有一定的论述，如金的功效是治疗各种毒症；珍珠也能治疗毒症；珊瑚能够清毒热；绿松石治疗毒性麻风病；自然铜可预防狂犬毒和其他中毒。蒙药论著对蒙药炮制增效解毒也有一定的论述，如将海金沙用水沉淀加工；将天然硫黄经过多次炮制则功效增百倍；将黄矾先用水洗掉黄色方可用药；强调规范炮制水银，要有七大步骤完成，可见当时已经充分认识到水银的毒性及降毒增效的理论和方法。另外，在当时将能够防治疾病和改善症状的药物看作甘露或者毒药，甘露是指具有神奇疗效的天地恩赐的神水，饮用后可治愈所有疾病；毒药是指本身具有毒性，但是可以被合理使用，将该毒药的毒性、毒力与疾病毒性匹配对抗则能够起到治疗作用。

依据《认药白晶鉴》《识药学》《美丽目饰》及蒙医经典著作《甘露四部》关于蒙药毒性的记载及蒙医临床用药经验，毒性蒙药一般分为大毒蒙药、有毒蒙药和小毒蒙药。对蒙药的毒性认识有以下几点：一是将凡是能够治疗疾病的物质看作是"毒"或"有毒"；二是蒙药的偏性，即过热、过寒或作用强烈；三是确实含有毒性成分；四是药物的寒热药性或作用与所治病症寒热性质间有矛盾。

第二节　蒙药毒性与药性、药效的相互关系

蒙药功效是指蒙药所具有的与治疗作用有关的功能,即能够治疗人体各部位疾病的蒙药作用,用俗话说即"以毒攻毒"。蒙医学认为，人类患病是由赫依、希拉、巴达干的相对平衡失调所致，故蒙药的治疗作用主要是纠正和调节赫依、希拉、巴达干的偏盛或偏衰失调现象，恢

复三根的正常平衡及功能。蒙药之所以能治病，与药物自身的功效有关，而药物功效来自药物自身所含的有效成分、生物活性及其药理作用，这与药物的品种、产地和自然环境等多种因素有关。

古代蒙医医家在长期医疗实践中，以三根及五源学说为理论根据，总结了药物的不同治疗作用，创造了药物功效理论。该理论现已发展成传统蒙药药理学这一专门学科（即指蒙药学，而不是现代生命科学中的药理学）。蒙药药理学主要内容有寒热两力、六味、八种功效、十七种效能等，这些内容构成了蒙药的药性内涵。蒙药的毒性，虽然没有以单独的形式构成药性内容，但是与上述蒙药药性内容之间都有密切的关联。换句话说，蒙药药性出现偏性就可显现出毒性。

蒙药药力是以寒热分类的药物所具备的独特力量，是蒙药药理学基本内容之一。蒙药按药力可分为热力药和寒力药两种。①热力药：即热性药物，多生于温热地带及向阳之处。这种药材在生长过程中获得充足的阳光，因而阳气旺盛，采集后在日光下晒干或烘干，可增强其热性药力。热力物一般具有消化、镇赫依、清巴达干之力。但服用过量也可引起头晕、头痛、倦怠、多汗、发热、烦渴等症状。这里所讲的"头晕、头痛、倦怠、多汗、发热、烦渴"就是热力药使用过多、过久导致的药物毒性。希拉的秉性以热、锐为主，故热力药对希拉有"毒性"。②寒力药：即寒性药物，多生于寒冷地带及阴凉处，这种药材在生长过程中接受充足的月辉，因而阴气充足，采集后阴干，可增强其寒性药力，一般具有镇静、滋养、焕发容颜、清血、清希拉、祛恶血之力。但服用过量则会出现躯体僵硬、凝结、消化不良等症状。这里所说的"躯体僵硬、凝结、消化不良"就是用寒力药过多导致的药物偏性，即药物毒性，巴达干具有以寒、钝为主的7种秉性，赫依具有以轻、凉为主的6种秉性，寒力药对巴达干、赫依有"毒性"。热力和寒力是高度概括蒙药材寒热性质的公式，两种药力相互对立又相互统一，可以用阴阳学说的理论解释。没有寒力药就没有热力药，相反没有热力药则寒力药也就不存在，而且蒙医理论中有"寒过盛则转为热，热过盛则转为寒"的理论，说明寒力药和热力药用量超过限度则起到相反的作用，这时候寒力药治不了热性疾病反而对热性疾病有催促、增强作用，热力药治不了寒性疾病，反而有助于寒性疾病病势的发展、加重。

蒙药药物效能是指直接克制赫依、希拉、巴达干等20种秉性成分的药物作用，是蒙药药理理论的基本内容之一。

蒙药效能有柔、重、温、腻、固、凉、钝、寒、和、稀、燥、淡、热、轻、锐、糙、动17种。

（1）柔效：能够柔化因赫依的糙性秉性成分所致舌、皮肤粗糙等症状的药物效能。柔效多了对巴达干病不利，也就是说柔效药物对巴达干具有"毒性"。

（2）重效：能够克制因赫依的轻性秉性成分所致机体轻飘、易躁动、神经过敏、记忆力减退、失眠等症状的药物效能。重效药物也对巴达干具有"毒性"。

（3）温效：能够缓和因赫依之凉性秉性成分所致寒战等症状的药物效能。温效药物对希拉具有"毒性"。

（4）腻效：能够克制因赫依之细（微）性秉性成分所致的耳鸣、耳中隆隆响及微细孔道中赫依堵塞、毛发耸立、眼花等症状，并能克制因赫依之坚性秉性成分所致的手足僵直、伸屈不便、活动受限、肿胀等症状的药物效能。腻效药物对希拉和巴达干具有"毒性"。

（5）固效：能够克制因赫依之动性秉性成分所致的身体战栗、心神不安，谵妄颤动，头晕、疼痛游走等症状的药物效能。固效药物对巴达干具有"毒性"。

（6）凉效：能够消除因希拉之腻性秉性成分所致面部皮肤甚至周身孔毛都变成油腻症状的药物效能。凉效药物对巴达干、赫依具有"毒性"。

（7）钝效：能够克制因希拉之锐性秉性成分所致的身体某部位剧烈疼痛、发病急剧等症状的药物效能。钝效药物对巴达干具有"毒性"。

（8）寒效：能够克制因希拉之热性秉性成分所致的发热、口渴症状的药物效能。寒效药物对巴达干具有"毒性"。

（9）和效：能够制止因希拉之轻性秉性成分所致的寒性、凉性治疗过程中出现发热症状的药物效能。和效药物对巴达干具有"毒性"。

（10）稀效：能够消除因希拉之臭性秉性成分所致的身体、汗液、大小便的恶臭味及口臭的药物效能。稀效过多则产生腹泻等副作用。

（11）燥效：能够制止因希拉之湿泻性秉性成分所致的腹泻及大汗淋漓等症状的药物效能。燥效药物对赫依具有"毒性"。

（12）淡效：能够消除因巴达干之油腻性秉性成分所致的鼻涕、痰液增多且变黏稠等症状的药物效能。淡效药物对赫依具有"毒性"。

（13）热效：能够缓和因巴达干之寒性秉性成分所致的体火衰弱及治疗消化不良的药物效能。热效药物对希拉具有"毒性"。

（14）轻效：能够消除因巴达干之重性秉性成分所致的身心沉重、贪睡及久治不愈等症状的药物效能。轻效药物对赫依具有"毒性"。

（15）锐效：能够快速治愈因巴达干之钝性秉性成分所致的病程久延的药物效能。锐效药物对希拉具有"毒性"。

（16）糙效：能够治疗因巴达干之柔性秉性成分所致的舌软而湿厚，疼痛较轻，但病程久延等症状的药物效能。糙效药物对赫依具有"毒性"。

（17）动效：能够促进消除因巴达干之固性秉性成分所致的久治不愈症状的药物效能。动效药物对赫依、希拉均有"毒性"。

上述所列"毒性"是单独从某单一效能角度提出的说法，因为蒙医理论中希拉和巴达干是相互对立的两方面，赫依是中间的调节者和动力，而且蒙医临床上不会专门挑选单一的效能来治病，而是在配制复方时考虑到药性出现偏性，选用具有多种效能的、内在对立统一的药材。所以说如果能够严谨配方，合理掌握用药量及动态调整药物作用与疾病重、轻程度之间的平衡，则效能的毒性是可以避免的。蒙医临床实践和长期调查中有报道因误用、错用蒙药而发生中毒或因合并使用蒙药、西药而发生过敏的病例。实际上，所有治病的药物都有其相应的毒副作用，这是避免不了的事实。因为任何一种药物进入到体内，都会产生对机体、疾病的生物效应（治疗作用或化学刺激），同时机体对药物产生的生物效应也会产生相应的反馈，这种药物和机体间的相互反馈决定了药物毒副作用的强度。蒙药的毒副作用小是因其采用天然的生药制备，用药量少，含有拮抗性成分，而且大多数蒙药材经过炮制等处理过程。

首先，蒙药制备采用未经过特殊化学处理的天然药材，可避免处理药物过程中所用化学试剂如提取剂、纯化剂、沉淀剂、赋形剂、矫味剂、催化剂等及其相关残留物的刺激。其次，蒙药的用量少，药物药理作用在一定剂量范围内与药物剂量成正比，如果剂量小则对人体的作用就弱。例如，大黄多糖对小鼠脾淋巴细胞内钙释放影响不大，而对外钙内流有促进作用，但随着剂量增加外钙内流作用减小。临床中，蒙医所用的蒙药剂量达不到蒙药所含成分的最大有效量或中毒量，更不能达到致死量，故发生毒副作用的概率是很低的，更不会发生因用量过度而死亡的情况。再次，蒙药所含成分多而且有些包含有拮抗性成分，拮抗性成分会制约、抵消、减少与治疗作用无关的效应或不良刺激的发生。例如，岗纳古尔额布苏（三七）具有治疗疮伤功效，其有效成分三七氨酸能促进肝中多种凝血因子的生成与活化从而有效地止血，而其中的人参三醇则有抗血栓形成的药理活性。疮伤初期岗纳古尔额布苏发挥止血作用而后期则发挥活血化瘀和消肿作用。两种成分相辅相成，相互制约，降低了疮伤初期活血或疮伤后期凝血样副作用的发生。最后，蒙药材在使用前进行炮制，减少了蒙药的毒副作用，详述如下。

蒙药炮制是在配制蒙药方剂前对蒙药材加工处理的技术和方法。蒙药材大多数来源于植物、动物和矿物，属于天然生药，因此必须经过炮制加工才能使用。蒙药炮制可达到以下目的。①消除或降低药物的毒性、烈性和副作用，以确保用药安全。②改变或缓和药物性能。由于各种不同的药物各自具有寒、热、凉、温等不同的性能，如炮制不当，便可引起不良反应。③提高临床疗效。蒙药材除通过剂型配制增强药效外，经过炮制也能提高药效。④改变药物作用部位或药效发挥方向。多数疾病均可通过皮肤、肌肉、骨骼、筋脉或脏腑等入病六门而发作，经过炮制可引药效上行或泻热通肠，改变药物作用部位或药效发挥方向。⑤便于调剂和制剂。矿物类和贝壳类药材因质地坚硬而不易碾碎，不便制剂配方，因短时煮沸不易溶化而影响药效，因此铜、磁石、海螺、驴蹄等类药材，须经炮制后方可配制。⑥净化药材，便于储藏。在蒙药材采集、搬运、储藏、管理过程中，常有灰尘、杂物或夹带霉变异物、非药用部分等，因此必须经过挑拣筛选，水洗清洁，使其净化，以确保临床用药剂量的准确性。⑦便于服用。一些动物类药物或其他有异味的药物，常使患者厌烦，若直接服用，往往引起患者恶心或心烦。为便于患者服用和吸收，常用蔗糖、白糖（甜菜制）、蜂蜜等做引子或将一些药材炒至微黄或经煅制后服用。蒙药炮制品是指按照蒙医药理论和炮制方法，进行加工炮制后可直接用于蒙医临床的蒙药材，相当于中药饮片。这里"可直接用于蒙医临床"有两层含义，其一是蒙药炮制品可直接用于调配蒙成药；其二是蒙药炮制品可直接做成相应方剂用于蒙医临床。所以管理意义上的蒙药炮制品概念应理解为，根据蒙成药调配及制剂或蒙医临床需要，对经产地加工的净药材进一步切制、炮制而成的成品。蒙药中的砒石、水银、斑蝥、蟾蜍、草乌等有毒药品必须经过规范炮制，严格管理。传统蒙药炮制方法主要包括净化加工、切片、泡、炒、煅、煨、煮、蒸、漂等。蒙药炮制品有片、段、丝等不同形状，也称为蒙药饮片（相对于中药讲）。炮制后的药材，应根据其不同性质分别采取阴干、晒干、烘干等不同方法使之干燥，以利存储。有的还需要采取低温、避光密封储存及化学药熏蒸后储存等方法，以防止药物霉变、挥发、潮湿、融化、渗油及虫蛀而失效。药材在使用前须认真鉴定，区别真伪，以确保用药的安全有效。

第三节　蒙药毒理学的发展史

一、蒙药发展史

蒙药学具有漫长发展史，是基于蒙药本草学的发展而形成的，蒙药学的基础是蒙药本草。

蒙药的发明与应用虽已有两千多年的漫长历史，但当时蒙古地区所用的药物仅被称为药或者"毒药""甘露"，记载药物知识的书籍被称为荣钵（本草），如《认药白晶鉴》《识药学》《美丽目饰》，在这些书籍中记载有药物的毒性。

蒙药这一称谓出现较晚，自20世纪以来，西方医学和其他传统医学传入蒙古地区，随着蒙古民族文化的繁荣，不同地区分别将蒙医药称为民间医药或蒙医药。早在两千年前，诸多民族部落居住在广阔的蒙古高原上，在这些部落中就包括了蒙古部落。古代蒙古先民们创造出适用于本民族地区自然环境和生活特点的多种治疗疾病的方法，不乏减少药物毒性及使毒性药物减毒增效的知识和技术。古代有"病之源食不消，药之源百煎水"的谚语，既能说明人类学会利用天然火并学会引火后，通过将饮食煮熟而使消化不良等消化系统的疾病发病率大幅度下降，也能证明当时的人们已掌握用火加工炮制蒙药材，从而缓解、消除其毒性作用的方法。古人是在觅食充饥与治疗疾病的过程中逐渐认识了药物，并在长期无意识或有意识的尝试实践中积累了药物方面的知识。古代文献记载，匈奴医生使用毒药，并将礜石、桂心、附子、干姜各二两，研细做蜜丸，治疗寒性赫依结。此方传入内地，以"匈奴露宿丸"而驰名，后来此方被中医著作《千金要方》所记载。一般地说，只有在药物知识积累到一定程度时才能产生方剂。因此，匈奴人能这样配伍，将包括附子在内的4种药材制成蜜丸使用，说明当时他们已经具备了药物和方剂配伍的知识。在13世纪以前的漫长历史过程中，蒙古草原上生活的古代蒙古人及其他游牧部落创造并积累了适合于当时的社会、经济、生活习俗，以及当地地理、气候等特点的治疗方法，积累了医药卫生方面的知识与经验，显然也包括了很多药物毒性知识及如何利用药物毒性作用的知识。这些蒙药知识及理论中包括了蒙药的毒性，该毒性内涵比较丰富，包括如药物的偏性（过热性、过寒性）、身体对药物的强烈反应（强烈催吐、催泻）、配伍不合理（诸药配伍后整方出现偏性）、用量不合理（主要是过量、长期使用药物导致强烈反应、中毒）、药物实际毒性（药物含有有毒成分）、禁忌（配伍禁忌、饮食禁忌和据病症禁忌）等内容。这些内容经过长时间的系统化和提升形成了蒙药毒理学主题内容。

二、蒙药炮制发展史

蒙药毒理学的发展史与认识蒙药毒性及蒙药炮制技术知识的发展过程密切相关。蒙药炮制是配制成蒙药方剂前对蒙药材加工处理的技术和方法。在蒙医理论的指导下，采用各种方法、技术对蒙药进行炮制，使其成为蒙药炮制品（蒙药饮片），因此蒙药炮制是制药过程中一种重要工序。蒙药炮制方法特色主要体现在以下几点。

（1）因医疗需要而辨证炮制：如炮制治疗寒性疾病用寒水石采取明煅或焖煅方法，炮制治疗赫依病、滋补强壮用寒水石则采取奶制法。

（2）同一种药有不同炮制方法或同一种炮制方法炮制不同药物：如草乌的炮制方法有童尿浸泡、诃子汤浸泡、喷洒麝香水、烘干、清水浸泡等不同方法，煅制法多用于矿物类、贝壳类药材等。

（3）蒙药炮制有鲜明的民族、地区特色：蒙药炮制所用辅料大多数为与蒙古族生活习惯息息相关的酒、奶、牛肉或羊肉等食用品。蒙药炮制方法、技术因地区不同而有所不同，如内蒙古东、西部地区炮制药材的方法就有不同之处。

（4）蒙药炮制的降毒、减毒作用确切可靠：蒙成药一直沿用着水银、砒石、草乌、斑蝥等多味剧毒药，甚至治疗某些病症时，如果没有这些药疗效就会大大降低。因炮制的降毒、减毒作用确切可靠，使这些剧毒药可发挥诊治疾病的重要作用。

《百方篇》中始载药材炮制法，此著作首次记载了医用海螺煅灰等药材煅、煮炮制法。《医经八支》《医经八支精义集要》《八支自释》《月光》等著作中记载了使用铜霜等药材煅、煮炮制法。《医药月帝》记载了自然银的解毒炮制法，铜、硫黄的焖煅法，鹿角、麻黄的煅灰法等煅、煮、泡之类炮制法。《后序医典》中"煅制剂"章叙述了寒水石灰剂煅制法和黄金、铜、水银、铁、银朱、鹿角、海螺、天灵盖等药物的煅制法；在"珍宝药物配方"章中，记载了水银祛毒、除锈法和黄金等金属炮制法；"草药配方"章记载了祛草药毒性等使用草药的七种注意事项；在"泻药配方"章中，记载了诃子煅制法，巴豆去心（子叶）、面裹煨制法，漆树膏酥油炮制法，喜马拉雅大戟去根、去皮、去茎加青稞炒制法和腊肠果水煎制膏法等祛毒、减毒方法；在"脉泻剂"章中，记载斑蝥有毒部位和斑蝥加龙虱或蝗虫头与青稞炒制法，采取泡酒法减其毒的炮制法。《后序医典》简要叙述煅、煨、煮、泡、水煎制膏等各种炮制规则，对药材炮制技术的发展产生了巨大的影响。《炮制明藏》为清代一部药材炮制法专著，书中详尽、全面、系统地注释了各种蒙药炮制方法。例如，灰剂煅制法，人工制品加工法，油剂配制法，水银的多种炮制法，马钱子、泡囊草等的祛毒法，绿松石、珊瑚、青金石、海蓝宝石、珍珠、石决明、红宝石、水晶等珍宝类药物的炮制法，孔雀翎、虎须、刺猬刺、豪猪刺煅制法，驴蹄、蛇眼、蜗牛炮制法，用麝香水浸泡蛇肉、用家畜血浸泡沉香法，雄黄、雌黄、五灵脂炮制法和诃子煅、煮、生用法，喜马拉雅大戟、狼毒、瑞香狼毒、京大戟、斑蝥等的炮制法，玉竹、手参、黄精、天冬、红花等的滋养法及蛤蚧、蛙、麻蜥的祛毒法等。《甘露洁晶》一书较为系统地记载了人工制盐手法，水银的多种炮制法，金、银、铜、铁等金属药材的火煅制灰法，珍珠、青金石、玻璃、绿松石、珊瑚、石决明等珍宝药材炮制法，草药祛毒法，云母、密陀僧、马钱子、石灰、硼砂、朱砂、硫黄的炮制法等，指出羌活鱼、水獭、鱼、蜥蜴等动物的毒性在于头部而蛇和禽类毒性在于胸部和皮肤；该著作还记载了角类药材的煨制法，斑蝥用童尿浸泡或面裹煨制等煅、煨、熔、焙、煮、水煎制膏、浸泡、洗等多种药材加工炮制方法。在《珊瑚颈鬘》一书中，讲述了金、银、铜的火煅制灰法，铁屑的炮制法，寒水石、海螺、天灵盖、贝齿的煅制法，绿松石涂油煅制，珍珠、珍珠母用奶煮沸，雄黄用盐水浸泡，硫黄用童尿煮沸溶化，海螺用硝石水煮沸，狼毒类用诃子汤煮沸，大黄、酸模用酒煮沸，手参、黄精、天冬、玉竹等滋养药用绵羊奶煮沸，麻蜥、水獭、蛇、禽类等动物肉用麝香水浸泡，灰剂类焖煅，石棉、泡囊草、甘草用奶浸泡，马钱子用酸奶汁浸泡等多项炮制内容。自 20 世纪中叶后，在全面继承蒙药炮制经验的基础上，我国制定了蒙药炮制规范标准。《内蒙古蒙成药标准》整理记载了蒙药炮制法相关内容，制定出"蒙药炮制通则"。此外，《蒙药炮制学》一书系统讲述了 145 种药材的炮制方法，促进了有关蒙药炮制理论的整理和发展。20 世纪末，《传统蒙医学》（蒙文）出版，这部蒙医学综合性著作，此书收录了 47 种药材的炮制方法。2005 年，内蒙古自治区人民政府组织内蒙古民族大学、内蒙古医学院等教学科研单位，大力开展了蒙药材炮制工艺规范化研究，内蒙古医学院已将阶段性成果进行整理，出版了两部有关蒙药炮制规范化研究的专著。其中一部是《蒙药炮制文献研究》，该书整理、归纳了古今蒙药炮制文献中记载的蒙药炮制方法，为教学、科研、生产提供了工具书和参考书。另一部是《蒙药炮制规范化研究》，较为全面系统地整理了蒙医临床常用，具有蒙医特色，并涉及《中华人民共和国卫生部药品标准·蒙药分册》的35 种蒙药。该书首先对所选药材品种进行文献考证研究，并整理总结；其次在传统炮制方法的基础上进行炮制工艺及药学研究，经药理毒理及药效学研究评价炮制工艺，进一步优选，使炮制工艺规范化、科学化，提高了炮制质量。同时根据《中华人民共和国药典》（以下简称《中国药典》）要求，对每一个品种建立了较高的质量标准。各炮制品规范正文设有品名、来源、采收与加工、炮制、成品性状、鉴别、检查、浸出物、含量测定、性味、功能与主治、用法与用量、处方核对、注意事项和贮藏等内容。做到了使蒙药炮制方法有据可循，工艺先进可行，用药安全有效，质量可控可靠。蒙药学界对蒙药炮制机制、炮制方法、工艺改革及炮制品规格质量的研究仍将不断深入，促进传统蒙药炮制方法日益走向规范化、现代化和科学化。

三、蒙药毒性研究及降毒增效理论发展史

在蒙药材毒理研究发展史中，对典型有毒蒙药材的毒性研究及降毒增效理论和知识记载有比较详细的论述。

药物（蒙药）中毒（症）是指有毒药物或配方性反味毒物作用所致的机体中毒反应，又称"配伍性毒""药物不良反应"。由于不当配伍所致的中毒反应，称为"配伍性毒"；由于用药引起的毒性反应，称为"药物不良反应"。药物（蒙药）中毒（症）可以是可预期的毒副反应，也可以是无法预期的过敏性或特异性反应。其病因多，范围广，症状复杂，诊断较难。《甘露洁晶》把药物中毒命名为"配伍性毒"。《蒙医药选编》中阐述药物的双重作用时指出："可使人中毒，故谓毒；可病症缓解，故谓药。"

1. 病因病机 三根相搏是其内因，药物之毒是其外缘。主因过量使用有毒药物或不按要求炮制使用，药物存储不当，混用反味药物，在不准确了解配方性能的情况下误用，服药过量，滥用药，混用多种草药和化学药品，个体对药物不适应发生反应，故意服用有毒药物等，可使药毒伤及胃火，引起精微中毒，药毒随精微扩散全身，致使三根相搏而发病。

2. 分类 因药物和配方种类繁多，故中毒的分类亦较多。一般按病程可分为急性药物中毒和慢性药物中毒两种。常见的实毒中毒包括草乌中毒、斑蝥中毒、马钱子中毒、水银中毒和巴豆中毒五种。

3. 治则 一般以解毒、调理三根为主要治则，根据导致中毒的具体药物采取辨证施治。

（1）急性药物中毒：即使用有毒药物和配方过量，或误服药物、体质不适应性药物反应等所致的中毒症状；有服用有毒药物史，发病急、症状重。主要表现为胸骨后及胃部灼热、肠绞痛、恶心、嗳气、呕吐、腹泻、头晕、呼吸急促、心悸、体质虚弱无力、口干舌燥、口唇和四肢麻木、视物模糊、舌齿黑变等。若中毒严重，会出现意识丧失、昏迷症状。脉及尿象变化多端，不易诊断。治疗以解毒、调理三根为原则，采取急救措施。一旦发现服毒者，立即用羽毛或手指刺激患者喉部催吐，或用巴达干病催吐剂排毒。催吐时先让患者喝凉水 500～600ml，催吐效果更好。或用十味喜马拉雅大戟丸或五味巴豆散及中毒泻剂导泻，以迅速排毒。然后，用四味光明盐汤、大汤剂、五味清浊散、解毒汤等，以助胃火、

调理三根、解毒。清除体内残留毒，可用绵羊奶煎服三味诃子汤。根据脏腑损伤情况，选用相应的配方。若出现血压下降、心力衰竭等症状，采取急救措施。患者应卧床休息，食用牛奶、面汤等易消化流食。

（2）慢性药物中毒：即因长期服药、混服反味药物或多种草药和化学药一起服用所致的中毒症状。患者有长期服药史，病情进展缓慢，症状轻，但出现损伤脏腑、消耗体力的相应表现，主要表现为厌食、有肝区下坠感、右季肋区刺痛、情绪不稳定、消瘦、肤色黑变、体质虚弱、萎靡不振、骨关节酸痛、易患感冒、多汗、颜面及全身水肿、失眠、牙齿和指甲出现深褐色条纹、月经不调、阳痿等，尿象变化多端，难以进行辨别诊断。如果迁延不愈，可引发水臌等疾病。治疗以解毒、调理三根为原则，采取敛毒、攻毒和泻毒法，进行对症治疗。敛毒，用诃子汤、七味水柏枝汤、大汤剂、解毒汤和绿豆汤等；攻毒，用解毒大剂、二十五味旺日乐散为主。根据病情对症用药，热性为主则加用诃子汤、十三味清肝丸；寒性为主则加用五味石榴散，四味光明盐汤；中毒累及肝脏则加用相应的解毒保肝方剂。去除病根，用喜马拉雅大戟汤搅拌五味巴豆散作丸，按照腹泻剂的应用法则，用泡酒马蔺子汤送服或黄酒送服解毒泻剂。一般长期口服大汤剂和五味清浊散，以解毒、调理三根、促进清浊生华。胃部热罨，手、脚掌心涂油按摩，以敛毒。

（3）草乌毒：服用草乌或含有草乌的配方过量所致的中毒。草乌毒随精微扩散至全身，损害白脉和肝脏而表现出中毒症状。宝如病患者、希拉特性者、内热症患者或大量饮酒吸烟者等容易发生草乌中毒。发生草乌中毒的患者有口服含草乌药或接触草乌史。发病初期，出现咽喉和唇舌灼热刺痛、麻木、胃肠灼痛、恶心、呕吐、腹泻，伴头晕、胸憋、烦躁不安、心悸、气短等症。随着病情逐渐加重，则出现肌肉抽搐、四肢麻木、活动障碍、手脚冰凉、视物模糊、瞳孔散大、冷汗淋漓、颜面发绀或苍白、心率缓慢且心律不齐、血压下降、窒息等症，最终导致意识丧失、危及生命。解救以解毒、调理三根、稳心为前提，以对症治疗为原则。首先，让患者在安静温暖的居室内卧床休息，保暖，喝热水、热浓茶、热牛奶或发酵酸奶和酸奶酪汤。其次，反复口服诃子汤、二味甘草汤，解毒汤、大汤剂、四味光明盐汤等，以解毒、调理三根。重症患者，则刺激喉部催吐或用十味飞廉散催吐排毒，还可用浓茶、高锰酸钾溶液洗胃或用腹泻剂导泻。敛毒、解毒，可趁热饮用猪、牛、羊血50～100ml。同时，反复口服诃子汤或送服解毒大剂。若发生心力衰竭、血压下降，应予吸氧，并采取急救措施。

（4）斑蝥毒：口服含有斑蝥的配方过量或接触斑蝥所致中毒，又名"章日哈毒"。毒入胃后，随精微经过血液扩散至全身，主要损害肾、膀胱、胃肠道、肝、心、尿道和白脉系统而表现出中毒症状。血希拉特性者容易发生斑蝥毒中毒。中毒的主要症状是咽喉部灼痛、口腔糜烂、胃肠灼痛或绞痛、恶心、呕吐、腹泻，或呕血、便血、尿痛、排尿困难、尿频、尿血、头痛、头晕、眼花等。随着病情加重，则出现瞳孔散大、复视、口唇和四肢麻木、下肢功能障碍、高热、语言障碍，甚至出现昏迷等症。局部中毒则皮肤潮红、灼痛、肿胀、疼痛、起水疱，形成糜烂或溃疡。解救以解毒、调理三根、对症治疗为原则。如果服用含有斑蝥的药物不久，发现中毒则应及时刺激喉部催吐，喝牛奶以护胃，或用黄柏汤送服蛋清，或口服茶水煎黄连加葱的汤剂。同时选用三味黄连汤、七味水柏枝汤和甘草、胡黄连汤以敛毒。用上述汤剂送服解毒大剂或用十味喜马拉雅大戟散攻毒、清毒。如果毒已入肠用四味止泻木汤送服七味熊胆散；如伤及肾和膀胱，则用四味姜黄汤送服十味诃子清肾散。如局部中毒，则用清水冲洗，水疱处涂搽秦艽花溶液或胡黄连、冰片散混悬液。发生昏迷等严重中毒时，应立即采取急救措施。

（5）马钱子毒：服用马钱子或含有马钱子的配方过量所致中毒，又称"马钱子中毒"。毒入胃，随精微扩散至全身，伤及脑、神经系统而表现出中毒症状。中毒初期，自觉全身不适，烦躁不安，发音、吞咽和呼吸困难。随后病情逐渐加重，全身肌肉痉挛抽搐，且极小的刺激即可引起发作。出现颈项强直、攥紧拳头、牙关紧闭，出现哭笑面容，伴发热、瞳孔散大、口唇发绀、心悸等症状。随着发作次数的增加，发生窒息、心搏无力，甚至昏迷，危及生命。解救以解毒、改善白脉功能为治疗原则，让患者在安静暗室内卧床休息，避免强光、噪声、风吹等外界刺激，保持睡眠充足。选用三十五味沉香散、三味白豆蔻汤等镇赫依、清心热药物。如果服用含有马钱子的药物不久，发现中毒则应立即催吐，排出胃内毒物或用浓茶水洗胃。反复服用三味诃子汤或苏木汤、甘草汤，并选用上述汤剂送服十三味鹏鸟丸、如意珍宝丸，以解毒、改善白脉功能。治疗肌肉抽搐，可取顶中穴、颈窝和腮穴、拇指或环指间穴、肌尖穴行针刺治疗。若发作频繁，症状严重，则应进行抢救。

（6）巴豆毒：服用含有巴豆的配方过量所致中毒，又称"巴豆中毒"。如果巴豆炮制不合理或用量过大，则巴豆实毒入胃肠，随精微扩散至全身，导致心肺中毒而表现出中毒症状。患者出现口腔黏膜红肿、水疱、咽喉和食管灼热疼痛、腹部绞痛、恶心呕吐、腹泻频繁、下泻米汤样便。时有头痛、口唇发绀、四肢冰凉、肌肉抽搐、气短、心搏无力甚至昏迷，进入休克状态。解救以解毒、止泻、对症治疗为原则，冷服三味黄连汤，甘草、绿豆汤，黄连、黄柏、石菖蒲汤等。如果服用含有巴豆的药物不久，发现中毒则应立即用温水洗胃，喝牛奶、蛋清、冷米汤、面浆，以防咽喉和胃黏膜损伤。洗胃后再用上述汤剂以解毒。若发生窒息，应立即吸氧，如出现心力衰竭及休克表现时应立即进行抢救。

（7）水银毒：服用含有水银的配方时间过长或误服所致中毒，又称"水银中毒"。水银毒入胃，经过血液循环扩散至全身，伤及脑、肾、肝、胃肠等脏器，多数会引起慢性中毒。出现口腔黏膜损伤、食欲缺乏、恶心、呕吐、胃痛、腹痛、口唇和舌质麻木、咽喉疼痛、牙龈肿胀、出血、牙齿松动、牙面出现深褐色条纹，伴头痛、四肢抽搐或疼痛、肢体颤抖、喜怒反常、失眠、视力减退、疲乏无力等症。随着病情加重，出现四肢颤抖、丧失知觉、少尿、尿血、呼吸急促、心力衰竭、昏迷、休克等症状。解救以解毒、调理三根、辨证施治为治疗原则，反复口服五味土茯苓汤，或口服沙棘汤、沙棘膏，以解毒。喝牛奶或蛋清，以保护消化道黏膜，口服五味清浊散和四味光明盐汤，以增加食欲。如肢体颤抖、麻木，加用如意珍宝丸和十三味鹏鸟丸；如胃腹疼痛，加用六味木香散；如尿血，要加用四味姜黄汤。重症应配合采用西医解毒疗法。

4. 蒙药炮制工艺规范化研究　主要是利用有机化学、无机化学、药物分析、定性定量分离技术和药理毒理学研究方法对蒙药炮制工艺进行规范化研究。蒙药炮制规范化研究是对所选药物品种进行文献考证研究，整理总结后在传统炮制方法的基础上进行炮制工艺及药学研究，经药理毒理及药效学研究评价炮制作用，进一步优选炮制方法和工艺，使炮制工艺规范化、科学化，提高炮制质量。虽然中国蒙医药标准化进程在不断加快，但所要走的路仍然漫长，今后还要进一步建立完善蒙医药标准化体系，解决蒙医药发展的关键及瓶颈问题，促进蒙医药的科学化、规范化和现代化发展。蒙药炮制品可直接用于调配蒙成药，也可以直接做成相应方剂应用于蒙医临床。所以蒙药炮制工艺规范化研究工作是蒙药产业发展的基础性工作，是蒙医药实现全面现代化的必经之路，也是蒙药基础研究和开发的切入点。内蒙古自治区人民政府于 2005 年成立了"蒙医药标准化建设领导小组"，并拨付专项经费，开展蒙医药的标准化研究工作，其中就有 2005～2008 年，由内蒙古医学院、内蒙古民族大学承担的"蒙药材炮制工艺规范化研究"项目。该项目是国家中医药管理局立项的标准化项目之一，实施过程中第一批选择了 45 种蒙医临床最常用药材，以各级蒙医院的蒙医人员在临床用药中的炮制蒙药资料及蒙医药文献的大量资料等为依据，按照国家关于中医药（包括民族医药）的有关要求，进行了规范化研究。至 2007 年 12 月已经完成了蒙医临床最常用的具有蒙医特色，并涉及《中华人民共和国卫生部药品标准·蒙药分册》的 35 种蒙药的炮制规范化研究。将该成果推广到内蒙古自治区、辽宁省、青海省、甘肃省、黑龙江省、吉林省、北京市等地蒙医医疗、科研、教学机构试用，同时，报国家标准化委员会审批作为国家标准。今后应对全部需要炮制加工的蒙药进行炮制工艺规范化研究，并解释其机制，探讨新的炮制方法。

5. 蒙药毒理学研究　主要是利用现代药理毒理学、化学研究方法，进行蒙药毒理学研究。目前已开展了对蒙药材毒理及蒙成药合用西药的毒副作用的研究，但研究品种较少。

虽然说蒙药材属天然物种，但是因采集、加工、配伍、用量、合用其他药物及个体差异等因素影响或多或少存在副作用，而且在古代文献中也曾提及蒙药的副作用，应注意有药效必有毒副作用的观念。实际应用中，中蒙药交叉品种较多，所以为了进一步安全用药，保证患者权益，应该要深入研究蒙药的副作用。

6. 利用蒙药的副作用或功效研究蒙医病证动物模型　以蒙医学基础理论为指导，根据蒙医临床病因病源，利用蒙药的副作用或功效研究蒙医病证动物模型是目前的又一项紧迫任务。当今蒙医药研究都是在西医或中医理论指导下建立、复制的动物模型，而蒙医药研究用动物模型尚为空白领域。蒙药副作用很小，在建立、复制疾病模型时应当增加用药量或延长用药时间才能出现蒙药治疗目的以外的作用。

7. 去毒净化　这里所说的去毒不是指去掉剧毒药品的毒，而是指净化药材，去除无治疗作用的非药用部位或人体不易吸收部分，以提高药物质量。蒙药材中来源于植物的药材之"毒"多位于根皮、茎心、枝节、叶柄、花萼、种壳、外粗皮及内黏皮等部位。去毒净化的目的在于降低或消除药材的刺激性和副作用；纯净药材，去掉非药用部位与杂质；进行分档，分开药用部位，控制用药量。有的药材来源于同一植物，但药用部位不同其疗效各异，必须予以分开。例如，麻黄茎和根的药效相反，茎能发汗解表，根能收敛止汗。

每一味"道地性"蒙药材虽然质量好、疗效高，但是配制蒙成药时一定要合理配伍，否则该蒙药材的"道地性"发挥不了作用或反而起到不良作用，故历代蒙医药家一贯注重药材的合理配伍。

（1）调节药性：以配方、先导药及施剂等方法调节药性。①配方调节：即相同性质的药物配伍在同一复方，将多味药的药性统一起来，以调节药性，增强疗效。②先导药调节：即针对胃等脏腑疾病，加用其相应的先导药，以调节药性。例如，治疗胃病，加用其胃病先导药——石榴，则能更好地发挥复方中其他治疗胃病的"道地性"蒙药材的功效。这里讲的先导药实际上充当了药引的角色。③施剂调节：生用蒙药，一般均有诱发赫依症、损伤胃火、消耗体力等副作用，故用陈牛肉及陈蔗糖等镇赫依施剂预防该副作用；用石榴、荜茇等助胃火施剂，以防损伤胃火；用滋补强身施剂诃子，以防消耗体力。草本药物，先做成浸膏，再配伍则疗效更好，并能避免上述副作用。

（2）合理配伍：以药味、化味、功效为合理配伍的三要素，治疗热症用寒、凉性药剂，治疗寒症用温、热性药剂。任何方剂，如果组分药物的药味、化味及功效三者相互协调，则对所针对的疾病最为有效。当方剂各味组分药物的药味、化味及功效三者不协调时，功效与化味、化味与药味之间产生间接的妨碍或抵消影响，故不能产生充分药味功效。尤其要避免将效能相互抵消或功效相互抵消的药物配伍到同一方剂中。例如，轻性药与重性药相配或热性药与寒性药相配，则相互抵消。

（松　林　常福厚）

第二章　蒙药毒理学原理

第一节　蒙药毒理学概述

一、蒙药毒理学基本概念

蒙医药学以阴阳、五源学说为理论指导，认为世界上物质都是由土、水、火、气、空五种基本元素演化而成，药物也是如此。药物毒理学是一门研究药物对生物体产生毒性作用的科学，主要包括药物临床前毒理学研究和药物临床毒理学研究。其主要意义在于指导临床合理用药，降低药物的不良反应。蒙药毒理学是在蒙医药理论指导下，应用现代科学技术研究蒙药对机体产生毒性作用、副作用、致畸、致癌、致突变及安全性评价的一门新兴学科。应用现代药理学方法，对常用蒙药进行安全性评价，可指导临床用药安全，降低药物的不良反应。

二、蒙药毒理学研究的目的、意义

药品的安全性、有效性和质量可控性是药品属性的三个最基本要素。在以往很长一段时间内，药品的有效性更受人们关注，而其安全性却被人们所忽略。100 多年来，国际上重大药害事件有 40 多起，尤其是 20 世纪 60 年代所发生的沙利度胺事件（又称"反应停"致畸事件），近年来国内发生的严重药品不良反应事件同样发人深省。药品的安全性问题引起了相关管理部门、学术界、药企界的极大重视。对于可能引起严重不良反应的药品，超剂量或联合用药可能引发严重不良反应的药物，药品管理相关部门应出台严格的安全用药管理制度，医务人员必须接受药物使用知识与技能的培训与考核，确保正确、合理使用上述药品，从而使药物治疗的疗效最大化，风险最小化，保障患者用药安全。

随着药品安全性逐步深化，药物毒理学研究日益受到重视。药物毒理学研究的目的主要包括以下几个方面：①了解药物的毒性反应；②确定药物毒性作用的靶组织或靶器官从而确定药物毒性作用的机制；③确定毒性作用的剂量范围；④了解药物的毒性作用是否具有可变性；⑤研究解毒药及药物中毒后的解救措施；⑥通过对实验动物的重复给药，为阐明药物的毒性作用及疗效机制提供线索；⑦新药研发。

蒙药在我国的应用历史悠久，人们对蒙药的普遍认识是蒙药来源于生药材，安全、有效、无毒。其实蒙药和化学药一样，都具有药物的双重作用，即产生疗效的同时也产生不良反应。蒙药毒理学的研究不仅针对上述目的，还有由蒙药自身特点所决定的一些额外内容。蒙医药学在其漫长的发展过程中，不断充实，日臻完善，形成了以三根七素理论为核心，以五源五行学说和寒热理论为基础，包括脏腑、六因等学说的独特理论体系。蒙药的安全性评价可分为三个阶段：蒙药临床前毒理学研究、蒙药临床毒理学研究、蒙药上市后的不良反应监测。从蒙药新药的研发及蒙药上市前的申请和审批角度来看，蒙药临床前毒理学研究和蒙药临床毒理学研究是至关重要的。

第二节 蒙药活性成分的跨膜转运及体内过程

一、蒙药活性成分的跨膜转运

机体的最基本单位为细胞，药物的体内动态就是其在体内一系列跨膜转运的综合效果，因此掌握药物跨膜转运的特点和机制非常重要。以往在研究药物的跨膜过程时，多通过其理化性质来分析其跨膜能力。但药物的理化性质并不是决定其跨膜能力的唯一因素，生物膜上的蛋白质在其跨膜过程中也起到了重要的甚至是决定性的作用。

（一）药物体内转运中的主要细胞膜

1. 肠黏膜和肾小管的上皮细胞 上皮细胞相邻细胞之间存在紧密连接、间隙连接和桥粒连接，其中紧密连接使得细胞间隙非常小，表现出与完整细胞膜相类似的渗透性，是细胞间隙旁路转运的主要屏障。上皮细胞为极化细胞，其生物膜由具有不同结构和功能的膜组成，可分为面向腔道侧的腔道侧膜（又称为顶侧膜）和面向血液侧的基底侧膜。小肠和肾小管的上皮细胞顶侧有突起的微绒毛，具有这种结构的膜又称为刷状缘膜。顶侧膜和基底侧膜的生物学形态和功能是不同的，是药物经上皮细胞转运必须跨过的两层生物膜。

2. 血管内皮细胞 毛细血管内皮细胞层一般有四种类型：不连续性血管内皮（肝脏、脾脏）、连续性有窗血管内皮（小肠、肾脏）、连续性无窗血管内皮（肺、皮肤、肌肉）和组成血脑屏障的血管内皮。由于内皮细胞间存在由众多带状阻碍物构成的紧密连接，因此，多数物质的渗透都受到限制。

（二）药物跨膜转运的形式及特征

1. 被动转运 是指药物根据膜两侧的浓度差从浓度高的一侧向浓度低的一侧进行的扩散性转运，又称顺浓度梯度转运，包括简单扩散和转运体介导的促进扩散。简单扩散又包括药物跨膜的溶解扩散和通过膜上含水孔道转运的限制扩散。促进扩散是非脂溶性物质或亲水性物质，如氨基酸、糖和金属离子等借助细胞膜上膜蛋白的帮助，顺浓度梯度，不消耗 ATP 进入膜内的一种转运方式，又称为易化扩散，属于被动转运的一种。一般来说，促进扩散不是药物的跨膜转运机制。被动转运既不消耗能量，又无饱和性。药物的被动转运的速度与膜两侧药物的浓度差成正比，当膜两侧药物浓度达到平衡状态时，转运停止。大多数药物对于机体来说是外源性物质，相对分子质量为 250～500，且具有一定的脂溶性，因此大多数药物的跨膜转运机制是被动转运中的溶解扩散，药物的膜溶解和膜内扩散是影响药物转运的主要因素。其中膜/水分配系数（K）决定了药物溶解于生物膜的程度，扩散系数（D）则决定了溶解在生物膜上药物扩散的速度。

2. 主动转运 又称转运体介导的跨膜转运，是指药物靠细胞膜中特异性蛋白载体（转运体），由低浓度或低电位差的一侧向较高侧转运的过程。主动转运的特点：①按利用能量方式分为原发性主动转运和继发性主动转运，由于转运需要能量，因此代谢抑制剂或低温均可抑制细胞内代谢，降低转运活性；②转运过程需要转运体的介导，由于转运体的转运能力有一定的限度，因此转运过程有饱和现象；③由同一载体转运的两个药物可出现竞争性抑制现象；④转运过程具有方向性。在上皮细胞顶侧的某些转运体可以将进入细胞的物质外排到肠腔中，降低细胞内物质的浓度，呈现流出泵现象。这种转运体主要为 P-糖蛋白（P-gp），抑制 P-gp 的功能可以减少进入细胞内物质的流出。在临床上，P-gp 的功能受到抑制时有引起药物相互作用的可能。原发性主动转运是指直接利用 ATP 释放的能量来转运物质的方式，一般外排型药物转运体，即 ATP 结合盒（ATP binding cassette，ABC）转运体介导的外排转运属于原发性主动转运。继发性主动转运又称协同转运，是一类利用间接能量的主动转运方式。物质跨膜转运所需的能量来自膜两侧离子的电化学浓度梯度差，而维持这种电化学势的通常为钠钾泵或质子泵。一般摄入型药物转运体，即溶质转运体（solute carrier，SLC）介导的摄入转运属于继发性主动转运。

3. 膜动转运　真核细胞可利用细胞膜流动性来进行物质膜转运，即膜动转运。其中向内摄入为入胞作用，向外释放为出胞作用。摄取固体颗粒时称为吞噬，摄入液体物质时称为胞饮。一些大分子物质如蛋白质、多肽等，能够通过入胞作用被吸收。但对一般药物的吸收意义不大。

（三）药物转运体

自 20 世纪 80 年代以来，分子生物学的发展使得药物转运蛋白的研究得到快速发展。迄今为止，国际人类基因组组织（HUGO）已经确认了约 300 个 SLC 家族的基因及 56 个 ABC 家族的基因。由于转运体不仅识别生理的或内源性底物，而且还识别包括药物在内的很多外源性物质，因此将参与药物跨膜转运的蛋白质称为药物转运体。这些药物转运体一般表达于各种组织的特定细胞膜上，决定着药物的吸收、分布和消除及靶区内药物分布程度，因此它们在药物体内动力学行为中扮演着重要角色，决定着药物的有效性和安全性。主要 SLC 和 ABC 在人体组织中的分布见图 2-1。

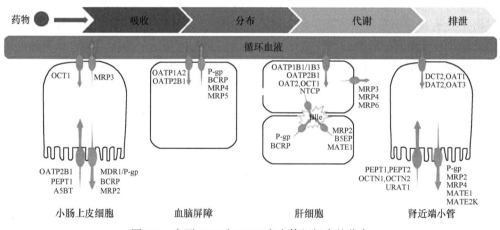

图 2-1　主要 SLC 和 ABC 在人体组织中的分布

1. SLC　是一个包括 48 个家族、362 个基因的超大群体。自 1987 年 Hediger 等科学家首先发现并克隆了具有钠-葡萄糖共转运功能的药物转运体基因以来，各国的研究者陆续发现并报道了各种不同功能的转运体，并将其中以溶质为输送底物，在药物的跨膜输送过程中起到载体作用的转运体定义为 SLC。从脏器分布和功能特征上，SLC 又被分为多个不同的家族，其中对药动学有重要影响作用的家族主要包括寡肽转运体（PEPT）、有机阴离子转运多肽（OATP）、有机阴离子转运体（OAT）、有机阳离子转运体（OCT）和多药及毒性化合物外排转运蛋白（MATEs）等，作为载体完成药物和代谢产物的跨膜输送，参与药物的吸收、分布、排泄过程，与临床合并用药产生的药物相互作用密切相关。各转运体家族不同成员之间，在氨基酸序列和蛋白质结构上存在不同程度的相似性。

2. ABC 作为转运体的大家族，它们分子内含有一到两个 ATP 结合区域，直接利用 ATP 分解产生的能量来进行物质的膜转运，属于原发性主动转运类型。ABC 可转运许多底物通过细胞膜和细胞内膜，目前将 ABC 分为七个不同的亚族，其中与药物体内转运最为相关的为 P-gp、多药耐药相关蛋白（MRP）、乳腺癌耐药蛋白（BCRP）和胆酸盐外排泵（BSEP）等。人们通过药物转运体的研究意识到，小肠上皮细胞的 ABC 会主动将药物排出到肠腔，这是造成药物吸收差和生物利用度低的主要原因。有四种主要的 ABC 位于肠上皮细胞的腔面膜，分别是 P-gp、MRP2、MRP4、BCRP，在肠道的不同区段它们的表达水平是不同的。其中 P-gp、MRP2、BCRP 在小肠部分的表达水平比较高，在药物的小肠吸收过程中扮演重要的角色。

二、蒙药体内代谢过程研究的特殊性

蒙药成分的复杂性，表现在单味蒙药含有多种成分，复方成分更为复杂，且配伍后的各成分可能发生变化。蒙药是一个复杂的体系，不论是单味蒙药还是复方蒙药，均含有大量化学成分，而且有些成分含量极微。蒙药药效是多种成分相互作用产生的综合结果，难以系统、全面地分析蒙药药效作用的物质基础，这些客观存在的问题构成蒙药药效学和药动学研究的难点。

三、蒙药人体药动学研究方法

1. 药物浓度法 该法通过测定给药后不同时间的血药浓度，得到血药浓度-时间数据，然后通过房室分析或非房室分析方法学或生理药动学模型，计算药动学参数，从而阐明效应成分在体内的动态变化规律。此法适用于效应成分明确的蒙药或蒙药制剂的药动学研究，也是评价药动学特征最常用最准确的一种方法。该法对于新药开发、蒙药作用机制的阐明及临床合理用药具有重要的意义。有学者认为被选用于药动学研究的指标性成分应该具备以下特征：能代表复方的主要药效成分；是药物的质控指标；在靶器官内有较高的分布；其体内浓度与复方药效在时间上具有密切联系；能被吸收入血；具有可检测性等。

2. 相关分析技术 主要包括高灵敏度、高通量的生物样品分析技术和蒙药多组分同时定量分析技术。蒙药制剂中成分多种多样，且结构较为复杂，含量一般都很低。进入体内后，原药及代谢物在血浆、胆汁、尿液等体液中的含量往往只有 ng 或 pg 级水平。一般的方法如高效液相色谱法（HPLC）、气相色谱法（GC）等难以检测，且前处理操作烦琐，从基质中分离的难度也很大。液相色谱（LC）与质谱（MS）串联的技术（LC-MS）将色谱技术的高分离能力与质谱技术的高灵敏度、结构解析能力成功结合，成为应用广泛、潜能巨大的分析技术，为蒙药药动学的快速测定分析提供了一个重要技术手段。

第三节 蒙药的毒性效应及影响因素

一、蒙药的毒性

蒙药毒性理论定义：蒙古族人民通过长期观察蒙药应用于人体产生的作用，对蒙药毒性的认识，及对毒性蒙药减毒应用方法进行总结而形成的系统知识。蒙药毒性理论包含于蒙医对"毒"的三种认识之中（病因"毒"、病症"毒"和药物"毒"），经典典籍中对蒙药毒性有着剧毒、大毒、有毒、小毒、微毒的分级，应用毒性蒙药也存在炮制、配伍、服用药引等减毒方法，蒙药毒性理论对临床安全合理使用蒙药有指导作用。蒙药毒性是蒙药一种内在的、固有的生物学性质，这种性质取决于蒙药所含的化学物质，我们不能改变这种内在属性。蒙药的正确运用，与发挥其疗效及安全用药密切相关。蒙药的用法、禁忌、剂量和服法等不当，都会产生药物毒性。掌握这些知识与方法，按照要求予以正确应用，对于充分发挥药效和确保用药安全具有十分重要的意义。

毒性反应又称毒性作用，是指在用药不当时所产生的功能紊乱和病理损害，一般比较严重，甚至会危及生命。药量应根据药物的性质、剂型的不同、疾病的轻重，以及患者的年龄、性别、体质强弱等情况而定。有毒、峻烈的药物，用量宜小，并宜从小剂量开始，逐渐增加，以免中毒或耗伤正气。新采的鲜药，药量宜大些，干药用量宜小。寒凉药耗伤胃火，不宜长期或大量应用。此外，汤剂的用量应比散剂、丸剂为重，单味药量应比复方为重。轻病用量不必过重，重病用量可适当增加。慢性病不必量大，急性病宜量大。药物的用量应随治疗的需要而转变，如红花少用则养血，多用则破血；应用大黄要适量，大剂量则先致泻而后致便秘。体质强弱不同，对药物的耐受程度也有差异，用量亦应当随之而变。体质强壮者，用量重于体质弱的患者；老年与儿童的药量，应当少于壮年；妇女的用量应轻于男子。蒙药的毒性反应主要表现在以下几方面。

1. 全身性不良反应 不良反应有轻重之分，轻者表现为头昏、嗜睡、口干、乏力、食欲减退、胃肠道不适等症状。重者可涉及全身甚至危及生命，可见发热、皮肤损害，也可以涉及免疫反应，如休克、严重的过敏反应，或出现慢性损伤性反应，如药物依赖性、致畸、致癌等。

2. 引起各个系统的损害 毒性反应是指药物引起的生理生化功能异常和病理改变，甚至危及生命，可造成肝、肾损害，引起过敏反应、过敏性休克和溶血反应等。在心血管系统表现为心悸、胸闷、心律失常等；在神经系统表现为眩晕、头痛、惊厥、抽搐等；在消化系统表现为胃肠不适、恶心、呕吐、腹泻、消化道出血、便血等；在造血系统表现为溶血性贫血、粒细胞减少、血小板减少性紫癜及再生障碍性贫血等；在泌尿系统表现为肾衰竭、尿路上皮癌等；其他系统亦可受到药物毒性反应的损害。

二、蒙药毒性作用的影响因素

（一）蒙药本身种类繁多

蒙药种类很多，主要来源于自然界的植物、动物和矿物，而且以植物药为主。植物药约占75%，动物药约占10%，矿物药约占15%。据有关文献统计，目前蒙药品种已多达2200余种，较常用者为1300余种。《内蒙古蒙药材标准》已经收载蒙药材322种，其中植物药222种，动物药40种，矿物药42种，其他类18种，仍以植物药为主，约占总数的69%。清代著名蒙药学家占布拉道尔吉所撰蒙药本草专著《无误蒙药鉴》亦收载很多蒙药种类。

（二）蒙药纯度

蒙药在生产过程中产生或使用的化学物质中常含有一定数量的不纯物，其中有些不纯物的毒性甚至比原本化合物的毒性高，若对此不加注意，可影响对药物毒性的正确评定。

（三）蒙药多成分联合

蒙药含有多种化学成分，入药后不仅原有毒性成分起作用，部分成分在炮制过程中还相互作用产生毒性成分。因此某一特定蒙药所致的不良反应可能并非单一的毒性成分所致，还可能与其他的非毒性成分相关。

（四）采收与加工

1. 采收 蒙药质量的好坏与其采收的季节、时间、方法密切相关。蒙药以野生植物为多，要根据植物的生长成熟情况，严格按照采收的原则和方法进行采集，若延误采收时机，或不合理保存药材，会直接影响药材质量，降低功效，因此，采集也是一个重要环节。植物在生长的各个阶段中，不同的部分所含的有效成分的量各不相同。蒙药采收应考虑蒙药有效成分的含量、药材的产量、毒性成分的含量等问题，遵循在药物有效成分含量最高和毒性成分含量最低时采收的原则。

2. 储藏 蒙药储藏是否妥当，直接影响着药材的药效，若储藏不当会造成服用后产生毒副作用。采药以后，要及时除去杂质，把无用、腐烂、虫蛀的部分除去。根据具体情况，有些药材需要特殊加工处理；有的需要直接用水清洗，晒干；有的需要蒸熟，干燥，这样才能保证药材质量，便于储藏、炮制，避免出现霉烂、变质、虫蛀、变味、走油等现象。

3. 炮制 蒙医历来非常重视对药材的炮制，炮制是蒙医临床用药的重要特点之一。蒙药材大多是生药，其中不少药材必须经过特定的炮制处理，才能更适合治疗，充分发挥药效。需要炮制而未经炮制的药物不能直接应用。近年来有关蒙药炮制的科学研究不断证实，传统的蒙药炮制方法确有科学性与合理性。炮制的目的主要可以归纳为以下几个方面：①蒙医用药大多生用，但有毒或性质剧烈的药物不能直接服用，所以必须消除或降低药物的毒性、烈性或副作用，如将草乌置诃子汤内浸泡用，巴豆取油用；②改变药物的性能，使之更能适合病情需要，如热制寒水石用于寒性疾病，凉制寒水石用于热性疾病，奶制寒水石用于滋补强身，烈制寒水石用于消食破痞；③便于制剂和储藏，如切片前及碾碎前的浸、泡、煅、炒等处理，便于制成各种剂型；④有些药物在储藏前需进行晾、晒、烘、焙等干燥处理，使其不易霉变、腐烂；⑤除去杂质及无用部分，使药物纯净，才能用量准确，利于服用，如一般植物药的根和茎洗去泥沙，枇杷叶要刷去茸毛，珍珠杆要去髓等。总之，炮制与药材的质量密切相关，直接关系到临床用药的安全和有效程度。蒙药按照不同的药性和治疗要求有多种炮制方法。炮制方法大致可分为四大类：直接修制、水制、火制和水火共制。

（五）机体因素

1. 个体差异 由于人与人之间的个体差异，不同个体对同一剂量的相同药物有不同反应，存在较大差异，有些人服药后无任何反应，有的人却发生中毒反应。

2. 患者年龄 不同年龄人群对于药物的反应也各有差异，一般来说幼儿和老年人比成人更易发生不良反应，这与幼儿和老年人药物代谢速度较慢、肾脏排泄较差或对药物作用的敏感性较高有关。

3. 患者性别 妇女由于有行经、妊娠、哺乳等特殊生理过程并受内分泌激素的影响，对某些蒙药具有特殊的敏感性，特别是在月经期、妊娠期、哺乳期及更年期对药物的耐受性较差。

4. 疾病病理状态 患者肝功能不良时，服用主要经肝脏代谢的药物容易出现不良反应；肾功能不良时，药物的代谢转化受影响，血药浓度维持较高的水平，从而引起一些不良反应。

（六）使用因素

1. 蒙药的合理配伍 是临床治疗的关键，也是消除或降低蒙药毒副作用的重要手段。配伍得当，能增强药物的疗效，能抑制或消除药物的毒副作用。若配伍不当，不仅降低疗效，还可能增加毒性。蒙药在临床上的应用，一般都是在蒙医理论指导下，根据不同证候，按照组方的方法和原则，选择适宜的多味药物，以适当的比例配合在一起制成相对稳定的成药，即蒙药方剂。蒙药在临床上应用往往是复方，单味药方甚少，而味、性、效、力是指单味药讲的，复方以上述理论为基础。蒙药配伍时在上述理论指导下依照药味、药物功能和药味转化原理进行配方。依照药味配方是以药物的味、性、效为主要依据进行组方的一种方法，即针对病情选择具有与病情相适应的味或性、效的药物来组合配方。药物功能配方则以药物的功能为依据，即选择具有与病症相适应功能的一些药物进行组方。药味转化原理配方是以药物在人体内消化转变的味为主要依据，选择相应药物进行组方。蒙药方剂的组成及其比例有个总的规定，绝不是把药物性味简单地堆砌或将药物功能单纯地累加，而是具有一定原则。组方时历来讲究"君、臣、佐、使"，这就是蒙药组方原则的基本内容。

2. 剂量过大和用药时间过长　由于对蒙药毒性认识得不足，错误地认为蒙药不必严格控制剂量，因此，长期用药、超剂量用药现象比较普遍。尤其是一些所含有效成分的有效量与致死量比较接近和一些含有不易代谢或易在体内蓄积成分的蒙药，长期的用药会引发蒙药潜在的毒性而对机体造成损伤。

3. 煎法不当　煎药方法对饮片的大小厚薄、煎煮器具、水量多少、火候、时间、煎煮顺序等均有要求，若有不当亦可引发毒性。

4. 给药途径不当　近年来随着蒙药新剂型、新品种、新配方的发展，一些传统的给药途径随着剂型的改变而变化，给药途径不当会引发蒙药潜在毒性，对机体造成损伤。

5. 制剂因素　药物毒性成分有不同的理化性质，不同的药物亦有各自相宜的剂型。由于制造工艺和给药途径不同，同一种蒙药制成不同剂型，药物的吸收和血药浓度也不相同，直接关系到其药理作用和毒性大小。

（七）环境因素

1. 温度　环境温度可改变通气、循环、体液（汗液、尿液生成量）、中间代谢等生理功能并影响外源药物吸收、代谢，从而引起毒性变化。

2. 湿度　随湿度增加，皮肤角质层的水合作用、黏附作用加强。高湿度可使冬季易散热，夏季不易散热，增加机体体温调节的负荷。高湿度伴高温度可使汗液蒸发减少，皮肤角质层的水合作用增加，进一步增加经皮吸收化学物的吸收速度，并因化学物易黏附于皮肤表面而延长接触时间，增加药物吸收。

3. 昼夜节律　近年根据生物活动表现的昼夜节律发现，体温、肾上腺素、皮质激素分泌等的昼夜波动，常与外界环境的昼夜变化有关。药物作用也常呈现此种昼夜节律，即药物治疗作用和毒副作用的时间节律。若选择作用较明显、疗效较高的时间给药，使用小剂量即产生高疗效，降低毒副作用和减少致畸作用的影响。

第四节　蒙药中毒机制与防治

一、蒙药的毒性机制

从蒙药毒性本身来说，蒙药毒性涉及多成分、低剂量、长时间、联合毒性作用等，有毒蒙药的中毒机制非常复杂。通常的毒性靶器官多为肝、肾、心血管系统、神经系统、消化系统，而且常表现为多系统损害。

（一）心血管系统

临床主要表现为动脉粥样硬化、心肌炎、心包炎、心肌病、心搏骤停、心律失常、心肌缺血与心肌梗死、心瓣膜损害、心绞痛、血管病变、高血压、低血压、尖端扭转室性心动过速。药物对心血管系统毒性的作用机制主要包括以下几个方面：①影响离子通道及离子泵的功能；②缺血缺氧；③代谢障碍；④血管内皮损伤；⑤氧化应激；⑥血管平滑肌损伤；⑦炎性损伤。

（二）消化系统

1. 肝脏 药物主要通过如下两种机制来造成肝损伤。

（1）药物及其中间代谢产物对肝脏的直接毒性作用：药物经 CYP 代谢产生的亲电子基、自由基等活性代谢产物，通常与谷胱甘肽（GSH）结合而解毒，并不产生肝损伤。但过量服药或遗传性药物代谢异常时，亲电子基、自由基等活性代谢产物大量生成，耗竭了肝内的 GSH，并且通过与细胞膜磷脂的不饱和脂肪酸结合发生脂质过氧化反应，造成膜的损害、Ca^{2+}-ATP 的自稳性受到破坏，使线粒体损伤、肝细胞坏死；亲电子基团还可通过与肝细胞蛋白半胱氨酸残基的巯基、赖氨酸残基的氨基等亲核基团共价结合，致肌动蛋白凝聚，细胞骨架被破坏，使细胞膜失去其化学及生理特性导致细胞坏死。药物及其代谢产物亦可干扰细胞代谢的某个环节，影响蛋白质的合成或胆汁酸的正常分泌，使肝细胞损伤和（或）胆汁淤积。这类药物性肝损伤是剂量依赖性的、可以预测的，并在动物身上可以复制出来。

（2）机体对药物的特异质反应（idiosyncratic reaction）：包括过敏性（免疫特异质）及代谢性（代谢特异质）。前者主要是以药物或其活性代谢产物作为半抗原，与内源性蛋白质结合形成具有免疫原的自身抗体，可诱导肝细胞死亡或被破坏；这种免疫原还可以被 CD4$^+$ T 细胞识别，诱导产生一些细胞因子，进一步激活 CD8$^+$ T 细胞，引起 Fas 或穿孔素介导的肝细胞凋亡、细胞损伤。后者主要与个体药物代谢酶遗传多态性有关，使其对药物代谢能力降低，导致药物原形和（或）中间代谢产物蓄积，产生对肝细胞的毒性。机体对药物的特异质反应所诱导的药物性肝损伤（drug-induced liver injury，DILI）与用药剂量和疗程无相关性，此种肝脏损伤仅发生在少数人身上，对大多数人是安全的，具有不可预测性，在实验动物模型上常无法复制。

2. 胃肠道毒性 是蒙药中毒或出现副作用时较早出现的症状，一般可表现为胃不适、恶心呕吐、食欲减退、腹胀腹痛、腹泻甚至出血等。

（三）泌尿系统

不当用药均有引起肾脏损害的倾向。蒙药引起肾损害的机制归纳起来有以下几个方面。

1. 直接肾毒性 这是发生肾损害最重要的机制。当药物在肾小管内的浓度增高到一定程度时，可直接损伤肾小管上皮细胞。其毒性作用大小与用药剂量大小和疗程呈正相关，如氨基糖苷类药物。药物损伤细胞膜，改变了膜的通透性和离子的转运功能，或通过破坏胞质线粒体，抑制酶的活性及蛋白质的合成，使细胞内钙内流，浓度增加，细胞骨架结构破坏，致使肾小管上皮细胞变性坏死。

2. 免疫性损害 某些药物及其降解产物与宿主蛋白质（肾小管或肾间质蛋白）相互作用，使宿主的蛋白质结构发生改变，成为半抗原或抗原，诱发抗体产生，形成抗原-抗体复合物，可沉积在肾小球毛细血管基膜、小动脉基膜上。此外，坏死的肾小管上皮细胞也可变成抗原，而形成自身抗体，也可通过抗原-抗体复合物造成肾小管或肾间质病变。药物的免疫性肾损害与药物剂量无关。药物的免疫性肾损害可单独存在，也可与直接肾毒性、肾损害并存。

3. 阻塞性肾病变 通过影响肾细胞代谢过程或导致尿路梗阻，造成肾损害。

4. 细胞因子作用　细胞因子和多肽生长因子参与药源性肾小管间质性损害的病理过程。

（四）呼吸系统

蒙药可致多种药源性肺病，其形成机制较为复杂，主要与过敏反应及毒副作用有关，主要表现为咳嗽、呼吸困难、呼吸衰竭等。

（五）血液系统

蒙药及其制剂引起血液系统损害主要有再生障碍性贫血、粒细胞缺乏症、血小板减少、溶血性贫血、红细胞生成障碍性贫血等。

（六）神经系统

蒙药对神经系统的影响是多方面的，既可波及中枢神经，也可侵犯周围神经，可致神经损害，亦可有精神病样发作。

1. 按神经毒性靶器官毒性分类　①神经元损伤；②轴索损伤；③髓鞘损伤；④影响神经递质功能。

2. 按神经系统功能损害分类　①脑损害和精神异常；②脑神经损伤；③脊髓损伤；④神经肌肉损伤。

总之，有毒蒙药的中毒机制目前尚未完全阐明，随着科技的发展，新的中毒机制会被陆续揭示，这将为其临床运用起到更好的指导作用。

二、蒙药中毒防治的一般原则

（1）加强质量监管，保证药物质量是预防毒性反应发生的基本条件。对于与药物质量有关的各环节，都应严格地科学管理。

（2）人们对药物毒性反应认识存在偏见，不清楚正常用法用量下的药物毒性反应与质量事故、医疗事故的区别，有的认为发生毒性反应就一定是药物质量有问题或是医疗事故。针对人们对药物毒性反应认识的不足，应加强宣传，使人们全面客观地认识、科学地对待药物毒性反应。

（3）防止药物蓄积造成伤害，尤其是有毒药物或者含有毒性成分的药物不宜久服，注意正确的使用方法。事实上，药物不良反应不能简单视同质量事故、医疗事故，要辨证地来看药物的用法用量、个体差异等情况，做到科学合理用药。

第五节　蒙药毒性相关内容研究进展

对比古今典籍记载的毒性蒙药可以看出，现代蒙药典籍中归为大毒的药物，在《蒙药正典》中亦有记载，部分毒性蒙药如草乌、泡囊草、天仙子等在典籍记载为不行毒或不动毒，这与药物毒中不流动实毒的说法相似，可推断古代蒙医将一些毒性峻猛的蒙药归为有毒药物，而一些毒性相对较轻的蒙药则并未特别注明"有毒"，相比而言，现代蒙药典籍中对毒性蒙药的筛选则较为全面，这说明现代对于蒙药毒性的认识是进步的，这种进步也为安全用药提供了保障。

一、蒙药毒性成分定性及定量化学分析研究进展

（一）蒙药毒性成分定性化学分析研究进展

韩斯琴高娃等利用便携式拉曼光谱仪对朱砂进行了鉴别分析，获得了朱砂较为全面的分子

结构振动信息，试验确定了朱砂三处拉曼特征峰，研究人员而后检测了蒙药八味止血红花散、朝伦-雄胡- 5 、外用溃疡散及中药口腔溃疡散（不含朱砂）的拉曼光谱，结果显示含有朱砂的蒙成药出现了特征峰，而在不含有朱砂的口腔溃疡散中未检测到特征峰，研究人员认为拉曼光谱检测方法具有快速、简便、准确等优点，值得在蒙药成分鉴定方面广泛应用。

（二）蒙药毒性成分定量化学分析研究进展

孔文等应用 HPLC 建立了顺气安神丸中马钱子碱和士的宁的含量测定方法，研究人员认为该方法灵敏、准确，重复性、专属性好，适用于顺气安神丸中毒性蒙药马钱子的质量控制。黄美荣等对蒙药嘎日迪五味丸进行制剂剂型更改，并对其中毒性蒙药及有效成分（毒性成分）进行量化控制，为新剂型制剂的安全性和有效性提供控制依据，具体是采用薄层定量法对新剂型制剂中制草乌的有效成分（毒性成分）乌头碱进行定量控制，并采用 HPLC 对新剂型制剂中诃子的有效成分没食子酸进行定量控制，研究人员认为此种方法灵敏、准确、专属性强、重现性好，可作为该新剂型制剂的质量控制方法。

唐广玉等对蒙药那如三味片中毒性蒙药及有效成分（毒性成分）进行了量化控制，具体是采用薄层定量法对制剂中制草乌的有效成分(毒性成分)乌头碱进行定量控制，并且采用 HPLC 对制剂中荜茇的有效成分胡椒碱进行定量控制，唐广玉等认为此种方法灵敏、准确、专属性强、重现性好，可作为该制剂的质量控制方法。

二、蒙药毒理学试验研究进展

（一）单味蒙药毒理学试验研究进展

邬俊等研究了蒙药瑞香狼毒的毒性，通过小鼠急性毒性试验，得到蒙药瑞香狼毒的最大耐受量相当临床用药量的 240 倍（按 50kg 体重计算），最大服药量为 24g/kg，相当于药材 96g/kg，研究人员认为瑞香狼毒无明显急性毒性，临床使用比较安全。晨阳等观察了蒙药总黄酮体内抗菌活性及毒性，其中通过小鼠急性口服毒性试验对蒙药总黄酮的毒性进行检测，结果发现，小鼠急性经口服毒性试验显示其属实际无毒级，研究人员认为蒙药总黄酮的毒性较低。

（二）蒙药成药毒理学试验研究进展

周成江等观察了蒙药童格勒格-1 四种粗提物对大鼠正常肝细胞 BRL 株增殖的影响，通过四甲基偶氮唑盐（MTT）比色法观察其对大鼠肝细胞体外毒性的量效关系，结果表明蒙药童格勒格-1 四种粗提物对大鼠肝细胞增殖的影响都表现为具有一个最小抑制浓度，在最小抑制浓度时，四种粗提物对细胞的抑制率与对照组比较的差异无统计学意义，在最小用药浓度和每个最小抑制浓度之间，每种粗提物都呈现出随着浓度增加，细胞抑制率降低的趋势，而在每个最小抑制浓度和最大用药浓度之间，每种粗提物都呈现出随着浓度增加，细胞抑制率升高的趋势，研究人员认为蒙药童格勒格-1 四种粗提物对大鼠肝细胞 BRL 株增殖的影响呈现出以低剂量促进增殖、高剂量抑制增殖为特征的双相剂量-效应关系。吴吉英等研究了蒙药益肾散和保肾散联合用药的抗炎作用及其急性毒性，其中急性毒性采用对益肾散和保肾散进行最大耐受量试验，结果显示益肾散最大耐受量是成人临床用量的 288 倍，保肾散为 369 倍，研究人员认为益肾散和保肾散两种药均无急性毒性。

参 考 文 献

阿古拉，2010. 蒙医药学[M]. 呼和浩特：内蒙古教育出版社.

白汉玉，2007. 小儿泌尿系统疾病（12）药物对泌尿系统的损害[J]. 中国临床医生杂志，35（12）：22-24.

晨阳，沈小玲，杨丽敏，等，2008. 蒙药总黄酮对耐药金黄色葡萄球菌的抑菌作用及毒性观察[J]. 山东医药，48（45）：32-33.

慈小燕，崔涛，武卫党，等，2018. 药物的跨膜转运机制研究进展[J]. 药物评价研究，41（6）：973-979.

丁黎，刘瑞娟，2017. 中药药代动力学研究的思与行[J]. 世界科学技术：中医药现代化，19（7）：1118-1131.

韩斯琴高娃，哈斯乌力吉，林翔，等，2015. 利用拉曼光谱技术检测中蒙药中朱砂的研究[J]. 光谱学与光谱分析，35（10）：2773-2775.

黄美荣，唐广玉，尹洪林，2009. 蒙药嘎日迪五味片的质量标准研究[J]. 中国民族医药杂志，15（9）：56-58.

孔文，王栋，林燕，2010. 高效液相色谱法测定蒙药顺气安神丸中马钱子碱和士的宁含量[J]. 北方药学，7（6）：7-8.

唐广玉，尹洪林，黄美荣，2009. 蒙药那如三味片的质量标准研究[J]. 中国民族医药杂志，15（1）：54-56.

邬俊，常亮，琳静，2010. 蒙药瑞香狼毒急性毒性试验研究[J]. 中国民族医药杂志，16（1）：41-42.

吴吉英，张化恩，白玉霞，2015. 蒙药益肾散和保肾散的抗炎作用及其急性毒性[J]. 内蒙古民族大学学报，30（5）：424-427.

赵军宁，叶祖光，2012. 中药毒性理论与安全性评价[M]. 北京：人民卫生出版社.

周成江，周立社，和彦苓，2008. 蒙药童格勒格-1四种粗提物对大鼠正常肝细胞 BRL 株增殖的影响[J]. 包头医学院学报，2008，24（4）：348-349.

（张　谦　常福厚）

第三章　蒙药毒性相关物质基础与靶标

第一节　蒙药毒性相关物质基础

中药中很多药材达到某一剂量时都会有相关毒性表现，蒙药作为治疗药物也是如此。在蒙药及蒙药制剂的实际应用中，蒙药在治疗剂量中所表现出的毒副作用，特别是严重毒副作用的情况时有发生。本节内容对于有毒蒙药物质基础的讨论仅限于达到一定剂量下的情况。传统蒙药中对于毒性的认识偏重于临床症状和表征，而近代化学的发展，特别是有机化学研究手段的快速发展，使得我们能够从分子水平认识蒙药中产生毒性的物质。

蒙药中的毒性物质大致可以分为无机和有机两大类。本章重点讨论有机物质的毒性。这些有机物质结构多样，产生毒性的机制较为复杂。本章从化学物质化学结构的角度出发，根据已有化合物的毒性分析，提供蒙药毒性分子层面的具体理论依据，重点介绍生物碱类有毒物质。

生物碱在蒙药中是一类重要的物质，低剂量时就可以表现出生物活性。现代药物中很重要的一些药物直接或者间接源于生物碱，如镇痛剂、麻醉药、抗癌药等。生物碱产生毒性或者活性的最重要的部分是氮原子部分，其他结构和官能团可以增减疗效或者毒性。生物碱最常见的毒性是神经毒性。因为人体内神经信号传递大多以含氮原子化合物作为媒介，因此外源性含氮化合物能够作为产生同样作用的媒介，可表现出强烈的活性或者神经性毒性。生物碱化合物能参与多种生物反应和生理过程。下面重点介绍二萜生物碱，其结构见图3-1。

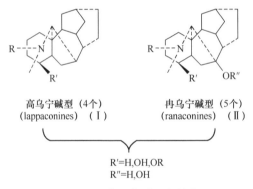

高乌宁碱型（4个）　　　　　冉乌宁碱型（5个）
(lappaconines)（Ⅰ）　　　　(ranaconines)（Ⅱ）

$R'=H,OH,OR$
$R''=H,OH$

图 3-1　二萜生物碱一般结构

作为蒙药使用而且含有二萜生物碱的植物是毛茛科乌头属植物，如川乌、附子、雪上一枝蒿等。从化合物母核结构来看，二萜生物碱可以分为四大类：C_{18}、C_{19}、C_{20} 和双二萜生物碱类。

一、二萜生物碱结构类型

1. C_{18} 二萜生物碱　从已知文献来看，C_{18} 二萜生物碱绝大部分存在于乌头属植物中，在分类学上较有意义，可看作 C_{19} 型二萜生物碱降解而来，多数具有 C_4—H 或者 C_4—OH/酯基取代结构，少数化合物含有 3,4-氧环取代。此类化合物根据 C_7 上是否存在含氧基团分为两类：高乌宁碱型（lappaconines）（Ⅰ）和冉乌宁碱型（ranaconines）（Ⅱ）。1998 年以来约有 9 个此类化合物被分离得到，如 delavaconitine F，delavaconitine G，6-methylumbrofine 等。

2. C₁₉ 二萜生物碱 这类生物碱是分离得到数量较多的一类二萜生物碱，根据 C_7 上含氧基团的有无及骨架的差异，C_{19} 二萜生物碱大致分为四类，其中乌头碱型（aconitines）（Ⅲ）和牛扁碱型（lycoctonines）（Ⅳ）构成了 C_{19} 二萜生物碱的绝大多数，两者唯一的区别是 C_7 上含氧基团的有无。前者无 7-氧基，而后者则具有 7-氧基。这类生物碱在小鼠的急性毒性试验中，半数致死量（median lethal dose，LD_{50}）可以达到 0.2mg/kg，几毫克就可能导致成人死亡，并且原植物中总碱含量可以高达 1% 以上。乌头碱毒性作用的靶器官为神经系统和心血管系统，主要表现为呼吸抑制和不同形式的心律失常。对于乌头碱中毒引起的心律失常及呼吸抑制，一般认为可使用阿托品及钙剂治疗解毒。也有报道使用间羟胺、多巴胺及利多卡因治疗获得了满意的疗效（图 3-2）。

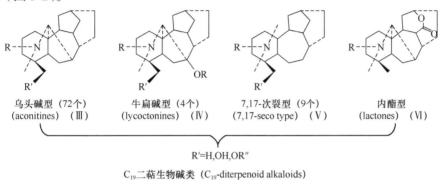

乌头碱型（72个） 牛扁碱型（4个） 7,17-次裂型（9个） 内酯型
(aconitines)（Ⅲ） (lycoctonines)（Ⅳ） (7,17-seco type)（Ⅴ） (lactones)（Ⅵ）

R″=H,OH,OR″

C_{19} 二萜生物碱类（C_{19}-diterpenoid alkaloids）

图 3-2 C_{19} 二萜生物碱

3. C₂₀ 二萜生物碱 这类生物碱的骨架类型复杂多样，也是属于较原始的二萜生物碱类型。与 C_{18} 和 C_{19} 二萜生物碱类相比，其绝大多数都具有环外双键结构，主要分为七类，具体是阿替生型（atisine）、光翠雀碱型（denudatine）、海替生型（hetisine）、海替定型（hetidine）、维特钦型（veatchine）、纳哌啉型（napelline）、阿诺特啉型（anopterine）。

4. 双二萜生物碱 这类生物碱可以认为由 2 分子 C_{20} 二萜生物碱或者 1 分子 C_{19} 和 1 分子 C_{18} 二萜生物碱缩合而成。其主要存在于翠雀属植物中，1992 年曾分离得到双二萜生物碱 pukeensine，但是近年来并未在乌头属植物中发现此类化合物（图 3-3）。

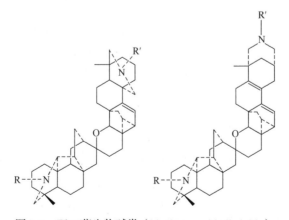

图 3-3 双二萜生物碱类（bisditerpenoid alkaloids）

二、乌头属植物中新的二萜生物碱

1. 弯枝乌头 *Aconitum arcuatum* Maxim 从弯枝乌头的地上部分分离得到了 2 个新的 C_{20} 二萜生物碱，命名为 arcutin 和 arcuitinine，经 X 射线单晶衍射法可确定其结构是由 C_5 和 C_{20} 连接而非 C_{10} 与 C_{20} 连接，这是一种新的骨架结构类型的 C_{20} 二萜生物碱。

2. 西伯利亚乌头 *Aconitum barbatum* var. *hispidum* （DC.）Seringe 从西伯利亚乌头的根中可分离得到一种 C_{20} 二萜生物碱，其分子式、分子量及 C_{13} 的结构类型均与已知化合物 lepenine 相同，经过相关的 NMR 技术研究，这种化合物结构确定为 lepenine 的 C_{11} 差向立体异构体，定名为 11α-hydroxy lepenine。

3. 褐紫乌头 *Aconitum brunneum* Hand. Mazz 从褐紫乌头中可分离得到具有 napellines 型骨架的 C_{20} 二萜生物碱 3α-hydroxy-12-epi-napelline。

4. *Aconitum cochleare* Worschin 从土耳其东部的 *Aconitum cochleare* Worschin 地上部分分离得到 1 个新的阿替生型的 C_{20} 二萜生物碱 cochleareine 和 1 个新的 C_{19} 乌头碱型二萜生物碱 acoleareine，其中 cochleareine 无环外双键，在 C_{16} 位连有—OH 和—CH_2OH，并且结构中有氮乙基，而 acoleareine 的 C_4 位连接—CH_2—O—CH_3 基团。

从 *Aconitum cochleare* Worschin 中分得了新的光翠雀碱型 C_{20} 二萜生物碱 acochlearine，其结构中亦无环外双键，在 C_{16} 位连有—OH 和—CH_2OH，而从中分离得到的化合物 aconitileanrine 和化合物 *N*-deethylmethyllycaconitine 都为 C_{19} 二萜生物碱，其中 aconitileanrine 具有罕见的 C_{19} 位连有 α-OH 的结构。

第二节 蒙药质量控制的方法

蒙药所含化学成分非常复杂，其药效和毒副作用是由多种成分共同作用的结果，因此蒙药的质量控制和单一成分的化学药物质量控制模式差别较大。由于蒙药中毒性成分的复杂性，以及分析技术水平和化学对照品限制，经典的质量控制方法基本上是以测定蒙药中某一有效成分为目标的分析方法和对其进行定性、定量分析的思路。蒙药是一个复杂体系，检测一种活性成分难以客观反映它的内在质量和毒效作用，这是蒙药与化学药品质量标准的根本区别。蒙药处方中的毒性成分具有弱效应、协调整合作用特点，其整体药效的发挥不是单一成分药效的简单相加，而是存在着成分间多层次、多环节、多维度的非线性作用。基于此，目前蒙药毒性研究领域建立了一套符合蒙药作用特点的药效物质基础研究体系：在整体中解析部分，由部分回归整体，即在蒙药复方整体的基础上，遵循原方成分含量比例，评估"部分"对"整体"的贡献，从众多成分中寻找能基本代表原方疗效的"等效成分群"。

近年来，内蒙古自治区科学工作者在探索适合蒙药特点的蒙药质量控制方法方面做出了不懈的努力，取得了长足的进展，在经典质量控制方法的基础上，采用多指标成分定量结合指纹图谱的质量控制方法是一个值得继续探索的蒙药质量控制模式。但建立针对具有不同成分类型和特点的具体品种的质量控制方法的任务仍十分艰巨，特别是在建立具有普适性和能够真正控制实际产品的质量控制方法上仍然面临严峻的挑战。蒙药质量控制的化学方法，类似于中药质量控制的化学方法，也包括理化分析、光谱和波谱分析、色谱分析等技术方法。

一、理 化 分 析

理化分析方法主要为化学成分的显色反应和沉淀反应。该方法专属性差，现已很少使用。

（一）显色反应

例如，山豆根外皮滴加氢氧化钠试液，颜色由橙红色变为血红色，久置不褪。半夏 50% 乙醇浸提液，浓缩，加 0.2% 茚三酮试剂，煮沸 1min，溶液显蓝紫色。

（二）沉淀反应

例如，生川乌乙醇提取液，蒸干，加 2% 乙酸溶解，滴加碘化汞钾试液，产生黄色沉淀。黄连水浸液，滴加碘化钾试剂，生成黄色沉淀。

二、光谱和波谱分析

（一）紫外-可见光谱法

紫外光谱（UV）是由电子跃迁所产生的吸收光谱，分子中存在不同的不饱和共轭基团，在紫外区可产生不同的吸收。蒙药特征的紫外吸收光谱是其混合成分吸收光谱叠加而成的，所以在一定条件下，只要所含诸成分质和量基本相同，则其紫外吸收光谱相似，由此形成了紫外光谱鉴定法。紫外-可见分光光度法是蒙药有效组分含量测定的常规方法，通过测定被测物质在特定波长处的吸光度，对该物质进行定量分析。它的特点是仪器比较简单、价廉、分析操作也比较简单，同时灵敏度高、准确度高，有较快的分析速度。

（二）红外光谱和拉曼光谱法

1. 红外光谱（IR）　　红外光谱是由分子振动和转动跃迁所引起的，组成化学键或官能团的原子处于不断振动（或转动）的状态，其振动频率与红外光的振动频率相当。所以，用红外光照射分子时，分子中的化学键或官能团可发生振动吸收，不同的化学键或官能团因吸收频率不同，在红外光谱上将处于不同位置，从而可获得分子中所含有的化学键或官能团的信息。红外光谱法实质上是一种根据分子内部原子间的相对振动和分子转动等信息来确定物质分子结构和鉴别化合物的分析方法。

2. 拉曼光谱　　拉曼光谱是一种光散射技术，可以简单地认为，在拉曼散射过程中，入射光子和样品相互作用产生了与入射光子不同波长的散射光子。拉曼光谱包含的信息特别丰富，可以应用于化学品鉴别、分子结构表征、成键效果，以及样品所处环境及内部应力分布等方面。早在 1928 年，C. V. Raman 教授已经确认了拉曼散射过程的现象和原理，但是拉曼光谱技术在大学课程中没有得到广泛的讲授，红外光谱、紫外-可见光谱及核磁共振波谱法等更为普及。20 世纪 90 年代中期，新一代的体积更小更加紧凑的拉曼光谱仪开始出现，它们使用了更新型激光器、光学元件和探测器，开始了显微拉曼光谱的革命。

拉曼光谱的优点如下：第一，对样品无接触、无损伤，样品无须制备，能够快速分析鉴别各种材料的特性与结构；第二，适用于黑色和含水样品，能够在高、低温及在高压条件下测量；第三，光谱成像快速、简便，分辨率高；第四，仪器稳固，体积适中。

（三）核磁共振波谱法

核磁共振（nuclear magnetic resonance，NMR）指原子核在磁场中吸收一定频率的无线电波，发生自旋能级跃迁的现象。核磁共振波谱（NMR spectrum）是以核磁共振信号强度对照射频率（或磁场强度）作图所得图谱。核磁共振波谱法是利用核磁共振波谱进行结构（包括构型、构象）测定、定性及定量的方法。

核磁共振波谱法的应用极为广泛，可用于定性、定量及定结构研究，物理化学研究，生物活性测定，药理研究及医疗诊断等方面。在有机结构研究方面，可测定化学结构及立体结构（构型、构象）、互变异构现象等。它与紫外光谱、红外光谱、质谱配合使用，是确定有机化合物结构最重要的手段之一。这个方法的最大特点是样品不会被破坏，可回收。在物理化学研究方面，核磁共振波谱法可以研究氢键、分子内旋转及测定反应速率常数等。在定量方面，核磁共振波谱法可以测定某些药物的含量及进行纯度检查。在医疗与药理研究方面，由于核磁共振具有能深入物体内部而不破坏样品的特点，因而核磁共振波谱法可进行活体研究。

三、色 谱 分 析

（一）薄层色谱法

薄层色谱法（TLC）是将固定相涂布在玻璃板上，形成薄薄的平面涂层。待其干燥后在涂层的一端点样，用合适的流动相借毛细作用向上移动，经过在两相之间的多次吸附-溶解作用，将混合物中各组分分离孤立的方法。

TLC 特点是设备简单，操作方便。分析原理与经典柱色谱相同，同时在敞开的薄层上可以检查混合物的成分是否分开，分析快速，展开时间短。这种方法适用于分析少量样品（一般几微克到几十微克），也适合于大量样品的分离（可以分离出几毫克甚至几十毫克组分）。

（二）气相色谱法

气相色谱法（GC）是利用试样中各组分在气相和液相（固定液）间的分配系数不同进行分析的方法。当气化后的试样被载气带入色谱柱中运行时，组分就在其中的两相间进行反复多次分配，由于固定相对各组分的吸附或者溶解能力不同，因而各组分在色谱柱中的运行速度不同。组分经过一定的柱长后，便彼此分离，按顺序离开色谱柱进入检测器，产生的离子流讯号经过放大后，在记录器上描绘出各组分的色谱峰。

GC 的特点是分离效能高，检测灵敏度高。同时分析速度快，应用范围广，样品用量少。

（三）高效液相色谱法

高效液相色谱法（HPLC）是以高压下的液体为流动相，使用颗粒极细的高效固定相对样品进行分离测定的柱色谱分离技术。HPLC 对样品的适用性广，不受分析对象挥发性和热稳定性的限制，从而弥补了 GC 的不足。在目前已知的有机化合物中，可用 GC 进行分析的约占20%，约80%的化合物需用 HPLC 来分析。HPLC 和 GC 在基本理论方面没有显著不同，它们之间的重大差别在于作为流动相的液体与气体之间性质的差别。目前试验研究中所用的仪器主要有以下几种类型。

1. 与紫外检测器（UV/DAD）连接　蒙药中的很多化合物都有紫外吸收，因此 HPLC-UV 是最常用的分析技术。

2. 与蒸发光散射检测器（ELSD）连接　某些蒙药含有多种结构类型的复杂成分，有些成分有紫外吸收，有些成分紫外吸收较弱或者无紫外吸收，为了全面评价其内在质量，将 UV/DAD 与 ELSD 检测器串联，建立 HPLC-UV / DAD-ELSD 方法可同时分析不同结构类型的成分。

3. 与质谱检测器（MS）连接　质谱检测器具有许多优越性。第一，它具有更高的灵敏度，能达到纳克甚至皮克级别，尤其适合药物代谢和痕量分析；第二，它具有更宽的检测范围，在选择合适的电离方法和条件下，多数化合物都能被电离从而得到检测，而紫外光谱只能用于检测具有显著生色团的化合物；第三，能够获得更多的化合物结构信息。随着 MS/MS 技术的兴起，通过选择反应检测模式（SRM）或多反应检测模式（MRM），可大幅度提高信噪比，并且对液相色谱（LC）分离要求不高，对复杂样品分析可以达到很高的灵敏度和较好的效果。液相色谱-质谱（LC-MS）在诸药残留、兴奋剂/毒品检测和环境分析等几乎所有涉及分析的领域，尤其在药物研究开发过程中，更显其优越性。高效液相色谱-质谱联用技术（HPLC-MS）能在线提供化学结构信息，近年来在蒙药质量控制领域得到广泛应用。

色谱-质谱联用技术是当代最重要的分离和鉴定的分析方法之一。色谱的优势在于分离，色谱的分离能力为混合物分离提供了最有效的选择，但色谱法难以得到结构信息，其主要靠与标样对比达到对未知物结构的推定；在对复杂混合未知物的结构分析方面显得薄弱；在常规的紫外检测器上对于无紫外吸收化合物的检测和大量未知化合物的定性分析还需依赖于其他手段。质谱法能提供丰富的结构信息，用样量又是几种谱学方法中最少的，但其样品需经预处理（纯化、分离），程序复杂、耗时长。长期以来，人们为解决这两种技术的弱点发展了许多技术，其中色谱-质谱联用技术是最具发展和应用前景的技术之一。目前应用较多的是气相色谱-质谱（GC-MS）联用。但是 GC 要求样品具有一定的蒸气压，只有 20% 的药品可不经过预先的化学处理即用 GC 分离即可达到令人满意的结果，在大多种情况下所研究的药物需要经过适当的预处理和衍生化，以使之成为易气化的样品才能进行 GC-MS 分析。HPLC 可分离极性的、离子化的、不易挥发的高分子量和热不稳定的化合物，同时 LC-MS 联机弥补了传统 LC 检测器的不足，具有高分离能力、高灵敏度、应用范围更广和具有极强的专属性等特点，越来越受到人们的重视。已知化合物中约 80% 的化合物为亲水性强、挥发性低的有机物，热不稳定化合物及生物大分子，需要用 LC 进行分离。LC 与 MS 的联用可以解决 GC-MS 无法解决的问题。

（四）高效毛细管电泳法

高效毛细管电泳（HPCE）在蒙药成分分析中的应用虽然起步较晚，但是发展十分迅速。它以其高效快速、简便且柱子不易受污染的特点而显示出相对于 HPLC 的优越性。一些新的技术也逐渐应用这一技术，如能提高方法灵敏度的场放大进样技术（FASI）、可改变分离选择性的非水毛细管电泳（NACE）等。近几年发展起来的毛细管电色谱（CEC）则综合了 HPCE 高效和 HPLC 高选择性的优势，将更适合于蒙药复杂化学成分的分离与测定。随着高效毛细管电泳-质谱联用（HPCE-MS）和高效毛细管电泳-核磁共振联用（HPCE-NMR）等技术的应用，充分利用 HPCE 的高分离效率和 MS 或者 NMR 的高灵敏度与定性能力，可快速完成众多复杂成分的分离与结构鉴定，在蒙药及其复方制剂的成分分析中将发挥越来越重要的作用。故本章重点介绍这种检测方法。

HPCE 是以毛细管为分离通道，以高压电场为驱动力，依据供试品中各组分之间淌度（单位电场强度下的迁移速度）和分配上的差异而实现分离的新型液相分离分析技术。

电泳是溶液中带电粒子在电场力作用下，以不同的速度向电荷相反方向迁移的现象。利用这种现象对化学和生物化学组分进行分离分析的方法称为电泳法。传统电泳最大的局限性是难以克服由两端的高电压所引起的电介质离子流的自热，或者称为焦耳热，从而导致区带展宽，影响迁移，降低效率，因此极大地限制了高压的使用。当然这也就难以加快整个过程的速度。

20世纪30~40年代，A. W. K. 蒂塞利乌斯建立了移动界面电泳，以将电泳发展成分离技术获得1948年诺贝尔化学奖。1967年耶腾最先提出在高电场强度，直径为3mm的毛细管中做自由溶液的毛细管区带电泳，开创了HPCE的先河。1981年，J. W. 乔根森，K. D. 卢卡奇试验上和理论上为HPCE的发展奠定了基础。1988~1989年，商品化的毛细管电泳仪推出，HPCE迅速发展起来。

HPCE和传统电泳的根本区别在于前者设法使电泳过程在散热效率极高的毛细管内进行，从而引入高的电场强度，全面改善分离质量。

电泳是溶液中带电粒子在电场力作用下发生定向运动，因粒子所带电荷数、形状、大小等不同，导致不同的迁移速度而分离。色谱是不同组分在流动相的推动下，由于在固定相与流动相中的分配系数不同，导致不同的迁移速度而分离。但某些HPCE的分离模式也包含了色谱的分离机制。分离过程如下：电泳和色谱的分离过程都是差速迁移过程，可用相同的理论来描述。色谱中所用的一些名词概念和基本理论，如保留值、塔板理论、速率理论等均可借用于HPCE中。具体仪器流程如图3-4所示。

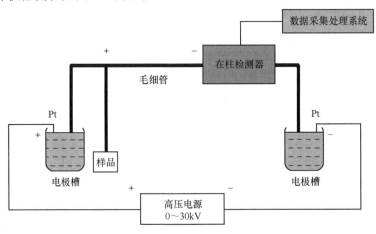

图3-4　毛细管电泳仪器组成

仪器组成部件中的色谱仪和电泳仪（HPLC和HPCE）都包括进样部分、分离柱、检测器和数据处理等。

HPCE有如下特点。①柱效高：HPCE的柱效远高于HPLC，理论塔板数高达几十万块/米，特殊柱子可以达到数百万。②能耗低：HPCE所需样品为纳升级，流动相用量也只需几毫升，而HPLC所需样品为微升级别，流动相则需要几百毫升甚至更多。③速度快：一般几十秒至几十分钟，最多半小时，即可完成一个试样的分析。④应用广泛：通过改变操作模式和缓冲液的成分，HPCE有很大的选择性，可以根据不同的分子性质，对极广泛的对象进行有效的分离。HPCE分离有机分子、药物分子，特别是手性分子和生物大分子方面的能力，对HPLC地位提出了严峻的挑战。

按照分离模式分类，常用的HPCE技术有六种：毛细管区带电泳、胶束电动毛细管色谱、毛细管凝胶电泳、毛细管等电聚焦、毛细管等速电泳、毛细管电色谱，其中毛细管区带电泳是HPCE中最基本、应用最普遍的一种模式。基本原理包括以下几个方面：

（1）电泳：在一定电场强度作用下，溶质带电粒子在溶液中的定向移动（迁移），这种现象称为电泳（图3-5）。带电粒子在电场中迁移时，所受的电场力为

$$F_E = qE \qquad （3-1）$$

式中，q 为溶质离子所带的有效电荷；E 为电场强度。

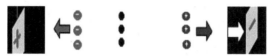

图 3-5　带电粒子运动示例

带电粒子在溶液中运动时受到的阻力即摩擦力为

$$F_f = fv_{ep} \qquad （3-2）$$

v_{ep} 是电泳速度；f 为摩擦系数，其大小与带电粒子的大小、形状及介质黏度有关。对于球形粒子，$f = 6\pi\eta\gamma$；对于棒状粒子，$f = 4\pi\eta\gamma$。γ 是溶质粒子的动力学半径，η 是电泳介质的黏度。

平衡时，电场力和摩擦力相等，即

$$qE = fv_{ep} \qquad （3-3）$$

不同物质在同一电场中，由于它们的有效电荷、形状大小的差异，导致它们的电泳速度不同，所以可能实现分离。

（2）电渗现象：当固体与液体相接触时，如果固体表面因某种原因带一种电荷，则因静电引力使其周围液体带相反电荷，当在液体两端施加一定电压时，就会发生液体相对于固体表面的移动，这种现象称为电渗（图3-6）。

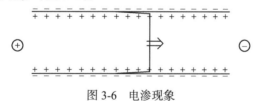

图 3-6　电渗现象

HPCE 大多使用石英毛细管，在内充缓冲液（pH ＞2）时，管壁的硅醇基（—SiOH）离解成硅醇基阴离子（—SiO⁻），使管壁带负电荷，溶液带正电荷，在管壁和溶液之间形成双电层（图3-7）。

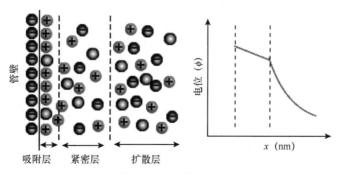

图 3-7　双电层形成

据图 3-7 所示，由于溶液中的阳离子实际上是溶剂化的，在外电场的作用下，溶剂化的阳离子向负极移动，将引起柱中的溶液整体向负极移动，这就是 HPCE 中的电渗现象。

（3）电渗流（electroosmotic flow，EOF）：如图 3-8 所示，电渗现象中整体移动着的液体称为电渗流。

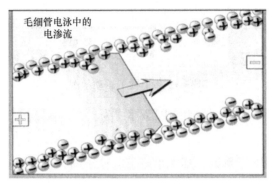

图 3-8　电渗流的形成

（4）电渗流的流形：在外电场驱动下产生的电渗流为平流，即塞式流形。液体流动速度除在管壁附近因摩擦力迅速减小到零以外，其余部分几乎处处相等。这一点和 HPLC 中靠泵驱动的流动相的流形完全不同（图 3-9）。

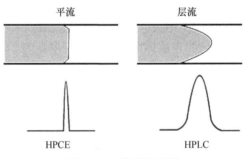

图 3-9　电渗的流形

HPLC 流动相的流形为抛物线形的层流，在管壁处的速度为零，管中心的速度是平均速度的 2 倍，引起的谱峰展宽较大。

电渗流呈平流，引起的谱峰展宽很小，是 HPCE 能获得较 HPLC 更高分离效率的重要原因。

电渗流通常流向负极，电渗流速度约等于一般离子电泳速度的 5～7 倍。所以，各种电性物质在毛细管中的迁移速度为两种速度的矢量和，称为表观电泳速度，用 v_{ap} 表示。

当把试样从阳极端注入毛细管内时，不同电性的粒子将按不同的速度向负极迁移，从负极端先后流出毛细管。出峰次序：阳离子＞中性分子＞阴离子。中性分子与电渗流速度相同，不能互相分离。

电渗流在 HPCE 的分离中起着极其重要的作用：①电渗流具有像 HPLC 中泵一样的作用，推动离子前进，加上不同离子电泳速度和方向的差异，完成阳离子、阴离子和中性离子的分离；②改变电渗流的大小和方向，可以改变分离效率和选择性，这是 HPCE 中优化分离的重要因素；③电渗流的微小变化影响分离结果的重现性。

HPCE 中影响电渗流的因素有如下几种：

（1）电场强度的影响：电渗流速度和电场强度成正比，当毛细管长度一定时，电渗流速度正比于工作电压。

（2）毛细管材料的影响：酸度影响毛细管的表面—SiOH 的电离，特别是在 pH 4~7 时，影响更显著，此时溶液 pH 与电渗流呈近线性关系。

（3）电解质溶液性质的影响

1）溶液 pH 的影响。对于石英毛细管，溶液 pH 增高时，表面电离多，电荷密度增加，管壁 zeta 电势增大，电渗流增大，pH=7 时达到最大；pH<3，完全被氢离子中和，表面电中性，电渗流为零。分析时，应采用缓冲溶液来保持 pH 稳定。

2）缓冲液阴离子的影响。在其他条件如浓度相同而阴离子不同时，毛细管中的电流有较大差别，产生的焦耳热（焦耳热：毛细管溶液中有电流通过时，产生的热量）不同。

3）缓冲液浓度（离子强度）的影响。缓冲液离子强度影响双电层的厚度、溶液黏度和工作电流，明显影响电渗流大小。缓冲液浓度增加，离子强度增加，电渗流下降。

（4）温度的影响：毛细管内温度升高，使溶液的黏度下降，电渗流增大。温度变化来自于焦耳热。HPCE 中的焦耳热与背景电解质的摩尔电导、浓度及电场强度成正比。

（5）添加剂的影响

1）加入浓度较大的中性盐，如 K_2SO_4，溶液离子强度增大，电渗流减小。

2）加入表面活性剂，可改变电渗流的大小和方向。某些阳离子表面活性剂使电渗流减小，某些阴离子表面活性剂，如十二烷基硫酸钠（SDS），可以使壁表面负电荷增加，电渗流增大。

3）加入有机溶剂如甲醇、乙腈，使溶液的黏度减小，电渗流增大。温度每变化 1℃，将引起背景电解质溶液黏度变化 2%~3%（图 3-10~图 3-12，表 3-1）。

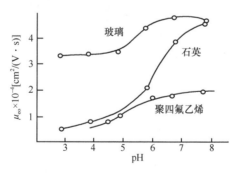

图 3-10　不同毛细管材料在不同 pH 条件下电渗流分布情况

表 3-1　不同阴离子构成的缓冲溶液对电渗流的影响

阴离子	$B_4O_7^{2-}$	Cit^{3-}	Ac^-	PO_4^{3-}	HCO_3^-
工作电流 I（μA）	137.4	246.5	74.5	162.0	69.0
电渗流 $\mu_{eo}\times10^{-5}$［$cm^2/(V\cdot s)$］	41.2	47.7	49.0	49.7	51.8

测定条件：缓冲液浓度 50mmol/L，工作电压 20kV。

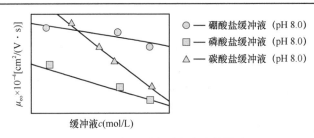

图 3-11 离子强度对电渗流的影响

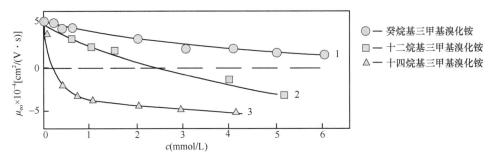

图 3-12 阳离子表面活性剂的浓度和种类对电渗流的影响

（6）毛细管电泳仪：毛细管电泳仪结构比高效液相色谱仪简单。毛细管电泳仪只需高压直流电源、进样装置、毛细管和检测器等（图 3-13）。

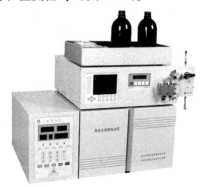

图 3-13 毛细管电泳仪

1）高压电源：①0～30 kV 稳定、连续可调的直流电源；②具有恒压、恒流、恒功率输出；③电场强度程序控制系统；④电压稳定性为 0.1%；⑤电源极性易转换。

2）电极槽：毛细管电泳仪的电极通常由直径为 0.5～1mm 的铂丝制成，电极槽通常是带螺口的小玻璃瓶或塑料瓶（1～5 ml 不等），要便于密封。

3）进样系统：一般的进样方式是电动进样和压力进样。

A. 电动进样：将毛细管柱的一端及其相应端的电极从缓冲池中移出，放入试样杯中，然后在一准确时间范围内施加电压，使试样因离子移动和电渗流进入毛细管柱。通过此法直接由柱头进入毛细管中的样品量 Q 由式（3-4）给出：

$$Q = \frac{(\mu_{ep} + \mu_{eo})V_i\pi r^2 ct_i}{L} \qquad （3-4）$$

进样不均时淌度大的离子比淌度小的进样量大。离子丢失时淌度大且与电渗流方向相反的离子可能进不去；特别适合黏度大的试样。

B. 压力进样：主要包括以下三部分。①进样端加压；②出口端抽真空；③虹吸进样。调节进样槽和出口槽之间的相对高度使之产生虹吸作用，将样品引入。进样量与组分的淌度无关。因此，不存在上述电动进样中的歧视效应。进样体积一般在纳升级，进样长度必须控制在毛细管总长度的 1%～2%，否则将影响分离效率。

（7）毛细管柱：常用弹性石英毛细管，内径 50μm 和 75μm 两种使用较多（毛细管电色谱有时用内径再大些的毛细管）。细内径分离效果好，且焦耳热小，允许施加较高电压，但若采用柱上检测因其光程较短，检测限比粗内径管要差。毛细管长度称为总长度，根据分离度的要求，可选用 20～100cm，进样端至检测器间的长度称为有效长度。

毛细管柱中充入缓冲溶液，柱的两端置于两个缓冲池中。毛细管常盘放在管架上，控制在一定温度下操作（图 3-14）。

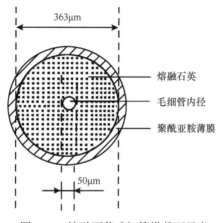

图 3-14　熔融石英毛细管横截面示意

（8）检测系统：紫外-可见分光光度检测、激光诱导荧光检测、电化学检测和质谱检测均可用作 HPCE 的检测器，其中以紫外-可见分光光度检测器应用最广。将毛细管接近出口端的外层聚合物剥去约 2mm 一段，使石英管壁裸露，毛细管两侧各放置一个石英聚光球，使光源聚焦在毛细管上，透过毛细管到达光电池，实行柱上检测。

（9）数据处理系统：与一般色谱数据处理系统基本相同。

四、其他技术方法

上述技术是目前药物研究中发展比较快速的技术，在蒙药研究中也被广泛使用。但是另有方法从其他角度对于中、蒙药的资源开发和利用提供了新的视角和空间。

（一）DNA 标记鉴定技术

1974 年，葛罗蒂克等在鉴定温度敏感表型的原病毒 DNA 突变体时，利用限制性内切酶酶解后得到的 DNA 片段的差异，首创了 DNA 分子标记。DNA 分子遗传标记技术（也称 DNA 分子遗传诊断技术）是根据基因组 DNA 存在丰富的多态性而发展起来的可以直接反映生物个体在 DNA 水平上的差异的一类新型的遗传标记，它是继形态学标记、细胞学标记、生化标记之后最为可靠的遗传标记技术。广义的分子标记是指可遗传的并可以检测的 DNA 序列或者蛋白质分子。通常所说的分子标记是指以 DNA 多态性为基础的遗传标记。分子标记技术本质上都是以检测生物个体在基因或者基因型上所产生的变异来反映基因组之间的差异。

由于任何生物物种或个体都具有特定的 DNA 多态性，因此研究人员可以通过直接诊断分析 DNA 的多态性，便能避开遗传特性表现过程中的环境因素、数量性状遗传或部分与完全显性的干扰，快速准确地鉴定药材真伪。

由于 DNA 分子标记技术直接分析的是生物遗传因子而非表现型，所以结果可不受环境因素、样品状态和材料来源等外界条件的影响，因此是蒙药品种鉴别中极为可靠的手段。主要有以下几类不同基础的分子标记技术。

1. 以 Southern 杂交为基础的 DNA 分子标记技术　包括限制性片段长度多态性（restriction fragment length polymorphism，RFLP），单链构象多态性 RFLP（single strand conformation polymorphism-RFLP，SSCP-RFLP）等。这一类技术的共同点是利用一种或几种限制性内切酶消化不同生物个体的 DNA 分子，再通过特异性的克隆或合成的探针进行分子杂交来揭示其 DNA 的多态性。RFLP 技术由葛罗蒂克创立，并于 1980 年由波士坦再次提出。其主要原理是，限制性内切酶能够识别并且切割基因组 DNA 分子中特定的位点，如果因碱基的突变、插入或者缺失，或者染色体结构的变化而导致生物个体或者种群间该酶切位点的消失或者新的酶切位点的产生。那么利用特定的限制性内切酶切割不同个体的基因组 DNA，就可以得到长短、数量、种类不同的限制性 DNA 片段。

2. 以 PCR 为基础的分子标记技术　主要包括随机扩增多态性 DNA（random amplified polymorphic DNA，RAPD）、序列标签位点（sequence tagged site，STS）、随机引物 PCR（random primer-polymerase chain reaction，RP-PCR）、任意引物 PCR（arbitrary primer-PCR，AP-PCR）、寡聚胸腺嘧啶引物 PCR[oligo（dT） primer-PCR，OP-PCR]等。这一类技术的共同特点都是利用合成的随机引物（常为 5～10 个或更多个寡聚核苷酸），通过 PCR 扩增不同生物个体的 DNA 分子，然后直接进行电泳分析来揭示其 DNA 的多态性。

3. 以 mRNA 为基础的分子标记技术　这一类分子标记技术主要包括差异显示（differential display，DD）、逆转录 PCR（reverse transcription PCR，RT-PCR）、差异显示逆转录 PCR（differential display reverse transcription PCR，DDRT-PCR）等技术。

4. 以重复序列为基础的分子标记技术　这类技术主要包括卫星 DNA、小卫星 DNA、微卫星 DNA 等技术。

（二）X 射线衍射分析技术

近年来，X 射线衍射技术在蒙药鉴别方面也比较活跃。单味药是由多种化学成分组成的，而且每一种单一成分对应着一幅专属的 X 射线衍射图谱，因此用 X 射线衍射技术可以再现蒙药材中全部成分的整体信息。采用 X 射线衍射技术沿用材料学中的物相分析，通过峰的归属确定高含量的个别物质。用 X 射线衍射对矿物类药材进行研究，利用衍射特征峰敏锐、指纹性强的特点，可以进行有效鉴别药材中的组分。X 射线衍射法比其他方法更具有专属性，主要用于矿物类药材的分析鉴定，也可以用于粉末药物的直接分析。

五、问题与展望

蒙药成分具有复杂性，无论是单味蒙药还是复方中的蒙药均是多种化学成分的集合，蒙药功效即众多药效成分的协同整体作用，以单一成分控制的蒙药质量显然不足以表征蒙药整体质量信息，也不能反映蒙药有效性和安全状况。目前，蒙药多成分含量测定与指纹图谱相结合是蒙药质量控制的一种发展模式，值得深入研究探索。

蒙药药效成分是蒙药质量控制的基础和核心，因此应首先阐明蒙药的药效成分基础，以多个代表性的主要药效成分作为蒙药多成分的定量指标，再应用指纹图谱整体表征其化学成分，将蒙药的多维化学信息通过色谱图等方式表达，对指纹图谱进行计算、主要成分分析、比较、评价等，以技术参数、指纹特征等对蒙药质量整体描述，实现蒙药多成分含量测定与指纹图谱评价相结合，对控制蒙药质量，保证蒙药安全，监控蒙药稳定，具有重要作用。

第三节　蒙药化学成分与毒性的相互关系

蒙药中各类化学成分种类多样，含量差异巨大，毒性作用机制靶点各异。因此它们对于机体的毒性不同，并且主要作用于以下几个器官部位。

一、影响胃肠道及黏膜层

1. 蒙药中有毒物质或者其他代谢产物对胃肠道局部的直接刺激作用　例如，以 20%大黄粗提取物溶液对大鼠灌胃，4～5 日后扫描电镜观察到药物对胃、大肠引发不同程度的刺激性炎症，引起腹泻，其毒性成分可能是蒽类衍生物、蒽醌或者大黄酸苷。雷公藤对胃肠道有强烈的刺激作用，其毒性作用与所含生物碱及二萜环氧化合物有关。旋覆花中所含旋覆花内酯对胃肠道黏膜有刺激作用，过量服用引起发热、恶心、腹痛、暴泻。

2. 蒙药中所含腐蚀性物质对于胃肠道黏膜的影响　含有毒蛋白的蒙药对于胃肠道黏膜有强烈的刺激和腐蚀作用，能够溶解红细胞使局部细胞坏死，使消化道腐蚀出血。例如，巴豆主要毒性成分为巴豆油、毒性球蛋白和巴豆毒素。巴豆油口服 1/4 滴时具有强烈的泻下作用，服至半滴即可发生严重的口腔刺激症状及胃肠炎，口服 20 滴可致死亡；当口服巴豆油至肠液中与碱性肠液发生作用，析出游离巴豆酸刺激肠道，具有强腐蚀和峻下作用，甚至可引起大量失水并发酸中毒。

3. 高浓度具有氧化性的金属离子导致胃肠黏膜溃疡和坏死　含有金属汞类的蒙药可能通过刺激黏膜层，导致胃黏膜的溃疡和坏死。

含铁类蒙药刺激黏膜层诱导恶心、胃灼热和腹痛，铁剂量高于 180～300mg/kg 开始出现胃肠道严重溃疡、坏死甚至出血性腹泻。

二、蒙药中有毒成分或者代谢物与细胞内大分子物质反应对胃肠道的影响

含氰苷类成分蒙药如苦杏仁、白果、瓜蒂等，口服过量后，可引起频繁呕吐、腹泻、脱水、严重者发生循环衰竭、呼吸中枢麻痹甚至窒息死亡，原因为所含氰化物与体内氧化型细胞色素氧化酶三价铁结合，抑制细胞色素氧化作用，造成细胞缺氧。

马钱子、吕宋果等蒙药中含有士的宁和马钱子碱，进入机体内可能增强阻止胆碱酯酶破坏

乙酰胆碱的作用，使肠蠕动加强，导致腹痛、腹泻。其口服中毒剂量，成人一般为 5～10mg，口服致死量为 30mg。

含有强心苷成分蒙药如洋地黄、罗布麻等产生恶心、呕吐等胃肠道不良反应症状，其机制可能与延髓催吐化学感受区兴奋有关。

含有黄酮苷类成分的蒙药如山豆根等通过引起胃神经反射性麻痹对胃肠道产生刺激，同时分泌大量胃液，对于胃肠道、呼吸系统、脑神经等均产生强烈的毒性作用。

含有秋水仙碱成分的蒙药如野百合在体内有积蓄作用，排泄甚慢，口服后在体内被氧化成二秋水仙碱，有剧毒，通过神经源性的兴奋作用，加强胃肠活动，对胃肠道及肾产生刺激性毒性反应。

三、蒙药中有毒成分或者代谢物在体内蓄积引起胃肠道毒性反应

许多矿物类蒙药如黑锡丹、密陀僧、铅粉等都含有铅成分，铅为多亲和性重金属毒物，血铅 100μg/L 即可见中毒症状；其进入人体后分布在全身，约 95%以三铅磷酸盐的形式沉积在骨中，部分经过肾脏和胃肠道排泄，损伤肝脏功能，使胃肠道紊乱，可产生恶心呕吐、腹绞痛、腹泻、黄疸等临床症状。

含砷类蒙药，如砒霜、雄黄等易引起消化道急性出血，可能由于砷经消化系统和呼吸系统等多渠道进入人体后，在体内排出很慢，容易蓄积引起毒性反应。

第四节　蒙药对器官靶标的毒性作用

靶器官是因某些外来有害因素（如外源化学物等）与机体接触、吸收，随血流分布到全身各组织器官，当其在体内达到毒性作用临界浓度并直接发挥毒性作用时的器官即为靶器官。外源化学物到达靶器官，其作用机制与其在生物体液中的代谢产物谱有关，并随时间而变化。靶器官的特点如下：①组织结构特点，如解剖位置、血液供应与蓄积等；②代谢功能特点，如特殊酶、代谢途径、特殊的摄入系统（如膜离子通道等），形成了代谢组学；③修复能力，集中在分子、细胞和器官的修复能力上，这些研究涉及蛋白质组学、基因组学等。

一、蒙药及其成分促癌及辅癌作用

一些蒙药本身并不会直接致癌变，但是当这些成分与致癌物先后作用于器官/组织或者与致癌物共存时，具有促癌作用（tumor promoting action）或者辅癌作用（cocarcinogenesis）。正常细胞在致癌物影响下迅速向不可逆的癌细胞转变的阶段为启动阶段，但是其所启动的潜在癌细胞必须进一步生长成癌细胞群，才能够形成肿瘤（促进阶段），在促进阶段起作用的物质就具有促癌作用。辅癌作用指某些非致癌物与致癌物同时存在时，能使肿瘤发生率增高。显然，促癌物和辅癌物的作用环节并不相同。

例如，巴豆油具有一定毒性，既有促癌作用，又具有辅癌作用。巴豆油及大戟二萜醇酯亦具有显著的辅癌作用。近年来，大戟科和瑞香科的一些植物的辅癌作用不断有所报告，引起人们的注意。例如，大戟科的甘遂、千金子也含有与巴豆类似的大戟二萜醇酯类。瑞香科瑞香的种子含有一种密执毒素（mezerein）有辅癌作用，从同科植物芫花根中也分得类似的成分。据报道，N-三甲基精氨酸、儿茶酚、胆汁酸等也有辅癌作用。

二、蒙药的胃肠道毒性

蒙药胃肠道毒性反应十分常见，发生率高，死亡率低。临床主要表现为口干口苦、胃肠不适、恶心呕吐、食欲缺乏、嗳气流涎、腹胀、剧烈腹痛、腹泻、便秘、黑便、便血、呕血、胃肠道黏膜出血性坏死，甚至有惊厥和死亡。

（一）恶心、呕吐、呃逆

恶心与呕吐是胃肠道不良反应的临床常见症状。恶心常为呕吐的前驱感觉，也可单独出现。表现为上腹部特殊不适感，常伴有头晕、流涎、脉缓、血压降低等迷走神经兴奋症状。呕吐是指胃内容物或者一小部分小肠内容物，通过食管逆流出口腔的一种复杂的反射动作。呕吐可将有害物质从胃排出，从而起到保护作用，但是持久而剧烈的呕吐，可引起脱水、电解质紊乱、代谢性碱中毒及营养不良，甚至发生并发症如食管贲门黏膜撕裂伤。

夹竹桃、罗布麻、万年青、杠柳等蒙药含多种强心苷，临床误用或者配伍成分中剂量过高、服用量过大、服药时间过长等均引起中毒，中毒后的症状有恶心、呕吐、昏睡、心律不齐，严重者可导致死亡。

瓜蒂中含有葫芦素、甜瓜毒素等毒性大的氰苷类化合物，口服过量后可引起恶心、频繁呕吐、腹泻不止、脱水，严重者发生循环衰竭、呼吸中枢麻痹或者窒息死亡；含氰苷类的药物苦杏仁口服后不良反应表现为上腹部不适，恶心呕吐数次，呕吐物为胃内容物，伴有大汗；白果中毒一般以神经系统和消化系统为主，其中胃肠道表现占57%。

（二）腹泻、腹痛、便秘或者腹部不适

腹痛并不是一种独立的疾病，而是很多疾病的一个共同表现，同时可能伴有呕吐、发热、腹胀、腹泻、食欲差、脱水、营养不良、抵抗力下降、黏液便、血便、排便急迫感、肛周不适、便失禁等症状。腹泻是一种常见的症状，表现为排便次数明显超过平日习惯的频率，粪质稀薄，水分增加，每日排便量超过200g，内容物可能有未消化的食物或者脓血、黏液。

密陀僧、铅丹、铅粉、铅霜、黑锡等均为铅类蒙药，临床不良反应最常见为腹绞痛，并可见恶心、呕吐、腹泻、黄疸等症状。

大黄含有蒽醌，用作泻药长期服用可能会导致结肠膨胀、顽固便秘。

蜂王浆可引起肠管剧烈收缩，诱发肠功能紊乱，导致腹泻、便秘、过敏性腹痛等症。

（三）胃肠道出血

胃肠道出血通常包括上消化道出血、下消化道出血。上消化道出血俗称为出血，40%以上的上消化道出血是由胃、十二指肠溃疡导致；而下消化道出血一般是由肛门直肠和结肠的病变引起。便血一般见于下消化道出血，血液从肛门排出，大便带血，或者全为血便，颜色呈鲜红、暗红或者柏油样。

蒙药巴豆、苍耳子、蓖麻子、苦杏仁、巴戟天、火麻仁都均含有毒蛋白，临床可使消化道腐蚀出血。蓖麻子口服后可见腹痛腹泻，水样便至便血，呈现鲜红色血液，可引起出血性肠炎。

含砷类蒙药如砒霜、毒砂、雄黄、雌黄等，其中毒原因，一为误食，主要见于治疗哮喘时服用过量；二为外用药的使用不当。砷对于消化道有腐蚀作用，接触部位可产生急性炎症、出血与坏死，中毒潜伏期为数十分钟至数十小时，临床中毒表现有腹痛腹泻、米泔样水血便等。

（四）胃肠道刺激

金针菇、野百合等蒙药均含有秋水仙碱，对胃肠道及肾有刺激性毒性反应，可加强胃肠活

动，导致剧烈吐泻。

（五）胃肠道溃疡

蒙药及其有毒成分直接作用于局部可引起胃肠道损伤，称为溃疡，绝大多数的溃疡发生于十二指肠和胃，故又称胃、十二指肠溃疡，溃疡的形成有各种因素，其中酸性胃液对于黏膜的消化作用较为常见。由于干扰吸收，有毒蒙药成分及其代谢产物的蓄积可能引起症状恶化。在小肠，局部溃疡常产生于绒毛顶端，可导致绒毛的丧失，肠道血管和肠壁肌肉层的侵蚀可以引起肠壁的出血和穿孔，这种损伤通常由有毒蒙药及其成分直接作用引起；根据神经传导介质介导的反馈机制，通过刺激产生超过胃肠道缓冲能力的胃蛋白酶和氢离子可使胃肠道溃疡恶化。

1. 对胃黏膜的损害及溃疡　胃黏膜糜烂、急性溃疡的发病机制可能与胃黏膜屏障破坏和胃黏膜循环障碍有关。以胃黏膜糜烂或急性溃疡为特征的急性胃黏膜浅表性损害，常引起消化道出血，表现为服药后上腹部不适、灼痛、烧灼感、食欲减退、腹胀、恶心、呕吐、呕血、便血等，使胃黏膜有不同程度的充血、水肿、点片状出血或者瘀斑、黏膜糜烂等。

2. 消化道穿孔　胃穿孔最常见的原因是消化性溃疡，由于溃疡不断加深，穿透肌层、浆膜层，最后穿透胃或者十二指肠壁而发生穿孔。

胃穿孔常伴随腹痛、恶心呕吐、休克、发热、脉速加快、白细胞增多等症状。

朱砂、汞及其制剂（轻粉、白降丹、红升丹）、铜等均可致胃肠穿孔。

（六）胃肠炎

胃肠炎是胃黏膜及其深层组织的出血性或者坏死性炎症。其临床表现以胃肠功能障碍和不同程度机体中毒为特征，分为慢性和急性胃肠炎。

新鲜桃花可引起急性胃肠炎，表现为阵发性腹痛、水样便及呕吐。口服大量金属汞也可能引起急性肠胃炎。其他引起肠炎的蒙药还有雷公藤、胆矾、大黄、羊蹄、蓖麻子、牵牛子、甘遂、芫花、京大戟、朱砂、艾叶、铜绿等。

（七）胃肠道肿瘤

大部分胃肠道肿瘤发生在结肠和直肠，其次是胃，小肠肿瘤较少。近年来胃肿瘤的发生率显著下降，而结肠肿瘤发生率升高。

大鼠口服或者注射大剂量的蒽醌衍生物或者大黄浸膏，可引起前胃上皮肥大增生。槟榔中含水解槟榔碱，可能与诱发上消化道肿瘤有关。

石菖蒲、细辛、水菖蒲、九节菖蒲等含有 β-细辛醚，混入饲料喂饲大鼠，59 周后可致十二指肠恶性肿瘤。

三、蒙药的肝脏毒性

肝脏作为药物代谢的主要场所，是药物性肝损伤最主要的靶器官之一。肝脏为人体最大最主要的生物化学和药物代谢器官。据统计，药物性肝损害的病例占所有药物不良反应病例的 10%～15%，其发生率仅次于皮肤黏膜损害和药物热。目前至少有 600 多种化学药物可以引起药物性肝损害，其表现与人类各种肝病的表现相同，可以表现为肝细胞坏死、胆汁淤积、细胞内微脂滴沉积或者慢性肝炎、肝硬化等。

《素问·灵兰秘典论》曰："肝者，将军之官，谋虑出焉。"肝是人体药物代谢的主要场所，药物对其的毒性损伤自然也最大。当药物用量过大时，或者遗传因素促使药物代谢发生异常时，某些活性基团可能会耗尽肝脏内的谷胱甘肽（GSH），从而产生氧化应激反应，之后丙二醛（MDA）含量增加，肝脏脂质过氧化，钙-ATP 的自稳性受到破坏，导致肝损伤，造成肝脏内分泌功能障碍，乃至最终导致肝衰竭，主要涉及胆汁酸代谢、脂肪酸 β 氧化、甘油磷脂代谢等通路，但大部分蒙药药源性肝损害的损伤途径和毒性机制尚不明确。

以川楝子为例，大鼠每日灌服川楝素 15mg/kg 或 30mg/kg，2 日后开始腹泻、食欲缺乏、体重迅速下降，连服 6～7 日，动物开始死亡。以相应剂量给犬灌胃，部分犬发生呕吐。犬、兔隔日灌胃 1 次，连用 5 次，猴灌胃 1 次均可引起肝细胞肿胀变性，肝窦极度狭窄等，谷丙转氨酶及谷草转氨酶有不同程度的升高，其中，肝细胞肿胀变性是可逆的。

四、蒙药的肾脏毒性

蒙药是我国医药宝库的瑰宝，有着广泛的群众基础和应用范围。近年来随着蒙药药理和剂型改革研究的深入，蒙药的使用越来越广泛，而蒙药的不良反应亦逐渐引人注目，部分蒙药的肾脏毒性已引起了学者们的关注。近年来，国外学者在著名的临床医学杂志上发表了一些有关蒙药肾毒性的论著，在国内蒙药肾毒性也越来越受到重视。研究发现有关蒙药及其制剂所致肾损害的报道很多，其中雷公藤、斑蝥、鱼胆、苍耳子、木通、蜈蚣及含汞的药物引起的肾损害最多。

蒙药引起肾脏损害时表现各异，通常有全身症状和泌尿系统表现。全身症状有乏力、食欲缺乏、恶心、呕吐、皮肤瘙痒、贫血、心慌、气短等，泌尿系统的表现以肾衰竭和各种肾炎为主。按病情进展快慢可引起急性和慢性肾衰竭。急性肾衰竭多在服用蒙药后较短时间内发生，常有明显的胃肠道症状，很快出现氮质血症、少尿、无尿。病理表现为急性肾小管坏死，也可为急性间质性肾炎，预后一般较好，及时停药并给予支持治疗常可恢复。慢性肾衰竭起病隐匿，呈进行性发展，多表现为肾小管间质纤维化，病变较难逆转。具体概述如下。

（一）肾小球损害

具有肾毒性的药物常通过损伤肾小球血管内皮细胞、足细胞、系膜细胞及基膜等结构使肾小球通透性发生改变产生一系列临床症状。部分有肾毒性的蒙药对肾小球具有选择性的毒性损伤，能直接损伤肾小球。

（二）肾小管损伤

肾毒性的药物常通过损伤肾小管上皮细胞、系膜细胞及基膜等结构，使肾小管的吸收、分泌功能受损。大黄可引起亚急性毒性试验小鼠血清尿素氮（BUN）、血清肌酐（Cr）含量升高。

（三）肾小球、肾小管同时受损

土贝母注射液可致家兔大量肾小球鲍氏囊扩张，腔内出现蛋白性浆液。上述注射液还可致家兔大量肾近曲小管上皮细胞坏死、远曲小管上皮细胞发生脂变。

五、蒙药的呼吸系统毒性

药物的呼吸系统毒性是指药物在一定条件下对呼吸器官及呼吸功能的损害作用。许多蒙药可致呼吸系统的不良反应，有些还可导致严重的呼吸系统疾病。吸入药物若沉积于鼻道上可能导致充血，鳞状细胞和变形细胞转化、增生、溃疡，有时可致癌。当肺暴露于能引起肺泡-毛细血管间隔剥脱的蒙药时，其功能几乎不可能恢复。具体概述如下。

（一）炎症反应

蒙药可通过两种途径引起呼吸系统炎症反应，一是药物的直接毒性作用；二是支气管黏膜或肺实质的炎症。

（二）肺水肿

肺水肿是由于药物导致肺毛细血管和肺泡壁通透性增加，或肺毛细血管内静脉压增高，或肺内淋巴液回流障碍，使更多的体液聚积在肺泡间质内、血管周围、肺泡壁或肺泡内，从而形成肺水肿。

（三）支气管哮喘

药源性支气管哮喘系指应用蒙药后引起的以气道可逆性痉挛为主的一系列症状，这是药物所致变态反应的常见呼吸系统疾病。哮喘主要为Ⅰ型变态反应。哮喘发作时，支气管和血管平滑肌收缩，腺体分泌增多。组织学上可见黏膜上皮杯状细胞增加。

（四）混合病变

蒙药引起呼吸系统毒性时，其损伤可为混合病变。例如，细辛散剂对小鼠肺、肝、肾等重要脏器均有明显损害，其中对肺的病理损害最为严重，可有轻重不等的淤血、水肿。

以草乌的呼吸系统毒性为例。研究人员研究了生草乌 SD 大鼠的毒性试验。将生草乌提取物进行了 SD 大鼠 3 个月经口给药长期毒性试验，观察给药后肺组织产生的毒性反应严重程度。试验设置阴性对照组，生草乌提取物高剂量组、中剂量组、低剂量组，每组大鼠 30 只，雌、雄各半。大鼠经口灌胃给药，连续 3 个月，给药结束恢复期观察 1 个月。试验结果显示：给药结束及恢复期结束时，生草乌提取物高剂量组大鼠肺组织的脏器系数与对照组相比，其差异具有统计学意义。

六、蒙药的心血管系统毒性

据统计，药物的心血管毒性占药物全部毒性反应的 26%。心血管系统包括心脏和由动脉、静脉及毛细血管组成的脉管系统。心血管系统重要的生理功能在于维持机体血液循环，将营养物质、氧气和其他生物活性物质运送到全身各组织及细胞，并将外来化合物及体内代谢产物通过血液循环排出体外，保证机体内环境稳定和生理功能正常。

心血管系统毒性包括心律失常、心肌损害、心力衰竭、血压升高或下降、心搏骤停等临床表现。多数蒙药中最常见的生物碱、苷类、萜类、酯类、重金属类等与心血管系统毒性关系较为密切。

七、蒙药的生殖系统毒性

生殖系统是生物体内和生殖密切相关的器官成分的总称。生殖系统的功能是产生生殖细胞，繁殖新个体，分泌性激素和维持副性征。现代医学研究发现，部分蒙药及其代谢产物对生殖系统有一定的毒性作用，主要有以下两个特点：首先是生殖系统较机体的其他系统对化学物质的毒性作用更为敏感；其次是损害的影响更为深远，损害作用不仅表现在接触化学物质的机体本身，还可以影响到其后代。

（一）对精子形成及精子活性的影响

雷公藤总生物碱可引起不同程度睾丸生精细胞的损伤，其靶细胞主要为精子细胞和精母细胞，生精细胞受损出现的时间及程度与药物剂量有关。

（二）对生殖器官及性功能的影响

三七可引起女性月经增多，个别男性病例会出现阴茎水肿红痛，龟头部分红斑、表面擦破糜烂。罂粟壳对生殖器功能也有抑制作用。

（三）对妊娠及月经周期的影响

红花油口服可引起死胎、流产。巴豆、芦荟、番泻叶、芒硝、生大黄、牵牛子、商陆、斑蝥等因峻下逐水及强烈的刺激作用，可引起盆腔充血及子宫收缩等。莪术的萜类和倍半萜类、牡丹的丹皮酚有抗早孕作用。

实验动物研究以草乌为例。草乌属乌头类蒙药，主要化学成分有乌头碱和乌头次碱等，具有温经散寒止痛、祛风除湿等功效。关于草乌生殖毒性研究内容较少，仅有关于雄性大鼠生殖系统毒性研究报道。有研究发现，2～4 周龄雄性 SD 大鼠灌胃给予生川乌 3.3g 生药/kg、6.5g 生药/kg 和 13.0g 生药/kg 或生草乌 2.1g 生药/kg、4.2g 生药/kg 和 8.3g 生药/kg，连续 3 个月，停药恢复观察 1 个月。给药结束时生川乌 13.0g 生药/kg 组能显著降低睾丸和附睾脏器系数，其他各组对睾丸和附睾脏器系数无明显影响；停药恢复 1 个月后，各组睾丸和附睾脏器系数未见明显差异，这表明乌头类蒙药对大鼠睾丸和附睾脏器系数的影响是可逆的。给药结束和恢复期结束时，各剂量组睾丸和附睾组织未发现病理改变，提示生川乌和生草乌的主要毒性靶器官不是生殖器官。体外研究结果表明，乌头碱 0.05g/L、0.5g/L、5g/L 和 50g/L 均可促进支持细胞分泌乳酸，且 5g/L 作用最强；5g/L 和 50g/L 可抑制大鼠睾丸支持细胞增殖。但乌头碱 0.05g/L、0.5g/L、5g/L 和 50g/L 对大鼠睾丸间质细胞活力、脂质过氧化水平及睾酮分泌功能均未造成明显影响。该研究的不足之处在于未进行雄性大鼠生育力和精子功能检测，也未对雌性大鼠的生育力和早期胚胎发育毒性进行研究，不能明确说明生草乌和生川乌对大鼠生育力和早期胚胎发育是否具有毒性作用。

第五节　蒙药的特殊毒性

特殊毒性主要是指遗传毒性、生殖毒性和致癌性，即"三致"。药物的特殊毒性不易被察觉，需要经过较长潜伏期或者在特殊条件下才会暴露出来，虽然发生率较低，但是造成的后果严重而且难以弥补。目前，尽管缺乏蒙药及其天然产物致畸/致癌性的相关报告，但是已经发现的一些单体和天然药物所含有的化学成分具有一定的致畸/致癌性。蒙药及其所含化合物的特殊毒性及所隐含的潜在风险应当引起关注，而且有待于进一步具体研究和量化效应评价。

一、蒙药及其成分致突变作用

突变（mutation）指生物体遗传物质发生急剧的遗传学变化，导致可遗传的表型变异，其表型变异为不可逆的，这种现象称为突变作用。突变作用可视为 DNA 结构在任一水平上受到破坏，并由此改变了体细胞或生殖细胞中的遗传信息，DNA 是大分子物质，它决定了生命现象的基本属性。

致突变作用（mutagenecity）的狭义概念，指突变的发生及其过程。其广义概念指外来因素，特别是化学因子引起细胞核中的遗传物质发生改变的能力，而且此种改变可随同细胞分裂过程而传递。致突变作用的后果是突变。能够引起突变的物质称为致突变物（mutagen）。

遗传毒性（genetic toxicity）指对基因组的损害能力，包括对基因组的毒作用引起的致突变性及其他各种不同效应，致突变性指引起遗传物质发生突变的能力。

根据 DNA 改变牵涉范围的大小，致突变作用主要引起两类遗传学损伤：基因突变和染色体损伤（包括染色体畸变和染色体数目改变）。基因突变和染色体损伤的本质是相同的，其区别在于受损程度。通常以光学显微镜的分辨率 0.2μm 来区分基因突变和染色体损伤。

检测是否具有致突变作用的试验方法已经达到 200 多种，但是常规性使用而且具有直接确定性作用的仅有大约 20 种。任何单一方法在预测蒙药及其化合物遗传毒性上都存在不确定性，因此设想用一组遗传毒性试验来进行筛选预测，目的是减少可能出现的假阴性和假阳性结果。根据蒙药及其化学成分试验研究报告，具有致突变作用的蒙药及其成分包括如下类别。

（1）相关化学物质：黄樟醚、细辛醚、吡咯双烷生物碱类、黄烷酮衍生物（槲皮黄素及其苷类）、汉黄芩素、水解槟榔碱、雷公藤甲素、花椒酚甲醚、蒽醌类、银杏总黄酮、白芍总苷、砷类化合物。

（2）蒙药及复方制剂：狼毒大戟水提物、内蒙古黄芪水煎提取物、雄黄等。

二、蒙药及其成分致癌作用

毒理学中的"癌"是一种广义的概念，包括癌、肉瘤及良性肿瘤。实际上毒理学中所指的化学致癌作用，是指化学致肿瘤作用。化学致癌作用（chemical carcinogenesis）是指化学物质引起或诱导正常细胞发生恶性转化并发展成为肿瘤的作用。化学致癌物（chemical carcinogen）是指能引起生物体肿瘤，增加其发病率或病死率的化学物。

1775 年由英国的波特（Pott）报道煤烟和煤焦油是清扫烟囱工人发生阴囊癌的主要病因。瑞典的雷厄（Reher）观察到，苯胺染料生产工人膀胱癌的发病率升高，当时认为苯胺为致癌原因，后来发现主要与其生产中同时存在的联苯胺及 β-萘胺有关。英国的肯纳维（Kennaway）从焦油沥青中分馏出致癌物苯并（a）芘，又陆续报道了一些多环芳烃类物质可引起肿瘤的发病率升高。

肿瘤发生是一个长期的、多阶段、多基因改变累积的过程，具有多基因控制和多因素调节的复杂性。化学致癌过程至少可分为引发（initiation）、促长（promotion）、进展（progression）。

目前蒙药及其成分的致癌作用报道涉及以下类别。

（1）相关化学物质：马兜铃酸、莽草酸、黄烷酮衍生物（槲皮黄素及其苷类）、黄樟醚、β-细辛醚、吡咯双烷生物碱类、胡椒酚甲醚、槟榔碱和水解槟榔碱、血根碱、苏铁素及新苏铁素、亚硝胺类、鱼藤酮、鞣质、斑蝥素、香豆素、蒽醌类、多环芳烃及 3，4-苯并吡类、黄芫花提取物和大戟科桐油提取物（HHPA）等。

（2）蒙药及其复方制剂：大黄、积雪草等。

第六节　蒙药对蛋白质分子的毒性作用预测

目前蒙药对于蛋白质分子层面的毒性作用研究报道较少，故可以借鉴药物化学中计算机模拟的方法对蒙药单一组分或复方对蛋白质分子结构的影响及改变做出预测。目前此部分研究尚处于探索阶段。

蛋白质结构预测是一种不依赖晶体培养、可迅速简便获得蛋白质结构的方法，对于分子生物学、蛋白质工程、药物设计等领域研究工作具有重要的意义。蛋白质结构预测的主流手段与方法，包括同源建模、折叠模式识别、分子对接、蛋白质-蛋白质复合物的结构模拟、分子结构模拟等。

蛋白质是一切生物表现生命的最重要的基本单元，是自然界存在的小型的自动机器。任何一个生命体的繁衍、新陈代谢、运动等，都需要数十亿个蛋白质分子的协调行动才能得以顺利进行。随着人类功能基因组研究的展开，科学家对于基因的研究焦点，已由基因测序转移到基因表达产物——蛋白质上，为了执行特定的生物功能，每一个蛋白质分子都有一个独特的三维结构。研究蛋白质的结构，有助于了解蛋白质的功能、了解蛋白质的作用机制及了解蛋白质与其他分子之间的相互作用。对于全新或者功能未知的蛋白质分子，通过结构分析，可以进行功能诠释，指导设计生物学试验来进行功能研究。通过分析蛋白质的结构，确认功能位点，为设计新的蛋白质或改造蛋白质提供可靠的依据。到目前为止，确定蛋白质三维结构的方法主要分为两大类，其一是利用试验的方法来测定；其二则是利用计算机技术，根据现有理论和已知的序列等信息进行蛋白质的结构预测。

一、蛋白质结构概述

蛋白质是生命活动的主要承担者，一切生命活动无不与蛋白质密切相关。蛋白质所具有的生物学功能在很大程度上取决于蛋白质分子的结构。蛋白质是由一条或几条多肽组成的大分子，每条多肽链都是一个线性的氨基酸链。蛋白质是生物大分子，具有明显的结构层次性，由低层到高层可分为一级结构、二级结构、三级结构和四级结构。一级结构也称为初级结构，二级结构、三级结构和四级结构被称为高级结构。

1. 一级结构 蛋白质的一级结构是指肽链的氨基酸组成及其排列顺序，包括二硫键的连接关系。氨基酸序列是蛋白质分子结构的基础，它决定蛋白质的高级结构。氨基酸通过肽键连接在一起，肽键一般采取反式构型，也就是说羰基氧原子和邻近氨基酸的氨基氢原子彼此指向相反的方向。肽键本身是刚性的，其他键则具有很大的柔性，从而使多肽主链能够在空间折叠。尽管反式构型依然是优先的，但脯氨酸的残余基团结合到多肽链的主链上，因而这样的残基可以形成顺式的肽键，使羰基氧原子和邻近氨基酸的氨基氢原子指向同一个方向。这对肽链主链的折叠有很重要的影响，而且用其他氨基酸残基取代脯氨酸后不可避免地会对整体结构有重大的影响。正是因为这个原因，脯氨酸通常在蛋白质结构中是高度保守的，半胱氨酸残基也是高度保守的，因为它有形成二硫键的能力，可以将分离的多肽链连接在一起。与此类似的是，甘氨酸也是很重要的残基，因为它具有很小的残余基团（只有一个氢原子），这样使它比其他氨基酸残基具有更大柔性度。

2. 二级结构 蛋白质的二级结构是由分子内氢键产生的有规则的和重复的局部构型。二级结构有时候涉及极性侧链（如丝氨酸和苏氨酸残基的侧链），但是多肽主链本身也是极性的，因为 NH 基团可以作为氢原子供体，C＝O 基团可以作为氢原子受体。肽键贯穿多肽主链的有规则分布有利于重复有序的结构形成。α 螺旋和 β 折叠是两种最普通的结构。α 螺旋通常是右手螺旋，当 2 个相距 4 个残基的肽单元之间形成氢键时就会出现 α 螺旋。α 螺旋使肽键排成了一行。α 螺旋的大小是 4～40 个残基，对应于 1～11 圈螺旋。相反，β 折叠是在多肽链的键角完全扩展的区域（这些区域称为 β 折叠股）形成的。几个折叠股可以排列成平行（parallel）、反平行（antiparallel）或者混合型的阵列，相邻折叠股之间的肽单元形成了氢键。α 螺旋和 β 折叠可以通过一些连接区域结合在一起，这些连接区域采取的是它本身的二级结构，这种二级结构称为回折（turn）结构。如果连接区域没有出现氢键，这样的连接区域成为连接回环（loop）。一个蛋白质的内核通常是富含二级结构的，而环区一般出现在表面。

3. 三级结构（折叠模式） 一个多肽的三级结构，或者折叠模式是它的总体外形，反映了一级结构和模体堆积在一起形成致密结构域的方式。一个结构域可以被看成是一个多肽链中的一部分，这部分可以独立折叠成一个稳定三维结构。结构域也可以被定义为功能的单元。一个蛋白质可以包含一个结构域，也可以包含几个结构域。在后面的这一种情况下，不同的结构域可以按照与蛋白质的整体生物学功能有关的前后联系来执行完全不同的生物学功能。

4. 四级结构 很多蛋白质只有一条多肽链，但是还有很多蛋白质包含多条多肽亚基。这些亚基的装配方式决定了蛋白质的四级结构。一个多结构域蛋白质和具有几个不同多肽亚基的蛋白质之间没有功能上的差别，很多蛋白质以这两种形式存在。例如，大多数转录因子都是一个具有 DNA 结合和转录激活结构域的单条多肽，其他转录因子则是由不同的亚基装配成的。实际上，相互作用的亚基形成的转录因子的装配正是酵母双杂交系统检测二元蛋白质作用的基础。蛋白质亚基可以通过非共价键相互作用，也可以通过多肽链间的二硫键结合在一起。

二、蒙药对蛋白质结构产生影响的测定方法

在没有任何形式的结构数据来源的情况下，从一个蛋白质的序列开始，从头预测这个蛋白质的三级结构在目前依然是不可能的。因而，在所有可信程度的情况下都可以有把握地确定一个在某种程度上特征完全未知的蛋白质的结构的唯一方法就是通过试验来测定。有两种主要的技术可以用于这个目的，这些技术就是 X 射线晶体学（X-ray crystallography，XRC）和核磁共振（nuclear magnetic resonance，NMR）。蛋白质结构库（PDB）中超过 98%的结构是采用上述两种方法中的一种测定的，余下的 2%中的绝大多数是由基于 XRC 结构和 NMR 结构的理论模型测定的。全部结构中有不到 100 个是利用其他方法，如中子衍射、电子衍射和电子显微镜得到的。

XRC 和 NMR 两种方法都有非常苛刻的要求，对于每一个蛋白质来说，必须根据经验来确定准确的试验条件。XRC 中蛋白质晶体的制备被认为是一门"艺术"，测定蛋白质结构的很多尝试都是因为拿不到合适的晶体而失败。对于 NMR，则是蛋白质以溶液状态测定结构，蛋白质必须在高浓度下可溶且稳定，而且在这样的条件下不能聚集或变性。这两种技术都需要对大量的数据进行收集和处理，然后是艰苦的模型装配以便于产生原子坐标，装配的模型要与试验得出的结果相一致。

XRC 利用的原理如下：当 X 射线经过蛋白质晶体时，它会以一种可预测的方式被散射或衍射。X 射线在遇到电子时会发生衍射，因此衍射的特征依赖于出现在每个原子中电子的数量和原子在空间的排列。与其他的波相同，衍射的 X 射线彼此之间会发生正向的或负向的干涉。当蛋白质分子有规则地排列在一个晶体中时，由不同分子的等价原子散射产生的同方向的 X 射线会发生相互作用，将在探测仪上生成一个斑点图案，这种斑点图案称为衍射图案。这些衍射图案可以用于构建电子云的三维图像，这种电子云的三维图像被称为电子密度图。蛋白质的结构模型就是搭建在这样的电子密度图中。

　　精确的结构测定需要一个高度有序的晶体，这样的晶体能够使 X 射线产生强烈衍射。蛋白质晶体生长特别困难，这是在结构测定中一个不可忽视的瓶颈。疏水蛋白质或含有疏水结构域的蛋白质是最难结晶的，这也就是 PDB 数据库中只有很少几个完整膜蛋白结构的原因，因为这些蛋白质都有疏水的跨膜结构域。自动化结晶工作台的开发有助于扩大 X 射线晶体学通量，这样就可以在同时间试验数千个不同的参数条件，如不同的蛋白质浓度、盐浓度、温度和pH 等，以确定最佳结晶条件。少量的样品也可以采用，这样可以进行那些含量不丰富的蛋白质的结晶研究。

　　获得蛋白质晶体之后，XRC 面对的下一个问题是从衍射图案中计算一个电子密度图。这需要三方面的信息：入射 X 射线的波长、散射 X 射线的振幅（可以通过反射的强度测定出来）和衍射相位。不幸的是，相位不能从衍射图案中测定出来，这就带来了相位问题。有时候可以从已经解析的、存放在 PDB 中的相关结构中来"借"相位，这种处理手段称为分子置换法。不过，多数时候需要进行进一步的试验来测定衍射相位。标准的处理过程是制备包含重金属原子的同形晶体，也就是在相同总体结构的晶体中结合上较重的原子，这样可以产生另外一种不同的衍射图案。包含重金属原子的同形晶体可以通过在重金属的盐溶液中浸泡来制备，经过浸泡，重金属原子能够扩散到原先由溶剂分子占据的空间，并与蛋白质分子中某些确定的位置结合。重金属原子比那些蛋白质分子中正常出现的原子更强烈地使 X 射线发生衍射，通过比较多种不同的同型晶体产生的衍射即多对同晶置换法（multiple isomorphous replacement，MIR），就可以确定这些重金属原子的位置，这样就可以推导出未置换晶体中衍射相位。每一个衍射的全部描述即波长、波幅、相位，它们就是结构因子。

　　测定结构因子的相位也可以用异常散射法来实现。当蛋白质分子中的重金属原子在遇到波长接近其天然吸收界限的 X 射线照射时，就会导致这些重金属原子以附加 X 射线的形式重新发射出其中的部分能量，这就是发生了异常散射。异常散射的幅度随着入射 X 射线波长变化而变化，因此一种含有重金属原子的晶体可以被几种不同波长的 X 射线照射，而产生几种不同的衍射图案，散射的相位就可以从这些衍射图案中计算出来。这就是单对同晶置换加异常散射（single isomorphous replacement with anomalous scattering，SIRAS）和多波长异常散射（multiple wavelengh anomalous dispersion，MAD）等技术的基础。一种改进的处理手段可无须浸泡蛋白质晶体，这种方法是将蛋白质在细胞中表达时加入一些重金属原子取代的氨基酸类似物。

　　最后，需要在电子密度图中搭建一个结构模型。这需要一些更有决定性作用的信息——氨基酸序列，因为通过 X 射线照射不可能明确地区分出碳、氧和氮等原子，所以识别氨基酸侧链很困难。结果得到的模型是多套原子坐标，赋予了除氢以外的离子。电子密度的数据越多，原子位置的确定程度越高，模型的分辨率也越高。虽然如此，仍然可能不能精确测定蛋白质分子中某些区域的原子位置。每个原子都被赋予一个温度因子，这是度量确定性的一个变量。温度因子越高，则确定性越低。高温度因子说明了两种情况，一种是无序的单个度量；另外一种是有序动力学状态。

　　蒙药对于蛋白质的结构的影响尚有待研究，而且需要大量的经费，如果能够进行计算机辅助下蒙药用药前后蛋白质结构改变的模拟研究，包括蛋白质一、二、三、四级结构的位点改变及构象变化，将会给蒙药毒性研究带来巨大的突破。而且有了以上研究作为基础，结合具体试验进行验证，蒙药毒性的研究将会更加深入、完善、具体。

三、蒙药对于蛋白质结构改变预测的方法

尽管解析蛋白质结构的技术已经取得了非常重大的进展,获得了大量的蛋白质结构,但解析蛋白质结构依然是一个劳动密集和花费昂贵的过程,而且目前各种试验方法都存在缺陷或限制。X射线单晶衍射法最大的缺点是要测定的蛋白质必须能够形成晶体,而许多蛋白质不能结晶,这就限制了测定的范围。核磁共振虽然不需培养蛋白质晶体,但需要蛋白质在较高浓度下可溶、稳定、不聚集或变性,更重要的是,核磁共振技术对于较大的蛋白质分子的结构还无能为力。电镜三维重构需要培养二维晶体,而且目前测定的结构的分辨率还不够高,还没有成为测定蛋白质结构的常规方法。

目前,蛋白质空间结构预测的方法有三种,即从头预测法(ab initio prediction)、比较建模法(comparative modeling)和折叠识别法。

1. 从头预测法 也称为理论计算预测,是指从蛋白质的一级结构出发,根据物理化学、量子化学、量子物理的基本原理,利用各种理论方法计算出蛋白质肽链所有可能的构象的能量,然后从中找到能量最低的构象,就是蛋白质的天然构象。这种方法不需要已知结构信息,能够产生全新结构。但是由于计算的难度,这种方法只能用于计算很小的分子或蛋白质分子的局部结构,目前还不能作为一种常用的预测蛋白质结构的方法。现在从头预测法主要用作其他预测方法的补充或作为一种优化结构的手段。

2. 比较建模法 也称为同源建模法(homology modeling),是基于知识的蛋白质结构预测方法。根据对PDB中的蛋白质进行结构比较的定量研究得知,任何一对蛋白质,只要它们序列的长度达到一定程度,序列相似性超过30%,则可以保证它们具有相似的三维结构。因此,对于一个未知结构的蛋白质,如果找到一个已知结构的同源蛋白质,就可用该蛋白质的结构为模板,为未知结构的蛋白质建立结构模型。同源建模通常包括下列主要步骤:模板搜寻、序列比对、结构保守区寻找、目标模型搭建、结构优化和评估等。在目前的三种预测蛋白质结构的方法中,比较建模法是最简单、最成熟的。很多实验室都可以开展同源建模预测蛋白质结构的工作。

3. 折叠识别法 也称为反向折叠法(inverse fold method)。该方法基于这样一个事实,即很多序列没有相关性的蛋白质具有相似的折叠模式。因此可以基于序列结构比对(sequence structure alignment)的预测方法,通过目标蛋白质的氨基酸序列和已知折叠模式的逐一比对,根据特定的计分函数(scoring function)找出最适合目标序列的折叠模式。折叠识别法可以弥补同源建模方法只能依赖序列相似性寻找模板的不足,是目前三种预测蛋白质结构的方法中发展最快也是最有前途的方法。

蛋白质的二级结构是指多肽链中沿一个方向排列成具有周期性结构的构象,它是蛋白质多肽主链中有规则的重复构象。蛋白质二级结构是蛋白质分子中重要的组成"部件",是研究蛋白质氨基酸序列和三级结构之间的桥梁。蛋白质二级结构的预测对于蛋白质三维结构的预测具有十分重要的意义。

二级结构预测也常称为三态预测,因为序列中的每个氨基酸残基都可以归结为螺旋折叠和卷曲三种状态。早在20世纪60年代中后期,科学家们就开始了蛋白质二级结构预测方面的研究,到目前已发展了几十种预测方法。这些方法大致上可分为三大类:第一类是统计学方法,第二类是基于立体化学原则的物理化学方法,第三类是神经网络和人工智能方法。

Chou-Fasman 法是统计学方法的典型代表。Chou-Fasman 对已知结构的蛋白质进行了统计处理，计算出 20 种氨基酸出现在螺旋、折叠和卷曲三种构象中的分布情况，然后得到每种氨基酸在这些结构构象中的构象参数。Chou-Fasman 法中的构象参数主要有氨基酸残基形成螺旋的倾向性因子 P_α；氨基酸残基形成折叠股的倾向性因子 P_ρ；氨基酸残基形成卷曲结构的倾向性因子。氨基酸的构象参数值反映了氨基酸出现某种二级结构可能性的大小。根据统计的规律，Chou-Fasman 提出了供一级结构成核、延伸和终止的规则，根据这些规则可以预测已知序列的多肽链的二级结构。

参 考 文 献

笪红远，2005. 中药毒理学研究进展[J]. 中药药理与临床，21（6）：87-89.

刘桂菊，于先美，2002. 常用含生物碱类中药的毒性[J]. 青岛医药卫生，34（4）：66-68.

罗成英，王肃清，2006. 藜芦非药用部分致中毒 1 例报告[J]. 实用中医药杂志，22（6）：374-375.

卿楠，颉永乐，2013. 急性乌头碱中毒导致致命性心律失常 1 例[J]. 中国中医急症，22（7）：1270.

张颖，周玉华，1999. 乌头碱中毒致心律失常 68 例临床分析[J]. 中国危重病急救医学，11（5）：319.

Li Y T, Ye X, Zheng X, et al, 2019. Transcription factor EB（TFEB）-mediated autophagy protects against ethyl carbamate-induced cytotoxicity[J]. J Hazard Materi, 364：281-292.

Zhang Q, Zhao Y, Talukder M, et al, 2019. Di（2-ethylhexyl）phthalate induced hepatotoxicity in quail（Coturnix japonica）via modulating the mitochondrial unfolded protein response and NRF2 mediated antioxidant defense[J]. Sci Total Environ，651（Pt 1）：885-894.

（邢煜舒　常福厚）

第四章　有毒蒙药的开发利用与风险效益评估

第一节　有毒蒙药的基础研究

较低剂量与机体交互作用即可引起机体损伤，治疗剂量与中毒剂量比较接近，使用不当会导致人体中毒或者死亡的蒙药即为有毒蒙药。蒙药应用历史悠久，一般的煎剂及传统的丸、散、膏、丹，药性以平和常见，不表现出严重的毒性或不良反应。但是蒙药在临床应用中并不是绝对安全的。尤其是一些传统有毒的蒙药，药性猛、作用强、起效快，如果应用得当，疗效卓著，应用不当，极易出现强烈的毒性反应。

一、蒙药药材品种、产地的研究

（一）蒙药有毒或易产生不良反应的品种

1. 有小毒蒙药 9 种　蛇床子、绵马贯众炭、蒺藜、艾叶、翼首草、楦藤子、川楝子、草乌叶、北豆根。

2. 有毒蒙药 32 种　白附子、金钱白花蛇、茉莉根、金蛇、泽漆、全蝎、蜈蚣、蟾酥、苍耳子、蓖麻子、京大戟、轻粉、白屈菜、朱砂、山豆根、关木通、牵牛子、狼毒、细辛、千里光、天南星、款冬花、商陆、大黄、雄黄、硫黄、何首乌、三颗针、延胡索、白芷、木鳖子、马勃。

3. 有大毒蒙药 12 种　巴豆、马钱子、草乌、斑蝥、闹羊花、洋金花、天仙子、砒霜、砒石、水银、红粉、铁棒锤茎叶。

（二）有毒或易产生不良反应的蒙药地域性

蒙医对使用的蒙药是否道地十分重视，经过长期实践，积累了丰富的经验和知识。现代研究发现蒙药的产地与药物有效成分含量有密切关系。因此，药物的产地是保证药材质量的重要前提。

蒙药材的生产有一定的地域性，且与蒙药材的产量、质量有密切关系。大量临床实践证明，重视蒙药产地与质量的关系，对于保证蒙药的疗效十分重要。随着蒙医事业的长足发展，蒙药材的需求日益增加，因此，在现代种植技术条件下，我国已能在大多数蒙药道地药材产区扩大生产，并对不少名贵和短缺药材进行异地引种及药用动物进行驯养。

二、炮制减毒研究

（一）炮制方法对蒙药毒性的影响

蒙药炮制方法特色主要体现在以下几方面。

1. 因医疗需要而辨证炮制　如治疗寒性疾病用寒水石采取明煅或焖煅炮制方法，治疗赫依病、滋补强壮用寒水石则采取奶制法。

2. 同一种药有不同炮制方法或同一种炮制方法炮制不同药物　如草乌的炮制方法有童尿

浸泡、诃子汤浸泡、喷洒麝香水、烘干、清水浸泡等不同方法，煅制法多用于矿物类、贝壳类药材等。

3. 蒙药炮制有鲜明的民族、地区特色　蒙药炮制所用辅料大多数为与蒙古族生活习俗息息相关的酒、奶、牛羊肉等食品。蒙药炮制方法技术因地区不同而有所不同，如内蒙古东西部地区炮制药材的方法与其他地区相比就有不同之处。

4. 蒙药炮制的降毒、减毒作用确切可靠　蒙成药一直沿用着水银、砒石、草乌、斑蝥等多味剧毒药，甚至治疗某些病症时，若没有这些药则疗效就会大大降低。但是因炮制的降毒、减毒作用确切可靠，这些剧毒药一贯发挥着诊治疾病的重要作用。

（二）常见蒙药炮制减毒治则

此部分内容请参见"第一章　第三节　三、蒙药毒性研究及降毒增效理论发展史"。

第二节　有毒蒙药的临床应用及不良反应

一、蒙成药独立用药不良反应

1. 巴特日七味丸　有文章报道巴特日七味丸 2 例重症药疹：患者 1，女，61 岁，有青霉素、磺胺过敏史，患者因咳嗽于 2013 年 7 月 12 日使用巴特日七味丸一次 10 粒，每日 2 次口服。7 月 23 日患者全身（主要为四肢、躯干部）出现弥漫性成大片红色皮疹伴瘙痒，来院皮肤科治疗，询问患者近日未服用其他药品及致敏性食物，给予地塞米松、西替利嗪，皮疹未好转，7 月 24 日到 7 月 28 日给予甲泼尼龙，7 月 28 日皮疹好转。患者 2，女，34 岁，有青霉素过敏史，患者因咽部疼痛来诊治，只给予巴特日七味丸一次 9 粒，每日 2 次口服，服药后 2h，出现双膝关节内侧瘙痒，可见较密集米粒大小的红色粟粒疹突出皮肤。持续服药，第 2 日躯干及四肢可见同样粒疹，压之不褪色，基底部皮肤红，瘙痒难忍，双膝关节尤为严重，部分皮疹出现破溃并有液体渗出。询问患者近日未服用其他药品及致敏性食物，立即停服该药。给予治疗，3 日后周身皮疹全部消退，皮肤色泽恢复正常，双膝关节处破损愈合，未留任何瘢痕。

有文章报道巴特日七味丸引起过敏反应 2 例：患者 1，女，28 岁，来院就诊确诊为尿路感染，口服巴特日七味丸后，出现全身皮疹，瘙痒，红肿。停药 1 周后，瘙痒消失，红肿退去。患者 2，女，34 岁，因尿路感染就诊，单服巴特日七味丸，同样出现皮疹，停药 10 日后，皮疹、瘙痒自行退去。

2. 扎冲十三味丸　有文章报道口服扎冲十三味丸致不良反应 5 例：5 例均因外伤性疾病或风湿性关节炎而入院治疗，4 男 1 女，年龄 25～55 岁，排除有消化系统、呼吸系统及心血管系统疾病。5 例入住同一科室，同一时间段服同一药厂、同一批号的扎冲十三味丸后出现不同程度的头部、面部、四肢麻木等不良反应。其他同一科室的患者，没有服用扎冲十三味丸，故没有发生上述不良反应。患者 1，男，45 岁，因患风湿性关节炎于 2005 年 5 月 14 日入院治疗，第 1 次口服扎冲十三味丸 5 粒，1 h 后出现全身麻木、胸闷、呕吐、无力。患者 2，女，44 岁，因外伤于 2005 年 5 月 15 日术后口服扎冲十三味丸 5 粒，约 30min 后感觉全身发麻，头晕、恶心，乏力，走路不稳，休息后未见缓解，约 1 h 后出现呕吐，吐后上述症状有所缓解。患者 3，男，38 岁，因车祸致伤后于 2005 年 5 月 15 日入院治疗，口服扎冲十三味丸 5 粒，1 h 后头部、面部、四肢麻木，呼吸急促；其余两例男性病例也因外伤住院而口服扎冲十三味丸各 5

粒后同样出现不同程度的四肢麻木，伴胸闷、呕吐等症状。上述 5 例病例体温均正常，血常规、心电图均正常。不良反应出现后均停止服用扎冲十三味丸并给予吸氧、治疗，1h 后患者不良反应症状缓解，4～10h 后不良反应症状基本消失。

有文章报道扎冲十三味丸致不良反应 7 例：出现药品不良反应的 7 例患者中，男 4 例，女 3 例，年龄为 33～61 岁，基础疾病为外伤性疾病、腰椎间盘突出症，排除有消化系统、呼吸系统及心血管系统疾病，均于晚间临睡前服用扎冲十三味丸 5 粒，服该药时均未同时服用其他药物，于服药后 2～7h 发生不良反应。所有患者服药后均有不同程度的四肢麻木、恶心、呼吸急促、乏力等症，体温均正常，血常规检查均正常，心电图检查示窦性心动过缓 3 例。所有患者均来我院急诊内科就诊，给予吸氧、地塞米松、维生素等静脉滴注，最短者 2h 缓解，长者 24h 后症状消失，患者全部治愈。

3. 那如三味丸　有文章报道那如三味丸致严重心律失常及休克 1 例，22 岁女性患者因牙龈肿痛自行服用那如三味丸 5 粒。30min 后出现胸痛、头晕、恶心。6h 后症状加重伴呕吐、面色苍白、四肢末梢发绀入院。立即给予吸氧及心电监护。查体诊断为频发性室性期前收缩，室性颤动，药物性心肌损害，心源性休克。给予补钾、静脉滴注多巴胺及对症治疗，病情改善。继续治疗 15 日痊愈出院。

二、蒙成药联合其他药物用药不良反应

1. 六味安消胶囊　有研究应用六味安消胶囊与抗生素阿莫西林联合治疗幽门螺杆菌感染患者，其中联合用药的治疗组 86 例患者中，有 3 例出现腹泻，无腹痛，无发热及脓血便，给予减量后缓解。有研究观察氟哌噻吨美利曲辛联合六味安消胶囊对功能性消化不良患者消化不良症状及生活质量的影响，其中联合用药的治疗组 79 例患者中，出现轻微头昏、乏力 2 例，不影响继续用药。

有研究评价了联合药物治疗对巨结肠严重便秘患者的疗效，联合用药的 10 例患者中 2 例患者出现轻度腹泻，药物减量后症状消失。

有研究联合应用六味安消胶囊与雷尼替丁治疗胃食管反流患者 55 例，联合组（例数不详）偶有患者（例数不详）大便次数增加，但可耐受，并在治疗结束后自动消失。

有研究观察了六味安消胶囊联合奥美拉唑治疗反流性食管炎的疗效，其中联合用药的治疗组 30 例患者中，出现下腹痛 1 例，稀便 2 例，腹泻 2 例。

有研究观察了六味安消胶囊联合雷贝拉唑治疗老年性胃食管反流病的近期疗效，其中联合用药的治疗组 36 例患者中，腹泻 5 例、口干 4 例和便秘 3 例。

有研究通过联合应用六味安消胶囊和枯草杆菌二联活菌肠溶胶囊，摸索中西医结合治疗便秘型肠易激综合征的新途径，其中联合用药组的患者（例数不详）中，有 3 例出现轻度腹泻。

有研究观察了六味安消胶囊与莫沙必利联合治疗老年功能性便秘的临床疗效，其中联合用药的治疗组 48 例患者中，3 例出现腹泻，2 例出现腹痛，2 例出现口干，经减量或停药 2～3 日后，患者均能耐受并完成疗程。

有研究采用六味安消胶囊联合莫沙必利治疗老年性便秘患者 100 例，其中有 3 例患者大便不成形，但能坚持服药，1 例服药后腹痛加重，经灌肠后缓解。

有研究观察了六味安消胶囊联合莫沙必利治疗慢性功能性便秘的疗效，其中联合用药的治疗组 42 例患者中，出现腹泻 1 例，继续服药后，症状消失。

有研究观察了六味安消联合曲美布汀对便秘型肠易激综合征（IBS-C）的治疗效果，在联合用药治疗组的 50 例患者中，有 5 例患者出现口苦、恶心、头晕、心慌及腹泻，但不良反应症状轻微，可以耐受，不影响患者继续用药。

有研究观察了马来酸曲美布汀联合六味安消和（或）氟哌噻吨美利曲辛治疗糖尿病性胃轻瘫（DGP）的有效性和安全性，其中联合用药的 39 例患者中，有 1 例患者出现口干、乏力，停药后上述症状逐渐消失。

有研究观察了马来酸曲美布汀联合六味安消胶囊对便秘型肠易激综合征的疗效及安全性，其中联合用药的治疗组 34 例患者中，有 5 例出现不良反应，其中口干 1 例，腹泻 4 例，症状均较轻，未停药，继续用药后消失。

有研究评价了枯草杆菌二联活菌肠溶胶囊联合六味安消治疗慢性功能性便秘的疗效，其中联合用药的治疗组 31 例患者中，出现腹痛、腹泻、恶心的分别有 1、2、1 例。

有研究应用莫沙必利联合六味安消胶囊对老年功能性便秘患者进行治疗观察，其中联合用药的治疗组 75 例患者中，有 2 例于治疗初期出现腹痛，1 例退出治疗，腹泻 2 例，口干 1 例，未退出治疗者在继续治疗过程中腹痛、腹泻自行缓解。

有研究探讨了曲美布汀、奥美拉唑联合六味安消胶囊在反流性食管炎患者中的应用效果，其中联合用药的治疗组 50 例患者中，出现便秘 1 例，不良反应表现轻微，停药后自愈。

有研究应用西咪替丁与六味安消胶囊联合治疗反流性食管炎，其中联合用药的治疗组 30 例患者中，有 3 例大便次数增多，但可耐受，在治疗结束后自行消失。

有研究用中西药联合疗法治疗 30 例确诊为幽门螺杆菌感染的十二指肠溃疡患者，其中联合用药的治疗组 30 例患者中，治疗组 8 例有不良反应，大致为恶心、乏力、腹泻及皮肤瘙痒。

2. 阿拉坦五味丸　有研究观察阿拉坦五味丸治疗消化性溃疡的疗效。选取辨证为肝胃郁热和肝胃不和型的消化性溃疡且通过碳-14 检测幽门螺杆菌均为阴性的门诊患者共 168 例为观察对象，分为两组，治疗组和对照组各为 84 例。治疗组使用兰索拉唑配合阿拉坦五味丸治疗，治疗组中出现大便黑的情况的患者有 40 例，经化验隐血均为阴性，排除上消化道出血的情况。

有研究评价阿拉坦五味丸联合以质子泵抑制剂（PPI）为主的三联疗法对幽门螺杆菌阳性的老年慢性萎缩性胃炎患者的临床疗效与安全性。方法为将 2011 年 6 月至 2013 年 6 月 80 例幽门螺杆菌阳性的老年慢性萎缩性胃炎患者随机分为两组，治疗组 40 例接受埃索美拉唑+阿莫西林+克拉霉素+阿拉坦五味丸治疗，治疗组中有 3 例（7.5%）出现轻度不良反应，其中腹泻 2 例，恶心 1 例，对症处理后均能缓解。

有研究观察阿拉坦五味丸联合依卡倍特钠和（或）兰索拉唑治疗消化性溃疡（PU）有效性和安全性。研究人员将 168 例消化性溃疡患者连续随机地分为 4 组，其中 C 组为阿拉坦五味丸+兰索拉唑组；D 组为阿拉坦五味丸+依卡倍特钠+兰索拉唑组，C 组有 1 例患者用药后出现了皮疹、眩晕、嗜睡，可能与兰索拉唑的不良反应有关。D 组有 1 例患者出现荨麻疹、便秘、腹泻。

有研究观察阿拉坦五味丸治疗功能性消化不良的临床疗效。方法为将 84 例功能性消化不良患者随机分为治疗组 42 例和对照组 42 例，其中对照组给予基础治疗，为多潘立酮、奥美拉唑；治疗组在对照组基础上加用阿拉坦五味丸。在治疗期间，治疗组出现腹痛 1 例、口干 2 例，均较轻微，可耐受，未作处理，症状自行清退，两组患者不良反应发生率比较，差异无统计学意义。

第三节　有毒蒙药的开发利用

一、概　述

有毒蒙药一般性猛力强，取效甚捷，应用得当，疗效卓著，故为历代蒙医所习用，如蒙医先驱罗布桑善用乌头、巴豆之峻；近代蒙医用有毒蒙药治疗恶性肿瘤等疑难病也已显示出卓越疗效，可见有毒蒙药应用得当亦良药也！水能载舟，亦能覆舟，药能治病，也能致病。但有毒蒙药临床应用安全范围窄，易出现毒性反应，严重影响了蒙药在国际市场的份额。

有毒蒙药是中国传统医药宝库的重要组成部分，几千年来，历代蒙医利用有毒蒙药治愈了无数的顽疾痼疾。在蒙药产业的发展中，有毒蒙药和由有毒蒙药组成的蒙成药促进了蒙药产业发展。目前，由有毒蒙药乌头组成的上市成药就有100多个，既有内服制剂，又有外用制剂，仅内蒙古自治区生产的乌头药材和成药及相关产品，年销售额就近2亿元。

由于有毒蒙药的开发要求较高，风险较大，如何进行有毒蒙药的合理开发利用已经成为国内外关注的热点。

二、有毒蒙药的毒效优化

新药要求安全、有效、质量可控。药品的安全性、有效性对于蒙药开发来说，往往是相互制约的。临床用药应充分发挥药物的治疗作用，尽量减少药物不良反应。任何药物都有一定的剂量范围，使用剂量过高或时间过长，会出现不良反应，甚至中毒。人们熟知的不良反应有青霉素的过敏性休克，链霉素的致听神经损害永久性耳聋，氯霉素的再生障碍性贫血，吗啡类药物的成瘾性，抗肿瘤药的严重骨髓抑制及全身不良反应。蒙药乌头自古记载有毒性，但人们并没有因其毒副作用而停止使用。有毒蒙药是否开发，以及如何开发成新蒙成药，有毒蒙药的毒效关系如何优化是值得探讨的问题。

1. 正确处理毒效关系　对已知有毒蒙药在选方时，应特别谨慎，如果确要使用，应认真开展其毒性研究。对于需要长期服用的药物，如用于慢性疾病和养生，在开发时首要考虑的应是药品的安全性。但对于某些难症、重症，毒性药材往往能起到其他药材达不到的疗效，对患者而言，只要是疗效大于毒害的药物，就有开发价值。

2. 科学开展对有毒蒙药开发的毒效关系研究　目前国内外出现的蒙药毒性都是对所使用的蒙药毒效关系没有进行深入的科学研究造成的。

3. 充分发挥有毒蒙药的疗效　有毒蒙药治疗某些疾病有其独特疗效，不能全部封杀，而是有待我们去开发。

4. 严格限制使用剂量　有毒蒙药常用量小，安全范围窄，应用稍有不慎即会导致中毒，需严格控制其用量。严格使用剂量，既要限制每次的用量，又要限制每日的用量及治疗过程使用的总量，同时还要注意用药时间，防止药物在体内蓄积中毒。有毒蒙药一般不能长期应用，应用一段时间后，不论是否有效，均应停用。

5. 规范炮制　蒙药炮制的目的之一即为消除或降低蒙药毒性，突出药物的治疗作用。若药材该炮制却不加以炮制，则往往容易引起毒性反应，如生乌头等需用炮制品入药。

6. 合理配伍　有毒蒙药经过合理配伍后，能消除或降低毒副作用，增加疗效。

7. 辨证应用　辨证论治是蒙医蒙药的灵魂，人体在病理状态和生理状态下对药物的反应有很大的差异，辨证使用毒性药物是能否引起药物中毒的重要因素。

8. 选用合适的制剂和剂型　有些蒙药所含毒性物质非有效成分，可以通过制剂工艺去除。

9. 加强药物上市后毒性反应观察　有些药物的毒性通过临床前药理试验并不能发现，故应加强药物上市后毒性反应观察。有些用药风险需要较长的周期、大面积长期使用后才能发现。例如，发现四环素影响骨骼生长用了约10年的时间，认识非那西丁造成肾损害则花费了长达70余年时间。在20世纪医学史上的沙利度胺事件（反应停事件），直到1961年人们才确定这种"海豹肢畸形"的祸根是患儿母亲使用的药物反应停。

三、有毒蒙药在新药开发中需关注的问题

在蒙药新药开发过程中经常会遇到含有毒性蒙药的情况，特别是风湿、骨科、外科使用的品种较多。如何保证此类品种的安全有效、质量可控，是值得关注的问题。

1. 关于毒性蒙药的依法炮制问题　首先应关注制剂中所含毒性蒙药是生品还是制品，因为一些毒副作用较强的药物一般需经过依法炮制后方能入药，以达到安全有效的用药目的。

2. 关于毒性蒙药的用法用量问题　同一种药物，给药途径、剂量大小和毒性强弱有直接关系。为保证制剂的安全性，还需关注制剂中所含毒性蒙药是内服还是外用，是否超过法定标准用量等问题。

3. 关于毒性药材的质量控制问题　主要成分明确的，如川乌、草乌等，质控要求就相对清楚，而对于有些主要成分研究尚不明确的毒性蒙药品种，应加强研究工作，探索适宜的质控方法。目前对含毒性蒙药制剂质量控制的一般要求：处方中含有标明剧毒或大毒的药物，其内服制剂和外用制剂用于疮面、黏膜等易吸收的部位或制剂中添加了促进药物透皮吸收的促透剂时，应在制剂中建立相应的毒性成分的限量检测法或含量测定法，且要求有严格的限量或含量范围，以确保制剂的安全。其中对毒性成分，应规定含量最高限制；对既是有毒成分又是有效成分的，应规定含量范围。

4. 关于含毒性蒙药制剂长期毒性试验要求问题　一般应进行啮齿类和非啮齿类两种动物的长期毒性试验。对出现较大毒性反应的品种，应权衡利弊，综合考虑有效性和安全性的关系。

5. 关于含毒性药材制剂临床方案及临床研究手册问题　近年来，随着改剂型品种的增多，处方中含有法定标准记载为大毒、剧毒蒙药的品种也日益增多，因剂型改变后制剂因素对安全性有影响，故对此类品种一般要求进行临床研究。为保证受试者的安全，提供的临床方案应针对处方中所含毒性蒙药，选择具有针对性的安全性指标；提供的临床研究手册中，应详细介绍毒性蒙药中毒的表现、出现毒性反应的紧急治疗措施等。另外，处方中含有其他认为毒性较大或有安全性隐患的蒙药，有必要提示医生和患者特别注意者，也可列入警示语。

四、有毒蒙药开发前景

古人曰：用药如用兵。有毒蒙药有"虎狼药""烈马"之称，指的是用之不当可以致病、致残，甚至致死，又素有"将军"之称，是因为用之得法，效捷力宏，非寻常药物所能比。国际上已从有毒药用植物中发现具有强烈活性且结构奇特的天然产物，其中一些天然产物直接或通过结构修饰开发成新药如长春碱类、喜树碱衍生物、紫杉醇及其衍生物等。尤其需要

指出的是,近十年进行临床试验的来源于植物的 46 种新药中,有 24 种来源于有毒药用植物;另一些毒素可作探针,通过作用机制研究,发现新靶标。因此,有毒蒙药的开发具有广阔的前景。

第四节 《药品注册管理办法》与蒙药新药安全性评价

一、对药物安全性的原则规定

蒙药的安全性评价伴随着研发、生产、使用等诸多环节,在蒙药上市前到上市后直至停止使用的整个生命周期都在不断地进行。作为规范药品生产上市的部门规章,《药品注册管理办法》(以下简称《办法》)及其配套文件《中药注册管理补充规定》对中药新药安全性方面的要求进行了的规定,由于国家现行法规还没有专门的蒙药注册的规定,只能参照中药注册管理。《办法》及其配套文件《中药注册管理补充规定》为我们进行蒙药新药安全性研究提供了必须遵守的依据。

1. 药品注册必须进行安全性审查 《办法》第三条规定:"药品注册,是指国家食品药品监督管理局根据药品注册申请人的申请,依照法定程序,对拟上市销售药品的安全性、有效性、质量可控性等进行审查,并决定是否同意其申请的审批过程。"这表明一个药品是否能够上市,安全性是首先要进行审查的内容。当然,安全性是一个广泛的概念,它在药品上市前的审查过程中有很多具体内容和原则。首先,没有绝对安全的药品,药品是否安全是患者使用该药品得到的利益与药品不良反应相比较而得出的综合结果。其次,在上市前进行的非临床研究和临床研究中,不可能完全暴露药品的所有毒性,只能依据研究中所得到的信息或信号对其安全性进行评估。最后,研究中应尽量充分暴露其安全性信息,因此会采用加大用量、加大使用时间等方法。暴露时间和暴露量是否足够也是上市前评估需要考虑的重要因素。

2. 申请药品注册必须进行充分的安全性评价 《办法》第十三条规定:"申请人应当提供充分可靠的研究数据,证明药品的安全性、有效性和质量可控性,并对全部资料的真实性负责。"此条规定表明,在药品上市申请过程中,说明药品安全性的数据需要申请人提供,并要求数据充分和真实可靠。换句话说,在上市审查过程中,应该由申请人负责说明产品的安全性,而不能由审查机构来说明该产品不安全。

《办法》第二十七条规定:"药品监督管理部门可以要求申请人或者承担试验的药物研究机构按照其申报资料的项目、方法和数据进行重复试验,也可以委托药品检验所或者其他药物研究机构进行重复试验或方法学验证。"因此,申报资料对于试验方法应当详细加以说明,其详细程度应该让其他人按照其描述的方法能够进行重复试验或验证。

3. 进行安全性研究需要遵守相关指导原则 《办法》第二十八条规定:"药物研究参照国家食品药品监督管理局发布的有关技术指导原则进行,申请人采用其他评价方法和技术的,应当提交证明其科学性的资料。"以上规定也适用于安全性研究。

4. 安全性审查结果是确定药品注册申请是否批准的重要原因 在《办法》第一百五十四条规定的对注册申请不予批准的情形中有两款涉及安全性。"(三)研究项目设计和实施不能支持对其申请药品的安全性、有效性、质量可控性进行评价的",其中规定的情形在安全性方面是指:①研究项目设计不能支持对药品的安全性进行评价,如应该进行的安全性项目未进行研究；②研究项目本身的设计存在较大问题，如受试物、样本数、分组及对照、观察指标、统计分析等存在明显错误或缺陷，使得试验数据不可靠、不充分，得出结论的依据不够；③项目实施过程中有明显问题，如未能很好地执行相关的研究规范，研究质量差，使得出的数据和结论不可靠。以上三种情况是因为研究工作本身的缺陷导致不能对其安全性进行评价，并不意味着药品不安全。"（四）申报资料显示其申请药品安全性、有效性、质量可控性等存在较大缺陷的"。规定的情形在安全性方面是指研究项目设计、实施都没有明显问题，但其得出的数据表明该药物安全性不能接受，如安全范围过小、毒性反应严重或不可控、风险与效益比较结果表明无上市价值等。

二、临床前安全性研究

1. 临床前安全性评价应执行的规定　《办法》第二十二条规定："药物临床前研究应当执行有关管理规定，其中安全性评价研究必须执行《药物非临床研究质量管理规范》。"第二十三条规定："药物研究机构应当具有与试验研究项目相适应的人员、场地、设备、仪器和管理制度，并保证所有试验数据和资料的真实性；所用实验动物、试剂和原材料应当符合国家有关规定和要求。"这是对非临床试验的原则要求，其中对安全性评价研究规定必须执行《药物非临床研究质量管理规范》（GLP）。国家食品药品监督管理局规定，2007 年 1 月 1 日起，未在国内上市销售的从植物、动物、矿物等物质中提取的有效成分、有效部位及其制剂和从中药、天然药物中提取的有效成分及其制剂；中药注射剂的新药非临床安全性评价研究必须在经过GLP 认证，符合 GLP 要求的实验室进行（见国家食品药品监督管理局国食药监安[2006]587号文《关于推进实施〈药物非临床研究质量管理规范〉的通知》）。

2. 非临床安全性评价需要进行研究的内容　在《办法》附件一"中药、天然药物注册分类及申报资料要求"中，对于新药需要进行的安全性研究进行了规定。在申报新药临床研究申请时，需要提供以下资料：一般药理研究的试验资料及文献资料；急性毒性试验资料及文献资料；长期毒性试验资料及文献资料；过敏性（局部、全身和光敏毒性）、溶血性和局部（血管、皮肤、黏膜、肌肉等）刺激性、依赖性等主要与局部、全身给药相关的特殊安全性试验资料和文献资料；遗传毒性试验资料及文献资料；生殖毒性试验资料及文献资料；致癌试验资料及文献资料。附件一对安全性评价项目的说明中，对各项资料具体申报内容进行了说明，如下所示。

（1）过敏性（局部、全身和光敏毒性）、溶血性和局部（血管、皮肤、黏膜、肌肉等）刺激性、依赖性等主要与局部、全身给药相关的特殊安全性试验资料和文献资料：根据药物给药途径及制剂特点提供相应的制剂安全性试验资料。具有依赖性倾向的新药，应提供药物依赖性试验资料。

（2）遗传毒性试验资料及文献资料：如果处方中含有无法定标准的药材，或来源于无法定标准药材的有效部位，以及用于育龄人群并可能对生殖系统产生影响的新药（如避孕药、性激素、治疗性功能障碍药、促精子生成药或有细胞毒作用等的新药），应报送遗传毒性试验资料。

（3）生殖毒性试验资料及文献资料：用于育龄人群并可能对生殖系统产生影响的新药（如避孕药、性激素、治疗性功能障碍药、促精子生成药、保胎药以及遗传毒性试验阳性或有细胞毒作用等的新药），应根据具体情况提供相应的生殖毒性研究资料。

（4）致癌试验资料及文献资料：新药在长期毒性试验中发现有细胞毒作用或者对某些脏器组织生长有异常促进作用的以及致突变试验结果为阳性的，必须提供致癌试验资料及文献资料。

在"申报资料的具体要求"中，对相关的注册分类，安全性研究方面又有如下规定：①对于"注册分类1"的未在国内上市销售的从植物、动物、矿物等中提取的有效成分及其制剂，当有效成分或其代谢产物与已知致癌物质有关或相似，或预期连续用药6个月以上，或治疗慢性反复发作性疾病而需经常间歇使用时，必须提供致癌性试验资料。②天然药物复方制剂应当提供多组分药效、毒理相互影响的试验资料及文献资料。③（中药、天然药物复方）处方中如果含有无法定标准的药用物质，还应当参照相应注册分类中的要求提供相关的申报资料。④中药、天然药物和化学药品组成的复方制剂中的药用物质必须具有法定标准，申报临床时应当提供中药、天然药物和化学药品间药效、毒理相互影响（增效、减毒或互补作用）的比较性研究试验资料及文献资料，以及中药、天然药物对化学药品生物利用度影响的试验资料；申报生产时应当通过临床试验证明其组方的必要性，并提供中药、天然药物对化学药品人体生物利用度影响的试验资料。处方中含有的化学药品（单方或复方）必须被国家药品标准收载。

以上对中药新药临床前的安全性评价进行了原则性的规定，需要指出的是，药物研究是一个十分复杂的过程，研究者应当根据所研究药物的特性、拟用人群和适应证等特点进行具体分析和设计，以充分说明其安全性。

三、临床安全性评价

1. 临床安全性评价必须执行《药物临床试验质量管理规范》（GCP）　《办法》第三十条规定："药物的临床试验（包括生物等效性试验），必须经过国家食品药品监督管理局批准，且必须执行《药物临床试验质量管理规范》。"

2. 临床安全性评价与有效性评价同时进行　《办法》第三十一条规定："申请新药注册，应当进行临床试验。"通过Ⅰ期、Ⅱ期、Ⅲ期临床试验，为上市审批及说明书项目提供充分的数据支持，上市后Ⅳ期临床试验进一步考察其安全性和有效性。其中，Ⅰ期临床试验主要目的是进行初步的临床药理学及人体安全性评价试验。观察人体对于新药的耐受程度和药代动力学，为制订给药方案提供依据。目前蒙药注册分类Ⅰ即有效成分制剂需要在Ⅰ期进行药代动力学试验和耐受性试验，其他类别的蒙药新药（除蒙药复方制剂外）主要进行耐受性试验。耐受性试验主要是对初次进行人体试验的受试物进行单次给药及多次给药的试验，以考察在不同剂量下人体的耐受情况，为后续的临床试验给药方案提供安全性方面的信息。Ⅱ期临床试验主要目的是初步评价药物对目标适应证患者的治疗作用和安全性，也包括为Ⅲ期临床试验研究设计和给药剂量方案的确定提供依据。Ⅲ期临床试验目的是确证药物对目标适应证患者的治疗作用和安全性，评价利益与风险关系，最终为药物注册申请的审查提供充分的依据。Ⅳ期临床试验为新药上市后应用研究阶段，其目的是考察在广泛使用条件下的药物的疗效和不良反应，评价在普通或者特殊人群中使用的利益与风险关系及改进给药剂量等。

从以上规定可以看出，上市前的临床安全性评价信息主要从Ⅰ期到Ⅲ期临床试验中获取。《办法》第三十二条规定："药物临床试验的受试例数应当符合临床试验的目的和相关统计学的要求，并且不得少于本办法附件规定的最低临床试验病例数。罕见病、特殊病种等情况，要求减少临床试验病例数或者免做临床试验的，应当在申请临床试验时提出，并经国家食品药品监督管理局审查批准。"附件一中规定中药新药临床试验的最低病例数（试验组）要求：Ⅰ期为20～30例，Ⅱ期为100例，Ⅲ期为300例，Ⅳ期为2000例。由于目前我国并未颁布关于临床安全性评价方面的指导原则，因此，最低病例数的规定主要是考虑了安全性数据获得的最低需求。以发达国家药品研究和注册标准来衡量，我国蒙药新药上市前的安全性数据在暴露量和暴露时间上都有明显不足，需要在今后的工作中加以改进。

3. 临床试验要注重保护受试者安全 《办法》还对临床试验本身的安全性、保护受试者安全进行了规定。例如，第四十一条规定："临床试验过程中发生严重不良事件的，研究者应当在24小时内报告有关省、自治区、直辖市药品监督管理部门和国家食品药品监督管理局，通知申请人，并及时向伦理委员会报告。"第四十二条规定如果临床试验中，伦理委员会未履行职责的、不能有效保证受试者安全的、未按照规定时限报告严重不良事件的、临床试验用药物出现质量问题的，国家食品药品监督管理局可以责令申请人修改试验方案、暂停或者终止临床试验。第四十三条规定："临床试验中出现大范围、非预期的不良反应或者严重不良事件，或者有证据证明临床试验用药物存在严重质量问题时，国家食品药品监督管理局或者省、自治区、直辖市药品监督管理部门可以采取紧急控制措施，责令暂停或者终止临床试验，申请人和临床试验单位必须立即停止临床试验。"在临床试验必须执行的《药物临床试验质量管理规范》中，对保护受试者进行了更详细的规定。

四、上市后的安全性监测

由于上市前安全性信息暴露不充分，药品经批准上市后还应继续进行安全性监测和评估，以保证用药安全。《办法》对上市后安全性监测的规定主要体现在以下几方面。

1. 设立监测期 《办法》第六十六条规定："国家食品药品监督管理局根据保护公众健康的要求，可以对批准生产的新药品种设立监测期。监测期自新药批准生产之日起计算，最长不得超过5年。"第六十七条规定："药品生产企业应当考察处于监测期内的新药的生产工艺、质量、稳定性、疗效及不良反应等情况，并每年向所在地省、自治区、直辖市药品监督管理部门报告。"第六十八条："药品生产、经营、使用及检验、监督单位发现新药存在严重质量问题、严重或者非预期的不良反应时，应当及时向省、自治区、直辖市药品监督管理部门报告。省、自治区、直辖市药品监督管理部门收到报告后应当立即组织调查，并报告国家食品药品监督管理局。"

2. 进行变更时，应考察其变更对安全性的影响 《办法》第一百一十条："变更研制新药、生产药品和进口药品已获批准证明文件及其附件中载明事项的，应当提出补充申请。申请人应当参照相关技术指导原则，评估其变更对药品安全性、有效性和质量可控性的影响，并进行相应的技术研究工作。"

3. 设立再注册程序 《办法》第一百二十一条规定："在药品批准文号、《进口药品注册证》或者《医药产品注册证》有效期内，申请人应当对药品的安全性、有效性和质量控制情况，如监测期内的相关研究结果、不良反应的监测、生产控制和产品质量的均一性等进行系统评价。"第一百二十六条规定，未达到国家食品药品监督管理局批准上市时提出的有关要求的，未按照要求完成Ⅳ期临床试验的，未按照规定进行药品不良反应监测的，经国家食品药品监督管理局再评价属于疗效不确切、不良反应大或者其他原因危害人体健康的药品不予再注册。

4. 修订说明书　《办法》第一百四十四条规定："申请人应当跟踪药品上市后的安全性和有效性情况，及时提出修改药品说明书的补充申请。"

第五节　蒙药安全性问题辨析及风险效益评估

蒙药在蒙医理论指导下，在西藏自治区、内蒙古自治区甚至更广泛的地区应用了几千年，并对蒙古族的繁衍、健康做出了巨大贡献。近几年，国内外几个重要中药安全性事件的发生引起了管理当局对蒙药安全性问题前所未有的关注。正确评价和解读这些"蒙药安全性问题"，是深入理解蒙药安全性，科学实施蒙药风险管理的基础。近年来随着我国药品风险管理工作的加强，有关蒙药效益风险评估正处于认同概念和达成共识的时期。各相关部门，尤其是药品行政监管部门在实施药品监管过程中，不断践行和体现着风险管理的精神内涵与实质。

一、蒙药安全性问题相关概念的辨析

（一）药品不良反应定义

无论是国际还是国内法规和学术机构，对于"药品不良反应"（ADR）都有着非常清晰的界定，并有着高度的一致性。我国《药品不良反应报告和监测管理办法》明确指出："药品不良反应，是指合格药品在正常用法用量下出现的与用药目的无关的有害反应。"严格意义来讲，这是一个科学概念，力图将药品放在非常纯净的环境中，来探讨和认识药品天然风险的属性和本质。其中有一些非常重要的前提和理念，那就是，"合格药品""在正常用法用量下""与用药目的无关"。

（二）蒙药不良反应定义

谈到蒙药不良反应，实际上是很难完全参照上述概念来界定的，主要原因在于现行药品不良反应的定义是在现代医学对化学药品认识基础上设定的，与蒙医药理论基础和传统对蒙药的使用不同，故蒙药不良反应定义一定有其特异性。

1. 对"合格药品"的理解　从管理角度来讲，药品合格不合格，是绝对的，因为所有药品上市均有对其质量的限定标准。判定一个药品是否合格，只需参照此标准，并依照《中华人民共和国药品管理法》等相关法规对"假药""劣药"等事项的要求进行甄别即可。故从理论上讲，界定一个蒙药是否"合格"应当是一件非常容易的事情，但事实远非如此。①这种"绝对"只限于蒙成药制剂，因为在现行标准中只有蒙成药有较明确的质量标准，对于大多药材和饮片，缺乏相关法律界定标准，就无所谓"合格"或"不合格"。②从科学技术角度分析蒙药，是否真正"合格"就更加难以界定，因为现行的有关中成药质量标准，大多控制的只是其标志性成分，更有甚者是对其毒性成分的限量控制，很难真正意义上实现控制其质量。

2. 对"正常用法用量"的理解　对于蒙药"用法用量"的管理和规范，问题与质量标准有相同之处。就是只有蒙成药有上市说明书，其中对该药的"用法用量"有比较规范的要求。对于药材和饮片，部分的"用法用量"在《部颁标准》中有所记录，但大部分蒙医开具处方时不会考虑这方面的具体要求，都是依靠自我经验和认识。故在蒙医处方汤剂时，即使治疗同一

疾病，相同药材和饮片剂量和应用方法也可能大相径庭。

对于蒙成药的现行说明书，就其"用法用量"项的相关内容，仍存在许多问题：①同品种蒙成药不同生产厂家说明书不同；②说明书中对相关用法用量的描述含糊其辞，大多数蒙成药缺少明确的疗程；③蒙成药被西医使用或自我药疗时，很难达到说明书中要求的辨证规范，而许多口服蒙成药为非处方药。鉴于此，界定一个蒙药或汤剂是否是在"正常用法用量"下使用，就变得十分困难和复杂。

3. 蒙药不良反应定义　如果要借鉴当前不良反应定义，对蒙药下一个定义，则可以概括为，蒙药不良反应，是指合格蒙药在蒙医药理论指导下，在使用过程中出现的与用药目的无关或意外的有害反应。其中，对"用药目的无关"和"意外"的理解，实际上也和蒙医药理论相冲突，有关蒙医药传统用法，诸如"汗法""以毒攻毒"等，我们将在蒙药安全性问题中进行讨论，此处不再展开。

（三）蒙药安全性问题的内涵

所谓蒙药安全性问题，是基于蒙药的所有与安全相关的"命题"。但从对"蒙药不良反应"的理解可以看出，蒙医药理论、蒙药使用相对于西医，无论是思维方式还是哲学科学基础，有其特殊之处，故很难按照现代医学的思维模式来推断和界定蒙药不良反应及其安全性问题。

蒙医理论的核心思想之一是"辨证施治"，"辨证施治"的基础是个体化治疗，这本身和当前蒙药的产业化有一定冲突之处。而蒙医药理论是一门有着自身非常严密和系统化思想的科学，不是任何一个人在短时间内就能理解和掌握的，故所谓"蒙医药理论指导"就变成比较虚化的一个理念。蒙医中的许多治则，本身讲究"以毒攻毒"，其具体的一些治法，在具体运用时，很难简单就其是否与"用药目的无关"或"意外"来进行鉴别。随着蒙药产业化、泛化使用，国际化已经是不争的事实，故蒙药安全性问题的复杂性绝不可一言以蔽之。

蒙药安全性问题，就其技术监测管理层面和基本环节与化学药是一致的，同样包括发现、报告、评价和控制四个方面。但就其每个环节及其呈现和临床表现形式，与化学药又有着较大的差别，所有这些差别，主要与蒙药本身特性、应用环境、辨证论治、管理、种植、炮制、污染、患者体质等相关，这就无形中增加了对蒙药安全性问题评价的难度和复杂性。由此，无论是管理还是技术评价层面，现在越来越多地采用"蒙药安全性问题"来统揽与蒙药有关的种种"安全性命题"。因为，这样可以避免拘泥于具体概念，为全面、深入、科学地认识蒙药安全性"真面目"提供更科学和广泛的平台。也正是基于此，世界卫生组织（WHO）组织全球有关专家，专门针对植物药编撰了《药物警戒体系草药安全性监测指南》。其中，重点采纳了"药物警戒"的理念，即药物警戒是指发现、评价、认识和预防药品不良作用或其他任何与药物相关问题的科学研究与活动。它不仅与药物治疗学、临床或临床前药理学、免疫学、毒理学、流行病学等学科相关，而且还与社会学相关。这一概念对于指导药物警戒学科发展和技术管理具有一定的借鉴意义，同时，与安全性问题的认识，有着异曲同工之处。

二、蒙药安全性影响因素评述

对于蒙药安全性影响因素，许多专家做过非常深入的探讨和细致的研究，较为系统地阐述了各种影响因素，反映了当前蒙药安全性问题的现状。虽然分析的重点和认识的方式不完全一致，但究其内涵，其反映的问题高度一致，可以代表当今学术界对蒙药安全性影响因素的整体认识。除此之外，尚有专家从蒙药本身毒性、质量和不良反应发生特点等方面对安全性影响因素进行了分析。部分专家对蒙药不良反应发生的特点进行了总结，诸如难以发现不良反应、背景因素和具体成因复杂，似乎有女性高发于男性和老年人群的趋势等。这些相关研究均是着重从一个方面来说明蒙药安全性问题，所阐明的基本点与前述影响性因素系统分析是相一致的。

三、蒙药的效益风险评估

（一）药品风险管理的起因

1. 药品固有风险 又可以称为"必然风险"，是药品的天然属性，与生俱来。做一个比喻，就如火，它给人类生活及健康提供极大便利和保障的同时，也可能会给人类带来灾难。

药品被研发出来，得到政府许可在大规模人群中使用，前提是其效益大于风险。这一方面体现了药品的双重属性，药品之所以被接受，是因为政府帮助社会判断得出结论，该类产品的终极目的是取其效益，即保障人类健康；另一方面也说明药品的风险是一定存在的，不因主观意识回避而得以解决，正所谓"无毒无药"。这一部分可能给人类带来的风险即是药品不良反应。理论上讲，似乎"药品不良反应"可以通过科技的发展得以规避，只取其"利"，而避其"弊"。但在现实中，药品的作用机制决定药品不良反应很难完全与药理作用相剥离，只可能尽早获知，从而早期预警而尽可能避免。从认知水平上来讲，药品不良反应又可分为"可预期"和"非预期"两个方面。故此，目前上市后的药品在临床上出现的不良反应，一部分是在上市前或上市后已经被认知的，或从其临床药理作用可以被推断出的；另一部分是在上市前研制阶段未被发现，从其作用机制也未推衍出的，新发的临床不良反应。

2. 药品外在风险 又可以称为偶然风险。偶然风险是相对于必然风险而言的，是指其不必然存在，但不一定低发。也就是说，理论上讲，偶然风险是完全可以被避免的，但由于政策、制度、现有认知水平、习惯行为方式等原因，完全避免几乎是一件不可能的事情，这种外在风险在某些方面甚至比固有风险有过之而无不及。

总结人类用药史，药品外在风险，大致起因包括不合理用药、用药差错、认知局限、药品质量问题乃至政策、制度、管理等诸多方面，简单分析如下。①不合理用药：已是国内外业界普遍存在的一种现象，其动机分为有意识和无意识两种，很难从制度和政策层面加以强行框定和约束，只能引导。因在其背后，既有不利的一面，但同时也隐藏着推动科学认识发展的一面。②用药差错：与不合理用药有着极为相似之处，但其绝对后果比不合理用药更为严重（即使有时并未真正造成实质性伤害）。③认知局限：这是一个较为宽泛的概念，既包括具体技术、业务知识方面的，也包括对政策、制度理解方面的。例如，可能限于知识不足，导致某些药品的错误配伍使用而造成的损害；或因对某些药品限制性使用要求不了解，盲目施用造成损害等。④药品质量问题：从法规上讲，是根本不能被接受和允许的，而这其中又包括管理和技术两个方面。就管理而言，对于现行药品标准的挑战，一定是违法行为，应得到相应处罚，即使尚未对人体健康造成不良后果；但就技术而言，如果出现了现行标准无法真正控制产品质量或标准落后的现象，极有可能给健康带来严重危害。这其中也分为有意识和无意识两种。⑤政策、制度、管理：这看似与药品风险并无直接关联性，实际上是某些药品风险形成的最本质的动因。如国家对产品价格的引导，在某些时候有可能会以具体风险的形式呈现出来。实际上，政策、制度间的不协调，社会、经济发展的不和谐，有时也会以药品安全的方式告诉我们，这是一个难以回避的现实问题。随着人类文明、社会的进步和经济发展，导致药品处在风险的因素在潜移默化地改变，药品风险管理也正是在这种不同因素的相互博弈间发生着变化并前进。

（二）药品风险的评价及其原则

1. 药品风险评价的内涵　就药品风险评价而言，是一件既单纯又复杂的事情。对某一药品的风险评价，既立足于对已知和潜在风险的评估，又脱离不开对该药品效益（即对人体健康的疗效贡献）的客观定位。实际上，对某一个或某一类药品的评价，是目标对象在一定条件下的风险/效益的平衡。在对药品风险进行评价时，不仅包括对已知、已发或正在发生的风险及其发生性质、危害范围、危害程度、后果等进行评估；同时，也要对已知、预期、潜在风险进行判断，包括其可能造成危害的性质、范围、程度、人群、后果等方面。同时，还要对上述风险的（可能）发生条件、发展趋势，甚至社会影响等方面进行预判。

在进行上述工作时，药品本身的效益，即对人体健康的贡献，应作为一条主线贯穿其中，不可忘记。药品对人体生理功能的治疗、改善和调节，无论是对某些群体，还是对具体个体，具有独特的不可替代性，这也正是药品作为特殊商品最为优势的特点。可以假定，任何已上市药品正是因为其效益（相对于其风险而言）具有独特优势才可能得到政府许可，最终应用于临床。

2. 药品风险评价的原则　从以上可以得出，对于药品风险评价的核心原则是基于产品风险/效益的综合评价。而可以实施这一核心原则的一个假设前提（或者说基本条件）是，被评价品种要有足够的科学数据证明其质量均一性。产品质量均一性实际上是药品的另一重要属性，对于已上市产品应该是毋庸赘言的。但由于科技的不断发展、认识的不断提高，以及现实环境所限，这一前提不断地遭受挑战，甚或有时成为障碍。

另外一个使得药品风险评价可以得以实现的假设前提是被评价对象在真实世界使用中其风险/效益是可接受的。这是一个毋庸多言的基础，因为药品存在的基本条件是治疗疾病或改善健康水平，如果已经有明确证据证明，其风险已大于效益，则其在临床存在的必要性就会受到质疑，可能无法再在临床对其风险加以全面评价，如果还有需要，也只可能退出市场，用基础或其他手段对其加以评价。

（三）药品风险管理制度及其目的

1. 药品风险管理制度的内涵　何谓药品风险管理制度，总结国内外概念可以概括如下：是指与药物警戒相关的所有活动与干预行为，主要用于识别、描述、预防或最小化与药品相关的风险，并对所采取的干预措施的有效性予以评价。在这一概念中有一个名词"药物警戒"。

2002 年世界卫生组织（WHO）在《药物警戒的重要性：药品安全性监测》中对其进行了比较全面系统的阐述，指出药物警戒是发现、评价、认识和预防药品不良作用或其他任何与药物相关问题的科学研究与活动。其范围不仅包括化学药，还包括草药、传统药和补充药品、血液制剂、生物制品、医疗器械、疫苗等。通过药物警戒不仅可以发现药品的天然风险，同时也可以发现药品的固有风险；不仅可以观测到药品不良反应，还可以发现不合格药品、用药错误、疗效缺失甚至无效药品、扩大适应证用药、特殊人群用药安全、急慢性中毒、药物滥用与误用、与其他药品及食品合并使用时不良的相互作用等问题。故此，药物警戒本身就贯穿于药物以至药品发展的始终，即从药物的研究设计到上市后药品使用的全过程。与其相关联的方面也几乎涉及药物治疗学、临床或临床前药理学、免疫学、毒理学、流行病学等与医药相关的各个学科与领域，甚至包括人口学与社会学。

从前述药品风险管理内涵而言，其涉及药品研发、生产、流通、使用诸多方面与环节，是一个系统工程，故其制度也一定关联到药品监督管理的各个方面，在此就不再展开论述。

2. 药品风险管理的目的　其最终目的可以用"控制风险"，或者说"风险最小化"进行概括。就药品风险制度设计而言，其目的是针对某一具体药品或某一类药品，无论对单个患者还是目标人群，最大限度确保其效益大于风险。一般而言，风险管理的重点应当放在如何减少其风险方面。然而，只要有可能，效益的增加就应被考虑，因为对于患者而言，尽可能的治愈疾病是最有益的。故风险与效益存在着高度辩证统一的逻辑。

从上述风险管理制度内涵可以看出，药品风险管理包括风险监测、风险评估、风险最小化、风险沟通（公开）四个方面。这四个步骤既逐次渐进，又循环往复、相互制约和影响，不可片面、独立对待。在每一个方面具体实施中，又牵涉到药品监管体制内的各种政策与机制，有着各自不同的目的和方向。

四、总结与述评

通过前文对药品不良反应、蒙药不良反应和蒙药安全性问题相关内涵的论述，可以看出，用一个概念来全面表达蒙药所涉及的安全性问题是十分困难的。但从有效控制蒙药产品风险，保障蒙药安全、有效的角度，用一个较为宽泛的概念来涵盖所有蒙药安全性命题，又是十分必要的。其一，可以避免因对传统意义上的药品不良反应概念认识不同而不断争论；其二，可以规避因纠缠于概念层面而对蒙药安全问题的认识不到位、不全面甚至歪曲。

结合蒙医药理论和蒙医药产品的特点，可以定义如下：蒙药安全性问题是基于使用蒙药对人体健康所产生的各种临床不良事件。这些不良事件的发生，可能由某种或某几种特定因素所致，但一定与使用该药存在内在关联。在理解这一定义时，应把握以下几个方面的要点：①使用蒙药是前提；②判定重点，应是"该临床不良事件"与"使用该药"的关联性，不能泛化到这个药品，更不能泛化到这个品种甚至蒙药；③是否在蒙医药理论指导下使用只是分析原因时的一个要素，而不是否定其安全性问题的先决条件；④分析影响因素时，考虑要全面，避免为追求完美而简单地固化为某一种具体因素；⑤此定义涵盖了蒙药产品质量控制乃至质量均一性缺陷，这些均是其安全性问题的重要因素，故与质量控制或者质量均一性相关的诸多边缘性问题应一并考虑；⑥对于与蒙药相关的临床不良事件，不应机械地框定，应尽可能地综合和积累各种相关信息，故以品种甚至以药材为主的事件信息积累非常重要，不能简单地下结论。蒙药安全性问题是一个需要长期研究的科学命题，对其进行清楚地认识和辨析，不但和现代科学技术发展有关，更与对蒙医药理论的科学解读有关。

药品风险管理是一个系统工程，涉及药品监管的各个方面。风险管理看似因风险而起，但对具体品种进行评价时，脱离不开其疗效和效益。风险评价实际是风险/效益的综合评估，是相对而言的。对其评估不只是一个简单的技术分析的过程，同时受着相关政策、制度及社会、经济发展的影响，既要以科学的态度对待，也应客观、理性地认识。药品风险管理作为一种制度形式，虽然已有国外趋于成形的经验，但在我国尚需进一步完善，并在实际工作中探索经验。药品生产企业作为药品安全的第一责任人，无疑是践行这一制度的最重要主体。这要求其既要充分把握药品的各种特性，也应以科学发展的眼光面对当前的形势，既不可畏步不前，更不可掩耳盗铃。

对药品风险管理的具体实施，虽有国外一些比较成熟的技术要求和具体案例参考，但所有药品可能产生的风险均具有唯一性，无论是政府相关部门在引导和实践中，还是生产企业在具体实施时，均不可脱离开自身产品的特性和所处社会的经济发展环境。应以实事求是的科学探索精神加以研究，力求摸索出适宜中国发展现实状况的药品风险管理模式。

参 考 文 献

陈易新，2007. 如何通过上市后药品安全性检测实现药品风险管理[J]. 中国药师，10（4）: 375-377.

陈易新，2007. 上市后药品风险管理的技术实践—— 药物警戒中的信号发掘和评价[J]. 中国处方药，68（11）: 53-56.

陈易新，2007. WHO 药物警戒体系草药安全性监测指南（二）[J]. 中国药物警戒，4（1）: 6-7.

刘兴倍，2004. 管理学原理[M]. 北京：清华大学出版社.

欧洲药品评价局（EMEA），2008. 欧盟人用药品风险管理制度指南（一）[J]. 陈易新译.中国药物警戒，5（3）: 175-180.

欧洲药品评价局（EMEA），2008. 欧盟人用药品风险管理制作指南（二）[J]. 陈易新译.中国药物警戒，5（4）: 235-238.

王生田，2005. 药事管理学概论[M]. 北京：中国医药科技出版社.

赵军宁，叶祖光，2012. 中药毒性理论与安全性评价[M]. 北京:人民卫生出版社.

（肖云峰　常福厚）

第五章　蒙药毒理学研究的原则与常规方法

第一节　药物非临床安全性评价规范

一、药物非临床研究概念

药物非临床研究系指为评价药品安全性，在实验室条件下，用试验系统进行的各种毒性试验，包括单次给药的毒性试验、反复给药的毒性试验、生殖毒性试验、致突变试验、致癌试验、各种刺激性试验、依赖性试验及与评价药品安全性有关的其他毒性试验。进行药物安全性评价机构称为药物非临床研究机构。为了提高我国药物非临床研究机构水平和条件，满足创新药物研发的需要，同时为提高药物非临床研究的质量，保障人民用药安全，国家食品药品监督管理局制定 GLP，该规范适用于为申请药品注册而进行的非临床研究，并且规定药物非临床研究机构必须遵循本规范。本规范包括了组织机构和人员、试验设施和管理、仪器设备和试验材料、标准操作规程、研究工作实施及资料档案管理等方面。随着药物研发的全球化趋势的发展，众多跨国医药公司将新药研发转移到发展中国家，我国也利用此优势，积极与美国、日本等发达国家进行学术交流与培训，在一定程度上促进了我国药物非临床研究的发展。虽然我国药物非临床研究已经逐步与发达国家接轨，但由于我国实行时间较晚，研究机构发展水平不均衡，无论在软硬件建设和组织管理方面，我国的实施水平与国外还存在一定的差距。因此，通过对我国目前药物非临床研究机构运行和建设现状进行全面的系统调查，可以发现我国机构运行中存在的问题，这对于提高我国机构运行水平非常重要。

二、我国药物非临床研究发展概况

我国的药物非临床研究工作起步较晚，药物非临床研究的概念在 20 世纪 90 年代末才被引入我国。随后我国政府有关部门和相关领域专家开始研究分析各国的药物非临床研究法规，以及美欧、日本等发达地区实施药物非临床研究的经验。自"九五"以来，为提高我国药物非临床研究水平，中华人民共和国科学技术部启动了有关药物非临床研究的 1035 项目，为我国药物非临床研究发展奠定了基础。为制定符合我国国情的 GLP，我国先后派遣了多个专家组对美国、欧洲等发达地区的实验室进行了考察，1993 年由中华人民共和国国家科学技术委员会发布了《药品非临床研究质量管理规定（试行）》，1996 年国家科委又发布了《药品非临床研究质量管理规定实施指南（试行）》和《药品非临床研究质量管理规定执行情况验收检查指南（试行）》。1998 年新组建的国家食品药品监督管理局对法规进行了重新制定和修订，于 1999 年发布了《药品非临床研究质量管理规范（试行）》，2003 年正式发布《药物非临床研究质量管理规范》。在同年 8 月，又颁布了《药物非临床研究质量管理规范检查办法（试行）》，自此我国正式开始对药物非临床研究实验室施行检查制度，我国的药物非临床研究正式走上了法制化与正规化的发展道路。并于 2007 年 4 月正式颁发了《药物非临床研究质量管理规范认证管理办法》。最新的《药物非临床研究质量管理规范》（国家食品药品监督管理总局令第 34 号）于 2017 年 6 月 20 日经国家食品药品监督管理总局局务会议审议通过，2017 年 8 月 2 日公布，自 2017 年 9 月 1 日起施行。

三、我国药物非临床研究的主要内容

为进一步贯彻落实《国务院关于改革药品医疗器械审评审批制度的意见》(国发〔2015〕44 号)，满足药物非临床安全性评价研究发展的需要，参考国际通行做法，国家食品药品监督管理总局组织修订了《药物非临床研究质量管理规范》(国家食品药品监督管理总局令第 34 号)，主要包括以下内容。

1. 组织机构和人员　研究机构应当建立完善的组织管理体系，配备机构负责人、质量保证部门、专题负责人和相应的工作人员。

2. 设施　研究机构应当根据所从事的非临床安全性评价研究的需要建立相应的设施，并确保设施的环境条件满足工作的需要。各种设施应当布局合理、运转正常，并具有必要的功能划分和区隔，有效地避免可能对研究造成的干扰。具备能够满足研究需要的动物设施，并能根据需要调控温度、湿度、空气洁净度、通风和照明等环境条件。动物设施的条件应当与所使用的实验动物级别相符，其布局应当合理，避免试验系统、受试物、废弃物等之间发生相互污染。

3. 仪器设备和试验材料　研究机构应当根据研究工作的需要配备相应的仪器设备，其性能应当满足使用目的，放置地点合理，并定期进行清洁、保养、测试、校准、确认或者验证等，以确保其性能符合要求。用于数据采集、传输、储存、处理、归档等的计算机化系统(或者包含有计算机系统的设备)应当进行验证。计算机化系统所产生的电子数据应当有保存完整的稽查轨迹和电子签名，以确保数据的完整性和有效性。对于仪器设备，应当有标准操作规程详细说明各仪器设备的使用与管理要求，对仪器设备的使用、清洁、保养、测试、校准、确认或者验证以及维修等应当予以详细记录并归档保存。受试物和对照品应当有专人保管，有完善的接收、登记和分发的手续，每一批的受试物和对照品的批号、稳定性、含量或者浓度、纯度及其他理化性质应当有记录，对照品为市售商品时，可使用其标签或者说明书内容；受试物和对照品的贮存保管条件应当符合其特定的要求，储存的容器在保管、分发、使用时应当有标签，标明品名、缩写名、代号或者化学文摘登记号(CAS)、批号、浓度或者含量、有效期和贮存条件等信息；受试物和对照品在分发过程中应当避免污染或者变质，并记录分发、归还的日期和数量；当受试物和对照品需要与溶媒混合时，应当进行稳定性分析，确保受试物和对照品制剂处于稳定状态，并定期测定混合物制剂中受试物和对照品的浓度、均一性；试验持续时间超过四周的研究，所使用的每一个批号的受试物和对照品均应当留取足够的样本，以备重新分析的需要，并在研究完成后作为档案予以归档保存。实验室的试剂和溶液等均应当贴有标签，标明品名、浓度、储存条件、配制日期及有效期等。研究中不得使用变质或者过期的试剂和溶液。

4. 试验系统　实验动物的使用应当关注动物福利，遵循"减少、替代和优化"的原则，试验方案实施前应当获得动物伦理委员会批准。详细记录实验动物的来源、到达日期、数量、健康情况等信息；新进入设施的实验动物应当进行隔离和检疫，以确认其健康状况满足研究的要求；研究过程中实验动物如出现患病等情况，应当及时给予隔离、治疗等处理，诊断、治疗等相应的措施应当予以记录。实验动物在首次给予受试物、对照品前，应当有足够的时间适应试验环境。实验动物应当有合适的个体识别标识，以避免实验动物的不同个体在移出或者移入时发生混淆。实验动物所处的环境及相关用具应当定期清洁、消毒以保持卫生。动物饲养室内使用的清洁剂、消毒剂及杀虫剂等，不得影响试验结果，并应当详细记录其名称、浓度、使用方法及使用的时间等。实验动物的饲料、垫料和饮水应当定期检验，确保其符合营养或者污染控制标准，其检验结果应当作为原始数据归档保存。实验动物以外的其他试验系统的来源、数量（体积）、质量属性、接收日期等应当予以详细记录，并在合适的环境条件下保存和操作使用；使用前应当开展适用性评估，如出现质量问题应当给予适当的处理并重新评估其适用性。

5. 标准操作规程　研究机构应当制定与其业务相适应的标准操作规程，以确保数据的可靠性。公开出版的教科书、文献、生产商制定的用户手册等技术资料可以作为标准操作规程的补充说明加以使用。

6. 试验方案　应包括如下内容。研究的名称或者代号，研究目的；所有参与研究的研究机构和委托方的名称、地址和联系方式；专题负责人和参加试验的主要工作人员姓名，多场所研究的情况下应当明确负责各部分试验工作的研究场所、主要研究者姓名及其所承担的工作内容；研究所依据的试验标准、技术指南或者文献以及研究遵守的非临床研究质量管理规范；受试物和对照品的名称、缩写名、代号、批号、稳定性、浓度或者含量、纯度、组分等有关理化性质及生物特性；研究用的溶媒、乳化剂及其他介质的名称、批号、有关的理化性质或者生物特性；实验系统及选择理由；试验系统的种、系、数量、年龄、性别、体重范围、来源、等级以及其他相关信息；实验系统的识别方法；试验的环境条件；饲料、垫料、饮用水等的名称或者代号、来源、批号及主要控制指标；受试物和对照品的给药途径、方法、剂量、频率和用药期限及选择的理由；各种指标的检测方法和频率；数据统计处理方法；档案的保存地点。

7. 总结报告　应包括如下内容。研究的名称、代号及研究目的；所有参与研究的研究机构和委托方的名称、地址和联系方式；研究所依据的试验标准、技术指南或者文献及研究遵守的非临床研究质量管理规范；研究起止日期；专题负责人、主要研究者及参加工作的主要人员姓名和承担的工作内容；受试物和对照品的名称、缩写名、代号、批号、稳定性、含量、浓度、纯度、组分及其他质量特性、受试物和对照品制剂的分析结果，研究用的溶媒、乳化剂及其他介质的名称、批号、有关的理化性质或者生物特性；试验系统的种、系、数量、年龄、性别、体重范围、来源、实验动物合格证号、接收日期和饲养条件；受试物和对照品的给药途径、剂量、方法、频率和给药期限；受试物和对照品的剂量设计依据；各种指标的检测方法和频率；分析数据所采用的统计方法；结果和结论；档案的保存地点；所有影响本规范符合性、研究数据的可靠性的情况；质量保证部门签署的质量保证声明；专题负责人签署的、陈述研究符合本规范的声明；多场所研究的情况下，还应当包括主要研究者签署姓名、日期的相关试验部分的报告。

第二节　蒙药新药毒理学研究的基本要求

一、蒙药毒理学研究的主要目的

药物毒理学是一门研究药物对生物体产生毒性作用的科学，主要包括新药临床前毒理学研究或安全性评价和临床毒理学研究。其主要目的在于指导临床合理用药，降低药物的不良反应，减少因药物毒性导致的新药开发失败。药物毒理学科的两大任务：①结合药品注册为药物开发提供技术支撑，即实施药物非临床研究为药品注册而进行毒理试验；②为学科发展开展基础或应用基础研究，即开展药物毒性机制、新技术和新方法应用的研究。随着药品安全性研究逐步深化，药物毒理学研究日益受到重视。药物毒理学研究目的主要包括以下几个方面：①了解药物的毒性反应；②确定药物毒作用的靶组织或靶器官从而确定药物毒性作用的机制；③确定毒性作用的剂量范围；④了解药物的毒性作用是否具有可变性；⑤研究解毒药及药物中毒后的解救措施；⑥通过对实验动物的重复给药，为阐明药物的毒性作用及疗效机制提供线索；⑦新药研发。

蒙药在我国的应用历史悠久，人们对蒙药的普遍认识是蒙药来源于生药材，安全、有效、无毒。其实蒙药和化药一样，都具有药物的双重作用，即产生疗效的同时也产生不良反应。蒙药毒理学的研究不仅针对上述目的，还有由蒙药自身特点所决定的一些额外内容。蒙医药学在其漫长的发展过程中，不断充实，日臻完善，形成了以三根七素理论为核心，以五源五行学说和寒热理论为基础，包括脏腑、六因等学说的独特理论体系。蒙药的安全性评价可分为三个阶段：蒙药临床前毒理学研究、蒙药临床毒理学研究、蒙药上市后的不良反应监测。从蒙药新药的研发及蒙药上市前的申请和审批角度来看，蒙药临床前毒理学研究和蒙药临床毒理学研究是至关重要的。

二、蒙药新药研发过程中的药物毒理学过程

目前已形成体系的药物毒理学研究包括发现毒理学、一般毒理学、安全性药理学、毒性病理学、生殖与发育毒理学、遗传毒理学、毒代动力学、临床病理学等。药物毒理学与药理学其实并没有本质的差别，都是关注药物在体内的药动学与药效学过程，只不过毒理学观察的范围更广泛，包括药物对各个系统的影响，大剂量药物对人体的影响等。这些试验数据能为用药提供相当详细的资料，如用量、安全性、治疗范围、用药人群等；有时候还能从出现的不良反应中发现新的药效学特征，从而指导用药。现在，药物毒理学研究与药理学研究在新药的研发阶段几乎是并行的，覆盖了从新药的发现、临床前开发、临床试验及上市后监督再评价的完整的研发链条。

三、蒙药新药毒理学研究的基本要求

有效成分新药：其中单一成分纯度达到90%以上、有些可以接近99%，几乎是一个新化合物，活性特点、毒性反应都是未知的，因此进行毒代动力学研究是必需的，基本的有核心组合试验，在一些情况下还需要追加或补充安全药理试验；急性毒性、长期毒性是基本要求的项目，特殊毒理试验也是必须进行的项目；进行特殊毒理试验时，需要加权考虑毒代动力学、急性毒性和长期毒性的试验数据，以及临床试验的适应证定位，然后设计和有步骤地进行特殊毒理试验。对于这类新药，应严格按照现代医学的理念和试验方法去进行研究。

有效部位新药：区别于有效成分新药的设计项目是不必进行毒代动力学和特殊毒理试验；如果新药成分中含有已经报道的有遗传毒性、致畸或致癌、会影响生育功能的成分时，进行特殊毒理试验则是必需的。虽然动物试验结果不是临床使用安全性的唯一保障，但可以最大限度地提供临床使用的安全性参考。

蒙药复方新药：这类复方研究在立题、非临床试验和临床试验方面都应密切结合所依附的医学体系和医学理论；其安全性研究项目设计一定不少于传统蒙医药学指导下立题组方新药的非临床安全性试验项目，而且要有针对性地反映组方的特点。

不同给药途径的新药：新药针对制剂的不同给药途径，追加进行一些如免疫毒性（过敏性）、局部刺激性（皮肤、黏膜）、制剂溶血性等试验项目；有些药物根据一般药理学试验结果，追加依赖性试验；有明确循证依据的具有三致（致癌、致畸形、致基因突变）方面毒性潜力的需要追加试验。

第三节　蒙药医院制剂的毒理学研究基本要求

根据蒙医药理论组方、利用传统工艺配制且在本医疗机构具有 5 年以上（含 5 年）使用历史的中药制剂，可免报主要药效学试验资料及文献资料、药物单次给药毒性试验资料及文献资料、药物重复给药毒性试验资料及文献资料、临床研究方案、临床研究总结。但是，如果处方组成含有法定标准中标识有毒性及现代毒理学证明有毒性的药材，或者处方组成含有十八反、十九畏配伍禁忌，或者处方中的药味用量超过药品标准规定的，需报送药物单次给药毒性试验资料及文献资料、药物重复给药毒性试验资料及文献资料。

（一）急性毒性试验

急性毒性试验是研究动物一次或 24h 内多次接受一定剂量的受试物，在一定时间内出现的毒性反应。其主要目的可以概括为以下 5 个方面：了解受试药急性毒性的强度；为药效学研究提供剂量参考；为临床毒副反应的监测及解救提供参考依据；为长期毒性、蓄积毒性试验选择剂量提供依据；以及用于质量控制等。急性毒性试验处在药物毒理研究的早期阶段，对阐明药物的毒性反应和了解其毒性靶器官具有重要意义。

1. 实验动物　一般采用 1～2 种种属的实验动物进行，推荐使用小鼠或大鼠，雌、雄各半，如临床为单一性别用药，则可采用相对应的单一性别的动物。对于所用的动物数，应根据动物的种属和研究目的来确定。动物数应符合试验方法及其结果分析评价的需要。动物应符合国家有关规定的等级要求（清洁级或 SPF 级），来源、品系、遗传背景清楚，并具有《实验动物质量合格证》。通常采用健康成年动物进行试验。如果受试物拟用于儿童，建议考虑采用幼年动物。动物初始体重不应超过或低于平均体重的 20%。

2. 试验分组　除设受试物的不同剂量组外，还应设空白和（或）溶媒对照组。给药途径一般应与拟临床给药途径一致，如不采用拟临床途径给药，必须充分说明理由。经口给药前应禁食不禁水 8～12h。

3. 给药容量　经口给药，大鼠给药容量一般每次不超过 20ml/kg，小鼠一般每次不超过 40ml/kg；其他动物及给药途径的给药容量可参考相关文献或根据实际情况确定。

4. 观察期限　一般为 14 日，如果毒性反应出现较慢，应适当延长观察时间，如观察时间不足 14 日，应充分说明理由。观察的间隔和频率应适当，以便能观察到毒性反应出现的时间及其恢复时间、动物死亡时间等。

5. 观察指标　包括动物体重变化、饮食、外观、行为、分泌物、排泄物、死亡情况及中毒反应（中毒反应的症状、严重程度、起始时间、持续时间、是否可逆）等。对濒死及死亡动物应及时进行大体解剖，其他动物在观察期结束后进行大体解剖，当发现器官出现体积、颜色、质地等改变时，则对改变的器官进行组织病理学检查。

6. 结果处理和分析　根据所观察到的各种反应出现的时间、严重程度、持续时间等，分析各种反应在不同剂量时的发生率、严重程度。根据观察结果归纳分析，考察每种反应的剂量-反应和时间-反应关系。

（二）长期毒性试验

长期毒性试验是重复给药的毒性试验的总称。描述药物重复接受受试物的毒性特征，它是非临床安全性评价的重要内容。其主要目的应包括以下 5 个方面：预测受试物可能引起的临床不良反应，包括不良反应的性质、程度、剂量-反应和时间-反应关系、可逆性等；推测受试物重复给药的临床毒性靶器官或靶组织；预测临床试验的起始剂量和重复用药的安全剂量范围；提示临床试验中需重点监测的指标；为临床试验中的解毒或解救措施提供参考信息。

1. 实验动物　推荐采用啮齿类动物如大鼠，必要时采用非啮齿类动物，如犬，所用动物应符合国家有关药物非临床安全性研究的要求（清洁级或 SPF 级）。长期毒性试验一般选择健康、体重均匀的动物，雌性应未孕。原则上，动物应雌、雄各半。当临床拟用于单性别时，可采用相应性别的动物。应根据研究期限的长短和受试物的使用人群范围确定动物的年龄。一般情况下，大鼠为 6～9 周龄。每组动物的数量应能够满足试验结果的分析和评价的需要。一般大鼠可为雌、雄各 10～30 只。

2. 给药途径　原则上应与临床拟用药途径相同。如选择其他的给药途径，应说明理由。

3. 给药频率　原则上应每日给药，且每日给药时间相同。试验周期长（3 个月或以上）者，也可采取每周给药 6 日。特殊类型的受试物由于其毒性特点和临床给药方案等原因，应根据具体药物的特点设计给药频率。

4. 给药期限　长期毒性试验给药期限的长短，通常与拟定的临床疗程长短、临床适应证、用药人群相关，应充分考虑预期临床的实际疗程。当受试物预期会长期使用，或用于反复发作性疾病等而需经常反复给药时，应进行大鼠 6 个月的长期毒性试验。当临床适应证有若干项的，应按照临床最长疗程的临床适应证来确定长期毒性试验的给药期限。如临床给药需采用多个疗程，疗程之间间隔时间不足以使受试物对机体组织器官造成的损害恢复，则需按多个疗程时间之和作为参照的临床疗程，如疗程间隔时间基本可判断足以使受试物可能对机体组织器官造成的损害恢复，则可按单疗程的时间作为参照的临床疗程。

5. 给药剂量　一般情况下，至少应设 3 个剂量组和溶媒或赋形剂对照组，必要时还需设立空白对照组和（或）阳性对照组。低剂量组原则上应高于动物药效学试验的等效剂量或预期的临床治疗剂量的等效剂量。高剂量组原则上应使动物产生明显的毒性反应，甚至可引起少量动物死亡（对于毒性较小的中药，可尽量采用最大给药量）。在高、低剂量之间至少应再设 1 个中剂量组。若受试物在饮食或饮水中给予时，应能充分保证受试物的均一性、稳定性和定量摄入，提供相关的检测报告，并应根据动物生长和体重的变化情况而调整在饮食或水中的剂量。局部给药时，应尽可能保证给药剂量的准确性及与局部充分接触的时间。

6. 观察指标

（1）一般状况观察：在试验期间，应观察动物外观体征、行为活动、腺体分泌、呼吸、粪便、摄食量、体重、给药局部反应。

（2）血液学指标：应观察红细胞计数、血红蛋白、平均红细胞容积、平均红细胞血红蛋白、平均红细胞血红蛋白浓度、白细胞计数及其分类、血小板计数、凝血时间等。

（3）血液生化学指标：应观察天冬氨酸转氨酶、丙氨酸转氨酶、碱性磷酸酶、尿素氮、肌酐、总蛋白、白蛋白、血糖、总胆红素、总胆固醇等。

（4）组织病理学检查：当所用动物为非啮齿类动物时，应对所有剂量组、所有动物的器官和组织进行组织病理学检查。当所用动物为啮齿类动物时，应对高剂量组和对照组的脏器和组织进行组织病理学检查，如果高剂量组出现组织病理学变化时，更低剂量组也应进行组织病理学检查以确定剂量-反应关系。若在尸检时发现器官和组织有肉眼可见的病理变化时，应对此脏器或组织进行详细的组织病理学检查。应注意对脏器和组织的标本取材保存。高剂量组发现有异常病变时，应对保存的更低剂量组的相应脏器、组织标本进行检查。如发现有异常变化，应附有相应的组织病理学照片。组织病理学检查报告应经检查者签名和病理检查单位盖章。病理指标应尽量检测多脏器，但如有合理的理由说明所申报的中药制剂有一定的安全性，所检查的脏器和组织可减少为心脏、肝、脾、肺、肾、脑、胃、小肠、大肠、垂体、脊髓、骨髓、淋巴结、膀胱、睾丸、附睾、子宫、卵巢、胸腺、肾上腺及给药局部组织等。除必需的检测指标外，长期毒性试验应根据受试物的特点，有针对性地增加相应的检测指标。

（5）观察指标的时间和次数：应根据试验期限的长短和受试物的特点而确定试验期间观察指标的时间和次数，原则上应尽早、及时发现出现的毒性反应。试验前，啮齿类动物至少应进行适应性观察5日，应对实验动物进行外观体征、行为活动、摄食量和体重检查。此外，实验动物相关指标的历史数据在长期毒性试验中也具有重要的参考意义。试验期间，一般状况和症状的观察，应每日观察一次，饲料消耗和体重应每周记录一次。大鼠体重应雌、雄分开进行计算。试验结束时应进行一次全面的检测。当给药期限较长时，应根据受试物的特点选择合适的时间进行中期阶段性的检测。长期毒性试验应在给药结束时留存部分动物进行恢复期观察，以了解毒性反应的可逆程度和可能出现的延迟性毒性反应。在试验期间，对濒死或死亡动物应及时检查并分析原因。

（6）结果及分析：试验报告应全面客观反映整个试验过程收集的原始资料和信息，应详细描述毒性的主要表现、大体解剖检查和（或）病理组织学检查结果等，并说明数据处理的统计学方法，如用计算机处理数据，应说明所用软件。结果应以清楚、准确的方式来表示。分析长期毒性试验结果的目的是判断动物是否发生毒性反应，描述毒性反应的性质和程度（包括毒性起始时间、程度、持续时间及可逆性等）和靶器官，确定安全范围，并探讨可能的毒性反应机制。应重视对动物中毒或死亡原因的分析，注意观察毒性反应出现的时间和恢复的时间及动物的死亡时间。应对所获取的数据进行全面和科学的分析，对在正常范围以外的各实测值应在试验结果中详细列出，对异常数据予以合理的分析。根据长期毒性试验结果的分析讨论需是《临床质量可控性研究》中注意的问题。 如果大鼠试验结果显示药物具有明显毒性作用，应提供受试物对犬的长期毒性试验结果。其他安全性试验可参照国家药品监督管理局颁布的相关技术指导原则及有关技术要求。

第四节　实验动物的选择与给药方法

一、实验动物的选择

1. 临床药物代谢动物学研究　首选动物及性别，应尽量与药效量或毒理学研究所用动物一致。

药动学参数测定：最好使用犬、猴子等大动物，可在同一动物上多次采样。

药物分布试验：选用大、小鼠较方便。

药物排泄试验：一般首选大鼠，胆汁采集可在乙醚麻醉下用胆管插管引流。

2. 一般药理研究 指主要药效作用以外广泛药理作用的研究。可使用小鼠、大鼠、猫、犬等，性别不限。

3. 作用于神经系统的药物研究

（1）促智药：选用成年大小鼠除特殊需要外一般不选用幼龄或老龄鼠。

（2）镇静催眠药：成年小鼠。

（3）抗痛药：成年大、小鼠，以雄性为宜。

（4）镇痛药：需在整体动物上进行，常用成年小鼠、兔，也可用豚鼠、犬等，雌、雄兼用。

（5）中枢性肌松药：小鼠、猫。

（6）解热药：首选兔，但其品种、年龄、室温、动物活动情况等不同，对发热反应速度和程度有明显影响，应按现行《中国药典》规定进行。

（7）神经节传导阻滞影响药物：首选猫，最常用的是颈神经节，因其前后部易于区分。

4. 心血管系统的药物研究

（1）抗心肌缺血药：狗，猫，兔，大、小鼠。

（2）抗心律失常药：豚鼠。小鼠不便操作。

（3）降压药：狗、猫、大鼠。不宜用兔，因其外周循环对外界环境刺激极敏感，血压变化大。

（4）治疗心力衰竭药：狗、猫、豚鼠、兔，一般不用大鼠。

（5）降血脂药：大鼠、兔。模型动物常用遗传性高脂血症（Watanabe heritable hyper lipidemic，WHHL）兔。

（6）抗动脉粥样硬化药：兔、鹌鹑。

（7）抗血小板聚集药、抗凝血药：大鼠、兔，个别也可用小鼠。

5. 呼吸系统药物

（1）镇咳药筛选：首选豚鼠，对化学刺激或机械刺激都很敏感。猫：生理条件下很少咳嗽，可用于刺激喉上神经诱发咳嗽，在初筛基础上进一步肯定药物的镇咳作用。

（2）支气管扩张药：常用豚鼠，气道平滑肌对致痉剂药物反应敏感。大鼠的某些免疫和药理学特点与人类较近。

（3）祛痰药：一般用雄性动物，小鼠、兔、猫。

1）犬：适用于观察药物的镇咳作用持续时间。

2）兔：对化学、电刺激不敏感。

3）小鼠：试验可靠性较差。

6. 消化系统药物

（1）胃肠解痉药：大鼠、豚鼠、家兔、犬等，雌、雄均可。

（2）催吐、止吐：犬、猫、鸽等。兔、豚鼠、大鼠，无呕吐反射，故不选用。

7. 泌尿系统药物 利尿、抗利尿药，雄性大鼠或犬为好。

8. 内分泌系统药物 可的松类药物，大、小鼠，雌、雄均可。

9. 计划生育药

（1）终止中期妊娠药，子宫收缩药：雌性动物，大鼠、豚鼠、兔、猫。

（2）女用避孕药：雌性动物，大鼠、仓鼠、兔、猕猴。

（3）男用避孕药：雄性动物，近交系大鼠、猕猴。

10. 精神药物

（1）抗焦虑药：成年大、小鼠，兔。

（2）抗抑郁药：大、小鼠，其次为犬、猪。

二、药物安全性评价试验

1. 急性毒性试验 多采用半数致死量（LD$_{50}$）试验。如药物毒性很小，则进行耐受剂量试验。常用大、小鼠，最常用封闭群动物。

2. 长期毒性试验 观察连续给予受试物对动物产生的毒性反应。需两种以上的动物才能较正确地预示受试物在临床上的毒性反应，一种常用啮齿类大鼠，另一种可选犬、猴、小型猪。大鼠采用封闭群；大动物常用 Beagle 犬。

3. 生殖毒性试验 包括一般生殖毒性试验；致畸敏感期毒性试验；围产期毒性试验。

不同种属动物对药物敏感性不同，应使用两种以上动物。

（1）啮齿类：小鼠、大鼠、仓鼠。

（2）非啮齿类：兔、犬、灵长类。

4. 遗传毒性试验及致癌试验

（1）遗传毒性试验推荐两种标准试验组合可根据受试物特点自主选择。

组合一：①一项细菌回复突变试验；②一项检测染色体损伤的体外细胞遗传学试验（体外中期相细胞染色体畸变试验或体外微核试验），或一项体外小鼠淋巴瘤细胞 TK 基因突变试验；③一项体内遗传毒性试验，通常为啮齿类动物造血细胞染色体损伤试验，用于检测微核或中期相细胞染色体畸变。

组合二：①一项细菌回复突变试验；②采用两种不同组织进行的体内遗传毒性试验，通常为一项啮齿类动物造血细胞微核试验和第二项体内试验。

标准试验组合在一些特殊情况下可根据情况进行调整。

（2）致癌试验：一般为 2 年期致癌试验。①对动物要求高，常用 F344 大鼠、A 系小鼠、基因剔除小鼠，现在多被 Wistar 和 SD 大鼠取代。②对环境及试验操作要求高。③排除一切其他致癌因素。

5. 药物依赖性试验 观察期一般较长，试验项目较多。多采用大、小鼠及猴。

6. 其他毒性试验 药物毒性试验原则之一为给药途径必须与将采用的临床给药途径相一致。实验动物要求如下。

（1）外用药毒性：皮肤给药一般用兔、豚鼠、大鼠。

（2）外用药的刺激过敏试验：采用豚鼠和兔。

（3）栓剂：采用兔、大鼠。

（4）滴鼻剂、吸入剂：参考临床给药途径，采用大鼠、豚鼠、兔；眼科药物以兔为宜。

三、我国实验动物的分级及饲养标准

根据实验动物微生物控制标准，可将实验动物分为以下四级。

1. 一级 普通动物（CV），系指微生物不受特殊控制的一般动物。要求排除人畜共患病的病原体和极少数的实验动物烈性传染病的病原体。为防止传染病，在实验动物饲养和繁殖时，要采取一定的措施，应保证其用于测试的结果具有反应重现性（即不同的操作人员，在不同的时间，用同一品系的动物按规定的试验规程所做的试验，都能获得几乎相同的结果）。

2. 二级　清洁动物（CL），要求排除人畜共患病及动物主要传染病的病原体。

3. 三级　无特殊病原体动物（SPF），要求达到二级标准外，还要排除一些规定的病原体。其除菌与灭菌的方法，可使用高效空气过滤器除菌法、紫外线灭菌法、三甘醇蒸气喷雾法及氯化锂水溶液喷雾法。

4. 四级　无菌动物（germ-free animal，GF）或悉生动物（gnotobiotic animals，GN）。无菌动物要求不带有任何用现有方法可检出的微生物。悉生动物要求在无菌动物体上植入一种或数种已知的微生物。

四、动物试验基本操作技术

（一）实验动物分组

1. 确定试验总组数和总动物数　完整试验的对照组应包括阴性对照组、阳性对照组、模型对照组、赋形剂对照组等；试验组包括不同的处理因素或不同的剂量等。

2. 分组方法　在实验动物年龄、体重较为均一时，可用随机数目表法；当动物在年龄、体重相差较大时，应采用随机组法分组，使差异随机分布到各组。

3. 具体步骤　①先确定试验组数；②将动物称重，按动物的体重轻重顺序编号；③用随机化工具，将动物随机分配至处理组及对照组做试验观察。

（二）实验动物的编号

1. 颜料涂染　这种标记方法在实验室最常使用，也很方便，使用的颜料一般有 3%～5% 苦味酸溶液（黄色），2%硝酸银（咖啡色）溶液和 0.5%中性品红（红色）等，标记用毛笔或棉签蘸取上述溶液，在动物体的不同部位涂上斑点，以示不同号码。

2. 烙印法　用刺数钳在动物耳上刺号码，然后用棉签蘸着溶在乙醇中的黑墨在刺号上加以涂抹，烙印前最好对烙印部位预先用乙醇消毒。

3. 号牌法　用金属制的牌号固定于实验动物的耳上，大动物可系于颈上。对猴、犬、猫等大动物有时可不做特别标记，只记录它们的外表和毛色即可。

4. 剪毛法　用剪毛刀在动物一侧或背部剪出号码，此法编号清楚可靠，但该法只适用于大、中型动物，如犬、兔等的短期观察。

5. 打号法　用耳号钳将号码打在动物耳朵上。打号前用蘸有乙醇的棉球擦净耳朵，用耳号钳刺上号码，然后在烙印部位用棉球蘸上溶在食醋里的黑墨水擦抹。该法适用于耳朵比较大的兔、犬等动物。

6. 针刺法　用七号或八号针头蘸取少量碳素墨水，在耳部、前后肢及尾部等处刺入皮下，在受刺部位留有一黑色标记。该法适用于大、小鼠，豚鼠等。在实验动物数量少的情况下，也可用于兔、犬等动物。

（三）实验动物的抓取与固定

1. 小鼠　性情比较温顺，一般不会主动咬人，但抓取不当也易被其咬伤。试验时从笼盒将小鼠尾部抓住并提起，放在笼盖（或表面粗糙的物体）上，轻轻向后拉鼠尾，在小鼠向前挣脱时，用左手（熟练者也可用同一只手）拇指和食指抓住两耳和颈部皮肤，环指、小指和手掌心夹住背部皮肤和尾部，并调整好动物在手中的姿势。这类抓取方法多用于灌胃及肌内、腹腔和皮下注射等。当进行尾静脉注射、心脏采血、解剖和外科手术等试验时，就必须固定小鼠。首先使小鼠呈仰卧位（必要时先进行麻醉），用橡皮筋将小鼠固定在小鼠试验板上，也可用大头钉固定在泡沫塑料板上。如不麻醉，则将小鼠放入固定架里，固定好架的封口。如作小鼠尾静脉注射，可用透明塑料或有机玻璃制作的静脉注射架固定。

2. 大鼠 较凶猛，门牙很尖锐，在抓取时要小心，既要做到稳和准，又不能粗暴，不然容易被其咬伤。抓取方法基本同小鼠，抓取时若操作不熟练，试验者最好带上帆布手套。如需灌胃、腹腔注射、肌内和皮下注射时，一种方法，可采用与小鼠相同的手法，即拇指、食指捏住鼠头颈皮肤，余下三指紧捏住背部皮肤，置于掌心中，调整大鼠在手中的姿势后即可操作。另一种方法是张开左手虎口，迅速将拇指、食指插入大鼠的腋下，虎口向前，其余三指及掌心握住大鼠身体中段，并将其保持仰卧位，之后调整左手拇指位置，紧抵在下颌骨上（不可过紧，否则会造成窒息），即可进行试验操作。大鼠尾静脉采血或注射时，应用透明塑料或有机玻璃制作的静脉注射架固定。大鼠手术时，手术前需将动物麻醉，并固定于试验板上。

3. 豚鼠 性情温顺、胆小易惊，一般不会伤人。抓取豚鼠要避免惊吓，既要稳准又要迅速。不能太粗野，更不能抓腹部，这样容易造成肝破裂而引起死亡。正确的抓取方法是先用手掌扣住豚鼠背部，抓住其肩胛上方，用左手的拇指、示指扣住颈部，其余手指握持躯干，即可轻轻提起、固定。对于怀孕或体重较大的豚鼠，应以另一手托其臀部。如在试验中动物频繁挣扎时，此方法不适宜，因为操作者的拇指、食指会越抓越紧而引起窒息。另外，有时可用纱布将豚鼠头部轻轻盖住，操作人员轻扶住其背部或者让其头部钻到试验人员的臂下，然后进行试验操作。另一种抓取方法是，把左手的食指和中指放在颈背部的两侧，拇指和环指放在肋部，分别用手指夹住左右前肢，抓起来。然后反转左手，用右手的拇指和食指夹住右后肢，用中指和环指夹住左后肢，使鼠体伸直成一条直线。试验者也可坐下来，把用右手拿着的豚鼠的后肢挟在两腿处，用两腿代替右手夹住。

4. 地鼠 抓取地鼠时，应使地鼠处于清醒状态，尽量避免其受惊，双手围合在一起伸到笼内，把地鼠捧出来，用左手拇指、示指、中指抓住地鼠背部皮肤固定于手掌间。地鼠的皮肤很松弛，可以在皮肤内完全翻转一周，因此，如仅抓住少量皮肤，地鼠会翻转来咬人。温顺的地鼠可在笼底部抓住颈背部直接取出。具有攻击性的地鼠可用毛巾围住，从笼内取出，让其在毛巾内转动，同时设法抓住其颈背部。

5. 家兔 比较驯服，一般不会咬人，但脚爪较锐利，抓取时，家兔会使劲挣扎，要特别注意其四肢，防止被其抓伤。准确的抓取方法是先轻轻启开兔笼门，勿使兔受惊，当兔在笼内安静下来时，用手伸入笼内，从头前部阻拦它跑动，兔便匍匐不动。此时，用右手把两耳轻轻地压于手心内，抓住颈背部皮肤提起兔，然后用左手托住臀部，兔身的重量大部分落在左手掌上。由于家兔的耳朵非常敏感，不要抓兔耳提取家兔，虽然家兔两耳较长，但并不能承担全身重量，家兔可能因疼痛而挣扎，易造成抓不稳而落地摔伤。若兔耳损伤，则给兔耳静脉采血或注射等试验带来极大的不便。也不要拖拉家兔的四肢，以免试验者被其抓伤或造成怀孕母兔的流产。提抓腰部也会造成动物双侧肾脏的损害。所以，抓兔的耳朵、腰部或四肢都不是正确的方法。家兔的固定可根据需要而定，常用的方法如下：盒式固定，常用于经口给药、兔耳血管注射、采血或观察兔耳血管变化；兔脑内接种等操作时采用台式固定，也常用于作颈部、胸部等手术，兔静脉采血或测量血压、呼吸等试验和技术操作时的固定；架式固定常用于热原试验。

6. 犬　经过驯服的犬抓取是很方便的，而未经驯服的犬抓取时，要用特制的钳式长柄犬夹夹住颈部，使犬头向上，颈部拉直，再套上犬链。急性试验用犬，可用犬夹夹住犬颈部后，将它压倒在地，由助手将其四肢固定好。已驯服作慢性试验的犬，可将其牵上固定台，犬头伸出活动夹板外，轻轻放下活动夹板。在活动夹板的细铁柱上打有几个插固定钉的洞孔，根据犬颈部粗细选好洞孔，插上固定钉，固定好夹板，即可进行体检、灌胃、取血、注射等试验操作。未经训练和调教的犬性情凶恶，为防止在固定时被其咬伤，应对其头部进行固定。用长1m左右棉带，打一个空结圈，由犬背面和侧面将圈套在其嘴面部，迅速拉紧结，将结打在颔上，然后绕到下颔打第二个结，最后将棉带引至头后在颈上部打第三个结，把带子固定好。此外还可用一些简单方法固定，如用皮革、金属丝或棉麻制成的口网，套在犬口部，并将其附带扎于耳后颈部防止脱落。试验需要麻醉时，把麻醉完善后的犬固定在手术台或试验台上，应及时解去嘴上的带子，以利动物呼吸，避免由于鼻腔被黏液阻塞而造成窒息。固定的姿势，依手术或试验的种类而定。一般采用仰卧位或俯卧位，前者便于进行颈、胸、腹、股等部位的试验，后者便于进行背、脑脊髓的试验。使用犬头固定器固定犬头。四肢固定是先用粗棉带（或绳）的一端缚扎于腕关节和踝关节以上部位，两后肢左、右分开，棉带的另一端分别扎于手术台两侧的木钩上。两前肢平放在胸部两侧，并将左、右前肢的两条棉带从犬背后交叉穿过，压在对侧前肢的前臂上，再紧扎于两侧固定台的木钩上。

7. 猴　在笼内抓取猴时，先轻轻拉开笼门，助手以右手将网罩伸入笼内，由上而下将猴罩住，翻转网罩移至笼外，左手在罩外抓住猴的颈部，轻轻掀开网罩，再提取猴的两只手臂，反背交叉握住，固定试验者即可进行操作。若在室内抓取时，则需使用长柄网罩，两人配合罩取。

8. 蛙类、鸡

（1）蛙类：抓取方法宜用左手将动物背部贴紧手掌固定，以中指、环指、小指压住其左腹侧后拇指和食指分别压住左、右前肢，右手进行操作。在抓取蟾蜍时，注意勿挤压其两侧耳部突起之毒腺，以免毒液射进眼中。试验如需长时间观察，可破坏其脑脊髓（观察神经系统反应时不应破坏脑脊髓）或麻醉后用大头针固定在蛙板上。依试验需要采取俯卧位或仰卧位固定。

（2）鸡：通常用毛巾将动物裹住后，放于试验台上，即可进行操作或由助手一手握着两翼根部，一手握两爪，将动物固定好，试验者进行操作。

（四）去除被毛

去除被毛是动物手术野的皮肤准备之一，去除被毛范围应大于手术野，无论用哪种方法去毛，原则是不要损伤皮肤的完整性，常用的去除被毛方法有以下几种。

1. 剪毛法　用弯剪刀紧贴皮肤依次剪去被毛，并用湿纱布擦去剪好部位留下的毛，剪下的毛应集中放在一容器内，防止到处飞扬而影响手术野的清洁。切忌一手提起被毛，另一手剪，这样剪后留下的毛根长短不一，且易剪伤皮肤。也可用电剪去毛。

2. 拔毛法　一般用于家兔和犬的静脉注射。拔毛可刺激局部皮肤，有使血管扩张的作用。

3. 剃毛法　大动物慢性试验手术时需剃毛，剃前先将毛剪短，用刷子蘸肥皂水将需剃部位的毛刷湿，然后用剃须刀顺毛剃净被毛。

4. 脱毛法　用于动物无菌手术。脱毛处剪短被毛，用镊子夹棉球蘸脱毛剂在局部涂一薄层，2～3min 后，温水洗去脱落的被毛，纱布擦干局部，涂一层凡士林即可。脱毛剂常用配方有如下几种。

（1）硫化钠 3g，肥皂粉 1g，淀粉 7g，加水调成稀糊状。

（2）硫化钠 8g 加水至 100ml，配成 8%溶液。

（3）硫化钠 8g，淀粉 7g，糖 4g，甘油 5ml，硼砂 1g，水 75ml，配成糊状。以上适用于兔或鼠等动物脱毛。

（4）硫化钠 10g，生石灰 15g，溶于 100ml 水内，此方法适用于犬等大动物脱毛。

（五）实验动物的给药途径和方法

动物给药的途径和方法可根据试验目的、动物种类和药物剂型而定，常用的方法简介如下。

1. 经口给药　有口服与灌胃两种方法。口服法可将药物放入饲料或溶于饮水中，使动物自行摄取；为保证剂量准确，可应用灌胃法。

（1）小白鼠：按前述捉拿法用左手抓住动物，使腹部朝上，右手持灌胃器（由 1～2ml 注射器连接磨钝的注射针头构成），先从鼠口角处插入口腔，以灌胃针管压其上腭，使口腔和食管成一直线后，再把针管沿上腭徐徐送入食管，在稍有抵抗感时（此位置相当于食管通过膈肌的部位），即可注入药液。如注射顺利，动物安静，呼吸无异常；如动物强烈挣扎不安，可能针头未进入胃内，必须拔出重插，以免误注入气管造成窒息死亡。一次投药量一般为 0.5ml 左右。

（2）大白鼠：灌胃方法与小白鼠相似，但采用安装在 5～10ml 注射器上的金属灌胃管（长 6～8cm，直径 1.2mm，尖端为球状的金属灌胃管）。

（3）家兔：灌胃系用导尿管配以一个木制张口器。灌胃时需两人合作。一人坐好，将兔的躯体和下肢夹在两腿之间，左手紧握双耳，固定头部，右手抓住前肢。另一人将兔用开口器横放于兔口中，并将兔舌压在张口器之下，再使导尿管通过张口器中部的小孔慢慢沿上腭插入食管 16～20cm。为避免误入气管，可将胃管的外端放于清水杯中，若有气泡从胃管口逸出，应拔出再插，如无气泡逸出，表明导管在胃内，即可将药液注入，然后再注入少量清水，将胃管内药液冲入胃内，灌胃完毕后，先拔出导尿管，再取下张口器。

2. 注射给药

（1）皮下注射：注射时用左手提起皮肤，右手将针刺入皮下，然后注药。

（2）皮内注射：先在注射部位剪毛、消毒、然后用左手拇指和食指把皮肤按紧，在两指中间用细针头刺入皮内注药，如注射正确，则注药处可出现一白色小皮丘。

（3）肌内注射：应选肌肉发达的部位，一般多选臀部或股部。注射时将针头迅速刺入肌肉，回抽如无回血，即可进行注射。

（4）腹腔注射：常用于大鼠或小鼠给药。用左手捕捉固定动物，右手将注射针头自下腹部刺入皮下后，再穿过腹肌，缓缓注入药液，切勿刺入肝脏及肠腔。

（5）静脉注射

1）家兔：一般采用外侧耳缘静脉注射。注射时应先拔去注射部位的被毛，用手指轻弹兔耳，使静脉充盈，左手食指与中指夹住静脉的近心端，阻止静脉回流，用拇指和环指固定耳缘静脉远心端，右手持针尽量从远端刺入，然后移动左手拇指固定针头，将药液注入。

2）小鼠和大鼠：一般采用尾静脉注射，大鼠尾部角鳞较多，注射前需先刮去，鼠尾静脉有三根，两侧及背侧各一根，左右两侧尾静脉较易固定，应优先选择。注时先将动物固定在鼠筒或玻璃罩内，使鼠尾露出，在 45～50℃热水中浸泡；或用二甲苯涂擦，使血管扩张，以左手食指压住鼠尾，拇指和中指（或环指）夹住尾巴末端，右手持注射器连 4 号细针头。从尾下 1/4 处进针，如针确已在静脉内，则进药无阻，否则局部发白隆起，应拔出针头再移向前方静脉部位重新穿刺。

3）犬：静脉注射多选择前肢内侧头静脉或后肢小隐静脉，注射时应先剪去注射部位的被毛，用手压迫静脉近心端，使血管充盈，针自远心端刺入血管，固定针头，待有回血后，徐徐注入药液。

4）蛙：将蛙仰卧位固定，沿腹中线稍左剪开腹肌翻转，可见腹静脉紧贴腹壁肌肉下行，将针刺入即可。

（6）淋巴囊注射：蛙类皮下有数个淋巴囊，是蛙的给药常用途径，注射时应从口腔底部刺入肌层，再进入胸皮下淋巴囊注药，抽针后药液才不易流出。

（六）实验动物的取血方法

1. 试验材料准备　采血针、真空采血管、剪刀、刀片、酒精棉球、碘酒、玻璃毛细管等。

2. 大鼠与小鼠的采血

（1）眼眶静脉丛采血：当需用中等量的血液，而又避免动物死亡时采用本法。左手拇指及示指紧紧握住大鼠或小鼠颈部，压迫颈部两侧使眶后静脉丛充血，但用力要恰当，防止动物窒息死亡。右手持玻璃毛细管从右眼或左眼内眦部以 45°刺入，刺入深度小鼠为 2～3mm，大鼠为 4～5mm。若遇阻力稍后退调整角度后再刺入，如穿刺适当，血液能自然流入毛细管内。得到所需的血量后，即除去加于颈部的压力，拔出毛细管，用干棉球压迫止血。

（2）腹主动脉采血：用手术剪刀沿腹正中线剪开腹腔。操作者右手持采血针，针尖斜面朝上，朝向心端方向刺入，采血针另一端插入真空采血管即可，可以反复采集多管的血样进行不同项目的测试。

3. 豚鼠采血法

（1）股动脉采血：将动脉仰位固定在手术台上，剪去腹股沟区的毛，麻醉后，局部用碘酒消毒。切开长为 2～3cm 的皮肤，使股动脉暴露及分离。操作者右手持采血针，针尖斜面朝下刺入血管，采血针另一端插入真空采血管即可，可以反复采集多管的血样进行不同项目的测试。

（2）背中足静脉取血：操作者将动物脚背面用乙醇消毒，找出背中足静脉后，以左手的拇指和食指拉住豚鼠的趾端，右手拿采血针刺入静脉，采血针另一端插入真空采血管即可。采血后，用纱布或脱脂棉压迫止血。反复采血时，两后肢交替使用。

4. 兔采血法　将耳静脉部位的毛除去，用 75%乙醇溶液局部消毒，待干。用手指轻轻摩擦兔耳，使静脉扩张，一名操作者将兔子固定避免剧烈活动，另一名操作者右手拿采血针刺入静脉，采血针另一端插入真空采血管即可，取血完毕用棉球压迫止血。

5. 犬采血法　后肢外侧小隐静脉在后肢胫部下 1/3 的外侧浅表的皮下，由前侧方向后行走。抽血前，由助手将犬固定好。将抽血部位的毛剪去，碘酒、乙醇消毒皮肤。采血者左手拇指和食指握紧剪毛区上部，使下肢静脉充盈，右手拿采血针刺入静脉，采血针另一端插入真空采血管即可。采集前肢内侧皮下的头静脉血时，操作方法基本与上述相同。

（七）实验动物的处死

急性动物试验结束后，常需将动物处死。另外，因采取脏器、组织等特殊需要也常处死动物。处死方法随动物种类而异。

1. 大白鼠和小白鼠的处死方法

（1）脊椎脱臼法：右手抓住鼠尾用力后拉，同时左手拇指与示指用力向下按住鼠头，将脊髓拉断，鼠立即死亡。

（2）断头法：在鼠颈部用剪刀将鼠头剪掉，鼠因断头和大出血而死。

（3）打击法：右手抓住鼠尾并提起，用力摔击鼠头（也可用小木槌用力打击鼠头）致死。

2. 犬、猫、兔、豚鼠的处死方法

（1）空气栓塞法：向动物静脉内注入一定量空气，使之发生空气栓塞而致死。静脉内注入空气的量：兔、猫为 20～40ml；犬为 80～150ml。

（2）急性放血法：自动脉（颈动脉或股动脉）快速放血，使动物迅速死亡。

（3）破坏延脑法：试验中如已暴露脑髓，可用器具破坏延脑使动物死亡。

（4）开放气胸法：将动物开胸，造成开放性气胸，导致肺萎陷使动物窒息死亡。

（5）化学药物致死法：常用静脉内快速注入过量氯化钾溶液，使心搏骤停致死。

（6）过量麻醉致死法：静脉内注入过量麻醉药使动物致死。

第五节　蒙药传统剂型及剂量的确定方法

一、蒙药的传统剂型

蒙药剂型主要是指方剂制剂的形式，均为配方后研粉成型，故具有量小、疗效大、携带方便、便于称量、药效稳定、宜于保存等特点。蒙药的传统剂型主要有汤剂、散剂、丸剂、搅合剂、灰剂、油剂、膏剂、酒剂、金石剂和草药剂这 10 种平息剂；油疗剂、泻剂、催吐剂、鼻用药剂、温和导泻剂、猛烈导泻剂和脉泻剂这 7 种清泻剂。现将这些剂型简单介绍如下。

1. 汤剂　是一种煮散，即按处方要求将药物配齐粉碎、混合均匀制成的粗粉，成人每次用量 3～5g。汤剂分为浓缩汤和浸泡汤。浓缩汤加水 250ml，微火煮至剩余 1/3 水量，倾取汤液内服。浸泡汤是新开水冲泡服用。这种剂型因为具有吸收较快的特点，所以多用于急病及发病初期的患者。汤剂可用于内服和外用，内服时除单用外亦可作其他剂型的药引子；外用时可熏洗，熨，滴耳、鼻、眼，漱口等。

2. 散剂　是按处方要求把药物配齐、粉碎、混合均匀制成的细粉，分内服和外用两种。一般的内服散剂，成人每次量为 2～3g，白水送服或根据病情以相应药物为引煎汤送服。外用，均研成细末撒于患处或与油类、醋、蛋清、白酒等调和敷患处，亦可作点眼、喷喉使用。这种剂型应用较广，吸收较汤剂缓慢，但作用持久，适用于慢性病、痼疾、综合征。散剂制作简便、便于服用、药效稳定、不易变质，还可根据病情灵活应用，如两种散剂合用或与其他剂型合用，是一种常用剂型。

3. 丸剂　是将按一定处方要求配制成的药物细粉，用水、蜂蜜、面糊、药汁等作赋型剂，制成黄豆或绿豆大小的均匀颗粒，有些还用银珠或朱砂粉包衣。丸剂吸收缓慢、药力持久，而且体积小，服用、携带、储存都方便。一般多用于慢性疾病及祛除痼疾之根。临床常用的丸剂有水丸、蜜丸、糊丸三种，其中水丸的使用最多。一般的丸剂成人每次服用 3g，但有毒或作用剧烈的丸剂要遵照医生嘱咐服用。这种剂型的吸收较散剂还要慢，尤以糊丸最慢而药效最持久。所以，含有毒药物的配方多用面糊制丸，以其吸收缓慢来缓和药物的毒性。

4. 搅合剂　将药物研细混匀后，加入黄油、炼蜜和糖充分搅和而成的半固体剂型。搅合剂主要用于祛除脉络、关节、皮肤之痼疾，又因其营养丰富，具强壮滋补之功，宜于年老体衰、久病体虚者的调养治理。一般由于药方的寒热温凉不同，所用黄油、炼蜜、糖的种类有所不同，而且加入量也有差异。此剂易变质，故现用现配制，不宜久储。

5. 灰剂　以矿物药或动物药为主，其他药为辅，一同焖煅成炭后，粉碎混合均匀制成的细粉。常用制剂有壮西小灰剂，主要用于胃寒、消化不良、胃溃疡、食积、痞瘤等病症，对食管癌还有一定疗效，深受患者欢迎。

6. 油剂　其制备方法大致是先将所需药物按要求处理后加水煎煮，滤取药液，微火浓缩至一定程度。然后按规定加入适量鲜牛奶加热融合，再加一定量的黄油及炼制的蜂蜜、白糖等，继续浓缩至无水分，呈红黑或黄黑油亮光泽止。瓷坛储存或制成3g重的丸以便服用。一般油剂具有滋补强壮功能，一般用于久病体虚者的调养治理及老年补养。

7. 膏剂　是把药物用水煎煮后，弃渣取汁，药汁继续用微火熬，浓缩成稠膏状后供使用的一种剂型，有的还要另加糖或蜂蜜。膏剂一般用于创伤、疮疡、疖肿、热症等。膏剂有内服和外用两种。常用制剂有沙棘膏、文冠木膏等。

8. 酒剂　即药酒，制法有浸制和酿制两种。浸制是将药物用白酒浸泡一定时间后滤取汁液即得。酿制则将药物捣成粗末，放入瓷坛中加适量水及白酒，密闭，适宜环境发酵一定天数后滤取药液即得。酒剂具有温中祛寒、开胃、强筋健骨、补肾、活血、调经之功。一般多用于跌打损伤、风湿痹痛、肾虚体弱、月经不调等症。

9. 金石剂　又称珍宝剂。是一种以制水银为主，辅以如法炮制的金、银、铜、铁等矿物药或一些植物、动物药精心制成的丸剂。本剂型特点是具有一定毒性，用量小、吸收慢。多用于顽性恶疾、疮疡痛疽、瘰疬、水肿等病症。配制金石剂如法炮制是关键，服用必须遵医嘱。

10. 草药剂　是一种纯植物药制剂。临床多因地制宜，用自采的草药煎汤或制成粗末供患者服用。为一种既方便又经济，适合边远农村牧区使用的剂型。

11. 油疗剂　是所有清泻剂的准备疗剂，具有镇赫依、滋补强身的作用。

12. 泻剂　即以泻下药为主组成的方剂的统称，又称腹泻剂。泻剂一般具有针对性强，作用明显、迅速、治疗彻底等特点。当今临床各科均普遍使用泻剂。泻剂能够祛除巴达干和希拉、增进食欲、畅通二便、敏捷智慧、改善器官功能、轻松身体、焕发精神、滋养身体、恢复健康。

13. 催吐剂　即以催吐作用的药物为主组成的方剂的统称。催吐剂具有改善感官功能、祛巴达干、轻松身体、盛胃火、增进食欲、清除鼻涕与痰及唾液等分泌物及祛口臭的作用。用于消化不良、排除药物及食物中毒等症。

14. 鼻用药剂　通过鼻腔用药，具有治疗咽喉部以上部位疾病作用的方剂，可分为缓治鼻药和峻治鼻药两种。鼻为脑之门，鼻腔用药，对治疗黑、白、花亚玛病及眼病等咽喉部以上部位诸病，均效果显著。鼻药须细研末，用蒸馏水或融黄油配制，散药可直接吸入鼻腔或制成栓剂放入鼻腔内。

15. 温和导泻剂　配制以滋补药为主，系具有治疗下身赫依症、疏通下清赫依作用的灌肠方剂。临床上多用于治疗赫依偏盛、便秘等症，尤其对治疗下身赫依症效果显著。适用于治疗赫依症、痞症、赫依性腹胀、食不消腹泻、精液耗竭、月经过多、肠肾腰骶部寒症、肠道虫症、体力耗竭、便秘等症。水肿、恶心、中毒症、肝病、肠道热症、肥胖症、消化不良、胃火衰弱、柴布尔巴达干、宝如热炽盛及血希拉偏盛等症禁用温和导泻剂。

16. 猛烈导泻剂 即以治疗下身疾病作用的药物为主组成的灌肠方剂，又称尼如哈、灌肠剂。猛烈导泻剂的实施方法与温和导泻剂相同，但其治疗下身疾病的作用独特。适用于治疗便秘、下身热症、止肠道等腑热，下身锐器伤、尿闭、腹胀、内宿虫、蛲虫、新疫、陈疫等病症。临床上病情严重者用锐导泻剂；治疗尿频、肠刺痛等热性腹泻、难治性疫症、痛风、浮肿、精液耗竭等用柔导泻剂；治疗一般适应证可用中性导泻剂。猛烈导泻剂禁用于直肠脱垂、寒热性腹泻、瘟疫、胃火衰弱、精血崩漏等疾病。

17. 脉泻剂 以开窍、软化脉道，使疾病从脉道或尿道排出的方剂，又称尿泻剂。脉泻剂一般用于治疗子宫痞、脉痞、血瘀扩散、血希拉症、中毒、陈热、痛风、风湿、痈疽、瘙痒症、头部外伤所致的病邪扩散于脉道症、久疮疡、苏日亚病、黄水炽盛、麻风病、脉伤、不孕症、死胎滞留等，尤其对脉道疾病和黄水淤积症有显著治疗效果。

上述 17 种蒙药传统剂型中，搅合剂、油剂、灰剂、金石剂等均具蒙药特色。此外，蒙药还有条剂、灸剂（专供蒙医针灸用的剂型）等不同剂型。随着社会的发展，科学技术的进步，当前片剂、颗粒剂、胶囊剂、糖浆剂、注射剂等新剂型已应用于蒙医临床。

二、蒙药方剂的用法

蒙药的正确运用，与发挥其疗效及安全用药密切相关。蒙药的用法包括用药禁忌、剂量和服法等主要内容。掌握这些知识与方法，按照要求予以正确应用，对于充分发挥药效和确保用药安全具有十分重要的意义。

（一）用药禁忌

除平时注意安全用药外，有妊娠用药禁忌、用药期间禁忌及据病症禁忌这三个方面。

1. 妊娠用药禁忌 根据药物对于孕妇损害程度的不同，一般可分禁用与慎用两类。妊娠禁用的多属毒性较强，或药性猛烈的药物及峻泻药、宫缩作用较强的药物，如草乌、砒石、雄黄、水银、泡囊草等毒性药物，巴豆、狼毒、藜芦、大戟、斑蝥等峻泻药物，相思豆、白硇砂、鼯鼬肉、藏羚角等宫缩催产药等。慎用的包括通经化瘀、行血破滞、利尿通便及辛热药物，如枸杞子、苏木、赤瓟子、红花等通经化瘀、行血药物，车前子、冬葵果、海金沙、蒺藜等利尿药物，大黄、皂角、酸模等通便缓泻药物。慎用的药物，则可根据孕妇患病的情况，酌情使用。但没有特殊必要时，应尽量避免，以免发生医疗事故。

2. 用药期间禁忌 通常是指在用药期间的饮食禁忌，简称食忌，也就是通常所说的忌口。由于疾病的关系，在服药期间，凡属生冷、油腻、腥臭、辛味等不易消化及有特殊刺激性的食物，都应根据病情予以避免。治疗赫依病期间忌食山羊肉、荞麦面、浓茶等轻、糙性饮食；治希拉病期间忌食绵羊肉、白酒、黄油等腻、温性饮食；治巴达干病期间忌食豆类、冷水等不易消化的生凉饮食；治皮肤病期间忌食动物头蹄、内脏、鱼虾、肉及葱、蒜等发性食物。

3. 据病症禁忌 是指临床用药必须根据病情而选定药物。由于疾病与药物的关系，在治疗期间，凡对疾病有相反作用的药物都不可服用。例如，盗汗患者忌用发汗解表药；便秘患者忌用收敛止泻药；青光眼患者忌用天仙子、泡囊草等；患赫依病者忌冰片等糙、寒性药物；患希拉病者忌阿魏等热油性药物；患巴达干病者忌用地格达等钝、寒性药物；妇女经血期忌用枸杞、苏木等活血化瘀药物。

（二）剂量

药物的用量直接影响临床疗效，应根据药物的性质、剂型的不同、疾病的轻重，以及患者的年龄、性别、体质强弱等情况而决定。有毒、峻烈的药物，用量宜小，并宜从小剂量开始，逐渐增加，以免中毒或耗伤正气。新采的鲜药，药量宜大，干药用量宜小。寒凉药耗伤胃火，不宜长期或大量应用。此外，汤剂的用量应比散、丸剂为重，单味药量应比复方为重。轻病用量不必过重，重病用量可适当增加。慢性病不必量大，急性病宜量大。药物的用量及药效，应随治疗的需要而转变，如红花少用则养血，多用则破血；应用大黄要适量，大剂量则先致泻而后致便秘。体质强弱不同，对药物的耐受程度也有差异，用量亦应当随之而变。体质强壮者，用量重于体质弱的患者；老年与儿童的药量，应当少于壮年；妇女的用量应轻于男子。

（三）服法

口服是目前最常用的主要用药方法。口服汤药时应根据病情温甄服或凉服，汤药按药物性质，采取不同煎法。一般芳香性药物煎煮时间宜短，以免成分挥发散失过多，如红花、丁香等；矿物药、贝壳之类则应久熬，连渣全服；含有熊胆等易溶性贵重药的汤剂，先将一般药物煎后加贵重药物。散、丸药服用法：清热方用凉开水或白糖水送服，治寒症方用温开水或蜂蜜水送服。此外，还有涂、抹、洗、吹喉、尼如哈、滴、漱口、鼻吸、熏、药浴、烫、撒等用药方法。涂是将药方与白酒、蛋清或醋等调和成糊状敷于患处，多用于无名肿块、外伤等症。抹是将药物与动物或植物油和成液状擦于患处，多用于皮肤病、创伤等症。洗是将药用水煎后用药液反复洗患处，适用于皮肤病、无名肿块症。吹喉是将药物细粉，用细管吹入口腔内，用于口腔、喉部疾病。尼如哈是将药液灌入直肠或用锭剂塞入肛门，通过直肠吸收治疗疾病的方法，多用于赫依病和下身疾病。滴是将药物细粉用酥油或水煎成液状，用澄清液滴眼、鼻、耳的方法，用于眼、鼻、耳部疾病。漱口是将药用水煎后，取澄清液反复漱口，多用于口腔疾病。鼻吸是将药研细取少许吸入鼻的方法，多用于头部疾病。熏是将药方撒于无烟温火上，用药烟祛除病邪，多用于昏迷急救、环境消毒等。药浴是将药物加大量水煎煮后，全身洗浴或局部浸泡，多用于黄水病、游痛症、皮肤病。烫是将药物炒热，布包，热敷患处或特定穴位，多用于胃肠痉挛、风湿痹症。撒是将药研细末撒在患处，用于创伤出血、脓疮等症。

服药时间必须根据病情而定。一般来说，一日通常服三次或四次。对胃有刺激性或寒凉性的清热解毒药饭后服；滋养补气或温热性开胃药饭前服；驱虫药或泻剂多空腹服；镇静安神药及配有毒麻药物的药方必须晚间临睡前服。蒙药方剂的服用方法大有讲究，因病情而异，蒙医将其归纳为以下 10 种传统服药方法。

1. 清晨空腹服　治疗寒性巴达干病或虫疾时，早晨进食前服药，服药后不可马上用餐。

2. 食前服　治疗下行赫依病或滋身补养药，饭前服，服完药即可用餐。

3. 食后服　治疗普行赫依病时，用餐后即可服药。

4. 食中服　治疗胃火衰退症，则餐中服药。先吃半餐，后服药，再用餐。药在食中，可开胃。

5. 食间服　治疗上行赫依病时，两餐之间，即食物消化后服药。因赫依病多在食物消化后空腹发病，故在两餐之间服药疗效较好。

6. 药与食交替服　治疗司命赫依病时，边用餐边服药，即先吃一口饭，后服一点药，食、药交替服用。

7. 药与食相兼服　治疗食欲减退或噎嗝等病时，食前服一半药，食后再服一半药。食前一半药起开导作用，食后一半药起结尾（除病根）作用。

8. 食中放药服 治疗呃逆等病时，取适合食品，食、药混合吃。

9. 不定时服 中毒等急救患者，不管进食与否，应数次给药，频频服用。

10. 晚睡前服 镇静药或配有毒麻药物的药方，必须晚间临睡前服用。

三、临床应用特点

蒙药在临床具体应用过程中还有许多独特之处，如蒙医临床用药时注重择时疗法。根据"三邪"病症的生息活动规律，主症、并症灵活兼顾，为获得最理想的疗效，应不同时间给予相应药物。蒙医理论认为，赫依症活动时间多在凌晨，故治赫依症宜在早晨给药；希拉症的活动时间为子夜或中午，所以治疗希拉症的给药时间多在中午；巴达干症的活动则在黄昏时节，因而治疗巴达干症的药物晚间服用为佳。蒙医临床辨证施治善于应用药引，一般在给主药（复方制剂）的同时常配有适当的药引，以协助主药发挥最佳药效。例如，治赫依症的药常以红糖、黄油为引或以绵羊骨汤送下；治疗希拉症的药常以白糖或冰糖为引；治疗巴达干症的药常以蜂蜜为引；治疗风湿痹症及黄水症的药常以文冠木汤或奶酒送服；瞿麦汤是清血热的常用药引；医治痞症的药引是酒等。最常用者为红糖、白糖、蜂蜜，素有三药引之称，它们同时还发挥着良好的矫味作用。

蒙医临床给药一日内不同时间很少使用同一种药物。根据疾病的不同属性，主症、兼症及制剂的不同特点，往往选择几种成药适时交替使用或组合使用，以期获得最佳疗效。例如，治疗泻痢时常选择具有止泻痢功效的止泻木四味汤散、清热止痢作用的七味胆粉散及具有止痢止痛作用的七雄丸（早、午、晚）交替使用，或将煮散、煎汤分别送服后两药予以组合服用，如出现脱水症状时也可在煮散上加味炒粳米煎汤频频服用结合治疗。交替或组合使用常常收到优于单独使用一种药物的良好疗效。

蒙药临床疗效显著，临床应用多为复方制剂，具有制作简便、天然绿色、剂量较小、毒副反应小、用药安全的特点。蒙医临床辨证施治，对许多地方病、常见病、多发病及某些疑难杂症都具有明显功效，颇具特色。

第六节 蒙药中毒的一般症状、体征与生理学观察

一、一般表现

机体与药物接触后引起的疾病叫中毒，中毒分为急性中毒与慢性中毒。急性中毒是机体在短时间内（如几分钟、几小时或几日内）一次或多次摄入较大剂量的药物而引起的，通常病症严重，甚至导致迅速死亡或突然死亡。慢性中毒是机体在较长时间内如几日、几周、几个月或几年内，不断地摄入或吸收较小剂量的药物所引起的疾病状态。慢性中毒发生的病程进展较缓慢，往往先出现采食量减少或增重下降，随后临床症状逐渐加重，这就为治疗提供了时间，因而不一定造成死亡。因为药物使用而导致的机体生理、生化功能异常，并且对机体产生危害的反应称为毒性反应。毒性反应的发生与药物本身的毒性、用量、用药时间、体质等因素有关，其症状亦因不同药物作用方式与药动学特点而迥异，有些中毒反应不能够直观地看到，必须通过血液系统生化指标检测或通过病理解剖组织器官才能反映出来。

蒙药毒性试验的主要观察指标包括临床症状，如动物外观、行为、饮食、对刺激的反应、

分泌物、排泄物、死亡情况、体重变化等。应记录所有的死亡情况，出现的症状，以及症状的起始时间、严重程度、持续时间，体重变化。

二、中枢神经系统症状

机体的中枢神经系统对外界环境中的有害因素极为敏感，是主要的靶器官之一，因此鉴定环境中有害因素对机体不良作用时，常首先评价其对中枢神经系统的影响。神经系统毒性不仅包括引起肉眼所见的体征如脑病或死亡，而且包括亚损伤，如某些药物可改变机体对紊乱反应的能力。由于神经系统与其他器官系统的联系广泛，且反应迅速，所以在接触药物后，神经系统受损的表现会较早出现，表现为各种症状和体征，损害程度有轻有重。

药物可引起神经系统多方面的损害，包括脑、脊髓、周围神经及自主神经等。其损害有的是可逆性的短暂的功能性改变，有的则为炎症性或者退行性病变。引起轻微神经反应是常见的症状，但应用不当常可引起严重的药物性神经系统疾病。例如，抗精神病药可引起帕金森病，静坐不能，肌肉张力障碍等锥体外系反应；巴比妥类、咖啡因等精神药物应用一段时间，尤其在大剂量应用后突然停用，常可发生焦虑、不安、恶心、呕吐、无力、震颤等程度不同的停药反应。药物对神经毒性作用主要表现有头痛、癫痫样发作、帕金森病、神经衰弱综合征、精神病样症状、听觉和前庭功能损害或周围神经病。

三、呼吸系统症状

通过呼吸道吸收进入体内作用于肺脏和其他器官的多为易挥发药物。药物对呼吸系统的毒性作用可影响呼吸中枢和神经系统，表现为肺部浸润性病变、支气管哮喘及肺部血管性病变等；有些可兼有其他系统的症状，而呼吸系统的症状和体征只不过是全身反应的一部分，药物引起的呼吸系统损害的类型主要有两种：鼻、窦和上呼吸道损害；肺损伤。鼻、窦和上呼吸道损害的临床表现主要有呼吸道刺激症状，如流涕、喷嚏、咳嗽、咳痰、咽烧灼感或吞咽时疼痛、吞咽困难、过敏性哮喘、急性喉水肿等。肺损伤的主要症状有间质性肺炎、过敏性肺炎、肺水肿、肺纤维化及肺肿瘤等。

呼吸系统毒性的生理学变化可以通过体内和体外的试验指标判定。

（1）呼吸速率：每分钟呼吸次数（频率）。

（2）潮气量：呼吸过程中，每次吸入或呼出肺的气体量。

（3）每分通气量：每分钟呼出或吸入呼吸系统的气体总量。

（4）肺总量：肺最大扩张时所能容纳的气体量即尽力深吸气后，所能呼出的肺内气体总量。

（5）肺活量：最大呼气后仍滞留在肺内而不能进一步呼出的气体量。

（6）余气量：平静呼气末仍存留在肺内的气体量。

（7）功能余气量：指在外力作用下具有弹性的容积器官的可变形性。

（8）顺应性：顺应性下降意味着肺"硬度"增加。

（9）单位时间用力呼气量：尽力深吸气后每单位时间呼出的最大气体量。

（10）弥散量：肺泡内气体通过气血屏障进行交换。

（11）血气分析：分析确定血液中气体的含量。

四、消化系统症状

药物对消化系统的毒性作用的研究，主要是研究药物对消化系统所产生的毒性反应，以及引起消化系统毒性的因素，阐明药物对消化系统的损害特点和作用机制，为防止药物性消化系统损害提供理论依据。口服给药时，药物透过消化道的上皮细胞，进入门静脉或淋巴管，再转运至循环系统，口服的药物必须有充分吸收，才能产生理想的疗效或毒副反应。消化系统毒性反应通常表现为口腔黏膜炎、恶心、呕吐、上腹闷胀或腹痛、腹泻、吐血、便血、消化道黏膜腐蚀和胃肠黏膜炎等病症，甚至会出现肝脏功能损害。

对消化系统毒性的生理学观察可以在给药后观察动物临床表现（如疼痛症状）和粪便（如血、黏液）等。处死动物，取出肛门区域黏膜和肛门括约肌，观察有无充血、红肿等现象，并进行肛周黏膜的病理组织学检查。

1. 肝损伤的体内评价　肝损伤可观察肝脏颜色和外观，可发现脂肪肝、肝硬化等改变。肝脏器官重量也是常用的指标（如染毒时肝脏的绝对重量和相对重量）。

用光学显微镜观察是确定肝损害的传统方法，可发现许多病理改变，如脂肪变性、坏死、硬化增生结节、肿瘤等。因此它仍是肝脏毒理学试验研究中的最重要观察手段之一。用电子显微镜观察能提供早期损伤的形态改变依据，鉴别光镜下难以发现的各种亚细胞结构的精细变化，结合生化检查结果，为研究中毒机制提供依据。

肝损伤的生化检查主要包括肝脂肪含量、糖原、酶和辅酶的测定、脂质过氧化产物的测定等。

肝细胞损伤的血清酶学检测主要包括：丙氨酸转氨酶测定、天冬氨酸转氨酶测定、碱性磷酸酶（ALP）测定、乳酸脱氢酶（LDH）测定、7-谷氨酰转移酶（GGT）测定。

2. 肝功能试验　肝脏染料排泄试验可反映肝细胞在摄取储存、结合、排泄入胆汁各阶段的功能。常用的染料有四溴磺酚钠和吲哚青绿。

3. 肝损伤的离体评价　离体肝脏灌流技术能在保持组织结构相对完整的条件下，研究毒物对肝脏合成功能及代谢、转运、排泄等过程的影响。标本主要取自大鼠，灌流时可将肝脏保留在大鼠体内进行原位灌流，也可将肝脏取出进行离体灌流。一个肝灌流标本可持续进行 $8\sim12h$，灌流过程中可收集流过肝脏并被排出的灌流液，测定其中被试物及其代谢产物，分析灌流液和胆汁中各种化学成分的改变和酶的活性，进行 BSP、ICG 廓清试验，用以评价各种肝脏毒物对肝的损害及可能机制。灌流后还可对肝组织进行病理学检查，如用肝离体灌流方法已证明红霉素等干扰胆汁排泄和 BSP 廓清。但离体肝灌流试验也有其局限性，灌注肝的试验时间短，要求一定设备，重复性较差。

肝匀浆主要供毒物的代谢、蛋白质合成能力及脂质过氧化作用等研究。缺点在于失去了正常存在的细胞内各细胞器之间的生理调节。

肝切片孵育用于观察肝脏毒物对肝细胞膜的损伤和对脂质分泌功能的影响。

五、循环系统症状

动物心血管毒性的评价受到许多复杂的因素影响，蒙药对心血管产生的毒性表现为对心脏、血管和调节血液循环的神经的损伤，尤其以心脏毒性最多见。具有心血管药理学活性的蒙药其心血管毒性往往是由于主要药效学效应的过分表现所致。

（一）心脏毒性的形态学评价

心脏毒性所致的形态学改变必须通过肉眼和显微仔细地观察进行检测，某些特定情况下，需进行深入研究，包括超微结构的评价、组织化学和形态学分析。应特别关注与形态评价相关的问题。这些包括抽样误差、出现死后变化、操作误差及错误识别正常组织形态、附带损伤和自发疾病所致的病变。

（二）大体检查

尸检中心脏大体解剖及内部和外部检查的方法在本章第八节进行详细描述。可以成功地应用其中任何一种方法，将能够系统和全面地评价心脏的大体病变。然而，有时为了最好地展示某一病变和优化心脏照片的显示状况，需要改变标准的剖检方法。所有的大体病变都应记录大小、形状、颜色、质地和重量，许多情况下，还应拍照。应对先天性异常进行研究。需小心避免误解死后变化，包括尸僵、肌肉松弛尸僵前或尸僵后、渗入的血液、末端心内充血性变化、死后心肌变白、心内血凝块。除去血凝块后心脏称重，并记录绝对重量和与体重的相对重量。特殊情况下，可利用其他的尸检程序，包括测量心室壁厚度和瓣膜环周长，但这些在很大程度上取决于心脏的收缩状态。其他可选的方法包括测量各心室壁和室间隔的重量，使用宏观的酶组织化学技术检测和定量心肌缺血性损伤，以及输注造影或着色材料后进行冠状动脉总体或放射学评价。

（三）心脏毒性的生理学评价

心脏毒性大多通过检测心肌收缩功能、肌肉离体制备、心脏离体灌流、超声心动图、血清生化学、血液学、骨髓细胞计数、心肌酶谱检测、心电图测定、心脏病理组织学观察等方法检测。

六、皮肤（黏膜）/眼症状

（一）皮肤

因为其部位，皮肤成为隔离环境毒物的主要屏障。因此皮肤，尤其是表皮，经常系统性地或直接暴露于各种各样的有毒的物质。皮肤基本上有三个主要的毒性机制：①有毒物质或其代谢产物直接导致损伤，可发生或不发生细胞死亡和遗传毒性；②免疫介导的毒性作用；③光毒性和光变应性效应，包括直接损伤，如刺激性和遗传毒性。

（二）眼

当某些药物直接接触角膜和结膜时可能会引起刺激作用，表现为炎症反应。如果短时间内接触刺激性较强的化合物或药物，可引起角膜结膜炎，角膜表层水肿，上皮脱落，结膜充血、水肿，发生灼痛、流泪、畏光等。如果长时间接触刺激性较弱的化合物或药物，可引起慢性结膜炎或睑缘炎，表现出充血、分泌物增多等。

眼刺激试验又分为一次眼刺激试验和多次眼刺激试验。眼刺激是指动物经眼给予受试物后，动物在眼前部表面产生的可逆性的改变。主要观察结膜、角膜、虹膜等症状，一般在给药后 1h、24h、48h、72h 进行观察，如果在 72h 未见任何症状，试验则可结束。每次检查都应记录眼部反应的分值并判断刺激程度。

七、致死率及死亡时间

中药毒理学中可通过动物的死亡情况如致死率、死亡时间及濒死前反应等指标对毒性进行评价。

致死剂量或浓度指在试验中引起受试动物死亡的剂量或浓度。

半数致死剂量或浓度：指总体染毒动物中，动物死亡资料经统计处理而得到的50%动物死亡的剂量（浓度）。常用于药物之间急性毒性比较的指标。

绝对致死剂量：是指化学物质引起受试对象全部死亡所需要的最低剂量或浓度，如再降低剂量，就有存活者。但由于个体差异的存在，受试群体中总是有少数高耐受性或高敏感性的个体，故 LD_{100} 常有很大的波动性，而采用 LD_{50} 较为准确。

第七节　生物样品的采集方法与生物化学检查

一、生物样品的采集

（一）血液采集

实验动物血液采集中终末和非终末采血技术是有区别的，在以动物死亡为试验结束（终末试验）的情况下采血与在清醒动物身上单次或多次采血的情况是完全不同的。在试验过程中减少动物的疼痛与不安和获得预期试验结果一样重要。这不仅是出于对实验动物的爱护，而且也是良好科学实践所要求的。因某一特定采血技术的实施和由此给动物带来的不安可能会使动物产生应激反应，伴随应激反应出现的许多生化和生理改变会影响试验结果，如血中儿茶酚胺类、催乳素和糖皮质激素的升高会影响葡萄糖、红细胞数、白细胞数和细胞压积等一些代谢参数。所以，如果不能完全排除应激反应，那么也应将应激反应降至最小。这不仅是为动物考虑，也是为获得有代表性数据的良好科学试验所需。

非终末采血时不要采血太多，因为总血量的减少会导致错误结果，如血红蛋白含量、氧转运能力和血压的下降及相应相关激素浓度的升高，也可能产生其他变化，如胃黏膜坏死等。非终末采血可分为单次采血和多次采血，单次采血低于动物总血量的15%，对动物不会有影响；若取血量为总血量的15%～20%，则会出现一些不良反应，如心排血量或血压降低；若取血量为总血量的30%～40%，则会引起缺血性休克；若取血量达到总血量的40%，则可引起约50%的猪和大鼠死亡。多次采血时，24h 不应超过总血量的 1%[0.6ml/（kg·d）]；若一次采血量不超过总血量的15%，可在动物恢复3～4周后重复采血。

血液总量取决于物种、年龄、健康及营养状况。对于同一种物种，较大动物单位体重的总血量比较小的动物要少，老龄和肥胖动物比年轻和正常体重的动物单位体重含总血量少。一般情况下，总循环血量为55～77ml/kg。

1. 大鼠、小鼠、地鼠、沙鼠的取血方法

（1）尾部取血：该方法主要用于大鼠、小鼠。将动物装入固定装置内或麻醉，露出尾巴，剪掉尾尖 1～2mm（小鼠）或 5～10mm（大鼠），自尾根部向尖端按拉，血自尾尖流出，让血液滴入容器或直接用吸管吸取。亦可将鼠尾浸泡于 40～50℃的温水中或用酒精棉球反复擦拭鼠尾，揩干后剪去尾。取血后断裂处用碘酒擦拭，棉球压迫止血，也可用 6%液体火棉胶涂于伤口上形成保护膜保护伤口防止感染。此法可反复多次取血，小鼠可取血 0.1ml，

大鼠可取 0.3～0.5ml。

（2）眼眶动脉和静脉取血：操作时，左手抓住动物头颈部皮肤并用拇指和食指扒开眼部，轻压大鼠或小鼠颈部两侧，压迫眼球使其突出充血，用止血钳或弯头眼科镊迅速夹取眼球。眼眶很快流出血液，将血滴入器皿中，达到所需血量后用棉球按压眼眶止血。此法取血量较多，多于断头取血，小鼠每次可采血 0.2～0.3ml，大鼠每次可采 0.5～1ml，动物可存活但只能一次采血，隔数日可摘取另一侧眼球取血。

（3）眼眶后静脉丛取血：取一长为 7～10cm 玻璃毛细管（内径约 1mm），浸入 0.5% 的肝素溶液中数小时，取出后放入烘箱中干燥，温度以 40℃ 左右为宜（温度太高玻璃毛细管易断裂），用时掰成 3～4cm 的数段使用（注意将玻璃微渣清理干净，防止扎入动物眼中导致其失明）。将动物用乙醚浅麻醉，取血时左手按住鼠两耳间头部固定。左手食指和拇指扒开眼睛，使眼球突出，并轻轻用手腕按压住鼠颈部和身体（防止动物窒息）使眼眶后静脉丛充血，右手持毛细管将尖端插入眼睑和眼球之间，并用拇指和食指慢慢向眼底方向捻动，当达到蝶骨感到有阻力时，再稍后退稍加吸引，血液即从毛细管中流出，即可接取。取血完毕后拔出玻璃毛细管，左手放松，并用干净棉球按压住出血处，30s 后出血即停止，若插入太深出血过多可延长按压时间。

（4）大血管取血：麻醉动物并背位固定，切开左或右的腹股沟皮肤或颈部，做股动（静）脉分离手术或颈动（静）脉分离手术，使血管暴露清楚，注射针穿刺股动（静）脉或颈动（静）脉抽取所需血量。此法，小鼠可采血 0.2～1ml，大鼠可采血 4～6ml。也可直接剪断大血管直接吸取，但要迅速防止凝血，切断动脉时要防止血液喷溅。大鼠、小鼠、沙鼠还可用腹主动脉取血。操作时，先用乌拉坦或水合氯醛对动物进行深度麻醉，将动物仰卧固定，打开腹腔（尽量减少出血），将肠等腹部脏器推向一侧，两手用棉球轻轻分开脊柱前的脂肪露出腹主动脉。用动脉夹或其他阻断器阻断腹主动脉近心端，用注射器在腹主动脉下端分叉处平行刺入，松开近心端阻断器立即抽血，此法取血较多。

（5）断头取血：用剪刀或铡刀断掉鼠头，立即提起身部向下，将血滴入容器中。小鼠可采血 0.8～1.2ml，大鼠可采血 5～10ml。

2. 家兔、豚鼠的取血方法

（1）耳中央动脉取血：将兔置于固定装置中或由助手固定，用二甲苯涂抹兔耳中央颜色较鲜红的中央动脉，使局部血管扩张充血。用左手固定兔耳，右手取注射器，在中央主动脉的末端沿着动脉平行地向心方向刺入动脉，针筒前端可见动脉血，即可取血。若血管发生痉挛性收缩，应将针头固定在血管中不动，待痉挛消失血管舒张后再抽取。取血完毕后棉球按压止血，一次可采血 10～15ml。

（2）耳缘静脉取血：以小血管夹夹住兔耳根部，选取较粗并清晰的静脉，拔去采血部位的被毛，并用二甲苯涂抹耳缘局部使其血管扩张，涂抹后即用乙醇溶液擦拭干净，针头（一般用 6 号针头）刺入耳缘静脉（方向朝近心端）取血，一次可采血 6～10ml。

（3）股静脉取血：做股静脉分离手术，注射器平行于血管，从股静脉下端向心方向刺入，徐徐抽动针栓即可取血，一次可采血约 10ml。

（4）心脏取血：豚鼠或家兔采血较常用此法。操作时，背位固定动物，左手触摸胸骨左缘 3～4 肋间隙心脏搏动最明显处，用注射针刺入心脏，正确刺入心脏时，由于心脏的搏动血直接进入注射器中，迅速取血防止血液凝固。本法取血量多，豚鼠取血 15～20ml、家兔不应超过 20ml 仍可存活，6～7 日后可重复采血。

（5）跖背静脉取血：主要用于豚鼠。助手固定动物，将其左肢或右肢膝关节伸直。操作者将动物脚背面剪去毛并用乙醇溶液消毒，找出跖背静脉后，以左手的示指和拇指拉住豚鼠趾端，右手持注射针刺入静脉采血，拔针后刺入部位出血并隆起呈半球状，采血后迅速用棉球按压止血。

3. 犬的取血方法

（1）颈静脉采血：犬颈静脉采血时，需要麻醉。将犬固定后侧卧，剪去颈静脉部皮毛，消毒。将犬颈部拉直后仰，用左手拇指按压住颈静脉使其充盈，右手用注射器（一般 7 号针头）平行于血管，向心脏方向刺入血管，取血后用棉球压迫止血。

（2）前后肢皮下浅静脉采血：包括前肢内侧皮下头静脉、后外侧小隐静脉，犬使用较广泛。操作方法同注射法，抽取时速度不宜过快，防止针头与血管内壁吸附而抽瘪血管，取血后注意止血消毒。

（3）股动脉采血：犬股动脉采血时可不麻醉，仰卧固定，把后肢伸展后拉直，暴露出腹股沟，剪去腹股沟动脉部位的被毛，消毒。左手用食指和中指触摸跳动的动脉，右手用注射器针头（6 号针头）刺入，慢慢抽取所需血量，取血后用棉球和纱布压迫止血。

4. 猪的取血方法

（1）心脏采血法：方法同啮齿类动物心脏采血。猪心脏采血时由于胸部肌肉较厚，应使用穿刺针。将动物仰卧固定，剃毛，消毒。左手摸探心脏搏动最剧烈处，在左 3～4 肋间处刺入，如第一次没成功可拔出后重新穿刺，完毕后压迫止血，本法可采大量血液。

（2）耳大静脉采血：需少量猪血时可采用此法。将动物固定后，用酒精棉球擦拭猪耳，使静脉充血。用注射器（6 号针头）刺入后直接抽取，慢慢抽动，防止针头与血管内壁紧吸。抽取所需血液后用棉球或纱布压迫止血。

5. 猴的取血方法

（1）前肢头静脉：头静脉为猴前肢浅层的主要静脉。头静脉向上循二头肌与肱桡肌之间向上至上臂，汇入腋静脉。

（2）后肢皮下静脉：先将猕猴两前臂向背部方向拉，并用绷带将其腕部绷紧。由一人用左手抓住动物头和后颈部，另一人左手抓住一侧后肢跗关节处将后肢固定好，减去取血部位被毛，消毒。右手取连有 7 号针头的注射器，针头沿静脉平行方向向心刺入血管，即可进行采血。采血方法与注射方法相同。完毕后压迫止血。此外，还可以从猕猴的手指、耳缘静脉、颈静脉、股动脉、心脏采血。

（二）体液采集

1. 尿液采集

（1）代谢笼法：此法较常用，适用于小鼠和大鼠的尿液采集。代谢笼是能通过笼子底部的大小便分离漏斗将尿液和粪便分开而达到收集动物尿液目的的一种特殊装置。

（2）输尿管插管法：此法是在动物输尿管内插一根塑料管收集尿液，适用于兔、猫、犬等。将犬麻醉，固定于手术台上，于耻骨联合上缘向上沿正中线作 4～5cm 长的切口，逐层分离，直至打开腹膜，暴露膀胱，循其两侧输尿管，提起输尿管管壁，于输尿管上剪一小口，从小口向肾脏方向插一根细导管，并用细线固定好输尿管，防止细导管滑落。此时可见尿液慢慢由导管流出，将导管开口固定于记滴器上，记录单位时间内尿液滴数。滴下的尿液用量器测其液量，在试验过程中要用温生理盐水纱布将手术视野盖好，以保持动物腹腔的温湿度。

（3）膀胱导尿法：此法常用于雄性兔、犬。动物轻度麻醉后，固定于手术台上，由尿道插入导管（塑料管一般内径为 0.1～0.15cm，外径 0.15～0.2cm，长 30cm）。导管顶端要圆滑，应先涂抹液状石蜡，然后由尿道口徐徐插入，插入 22～26cm（一般中等体形 20kg 左右的犬，插入 24cm 为适度），可以采到未污染的尿液。

（4）压迫膀胱法：此法适用于兔、犬等较大动物。将动物轻度麻醉后，试验者用手在动物下腹部加压，动作要轻柔而有力。当外加压力足以使膀胱括约肌松弛时，尿液会自动由尿道排出。

（5）穿刺膀胱法：动物麻醉后固定于手术台上，在耻骨联合之上腹正中线剪毛，消毒后进行穿刺，入皮后针头应稍改变一下角度，以避免穿刺后漏尿。

（6）剖腹采尿法：同穿刺法做术前准备，皮肤准备范围应大一点。剖腹暴露膀胱，操作者的左手用无齿小平镊夹住一小部分膀胱，右手持针在小镊夹住的膀胱部位直视穿刺抽取尿液。可避免针头贴在膀胱壁上而抽不出尿液。

（7）反射排尿法：适用于小鼠，因小鼠被人抓住尾巴提起时排便反射比较明显。故需采取少量尿液时，可提起小鼠，将排出的尿液接到带刻度的容器内。

2. 粪便采集　将动物饲养于特制的代谢笼内，动物在排便时，可以通过代谢笼底部的大小便分离漏斗，将尿液与粪便分开，达到采集粪便的目的。

3. 胰液和胆汁采集　在动物试验中，主要是通过对胰总管和胆总管的插管而获得胰液或胆汁。犬的胰总管开口于十二指肠降部，在紧靠肠壁处切开胰管，结扎固定并与导管相连，即可见无色的胰液流入导管。大鼠的胰管与胆管汇集于一个总管，在其入肠处插管固定，并在近肝门处结扎和另行插管，可分别收集到胰液和胆汁。有时也可通过制备胰瘘和胆囊瘘来获得胰液和胆汁。

4. 脑脊液的采集

（1）脊髓穿刺法：此法常用于犬、兔脑脊液的采集。采取穿刺部位在两髂连线中点稍下方第七腰椎间隙。动物轻度麻醉后，侧卧位固定，使头部及尾部向腰部尽量弯曲，剪去第七腰椎周围的被毛。消毒后操作者在动物背部用左手拇指、示指固定穿刺部位的皮肤，右手持腰穿刺针垂直刺入，当有落空感及动物的后肢跳动时，表明针已达椎管内（蛛网膜下腔），抽去针芯，即见脑脊液流出。如果无脑脊液流出，可能是没有刺破蛛网膜。轻轻调节进针方向及角度，如果脑脊液流得太快，插入针芯稍加阻塞，以免导致颅内压突然下降而形成脑疝。

（2）直接穿刺法：此法常用于大鼠脑脊液的采集。将大鼠麻醉后，头部固定于定向仪上。头颈部剪毛、消毒，用手术刀沿纵轴切一纵向切口（约 2cm）用剪刀钝性分离颈部背侧肌肉。为避免出血，最深层附着在骨上的肌肉用手术刀背刮开，暴露出枕骨大孔。由枕骨大孔进针直接抽取脑脊液。抽取完毕缝好外层肌肉、皮肤，刀口处可撒些磺胺药粉，防止感染。采完脑脊液后，应注入等量的消毒生理盐水，以保持原来脑脊髓腔的压力。

5. 胃液

（1）直接收集胃液法：将动物麻醉，将胃管经口插入胃内，在灌胃管的出口连一注射器，用此注射器可收集到胃液，此法适用于犬等大型动物。如是大鼠需手术剖腹，从幽门端向胃内插入一塑料管，再由口腔经食管将一塑料管插入前胃，用 pH 7.5、35℃左右的生理盐水，以 12ml/h 的流速灌胃，收集流出液，进行分析。

（2）胃瘘法：慢性试验中，收集胃液多用胃瘘法，如全胃瘘法、巴氏小胃瘘法、海氏小胃瘘法等。制备小胃是将动物的胃分离出一小部分，缝合起来形成小胃，主胃与小胃互不相通，主胃进行正常消化，从小胃可收集到纯净的胃液。应用该法，可以待动物恢复健康后，在动物清醒状态下反复采集胃液。

6. 胸腔积液的采集 常采用穿刺法。如果试验不要求动物继续存活，也可用处死动物剖胸取胸腔积液。在动物腋后线第 11～12 肋间隙穿刺较安全。此部位是肺最下界之外侧，既可避免损伤肺组织造成气胸，又易采集在膈肋窦的胸腔积液。此外，也可在腹侧胸壁近胸骨左侧缘第 4～5 肋间隙穿刺。动物穿刺部位剪毛、消毒，操作者左手拇指、示指绷紧肋间穿刺部位的皮肤，用带夹的橡皮管套上 12～14 号针头，沿肋骨前缘小心地垂直刺入。当有阻力消失或落空感时，表示已穿入胸腔。再接上针管，除去夹子，缓缓抽取胸腔积液。如果有条件在穿刺针头与注射器之间连一个三通管，但应注意正确运用三通管。穿刺结束迅速拔出针头，轻揉穿刺部位，促进针孔闭合并注意消毒。操作中严防空气进入胸腔，始终保持胸腔负压。穿刺应用手控制针头的深度，以防穿刺过深刺伤肺脏。

7. 腹水的采集 抽取犬等大动物腹水，让犬按自然站立位固定，穿刺部位在耻骨前缘与脐之间，腹中线两侧。剪毛消毒，局部浸润麻醉。操作者左手拇指、示指紧绷穿刺部位的皮肤，右手控制穿刺深度做垂直穿刺。注意不可刺得太深，以免刺伤内脏。穿刺针进入腹腔后，腹水多时可见因腹压高而自动流出。腹水太少可轻轻回抽，并同时稍稍转动一下针头，一旦有腹水流出，立即固定好针头及注射器的位置连续抽取。抽取大鼠、小鼠的腹水方法简单，用左手拇指及示指捏住动物颈部皮肤，环指、小手指及手掌夹住其尾巴固定好动物，使其腹部略朝上，在腹股沟和腹中线之间，消毒皮肤，用 8 号针头刺入腹腔，如腹压高腹水自然流出，如腹水太少，可借助注射器抽取。抽腹水时注意不可速度太快，腹水多时不要一次大量抽出，以免因腹压突然下降导致动物出现循环功能障碍等问题。

8. 精液的采集

（1）人工阴道采集精液（semen）：体型较大的动物，如犬、猪、羊等，可用一专门的人工阴道套在发情的雄性动物阴茎上，采集精液。也可将人工阴道置入雌性动物的阴道内，待动物交配完毕后，取出人工阴道采集精液。还可将人工阴道固定在雌性动物外生殖器附近，雄性动物阴茎开始插入时，立即将其阴茎移入人工阴道内，待其射精完毕后，采集人工阴道内的精液。

（2）阴道栓采集精液：大、小鼠雌雄交配后 24h 内可在雌性动物阴道口出现白色透明的阴道栓，这是雄鼠的精液和雌鼠阴道分泌液在阴道内凝固而成的，取阴道栓涂片染色可观察到凝固的精液。

（3）其他采集精液法：将发情的雌性动物与雄性动物放在一起，当雄性动物被刺激发情后，立即将雄性动物分开，再用人工法刺激其射精。也可按摩雄性动物的生殖器或用电刺激其发情中枢或性敏感区，使其射精。

9. 阴道内液体的采集

（1）棉拭子法：用消毒棉拭子旋转插入动物阴道内，然后在阴道内轻轻转动几下后取出，即可进行涂片镜检。大鼠、小鼠等阴道液较少，取其阴道液时，可用先浸湿后又挤去无菌生理盐水的棉拭子取阴道液，这种棉拭子比干棉拭子容易插入阴道。对体型较大的实验动物，也可先按摩或刺激其阴部，而后再采集其阴道液。

（2）滴管法：用消毒的钝头滴管吸取少量的无菌生理盐水插入动物阴道内，然后挤出生理盐水后又吸入，反复几次，吸取阴道冲洗液滴于玻片上制片、染色镜检。

（3）刮取法：用光滑的玻璃小勺或牛角制的小刮片慢慢插入阴道内，在阴道壁轻轻刮取一点阴道内含物，进行涂片镜检。

10. 骨髓的采集

（1）大鼠、小鼠骨髓的采集：用颈椎脱臼法处死动物，剥离出胸骨或股骨，用注射器吸取少量的 Hank's 溶液，冲洗出胸骨或股骨中全部骨髓液。如果是取少量的骨髓作检查，可将胸骨或股骨剪断，将其断面的骨髓挤在有稀释液的玻片上，混匀后涂片晾干即可染色检查。

（2）大动物骨髓的采集：犬等大动物骨髓的采集可采取活体穿刺方法。先将动物麻醉、固定、局部除毛、消毒皮肤，然后估计好皮肤到骨髓的距离，把骨髓穿刺针的长度固定好。操作者用左手把穿刺点周围的皮肤绷紧，右手将穿刺针在穿刺点垂直刺入，穿入固定后，轻轻左右旋转将穿刺针钻入，当穿刺针进入骨髓腔时常有落空感。犬骨髓的采集，一般采用髂骨穿刺。犬等大动物常用的骨髓穿刺点还包括：①胸骨，穿刺部位是胸骨体与胸骨柄连接处；②肋骨，穿刺部位是第 5~7 肋骨各点的中点；③胫骨，穿刺部位是股骨内侧、靠下端的凹面处。如果穿刺采用的是肋骨，穿刺结束后要用胶布封贴穿刺孔，防止发生气胸。

二、生物化学检查

在动物试验中，常用来测定的生化指标种类很多，可分为几大类：血脂、主要酶活性、血糖与尿糖、激素、肝功能、肾功能与氮代谢等，测定方法与人类基本一致，主要介绍以下几种。

（一）血脂

血清总胆固醇的测定主要有化学测定法和酶测定法，酶测定法是目前最常采用的方法。该法原理是用胆固醇酯酶水解胆固醇酯生成脂肪酸和胆固醇，再用胆固醇氧化酶氧化胆固醇生成胆烷-4-烯-3-酮和 H_2O_2，然后进行 H_2O_2 的定量。H_2O_2 的定量中最常用的方法是利用过氧化酶使酚和氨基安替比林反应生成红色的亚胺酮。

血清三酰甘油测定：三酰甘油是血脂的主要成分，测定方法也可分为化学测定法和酶测定法两大类，现在已被全酶单一试剂测定法取代。

血清脂蛋白电泳分析：利用电泳原理直接测定血浆脂蛋白的组成和相对含量。根据电泳支持物的不同，可分为滤纸电泳、乙酸纤维素薄膜电泳、琼脂糖凝胶电泳和聚丙烯酰胺凝胶电泳等，其中琼脂糖凝胶电泳最为常用。

（二）主要酶活性的测定方法

1. 丙氨酸转氨酶的测定 丙氨酸转氨酶（ALT），即谷丙转氨酶（GPT），主要分布于肝脏、心肌，骨骼肌及其他组织中含量较低。丙氨酸转氨酶的测定有酶联-紫外连续监测法和比色法。

2. 天冬氨酸转氨酶的测定 天冬氨酸转氨酶（AST），即谷草转氨酶（GOT），分布于心肝及骨骼肌的细胞质与线粒体中。测定方法也包括酶联-紫外连续监测法和比色法。

3. 乳酸脱氢酶测定

（1）乳酸脱氢酶测定：乳酸脱氢酶（LD）测定可利用以乳酸为底物的顺向反应，或利用以丙酮酸为底物的逆向反应。顺、逆向反应均可利用比色法及分光光度法测定酶活性。比色法的原理是利用产物丙酮酸与 2,4-二硝基苯肼作用生成丙酮酸、二硝基苯腙，后者在酸性环境中呈草黄色，在碱性溶液中显红棕色。颜色深浅与丙酮酸浓度成正比，与标准浓度丙酮酸生成的苯腙进行比色，可推算乳酸脱氢酶活性。

（2）乳酸脱氢酶同工酶的测定：从同工酶的组织分布来看，乳酸脱氢酶同工酶的测定具有一定的器官组织特异性。目前主要检测方法有电泳法、层析法、免疫化学法、热稳定法和抑制剂法。

（3）肌酸脱氢酶的测定：肌酸脱氢酶（CK）测定有比色法和酶联-紫外连续监测法两种。比色法包括无机磷酸法、酶偶联-丙酮酸测定法和肌酸显色法。

（三）血糖与尿糖的测定方法

血糖测定：血糖是动物试验中最常用的测定指标之一。血糖的测定方法按原理可分为无机化学法、有机化学法和生物化学方法三类，常见的有分光光度法和酶学方法。分光光度法中常见的是邻甲苯胺法，利用葡萄糖在加热的有机酸溶液中与某些芳香族胺类，可生成有色衍生物这一原理建立的。血糖的酶法测定是利用酶的特异性催化而建立起来的，具有高度的特异性，同时，可以避免使用化学方法中的一些有害试剂等，操作简便，便于自动化检测。

尿糖测定常用方法有铜还原法和葡萄糖氧化酶试纸法。铜还原法用班氏试剂，一种在碱性溶液中含有铜离子、枸橼酸钠的复合剂。原理是试剂与尿液共沸时，葡萄糖或其他还原性物质能使铜离子还原为亚铜离子，形成黄色的氢氧化亚铜或红色的氧化亚铜。后者是将葡萄糖氧化酶试剂吸附于滤纸上制成试纸与标准色板比较即可得出结果。

（四）激素的测定

动物体内激素有很多种，按其化学本质不同可分为四类：肽和蛋白质、氨基酸衍生物、类固醇和脂肪酸衍生物。

甲状腺激素测定血清甲状腺激素测定最常用的是 RIA 法。其灵敏度、特异性和精密度均高，而标本用量少。常见的测定甲状腺激素包括血清总甲状腺激素（TT4）、血清游离甲状腺激素（FT4）、血清总三碘甲状腺原氨酸（TT3）、血清游离三碘甲状腺原氨酸（FT3）等。

类固醇激素的测定绝大多数类固醇激素（醛固酮、性激素、糖皮质激素等）测定最常用的也是 RIA 法。常见测定的性激素包括雄性激素和雌性激素，皮质素常见测定的指标是氢化可的松。

第八节　动物的解剖与毒性组织病理学检查

药物的多次给药毒性试验、局部毒性试验及诱癌试验的毒性病理学检查是药物毒理学研究的内容。药物毒性病理学检查是现代病理学的一个分支。它是毒理学与病理学、细胞生物学、组织学等形态学学科相结合而形成的一门边缘科学。它是利用形态学的观察方法，研究药物不同剂量对受试动物的器官、组织和细胞造成病理性改变的损伤部位、损害性质及程度、发生过程和转化规律，并以此为依据，推断该药物在一定剂量下对人体主要器官的损害、最低毒性作用剂量及有无蓄积损害和损害恢复时间等，为新药的申报提供必要的检查结果。同时，也为今后合理用药和认识意外情况下过量服用药物所造成的损害程度提供参考材料。

一、毒性病理学概述

毒理病理学可以被定义为集中研究毒物诱发的细胞、组织和器官在结构和功能上改变的一门医学科学。毒物包括药物、工业和农业化学品、环境污染物、毒素（生物来源的化合物，如真菌毒素和植物性毒素）和物理因素，如热和辐射。毒理病理学还包括研究引起这些变化的机制、评估其发展的风险，以及基于这些信息的风险控制措施。因此，毒理病理学科，在很大程度上依赖于包括毒理学（如生物化学、药效动力学和风险评估）和病理学密切相关学科（如生理学、微生物学、免疫学、分子生物学）及其他相关的学科。在多次给药毒性研究中，病理学含有大量的数据，而且通常是判断靶器官毒性的重要数据。它由病理组织标本制作和病理学检查两部分组成，病理标本制作技术是病理检验结果的重要影响因素之一，是做好病理诊断工作的基础，两者的关系密不可分。

二、病理学检查的特点

毒性病理学检查有其自身的特点。它不仅直观明确地将损害的特征直接呈现，并可以对比观察，重复观察，深入观察。它既注重整体，又强调局部，如全身检查、脏器系数的比较、系统和脏器的检查、组织和细胞的检查等。药物的毒性作用侵害了某一系统或器官，在选择的标本上能得到客观的反映，虽然仅是几张组织切片，但它所展现的却是这一器官或系统的结构状态及病理变化。从病理学的专业看出，它说明的问题全面而具体，既让我们清楚局部的改变有时影响全身的功能，又认识到整体的状态也会对某局部的变化带来重要影响。所以说，病理学检查是药物安全性中全面细致反映机体结构状态的重要检查。形态改变可以客观再现，但描述改变的种种特征都是人的主观观察，所以，个别情况下出现同一张切片由于观察者的不同而得出不同的诊断。另外，有的药物对人体的毒副反应在动物体上不能表现出来。例如，有的药物引起人的过敏反应（青霉素过敏、氯霉素等）和精神症状等很难在实验动物身上复制，这对某些药物引起的动物损伤的推论外延有一定的限制。组织病理学检查在药学上内容很丰富，但在药物毒性的病理学检查中有一些局限性，特别是在药物安全性评价中的病理检查。全面的检查必须是活杀的动物，这与其他项检查有本质的不同。对药物进行安全性评价难以在形态学上进行自身对照，确定药物对动物的病理损伤就要加大相同条件下的动物数，以抵消不同个体敏感性不同所出现的形态学差异。这都是药物安全性评价中病理的专业特点和自身的局限性。我们只有将药物作用于动物后的临床表现、生化、功能、代谢和形态学观察的结果综合起来，才能全面、客观、准确地评价药物的利害及价值。

毒性病理检验内容

常规新药毒性的病理检查主要在实验动物的整体、器官、组织和细胞水平进行，也就是通常用肉眼进行的解剖检查和借助光学显微镜的观察，必要时还要进行电镜的观察。三个检查说明了三个层次的病理学检查结果，它们各自独立进行，又互相紧密关联，一般只有进行好前一个层次的检查才能指导下一个层次的取材，否则在观察的部位和说明的问题上有很大的局限性，但电镜的取材要求严格，难以做到光镜的结果完成后再电镜取材。

药物安全性评价的药物毒性的病理检查与临床的病理检查有很大的不同。临床病理的外科活检和尸检多是孤立的，一张或几张切片可明确疾病的诊断，不同个体的不同切片说明各自的病损特征，相互间无必然的相关性。药物安全性评价中的药物毒性的病理检查则是通过严密的设计观察药物引发一组动物的某些脏器的形态发生改变。也就是说，药物安全性评价的病理检查是用药物在动物身上设法制造变化以明确有什么。因此，要求从事毒理病理工作的人员应对进行试验的药物和动物有足够的了解。

1. 药物 要清楚进行安全性评价的药物的结构类型，如果有相近结构的药物，争取获得该药物的毒性病理资料。了解药物的药理作用是什么，主要用于治疗哪种疾病或哪类疾病，是急症用药还是长期使用，药物的来源是化学合成还是从植物中提取，有无生物活性。另外，应了解药物的体内代谢分布，有无蓄积性，主要排泄途径等。

2. 动物 毒性试验的最终目的是说明药物对人体的毒性，所以选择的实验动物最好尽量接近反映药物对人体的病理损伤。常用的实验动物虽然脏器和组织的结构相似，但各自有不同特点。要注意到种属和品系的差别，应对最后所选择实验动物对该药物毒性的敏感性有确切的了解。

中枢神经系统的损伤最好采用猴、犬等；反映消化系统的多选用犬、猪等；反映免疫及过敏反应的选用豚鼠、家兔；反映一般内脏、淋巴造血和内分泌系统的多选用犬、大鼠或小鼠。皮肤刺激性试验多选用兔的原因是其皮肤稚嫩，反应敏感。

三、动物的处死与解剖

实验动物与人体组织标本制作的不同点有很多，首先要处理多种实验动物，而且几乎所有的脏器都要检查，包括有些人类没有的脏器。各种脏器的处理程序各不相同等。这些不同点给毒理病理检验程序和操作规程提出了很高的要求，各个检验环节的标准化处理是保证病理检查准确的基础。

（一）实验动物的处死

动物处死的基本要求是处死时间短、无痛苦，尽量减少实验动物死亡过程中的挣扎和人为损伤，避免处死方法不当而人为造成脏器及细胞形态改变。实验动物常用的处死方法安乐死的常用方法，可以分为药物化学处死法和机械物理处死法两大类型。常用颈椎脱臼法、断头法、放血法、空气栓塞法、打击法、开放性气胸法等。颈椎脱臼法，只适用于小鼠；急性失血法，可用于大鼠、豚鼠、犬和猴；麻醉后失血法，多种动物都适用，尤其较大动物不便处理时多采用该法，如犬、猪、猴等。兔常用空气栓塞法。处死动物前要认真核对动物的分组、笼号、动物自身编号、性别等，做到准确无误。

（二）实验动物的剖检

（1）将动物置于解剖台，确认动物后进行剖检。

（2）大体解剖在实验动物处死后半小时内进行，解剖方法采用胸腔、腹腔脏器联合取出法。解剖顺序多为先腹腔后胸腔，再脑、脊髓、外周神经、骨髓、体腔外特殊部位、注射部位、皮肤和肌肉等。解剖可系统地进行。解剖时应注意：试验中期动物死亡应立即进行剖检，以避免组织自溶；解剖要在规范的基础上以最大范围暴露内脏器官为宜；解剖过程要尽量减轻解剖对器官和组织的各种机械损伤；根据动物生前的症状，判断哪种主要的系统受到损伤，解剖时仔细检查并进行验证。

（3）内脏检查：动物解剖过程中进行的肉眼检查是整个病理检查中重要的一步，许多病变经过肉眼检查可以发现。内脏检查可先进行对照组的剖检，然后再进行试验组。试验组也可按大、中、小的剂量组进行，以使可疑发生变化的器官不致疏漏。应观察有关内脏的外形和表面情况、颜色、边界和大小、质地、切面。对指定的内脏称重，并计算内脏系数。内脏的切面观察要包含内脏的完整结构，因此，切面要尽可能大。

（4）体重和内脏及内脏系数：动物长期毒性试验开始后应该间隔适当时间称量动物体重。动物体重增长减慢或体重减轻可以反映毒性损害的程度。在进行实验动物解剖的同时，也要将部分器官称重，目的是计算内脏系数，即内脏的重量占体重的百分比。称重的器官有心脏、肺、肝、脾、肾、甲状腺、胸腺、肾上腺、睾丸、卵巢和脑。通过内脏系数的分析和比较，能反映出组间的差异程度，进而判断这种差异的统计学意义和生物学意义，为最终的病理诊断提供参考。

（5）取材：可根据药物的类别不同而选取不同的器官和组织，如一类药物的长期毒性试验一般选下述的器官和组织：心脏、肺、肝、脾、胃、空肠、回肠、结肠、食管、甲状腺、胰腺、肾上腺、前列腺、气管、肠系膜淋巴结、睾丸、卵巢、子宫、脑、垂体、脊髓、骨髓、注射部位肌肉，其他如眼球、口腔黏膜和咽壁组织、周围神经和血管等。

1）呼吸器官：先检查喉头、声门黏膜有无出血和水肿，两侧肺表面有无出血、感染、肺实变或肺气肿现象。再剪开气管、支气管及其分支，检查黏膜有无充血、出血、感染情况，有无泡沫样炎性渗出液、肺的切面有无实质性病灶、气肿、萎缩、出血等病变。

2）心脏：剪开心包膜，暴露出心脏，注意心脏的大小、外形和心外膜情况。自下腔静脉入口处将右心房直线剖开，然后从此线的中点沿心脏右缘剖至心尖部，再从心尖部在心室膈右侧沿冠状动脉沟平行地剖至肺动脉，观察右心的心肌、心内膜、三尖瓣和肺动脉瓣有无病变。自左右肺静脉入口处将左心房直线剪开，沿心脏左缘剖至心尖部，再从心尖部在心室膈左侧向上剖开左心室的前壁到主动脉，观察左心的心肌、心内膜、二尖瓣和主动脉瓣有无病变。

3）肝：观察肝的形状和色泽，包膜有无增厚粘连，肝实质有无充血、出血、瘀血和脂肪变，切面肝小叶的结构是否清晰，门静脉、胆管和血管有无扩张等。切开胆囊（大鼠无胆囊），检查胆囊充盈程度、胆汁性状（颜色、透明度、浓度）和黏膜的形态。

4）脾：观察脾的形态、质地（坚硬、柔软、脆弱）、体积大小和色泽、包膜表面是否平滑或有皱纹，切面滤泡、小梁和红髓的结构，正常动物这三种结构清晰可见。

5）肾：注意肾外形、大小、软硬度，包膜有无粘连、肾表面有无凹凸不平等。自肾凸面对准肾门作一纵切面，切面应使肾盂对半剖开，检查皮质和髓质的界限、颜色、斑点等。肾盏和肾盂有无充血、出血、异常内容物的积聚。根据试验需要，亦可以一并剪开输尿管、膀胱进行检查。

6）胃肠道：从食管下端沿胃大弯从贲门经胃底剪到幽门，注意胃内容物、胃黏膜颜色，有无增厚、出血、溃疡和瘢痕。检查各段肠道浆膜、肠系膜及其淋巴结的情况，拉开肠系膜观察有无寄生虫感染。

7）生殖器官：剪开睾丸鞘膜检查鞘膜及腔内液体后，将睾丸、附睾一起切开，观察睾丸、附睾有无病变。雌性动物应检查卵巢、输卵管及子宫等有无病变。

8）脑和脊髓：打开颅腔（小动物只需要普通家用剪刀及小骨钳，大动物则需要弓形锯），先观察硬脑（脊）膜有无充血、出血、渗出等异常变化。然后从正中剪开硬脑（脊）膜，检查脑实质各部有无异常变化。开颅（脑神经、脑组织、垂体）；暴露脊髓（取出脊髓）。在解剖和取材时，应尽量减少由于器械或手术粗暴引起的机械损伤。刀、剪要锋利，镊子应尽量捏在不重要的部位，以减少人为损伤。

（6）动物解剖后组织标本的选取：药物毒性试验中，动物剖检除大体观察外，要求各脏器必须制作病理切片，在显微镜下观察其细微变化。因此，对动物尸体解剖的同时，应选取组织块，供制片检查。常规采取组织的部位及块数如下所示。

1）心脏1块：纵切左右心房、左右心室及心尖部，共1块。

2）肺脏2块：横切左叶及右下叶各1块，共2块。

3）胸腺：含左、右叶横切，取1块。

4）肝脏3块：横切中间叶、右叶和左外叶，各取1块，共3块。

5）脾脏2块：横切取1块，纵切包括门部取1块，共2块。

6）肾脏1~2块：即左、右肾各1块。左肾横切，右肾纵切。

7）肾上腺1~2块：即左、右各1块。

8）胃1块：取材要包括全部胃结构。

9）肠6块：即十二指肠、空肠、回肠、盲肠、结肠和直肠。

10）淋巴结：取肠系膜淋巴结1块。

11）睾丸或卵巢：1块。附睾1块，子宫三段。

12）子宫：左、右子宫角横向各取1块，子宫颈部横向取1块，共3块。

13）脑：含左大脑半球，小脑及延髓纵切取1块，右半球部分横切取2块。或根据试验要求而定。

14）皮肤：含乳腺，取1块。

15）给药部位：若为尾静脉给药，则取含有尾静脉的尾部1块，取材前要充分脱钙。

取下的组织块立即固定于固定液中，常规固定液为10%中性甲醛溶液。

实验动物脏器取材一般原则：首先，若有肉眼可视病变，首先应认真观察取准标本病变部位，切勿漏取，全面反映出各个脏器有无病变，显示病变全貌，全面描述病变状况。其次，若无肉眼可视病变，可代表性取材。选取的组织材料要包括各器官的主要结构。所取材料应尽量保持肉眼标本的完整性，一般厚为3~5mm，大小为1.5cm×2cm，因此，取材大小可为1.5cm×1.5cm×0.5cm。

（三）动物解剖标准操作规程

动物解剖应在动物死亡或处死后立即进行，以免引起动物死后组织自溶，失去检查意义。动物解剖要求迅速、准确、逐系统、逐脏器仔细观察。作完整、详细的观察记录。其大体检验规程应结合试验目的的要求有所变动。现将大（小）鼠、犬（猴）的解剖方法介绍如下所示。

1. 啮齿类动物的解剖标准操作规程　动物禁食不禁水8h，称取体重并记录，根据试验要求处死后背位平放解剖台上，以湿巾将胸腹部被毛打湿。检查有无明显消瘦和肥胖，有无脱毛和皮肤破损，眼、耳、鼻、口、外阴部有无出血或分泌物，肛周有无排泄物附着。雌性动物检查乳腺有无包块。将动物仰卧位固定于解剖台上。

（1）内脏摘除：顺序一般是颈部、胸腔、腹腔、盆腔、颅腔。摘除过程中要尽量减少解剖器械对器官组织的钳夹、牵拉和压迫。

（2）切开皮肤：沿腹正中线剪开皮肤及肌肉。观察有无出血或感染。大体检查，检查腹腔脏器位置、大小、色泽、有无粘连，观察肝脏、脾脏、肾脏质地颜色，观察有无腹水。若有腹水量取体积。

（3）在下颌骨下找到颌下腺并将其摘除。提起胸骨剑突，剪断两侧肋软骨至第一肋骨，观察胸腔有无积液。之后继续向上剪断第一肋骨、锁骨及周围组织，直至剪断胸骨甲状肌，留取胸骨。检查胸腔脏器位置、大小、色泽、有无粘连、心包有无积液等。

（4）颈部器官：在甲状软骨下1.5cm处剪断气管与食管并向上分离至甲状软骨处，将气管、食管、甲状腺与甲状旁腺一并取出。

（5）胸腺：用镊子夹起胸腺旁结缔组织，摘除周围脂肪组织，摘下胸腺。

（6）心脏：分离连接心脏的结缔组织，并剪断血管，留取主动脉在心脏上并取出心脏。

（7）肺脏：夹取气管取出左、右肺。

（8）肝脏和胆囊：剪断与肝脏相连的韧带与血管，取出肝脏与胆囊（大鼠无胆囊）。

（9）脾脏：夹起脾脏旁结缔组织，剪断与脾脏相连的组织，取出脾脏。

（10）肾上腺与肾脏：分离肾脏上方的脂肪组织，取出肾上腺。夹住肾蒂提起肾脏，剪断肾蒂并分离周围脂肪组织，取出肾脏。同法取出对侧肾上腺与肾脏，左肾肾门处剪一小口作为标记。

（11）泌尿生殖器：①雄性，夹住膀胱与前列腺旁的结缔组织，取出膀胱、前列腺和精囊一并分离，将睾丸、附睾拉至腹腔，分别摘下睾丸和附睾；②雌性，剪取膀胱，分离子宫附近脂肪囊，直至子宫颈及阴道并一起取出。

（12）胃、小肠、大肠、胰腺、肠系膜淋巴结、乳腺和皮肤：大体检查未见明显病变时，理清摆正消化道，分别在胃贲门、幽门处离断，取出全胃。然后留取十二指肠及胰腺、近端空肠，在回盲部上1.5cm处留取回肠，再分别留取盲肠、结肠及直肠，以上标本长度均约1.5cm，摘除肠系膜淋巴结。大体检查有可疑病变时，止血钳夹住食管下段，在止血钳上端切断食管，依次分离出胃、胰腺、十二指肠、空肠、回肠、结肠、直肠并将其一并取出。依次打开消化道，暴露黏膜面，检查并取材。最后留取肠系膜淋巴结，在下腹部内侧靠近乳头的位置留取乳腺和皮肤。

（13）脑和垂体：剪开头、枕部皮肤，剥离附着肌肉。在枕骨大孔处断离脊椎骨，用骨剪剪开颅骨，暴露全脑。使大脑朝下，露出颅底间隙，依次剪断与大脑相连的脑神经与血管，取出脑，再取出垂体。

（14）眼、视神经和哈氏腺：夹住眼睑向外提拉，在眼窝与眼球之间小心剪开连接的结缔组织，取出眼球、哈氏腺及视神经。

（15）坐骨神经、肌肉和股骨：剪开股外侧皮肤和浅层肌肉，暴露坐骨神经连同骨骼肌一并取材（长1.5cm左右）继续分离肌肉取出双侧股骨。

（16）颈、胸、腰段脊髓：剪开颈、背、腰部皮肤，剔除棘突周围组织，剪断肋骨，在颈椎椎管长约1.5cm处剪断，并剪断胸、腰椎，留取标本。

（17）注射局部及局部淋巴结：如给药方式为注射给药，取注射部位的皮下组织（或肌肉/血管）。再视注射部位留取近心端局部淋巴结。

（18）遇试验特殊要求应分主次调整解剖取样顺序。

1）应取内脏：心脏、肝、脾、肺、肾、肾上腺、甲状腺、胸腺、垂体、大小脑、延脑、食管、胃、十二指肠、空肠、结肠、直肠、胰、胆囊（小鼠）、颌下腺、脊髓、视神经、气管、淋巴结、副泪腺、胸骨、膀胱、睾丸、前列腺、附睾、储精囊（或卵巢、子宫）。

2）称重内脏：心脏、肝、脾、肺、肾、肾上腺、胸腺、大小脑、睾丸、前列腺、附睾、精囊、甲状腺、卵巢、子宫。

注意：内脏称重前应以湿润滤纸拭去表面血迹等物，干燥天气应将摘取内脏放于有湿润滤纸的容器中，若欲保持组织充盈、无萎缩状态，应在未打开胸腔前，预先用止血钳或线绳，从颈部将气管结扎，可保持肺呈充气状态（其他动物亦同）。

四、石蜡切片技术

（一）取材

取材刀具必须锋利。切取标本应尽量一刀取下，避免揉搓，不应使用有钩镊子或血管钳等手术器械镊取标本，以免损害组织造成人为组织变化。应按试验设计的要求选取试验组和对照组相同的组织标本，除有充分理由外一般不应变动取材的部位和数量。怀疑毒性作用的靶器官要多取材，主要脏器和可疑损伤部位必须留有补做的标本。普通脏器取材也应考虑能做两次制备的标本，这样可使很多意外情况出现时得到样品的补偿。一般小鼠的脏器可全部保留，大鼠的则大部分保留。选择的部位应一致，肉眼检查可疑的损伤应补取。取病变部位时应有足够的正常组织连带，即取病变组织与正常交界处，这样有利于对比观察。取材要保留被膜和组织的全部，标本块较大时，可分为两块。实验动物大小不同，留取标本的大小亦应不同。中空的管状器官，如胃、肠等，小的动物取完整的横切面，大的动物也以横切为最大面。取材应剔除剖检时机械损伤的部位。标本的选取应选择病变或可疑病变的组织。必要时选取病变与正常组织交界处。切取标本的原则是求准而不是求量多，所以切取组织宜小不宜大，以不超过30mm×30mm 为佳，发现的问题准确完整地记录在实验动物解剖记录表上。

为了使组织切片的结构清楚，取材要及时，组织块必须争取时间及时固定。组织的固定越新鲜越好。组织块的固定时间不宜过长或过短，不同的固定液，固定时间有所不同，固定后的组织需要用流水冲洗，再进行脱水制片。

（二）组织的固定

固定是将选取的标本放入特殊的液体中设法得到接近正常生命状态的细胞结构，让液体进入到组织内使其结构得到完好保存的过程。为使组织固定充分，固定容器要合适，一般应选择容积是组织的10～15 倍以上，固定时间一般 4～12h 或更长，固定液量要足够，一般应为组织体积的 5～10 倍，标本最好悬浮于固定液之中，漂浮于固定液之上或沉于固定用器底部，都不利于固定液对标本的渗入。常用的固定液有甲醛、乙醇等，根据不同的目的可选用单纯的或不同成分混合的固定液。标本经固定后，应及时制作切片，如不能及时制片，而该固定液又不能作为保存液时，应改换适当的保存液。

在配制混合液时，应了解每种固定剂的理化性质，氧化剂不能与还原剂混合，以免引起化学反应，失去固定作用。

固定剂的选择：仅由一种化学物质加水溶解后用以固定标本的固定液叫单一固定液。常用单一固定试剂有甲醛、乙醇、冰醋酸、苦味酸、重铬酸钾、锇酸、氧化汞、丙酮等。除甲醛、乙醇和丙酮常用作单一固定剂外，其他多作混合液中的一种成分。

（1）甲醛固定方法：甲醛是一种使用广泛、简便的固定剂，同时又是一种良好的标本保存液。一般脏器的处理与固定通常选用的固定液是 4%甲醛（即 10%甲醛溶液）水溶液（市售甲醛溶液以 1∶9 用水稀释）。这样既可使组织内的蛋白质和脂类等成分凝固，又可使组织不致腐烂。经它固定的标本，可适应一些特殊染色。它的渗透性较强，固定均匀，能增加组织的韧性，组织收缩轻微，硬性大于乙醇。

甲醛溶液主要是由甲醛的聚合形式构成，然而聚合形式的固定效果低于单体形式构成的 10%甲醛溶液，为阻止在放置一定时间的重聚作用，一般将溶液的 pH 调节至中性或偏碱性。

甲醛溶液固定小的组织块数小时即可达到固定要求。如需要快速固定时，可加温到 70～80℃，经过 10min 即可达到固定要求。在甲醛溶液中短时固定的标本，冲洗时间在 10min～2h 即可，但固定时间较长的标本需要较长时间的流水冲洗。一般要冲洗 24h，甚至延长 48h，否则，由于甲醛的沉淀将会影响染色的结果。

甲醛能保存脂肪和类脂体，对染色体、线粒体、高尔基氏体，具有良好的固定作用。

经甲醛固定的陈旧组织，尤其多血的肝脾组织内常可出现棕黑色的甲醛色素颗粒，这种色素不溶于水、乙醇及丙酮等，如欲与含铁血黄素加以区别，可用普鲁士蓝反应进行鉴别。甲醛色素不含有铁，因此，甲醛色素呈阴性反应，用中性或微碱性甲醛溶液固定的效果能显著增加对铁离子的检出速度且可完全避免甲醛色素的形成。

（2）乙醇固定方法：乙醇显示组织内的糖原和神经细胞内的尼氏体较好。由于浸透较慢，可用 10 份甲醛加 90 份 95％乙醇溶液配成甲醛乙醇溶液，浸透染色均好。

（3）Bouins 固定液固定方法：饱和苦味酸水溶液、甲醛水溶液、冰醋酸体积比 70∶25∶5。多用于皮肤病变组织的固定，结缔组织的三色染色效果较好。

（4）眼球的固定方法：在毒性病理学检查中，眼球是一个必须检查的器官，但由于眼球结构的特殊性，各部分组织的软硬度不同，各层组织之间连接性差，固定液很难有效、快速地渗透入眼球的内部，往往由于固定不及时而造成眼球内部组织固定不好，引起组织自溶和内部组织的分离，特别是视网膜的脱落。如果用常规 4%甲醛液固定，眼球经过固定后用乙醇脱水，各层组织由于收缩率的不同容易造成组织分离，特别是造成视网膜的分离甚至脱落。其他的一些固定液虽然可以保证眼球内部各层组织完整，但是细胞肿胀肥大，细胞着色不均匀，给在显微镜下观察带来困难。因此，一种有效方法介绍如下。

常规方法处死后即摘取眼球（保留视神经长约 2cm），投入混合固定液（冰醋酸、甲醛液、生理盐水、75%乙醇体积比 1∶2∶7∶10 混合而成）中室温下固定 0.5h，待眼球表面变硬后从眼后房注入固定液再固定 2h，然后用锋利的刀片或眼科小剪刀在眼球的上下部各开一个小口，室温下固定 2h，然后投入 pH=10 的中性甲醛固定 20h，常规脱水，按眼球前后径水平方向用 60℃石蜡包埋。

（5）灌注固定：细胞的各种超微结构在动物死后，处于缺氧的条件下，易于发生变性。尤其中枢神经系统的神经细胞和各种感觉器官内的感觉细胞等更是如此。因此为了保持细胞形态结构的完整性，常采用灌流固定，特别是需要检查细胞的超微结构和分子水平的变化时，更是如此，一般用于脑、心脏标本的固定。通过体内血液循环系统对实验动物进行全身各脏器的固定，包括心脏血管灌注和动脉插管固定 2 种方法。心脏插管灌注用于较小的动物，如大鼠、小鼠，通过从左心室按血流方向进行循环灌注固定，目的是使实验动物全身各组织脏器都能得到良好的固定。灌注固定方法：动物麻醉后，固定于取材板上，开胸暴露出心脏，从左心室向主动脉方向穿刺，缓慢注入生理盐水。在右心耳剪口放血，直到冲洗的生理盐水无色时，再缓缓灌注固定液。

（三）脱钙

犬、兔股骨头，长骨及大鼠、小鼠长骨做切片染色观察前，必须先将骨组织中钙质脱尽，使骨组织变软之后才可制成切片，这一过程称之为脱钙。常用脱钙剂：①强酸类，盐酸、硝酸与中性试剂尿素甲醛混合而成；②弱酸类，甲酸、乙酸；③整合剂。脱钙前先将犬、兔股骨头锯开成片状，片状锯面厚度不宜超过 3mm，长骨锯成节段状，大鼠长骨可等脱钙后再切取。

脱钙液应是骨组织体积的 30～50 倍，脱钙时间视骨组织大小、厚薄及脱钙液的种类等具体情况而定。酸类脱钙法特点：脱钙时间较短，用于常规染色和特殊染色，不适用于免疫组织化学染色。整合剂脱钙法特点：脱钙时间较慢，对组织结构无损伤，适用于免疫组织化学和酶组织化学染色。骨组织脱钙终点的评判方法：用细针扎骨无阻力感或骨能用刀切割成片。

脱钙结束的骨组织必须用自来水流水冲洗 12～24h 方可进入脱水流程。

脱钙过程注意须待钙盐完全消失，脱钙后骨细胞、结缔组织染色结构正常，脱钙方法选择要考虑对染色反应无明显影响，酸脱钙对染色影响较大，成功脱钙过程要达到每个环节紧密相连，脱钙后的脱水制片流程不适当也难制出满意的骨切片。

（四）组织的冲洗

组织经过固定后，脱水之前应进行冲洗，将组织内的固定液洗干净，否则残留组织内的固定液有可能会产生色素从而影响阅片，有些固定液则可在组织中继续起到脆化组织的作用，以至于损坏组织，给制片工作带来不利。

（五）脱水

组织经固定后仍含有大量水分，以石蜡为包埋剂时，因水与石蜡不能混合，应在浸蜡包埋前用脱水剂逐步地将组织内水分置换出来，有利于石蜡充分渗入组织内，这一过程称为脱水。最常用的组织脱水剂是乙醇。乙醇可与水混合，脱水作用强，并且可硬化组织。乙醇穿透组织速度很快，对组织有明显收缩作用。为避免脱水过程中组织过度收缩，必须采用从低浓度到高浓度逐级升高的梯度乙醇依次脱水。不同脏器组织脱水程序不同，须经反复实践才能摸索出稳定性、重复性好的脱水程序。

（六）透明

脱水完毕的组织块，应经过一种能与乙醇混合，同时又能溶解石蜡的媒介剂的作用，将不能与石蜡结合的脱水剂乙醇置换出来，从而达到石蜡浸入组织中的目的。在此进程中，媒介剂进入组织内其光折射指数接近于细胞蛋白的折光指数，使组织块变得透亮，此过程称为透明。常用的媒介剂是二甲苯。组织在二甲苯中的时间不宜过长，否则可导致组织过度收缩硬化易碎裂。此外，氯仿、甲苯、苯也可作透明剂，其透明效果较弱但不易使组织碎裂。

（七）浸蜡

组织经脱水透明后，为使组织硬度均一利于切片，要在熔化的石蜡包埋剂内浸蜡，此过程称浸蜡。浸蜡的目的在于使石蜡充分浸入组织内形成组织块的支撑物，使组织具备一定的硬度和韧度，以保证能切出厚度满意的切片。一般须经过 2～3 次浸蜡过程才能完成。要注意蜡的质量与浸蜡温度（不超过 62℃），常用的包埋剂是固体石蜡，熔点 56～58℃或 58～60℃。

（八）石蜡包埋

浸蜡后的组织块与融化的石蜡固定成为均一硬度、易于切片的过程为包埋。

步骤：①向包埋盒内注入少量的熔化石蜡垫底；②从浸蜡容器中取出组织块放入包埋盒底部；③继续向包埋盒内注入石蜡淹没组织块；④将包埋盒移至制冷台上，用镊子轻轻将组织固定使包埋面贴平，待包埋盒内石蜡冷却固化；⑤从包埋盒中取下冷却固化的石蜡块；⑥用手术刀除去周围多余的石蜡。

（九）切片技术

以石蜡制作的切片，可以制成极薄的切片。一般的切片厚度要求在 $3\sim 5\mu m$，脑组织和脂肪组织应稍厚，以 $6\sim 8\mu m$ 为宜。另外，石蜡切片还便于制作大批的或是连续的切片。而且以石蜡包埋的组织块便于长期保存。所以石蜡切片是目前各种切片制作方法中最普通常用的一种方法。

一张理想优良的切片，除组织固定适当和染色清晰之外，还应具备薄、平整、边缘齐，无皱褶压缩，无裂损痕迹及擦痕，同时贴片排列密集，整齐位置适当，透明度好，封片用胶适量，盖玻片端正，无气泡等。

切片应注意以下事项。

（1）刀刃锋利无瑕疵、无积屑是切片最基本的要求。

（2）切片时应注意被包埋的组织块是否已全部展示在切片上，特别是多个组织的复合包埋块，每个组织是否切全，有无刀痕、皱褶、龟裂、折叠、切片不全、破碎、组织松散、太厚或组织片呈现波浪状薄厚不匀等现象。

（3）切片机刀刃面与蜡块接触时要轻切削，避免切削过深蜡块出现刀痕。

（4）骨、软骨、纤维肿瘤组织较硬，切片时切片刀易发生震颤出现裂痕，此时需更换切硬组织刀片，重者需返工，重新进行脱钙处理。

（5）防止切片龟裂，可用水蒸气加湿、加水等方法处理蜡块表面。

（6）切片速度均匀，滑动台运行速度不均匀影响切片厚度。

（7）粗修用的刀片，可用细切用过的旧刀片替换。

（8）脑垂体、肾上腺小组织切片时注意切面的完整性，如垂体的分叶、皮肤的表皮真皮是否切全。

（十）染色与染色剂

普通染色又称常规染色或 HE（haematoxylin and eosin）染色，即苏木精-伊红染色。它是病理技术中最常用的一种方法，通过它可以做出病理诊断和寻求其他辅助方法，以达到准确、完整的病理诊断。

1. 染色目的　病理学的所有切片，都必须通过不同的方法，将切片中不同的物质，在不同染液的作用下，将其显示出来，使操作者可用光学显微镜完全地观看各种结构。例如，HE 染色，好质量的切片可以清晰地显示出许多不同的结构，细胞核着蓝黑色，细胞质着粉红色，软骨着蓝色等。清晰的结构为诊断提供可靠的依据，因此，染色技术也是病理技术中的重要组成部分，必须不断地总结，方能提高。如果染色不好，红蓝不分，结构不清，层次不明，影响了镜下的观察，会直接影响临床诊断，染色结果的好坏直接关系到诊断的准确性。

2. 染色的作用

（1）化学作用：可将所有的染液分为两种类型，一种为酸性；另一种为碱性。酸性染料中有染色作用的为阴离子；碱性染料中有染色作用的为阳离子，每个细胞也存在着两种物质，细胞核含酸性物质，细胞质含碱性物质。在染色时，细胞核中的酸性物质与苏木精染液中的阳离子发生作用，细胞质中的碱性物质与伊红染液中的阴离子发生作用，由于反应的部位不同，结果着色有异。

（2）物理作用：在染色过程中，染液中的色素微粒子浸入到被染组织的粒子间隙内，此时，因受分子的引力作用，色素微粒子被吸附而着色。由于各种组织有不同的吸附能力和不同的吸附程度，因此就可显示不同的颜色。

一般来说，染色的学说还有许多，但说服力强的仅有上述两种。但不管怎么样解释，实际上完成的每一种染色，都与上述两种学说分不开，它们的作用是相辅相成，同时存在的。

3. 染色剂苏木精的种类及其配制法 苏木精是一种天然染料，是从苏木的树心中提炼而成的，市售略带浅褐色结晶，易溶于乙醇和甘油，较难溶于水，需加热才能溶解。苏木精产于墨西哥的坎佩切，国内使用的几乎都为进口。

苏木精作为单一的染液是不行的，它染色力弱，必须具备两个条件才能具有强的染色力。一是产生有效成分苏木红，二是加入媒染剂。需经氧化才能获得苏木红，获得苏木红有两种方法，一是天然成熟，苏木精与其他试剂混合好后，暴露于阳光或亮处，在自然光的作用下，慢慢地氧化成熟，但时间较长，一般需四周左右。二是加入化学试剂促进成熟，如加入黄色氧化汞或碘酸钠促使苏木精成熟。快速成熟的苏木精溶液有的可马上使用如 Mayer 氏苏木精，有的则需隔日使用。

苏木精种类较多，用法各异，有的用于常规染色，有的则用于特殊染色。

（1）明矾苏木精

Harris 苏木精	
苏木精	2.5g
无水乙醇	25ml
硫酸铝钾（钾明矾）	50g
或硫酸铝铵（铵明矾）	
蒸馏水	500ml
黄色氧化汞	1.25g
冰醋酸	20ml

该溶液为当前最广泛使用的染液，由于它染色时间短，效果好，很受使用者的欢迎。

配制时，先将苏木精溶于乙醇（平时也可将苏木精以 10%的浓度溶解好，储存备用），取 2000ml 的锥形瓶，倾入硫酸铝钾或硫酸铝铵，加入蒸馏水，于电炉上加热，溶解硫酸铝钾或硫酸铝铵，完全溶解后，待温度至 90℃左右时，加入预先溶解好的乙醇苏木精，继续加热至沸腾，延续 3～5min，此时溶液逐渐加深，变为紫红色，拔去电源，加入黄色氧化汞，当充分氧化后，重新插上电源继续加热 3～5min，此时溶液变深紫色，拔去电源，直接将锥形瓶插入预先备好的冰水里，放于暗处，第二日过滤后加入冰醋酸，即可使用三个月，但据实践及经验认为，只要掌握好切片的"无水化"，该染液可反复使用达一年之久（每日使用）。

使用该染色剂有如下注意事项。

1）苏木精一定要预先溶解。

2）加入黄色氧化汞后，可产生大量的气泡，因此，配制 500ml 的溶液，一定要选择 2000ml 以上的容器，否则液体会溢出。

3）当溶液变为深紫色后，应终止氧化，锥形瓶应直接插入冰水中。迅速冷却的主要目的是不让溶液过度氧化，以免缩短溶液的使用寿命。

4）溶液过滤后方加入冰醋酸，不要颠倒过来，加入冰醋酸后再过滤，如果这样，过滤速度将非常慢，这是因为冰醋酸会使滤纸中的纤维膨胀，增加了密度，使溶液不易通过，导致过滤时间延长。

5）该苏木精在使用一段时间后，可以在表面产生金属膜。当出现这种现象时，可用粗滤纸捞去，否则贴于切片上将较难除去。

6）苏木精加入冰醋酸后，其pH2～2.28。

Mayer 苏木精

苏木精	0.1g
蒸馏水	100ml
硫酸铝钾	5g
柠檬酸	0.1g
水合氯醛	5g
碘酸钠	20mg

该试剂有的单位用作常规切片的染色，用它染细胞核不会过染，可用作特殊染色细胞核的对比染色试剂，染色时间可在20～30min，细胞核染色质清晰可见，细胞核呈灰黑色。如可先用天青石蓝为媒染剂，染色时间可在2～3min完成。

配制溶液时，先将蒸馏水稍加温，加入苏木精并不停搅拌直至完全溶解，继而加入硫酸铝钾，令其充分溶解后，加入柠檬酸和水合氯醛，继续搅拌均匀，全部溶解后再加入碘酸钠，搅拌均匀，此时溶液的颜色变为深棕色，过滤后即可使用。

Ehrlich 苏木精

苏木素	1g
无水乙醇	50ml
甘油	50ml
硫酸铝钾	7.5g
蒸馏水	50ml
冰醋酸	5ml

将苏木精溶于无水乙醇里，硫酸铝钾溶于蒸馏水中，然后所有的试剂都加在一起，充分搅拌均匀后，放于窗台上阳光充足的地方，让其慢慢氧化成熟，大约需四个星期，才可使用。该染液是种很好的细胞核染液，用它染色后，细胞核染色清晰，不易过染。对于用酸脱钙组织细胞核的染色，该染液优于其他各种苏木精染液。这种自然氧化成熟的苏木精，可长期使用，不会变质。但染色时间较长，需要20min以上。

如需急用而苏木精又未成熟时，该液可加入20～30mg的碘酸钠，以促使其迅速氧化成熟，配成后不能长期使用，但起码可用半年左右。

Carazzi 苏木精

苏木精	0.5g
甘油	100ml
硫酸铝钾	25g
蒸馏水	400ml
碘化钾	0.1g

将苏木精溶于甘油，硫酸铝钾溶于300ml的蒸馏水中搅拌至完全溶解后，混合两液，将

碘化钾溶于剩余的 100ml 蒸馏水中，加温到溶解后，混合于上述的混合液中，搅拌均匀，过滤后即可使用，染色时间 10min 左右，配成后的液体可保存半年左右。

Cole 苏木精

苏木精	1.5g
饱和硫酸铝钾水溶液	700ml
碘酒（1g 碘溶于 95%乙醇溶液 99ml 中）	50ml
蒸馏水	250ml

将苏木精溶于加温的蒸馏水中，然后加入碘酒溶液，继而加入饱和硫酸铝钾溶液，混合均匀后加热，直至沸腾，将瓶子放入预备的冰水中，如同配制 Hari 氏苏木素一样，第二日过滤，即可使用，染色时间为 20min 以上。

（2）铁苏木精

Weigert 铁苏木精

A 液：	苏木精	1g
	无水乙醇	100ml
B 液：	29%三氯化铁水溶液	4ml
	蒸馏水	95ml
	盐酸	1ml

液配制方法：将苏木精溶于乙醇，让其慢慢氧化成熟，约四周以后，便可以使用，或者用成熟的 10%的苏木精乙醇配制，即时可用。

临用时，取 A 液和 B 液等量混合，即可使用，在 4h 内使用完毕，如果超时，这种试剂便过分氧化而失效。因此，每次使用，需要多少配制多少，一次性用完，以免造成浪费。该染液具有抗弱酸的能力，因此，常用于某些特殊染色核的染色，染色时间为 20～30min。

Heidenhain 铁苏木精

A 液：	苏木精	0.5g
	无水乙醇	10ml
	蒸馏水	90ml
B 液：	硫酸铁铵	5g
	蒸馏水	100ml

液配制方法：将苏木精溶于无水乙醇，然后再加入蒸馏水，放置四周后便可成熟。

用前将 A、B 液混匀。这种铁苏木精可以显示多种物质，如横纹肌、髓鞘、线粒体、细胞核等，可被染为深灰色至黑色。

钨苏木精

磷钨酸苏木精（PTAH）

苏木精	0.5g
磷钨酸	5g
蒸馏水	500ml

取 300ml 蒸馏水来溶解苏木精，其余的蒸馏水溶解磷钨酸，然后两者混合在一起，搅拌均匀后放于亮处，约四周才可成熟使用。

该试剂可以显示多种物质，如横纹肌、神经胶质细胞、纤维、纤维素、髓鞘、胶厚，和细胞质等，染色时间 24h 以上。

这种试剂配成后，可连续使用达数年时间。

钼苏木精

磷钼酸苏木精

A 液：	苏木精	2.5g
	二噁烷	49ml
	过氧化氢	1ml
B 液：	磷钼酸	16.5g
	蒸馏水	44ml
	二甘醇	11ml

将 B 液过滤，取滤液 50ml 加到 A 液中去，充分混合后，可见该试剂为深紫色，放置 24h 后，才可使用。染色时间 2min。它可显示的物质为胶原及粗的网状纤维、亲银细胞、细胞核、Daneth 氏细胞等。

铅苏木精

硝酸铅苏木精

A 液：	1.5g 苏木精溶于 10ml 95%乙醇溶液中，取	1.5ml
	硝酸铅储存液	10ml
	蒸馏水	10ml

混合上述液体，搅拌均匀后，静置 30min 后过滤。

| B 液： | 5%硝酸铅水溶液 | 50ml |
| | 饱和乙酸铵水溶液 | 50ml |

混合两液，过滤，再加入甲醛 2ml。

将 A 和 B 液混合，反复搅拌后放置 30min，过滤后可使用。染色时间 37℃ 2～3h，45℃ 1～2h。

该试剂可将内分泌颗粒和 APUD 细胞颗粒显示出来，同时也可把肌肉和神经等显示出来。

（3）伊红染液的配制：在普通染色法中，有了细胞核的染色还不够，还不能完整地显示整个细胞，只有同时将细胞质显示出来，细胞才完整。因此伊红的染色也与苏木精同等重要，就如同人的左右臂，缺一不可。

配制伊红染液，有许多种方法，根据各单位的情况，使用不同种类的伊红染液。

市售的伊红染液有两种：一是水溶性伊红，二是醇溶性伊红，在实践中，水溶性伊红用低浓度的乙醇来配制，只要配制得当，其效果非常好。

| 伊红 | 1g |
| 70%～75%乙醇溶液 | 100ml |

先将伊红用蒸馏水（少许）调成糊糊状，再加入乙醇，边加边搅拌，直到彻底溶解，此时试剂有些混浊，取少许冰醋酸，加入到试剂中去，试剂逐渐转变为清亮，呈鲜红色，所染切片效果很好。

（十一）特殊染色技术

特殊染色法是为了显示组织器官内特殊结构的一类染色方法。特殊染色的方法繁多，显示不同的物质需要不同的方法，显示相同的物质也有不同的方法。现选择性地介绍常用的一些方法。操作时，应根据需要，结合手边的试剂及条件，选择合适的方法，并应不断地总结、摸索以提高特殊染色的水平。

1. 胶原纤维染色法 胶原纤维是人体中的结缔组织的主要成分，分布在全身的各个部位，组成胶原纤维的主要成分是胶原蛋白。新鲜时呈白色，故一般称为白色纤维。在 HE 染色中被染为淡红色。它的性质是具有一定韧性及紧固性，因此它能够抵抗一定的牵拉力而不至于撕裂或拉断。它们常聚集成粗细不等的束，呈波浪状。胶原纤维由许多根纤细的胶原纤维组成。在电镜下胶原纤维又由更细的原纤维构成。根据 Kramen 和 Little 所进行的电镜研究证实，胶原纤维是特有的，具有横纹的（重复期为 650Å）原纤维。当有病变时这些纤维可发生变形，常出现的就是胶原纤维的坏死，胶原纤维在稀酸里可发生膨胀，变成胶样物。它们能被酸性染料染成深浅不一的粉红色，这些跟淀粉样物难以区别。由于它们的屈光率较弱，因而在光学显微镜下，很难与纤维区别。胶原纤维的分子长度约为3000Å，直径约为14Å，相对分子质量为 300 000。

胶原纤维由成纤维细胞分泌产生。成纤维细胞，所分泌的胶原纤维直径≤1mm，呈分支状。相互交织，少量常呈明显的纤维状；大量存在于组织时，则显均质性，具较强的嗜酸性，在苏木精-伊红染色（HE 染色）的切片上易于识别。但在某些情况下，它与肌纤维的鉴别是有困难的，如纤维瘤或纤维肉瘤与平滑肌瘤、平滑肌肉瘤、横纹肌瘤、横纹肌肉瘤的鉴别。为此，适宜地采用某些特殊染色就十分必要了。例如，Ven Gieson 染色法（胶原纤维呈红色，肌纤维呈黄色）；Masson 三色染色法（胶原纤维呈绿色或蓝色，肌纤维呈红色）。

2. Masson 三色染色法 是由 Mallory 苯胺蓝菊黄 G 发展改良而来，但对于固定液有一定的选择性，虽然任何固定液固定后的组织均可进行染色，但最好是用 Zenker 固定液或 Bouin 固定液固定组织。甲醛溶液固定的标本切片在染色前以 3%升汞做第二次固定 1h 以上，则增强着色效果。胶原纤维被 HE 染色法染成粉红色，除此之外，它还可以用一些阴离子的染料来进行染色，如用亮绿可把它们染为绿色，用甲苯胺蓝可将其染为蓝色，在网状纤维染色中，如不加以处理，它又可被染为棕黄色。常用的特殊染色法有 Van Gieson 染色法、Masson 三色染色法和 Mallary 染色法等。

3. 网状纤维染色法 网状纤维是一种纤细的纤维。它沿着网状细胞和突起分支，并互相交织成网，因而被称为网状纤维，又因这种纤维对银的浸染着色特别显著，故又称为嗜银纤维。它主要由Ⅲ型胶原蛋白构成，也具有 642nm 周期性横纹。它主要分布于骨髓、脾、淋巴结、肝和肺等脏器。癌组织中间未见网状纤维，但在其边缘可见有大量的网状纤维围绕，俗称癌巢。

网状纤维染色，常作用于某些肿瘤的鉴别诊断，如癌与肉瘤的鉴别，还可作为恶性肿瘤的发生及预后的观察。网状纤维的染色方法很多，但都是嗜银浸染法（常用 Gomri 染色法），虽然各法操作步骤及染液的配制有所不同，其基本原理还是相同的。由于组织内的蛋白质与银化合物的结合，再经过还原而成为金属银，沉积于组织内及其表面，因此得以着色。

4. 弹性纤维染色法 弹性纤维主要由弹性蛋白（一种黄色硬蛋白，它是黄色弹性纤维组织的主要成分，干燥时较脆，而湿润时呈弯曲并富弹性）构成。它广泛分布于全身的各个部位，尤以循环系统、呼吸系统和皮肤为甚。新鲜时呈黄色，故又称为黄色纤维。弹性纤维较细，直径 0.2~1.0μm，有分支，不成束，但可交织成网。它富有弹性，容易拉长，但不能超过它的极限，外力除去后又恢复原状。弹性纤维与胶原纤维交织在一起，在 HE 染色的标本上，含量少时不易与胶原纤维区别，含量多时呈折光性强的淡粉红色。由弹性蛋白构成弹性纤维的鞘，并非完全密封，在其周围有许多微细孔，这些微细孔可作为营养物及排除废物的场所。弹性纤维主要来源于带有平滑肌特征的间胚叶细胞，少量可由脉管的内皮细胞产生，先形成前弹性蛋白（pro-elastin），这时在电镜下可见到直径为 200nm 的电子密度微纤维，成熟的弹性纤维蛋白，电子密度减少或丧失，较为均匀一致。弹性纤维与胶原纤维、网状纤维不同，它极难溶于有机或无机的溶液中。

弹力纤维坚固、弹性大、容易伸展，纤维分支连接成网，没有原纤维，量少时不易与胶原纤维区分，量多时才可识别。HE 染色与胶原纤维着色相似，若用弹力纤维染色法，则可分辨得很清楚，如观察血管弹力层的异常。

弹力纤维具强嗜酸性，用升汞、乙醇固定染色较佳，适于甲醛溶液固定。常用方法有 Weigert 弹力纤维染色法、Verhoeff 弹力纤维染色法等。

5. 脂类染色法 脂肪和类脂（磷脂、糖脂、固醇脂等）统称为脂类。它是构成人体组织的正常成分，不溶于水而易溶于乙醇、乙醚、氯仿等脂溶剂中。在化学组成上，脂类属于脂肪酸的酯或与这些酯有关的物质。脂类的主要功能是氧化供能。

在病理检验中，脂类染色法最常用以证明脂肪变性，脂肪栓子及肿瘤的鉴别。脂类染色使用最广泛的染料是苏丹染料，最常用的有苏丹Ⅲ、苏丹Ⅳ、苏丹黑及油红 O 等。脂肪被染色，实际上是苏丹染料被脂肪溶解吸附而呈现染料的颜色。

脂类染色，一般用冰冻或石蜡切片，以水溶性封固剂封固，如甘油明胶和阿拉伯糖胶等。常用方法有苏丹Ⅲ（Sudan Ⅲ）染色法、苏丹Ⅳ（Sudan Ⅳ）染色法、油红染色法等。

6. 糖原及黏液染色法 糖原又名肝糖，它储藏于肝细胞及肌细胞质中，为大小不等的颗粒，遇碘则变褐色，易溶于水，机体坏死后，糖原即受到破坏，因此须采取新鲜标本，并及时固定。糖原不等于糖类，只是糖类的一种。糖类从组织化学技术的角度分类与生物化学的分类并非一致。从组织化学的角度，糖类可略分为多糖、中性糖液物质和酸性黏液物质及黏蛋白与黏脂质。多糖主要指糖原，是由许多葡萄糖分子以糖苷键组成的聚合体。当机体死亡，即很快分解为葡萄糖。

在某些病理情况下，细胞代谢所产生和沉着的色素，如脂褐素、黑色素、含铁血黄素、嗜铬颗粒、嗜银颗粒及组织内的微量金属离子等，则需要一些特殊染色加以证明。

7. 含铁血黄素染色法 在慢性淤血的脏器组织内常有含铁血黄素沉着，一般易于同其他色素鉴别，但在不易区分的情况下可做铁反应加以证明。

8. 普鲁士蓝反应 含铁血黄素呈蓝色（蓝黑色）。

9. 黑色素染色法 即 Fontana 染色法，黑色素呈黑色。

10. 神经组织染色法 神经组织主要由神经元（神经细胞）和神经胶质组成。神经元是由细胞体和胞突（树突和轴突）构成。细胞质内除含有一般细胞器——线粒体、高尔基体、溶酶体及类脂质、色素外，更主要特征是神经原纤维和尼氏体。神经胶质分神经胶质细胞和神经胶质纤维。神经胶质细胞广泛分布于中枢及周围神经系统，有星形胶质细胞、少突胶质细胞和小胶质细胞几种，它们分别担负着支持作用，并参与代谢活动与修复功能。

神经组织用常规 HE 染色，对细微结构不易显示，对神经纤维、髓鞘则无法区别。常用的特殊显示神经组织的染色有 Roger 神经原纤维法：神经原纤维呈黑色。

11. 核酸及核蛋白染色体

（1）Feulgen 染色法：该方法是显示 DNA 的一种常用方法。其基本原理是在酸水解下，去除 DNA 中的嘌呤，使脱氧核酸的醛基暴露出来，然后再与 Schiff 试剂反应，生成紫红色产物，用于显微分光光度计和流式细胞测量计对细胞进行静态 DNA 测量和流式细胞测量。

（2）核仁组成区蛋白显示法（Ploton 改良法）：核仁组织区（nucleolus organizer region，NOR）是转录核糖体 RNA（rRNA）的染色体片段并与嗜银酸性非组蛋白有关。核糖体 RNA 基因直接控制着核糖体和蛋白质的合成，因此，计数细胞内的 AgNORs 的数量可反映细胞增殖的情况。

12. 肌肉组织染色法　即 Mallory 磷钨酸苏木精染法（简称 PTAH）：神经胶质和肌胶质均染蓝色，纤维蛋白亦染蓝色，而细胞间结缔组织纤维则染浅红色或不染色；胶原多呈粉红色，粗弹力纤维有时呈紫蓝色。

13. 神经系统染色技术　神经病理学是组织病理学的一个重要组成部分，神经病理学技术是一门较特殊的病理技术。神经组织的结构和功能较为复杂、特殊，用常规方法处理，常得不到想要的东西，因此，若想获取想要的东西，必须靠特殊的处理方法，才能将其充分地显示出来。神经系统方面可显示的物质较多，如尼氏体、髓鞘、变性髓鞘、神经纤维和神经胶质细胞等。这些都要靠特殊的银浸染技术，才能显示出来。

神经细胞尼氏体染色：正常的神经细胞都含有一定数量的尼氏体，它们主要分布于神经细胞的胞质中，形状有大有小，有的为三角形，有的为椭圆形。这些物质能被大部分的蓝色染料所染色，这些染料如焦油坚牢紫（cresyl fast violet）、亚甲蓝（methylene blue）、甲苯胺蓝（toluidine blue）、硫堇（thionin）等可将其染为蓝色。但是，当神经细胞受伤后，胞质内的尼氏体可发生变化，严重的可消失。

五、免疫组织化学技术及亲和免疫组织化学技术

什么叫免疫组织化学？简单地说，用已知的抗原或者抗体去检测待检组织中的抗原或抗体，根据其结合后经一系列方法处理后发生的呈色反应，在光镜下确定组织的来源属性和部位。目前免疫组织化学作为病理诊断鉴别特殊病例，是不可缺少的最重要的手段。

1941 年，Coons 等建立了免疫荧光细胞化学技术，它的原理是根据抗原-抗体反应的规律，把已知的抗原或抗体标记上荧光素，制成荧光抗原或抗体，然后以它作为探针来检测组织或细胞内的相应物质。应用的方法有直接法、间接法、夹心法和补体法等。在荧光显微镜下，根据其形成复合物所发的荧光，来确定判断检测物的来源、性质和部位。目前，免疫荧光细胞化学技术已经广泛地应用于许多研究领域，如免疫学、微生物学、病理学和临床检验学等。

由于免疫荧光细胞化学技术所具有的特异性、快速性和某方面的准确性，又由于许多新技术和仪器的应用如激光技术、电子计算机、扫描电镜和双光子显微镜、荧光激活细胞分类器等，该项技术可发展至更高的阶段，开创更新的领域。虽然如此，应用于临床作为病理学的诊断还是少之又少，相信随着各种技术的提高，在不久的将来，将会有更多的荧光抗体技术被应用于临床的诊断。

1. 常用的抗体和蛋白质标记的荧光素

（1）异硫氰酸荧光素（fluorescein isothiocyanate，FITC）：结晶粉末状，呈黄色、橙黄色

或褐黄色，易溶于水和乙醇等溶剂，室温下可保存两年以上，最大发射光谱为520~530nm，呈现明亮的黄绿色荧光。

（2）四甲基异硫氰酸罗丹明（tetramethyl-rhodamine isothiocyanate，TRITC）：结晶粉末状，呈紫红色，易溶于水和乙醇等溶剂。最大发射光谱为620nm，呈现橙红色荧光。

（3）四乙基罗达明（tetramethyl-rodamine B200，RB200）：结晶粉末状，呈褐红色，易溶于乙醇和丙酮，但不溶于水。最大发射光谱为596~600nm，呈现橙红色荧光。

2. 常用的荧光标记法

（1）直接法：这是最早的方法。其基本原理是用已知的抗体标记上荧光素后成为特异性荧光抗体，染色时将该抗体直接滴在玻片上进行孵育，使之直接与玻片上的抗原结合，于荧光显微镜下观察检查，作出判断。

（2）间接法：该法的基本原理是用特异性的抗体与切片中的抗原结合后，继用间接荧光抗体，与前面的抗原-抗体复合物结合，形成抗原-抗体荧光复合物。在荧光显微镜下，根据复合物的发光情况来确定所检测的抗原。

（3）补体法：用特异性的抗体和补体的混合液与标本上的抗原反应，补体就结合在抗原-抗体复合物上，再用抗补体的荧光抗体与之相结合，就形成了抗原-抗体-补体-抗补体荧光抗体的复合物。荧光显微镜下所见到的发出荧光的部分即是抗原所在的部位。补体法具有敏感性强的优势，同时适用于各种不同种属来源的特异性抗体的标记显示，在各种不同种属动物抗体的检测中为最常用的技术方法。

（4）双重免疫荧光法：在同一组织细胞标本中需要检测两种抗原时，可进行双重荧光染色，即将两种特异性抗体（如抗 A 和抗 B）分别以发出不同颜色的荧光素进行标记，抗 A 抗体用异硫氰酸荧光素标记发出黄绿色荧光，抗 B 抗体用四甲基异硫氰酸罗明达标记发出橙红色荧光，将两种荧光抗体按适当比例混合后，加在标本上（直接法）就分别形成抗原-抗体复合物，发出黄绿色荧光的即抗 A 抗体结合部位，发出橙红色荧光的即抗 B 抗体结合的部位，这样就明确显示两种抗原的定位。

（5）免疫酶法：这种技术的基本原理是通过共价键将酶结合在抗体上，制成酶标抗体，在检测时，抗原-抗体复合物中带有标记结合上去的酶，其特性可催化底物，在抗原-抗体反应的部位上产生不溶性的有色产物，从而可用一般光镜来检测判断，确定组织的来源、种属和部位。免疫酶法主要有以下几种。

1）非标记抗体酶法：由于酶标抗体存在许多问题，1974 年 Strernberger 等建立了非标记抗体酶法，其中最具代表的方法是过氧化物酶法，即过氧化物酶-抗过氧化物酶（peroxidase antiperoxidase，PAP）法。

PAP 法是在酶桥法等基础之上建立的，染色原理为应用第二抗体（桥抗体）将抗原-抗体结合后的复合物与 PAP 复合物连接起来，形成较大的复合物，利用复合物中辣根过氧化物酶（horseradish peroxidase，HRP）水解底物而呈色。PAP 由 3 个过氧化物酶分子和 2 个抗过氧化物酶分子组成，呈五角形结构，较为稳定。其基本原理与酶桥法相似，都是利用桥抗体将酶连接在第一抗体结合的部位，所不同的是，将酶和抗酶抗体制成复合物以代替酶桥法中的抗酶抗体和随后结合的酶，将两个步骤合并为一个步骤，这一重要的改进，不仅简化了步骤，而是具有更大的优势，因为 PAP 是由 3 个过氧化物酶分子和 2 个抗酶抗体分子结合形成的一个环形分子，排列成五角形结构，3 个角为 HRP，另 2 个角为抗 HRP 抗体，其相对分子质量为 400 000~

430 000，直径约为 20.5nm，这种结构异常稳定，冲洗时酶分子不会脱落，从而极大提高了敏感性，有研究认为 PAP 法比酶桥法灵敏度高 20 倍，是免疫荧光法的 100～1000 倍，有研究则认为它的灵敏度与放射免疫法相似。

PAP 法自建立起至 20 世纪 90 年代初期被广泛应用，其主要优点：①最大限度地保存了抗体活性，因为在所有的反应过程中，任何抗体均未被酶标记，避免了标记过程中对抗体活性的损害；②灵敏度高，由于是多层抗原-抗体反应，因免疫放大作用，使得结合在抗-原抗体复合物上的酶分子增多，并且 PAP 法复合物性质结构稳定，这样与酶底物反应后的呈色反应增强，使微量的或抗原性弱的抗原显示出来，提高了灵敏度；③背景色淡，酶桥法中，酶标记的非特异性抗体可与组织抗原结合，引起背景染色，给结果判断带来了很大的困难。PAP 法中，连接抗体中即使存在着非特异性抗体，因其不是抗 IgG 的特异性抗体，故不能与抗 HRP 抗体相结合，也就不能把 PAP 复合物连接在非特异性抗体上。当然 PAP 复合物内也可存在一些非 HRP 特异性抗体，即使这部分抗体能够与桥抗体及组织成分相结合，但因其不是抗 HRP 抗体，所以不能与 HRP 结合，也就无酶活性及背景染色。背景色越淡，越有利于结果的判断。

2）亲和组织化学法：由于其他方法存在许多问题，1981 年 Hsu 等创立了 ABC 法（卵白素-生物素-酶复合物染色法），它的原理是利用卵白素分别连接生物素标记的第二抗体和生物素标记的酶，由酶催化底物，生成终产物，于抗原-抗体活性部位沉淀下来。卵白素是一种糖蛋白，在鸡蛋白中被发现，相对分子质量为 68 000，它与生物素有 4 个连接部位。据认为卵白素和生物素的亲和力要比抗原和抗体的亲和力高出百万倍，因而它们能够牢固地结合，又不影响它们的生物活性。

3）APAAP 法：1984 年 Cordellt Massen 等创立了碱性磷酸酶-抗碱性磷酸酶桥联酶染色（alkaline phosphatase anti alkaline phosphatase，APAAP）法。该法的基本原理是在加入一抗后，依靠二抗的桥作用，将抗原-抗体复合物和 APAAP 复合物连接起来，然后通过复合物中磷酸酶对底物的水解，生成鲜红或蓝色的产物〔鲜红色一般底物采用的是偶氮染料快红（fast red），蓝色底物采用的是快蓝（fast blue）〕。

APAAP 法与 PAP 一样，利用桥抗体将 AKP 连接在第一抗体的结合部位，而 AKP 和抗 AKP 抗体被制成复合物 APAAP，通过 APAAP 复合物中的 AKP 催化底物显色以显示抗原物质。

APAAP 法的主要优点：①在内源性的过氧化物酶含量较高的组织中进行免疫组织化学染色时，APAAP 法较 PAP 法具有更多的优势，仅需稍加处理就能消除内源性酶的干扰，而 PAP 法则难度较大；②敏感性与 PAP 法大致相似；③在血、骨髓、脱落细胞涂片的免疫细胞化学染色上具有 PAP 法不能替代的优势；④反应稳定，着色清楚，背景色淡。

4）免疫金银法：1978 年 Geoghegan 等首次应用免疫金技术检测 B 淋巴细胞表面抗原。1981 年 Danscher 在此基础上改进并发展了用银显影液增强光镜下金颗粒可见性的免疫金银法。

基本原理：通过免疫反应，沉积在抗原位置的胶体金颗粒起着一种催化作用，用对苯二酚将银离子还原成银原子，被还原的银原子沉积在金颗粒周围形成"银壳"。它本身具有催化作用，使更多的银离子还原并促进"银壳"越长越大，最终在光镜下就能看到被放大的黑褐色物质。

5）LSAB（labeled streptavidin biotin）法或者 SP（streptavidin）法：ABC 法虽然是一种很好的方法，但是在实际的应用过程中，确实也存在着许多问题，为了解决和克服存在的问题，20 世纪 90 年代初提出了用链卵蛋白素替代 ABC 法中的卵白素生物素复合物。该物质是从链菌属蛋白中分离出来的一种蛋白质，有 4 个和生物素亲和力极高的结合点。

第九节　蒙药临床安全性评价的内容、设计与统计学方法

根据我国《药物临床试验质量管理规范》规定，药物临床试验、临床研究（clinical trial/study），指任何以人类（患者或健康志愿者）为对象的试验、研究，意在发现或证实某种试验药物的临床医学、药理学和（或）其他药效学作用进行的系统性试验、研究。以证实或揭示试验药物在人体的作用、不良反应和（或）试验药物的吸收、分布、代谢和排泄规律，以确定药物的疗效与安全性的试验、研究。药物临床试验和药物临床研究在此意义等同。

根据药品是否上市，药物临床安全性评价分为药品上市前安全性评价和上市药品安全性评价。上市前安全性评价特点是较为局限性的理想状态下的药品安全性评价，上市药品安全性评价则是以上市前的评价为出发点，评价药物在广泛用药环境下药物的不良反应。两者需要相互沟通、相互补充，才能真正了解药物的安全性，指导临床合理用药。

一、药品上市前安全性评价

药品上市前安全性评价的一般要求：药品上市前的安全性评价，是指在新药上市前，在人体（健康志愿者或患者）进行的Ⅰ期、Ⅱ期、Ⅲ期临床试验，以了解该药物在人体应用引发的不良事件和（或）不良反应情况。

1. Ⅰ期临床试验　是初步的临床药理学及人体安全性评价试验，包括人体耐受性试验和药动学试验。其中人体耐受性试验首先要进行单次用药的剂量探索，在此基础上进行剂量递增的多次研究，而人体药动学试验是根据人体耐受性试验确定的剂量，测定人体血液中药物浓度的历时性变化，进行药动学分析，计算有关参数。Ⅰ期临床试验通常为非治疗目的，其研究重点是为了确定药品在临床试验中使用的安全性剂量及人体对药品可预期的不良反应的性质。受试者为健康志愿者或某类患者。按照我国《药品注册管理办法》的规定，Ⅰ期临床试验最低病例数要求为 20～30 例。试验设计可以采用开放、基线对照，也可以采用随机化和盲法，以提高观察结果的可信性。

2. Ⅱ期临床试验　治疗作用的初步探索评价阶段，其目的是初步评价药物对目标适应证患者的治疗作用和安全性，也包括为Ⅲ期临床试验推荐临床用药剂量。此阶段可以根据具体的研究目的，采用多种设计形式，包括随机对照试验。《药品注册管理办法》规定Ⅱ期临床试验病例数试验组不得低于 100 例。

3. Ⅲ期临床试验　治疗作用的确证阶段。其目的是进一步验证药物对目标适应证患者的治疗作用和安全性。试验一般为具有足够样本量的随机盲法对照试验（randomized controlled trial，RCT）。《药品注册管理办法》规定Ⅲ期临床试验病例数试验组不得低于 300 例。

4. Ⅱ/Ⅲ期临床试验　安全性评价指标主要包括实验室指标、生命体征及不良事件（严重不良事件）等，分析时重点关注发生异常的原因及与药物的关系。

上市前安全性评价的内容，主要包括观察临床试验中出现的不良事件（不良反应）、非预期药物不良反应及严重不良事件。

（1）不良事件（adverse event，AE）：是指患者或临床试验受试者接受一种药物后出现的不良医学事件，但并不一定与治疗有因果关系。不良事件定义有3个关键点：①不良事件是不良的医学事件，即需要判定为不良的，而且是医学事件；②不良事件发生在给予试验用药物之后，但临床试验中关注广泛的安全性信息，通常签署知情同意书后即需要开始收集不良医学事件；③不良事件不一定与试验药物有关系，即不良事件与药物不良反应（adverse drug reaction，ADR）在概念上有区别。

在不良事件和严重不良事件的收集与评价过程中，需要明确不良事件的名称、对事件进行描述、确定事件的起止时间，判断事件的严重程度及进行评价等。

不良事件的名称应该是医学术语，应优先使用医学诊断。即，如果多项症状、体征和实验室异常值可称为或归属于一种疾病或者损害的表现，则将此作为一个不良事件。如无法明确诊断，则使用症状/体征。当后期诊断明确时，对记录进行更新，以诊断取代之前的症状/体征。

不良事件的记录和报告：对不良事件的记录是评价试验用药物安全性的重要手段。因此在每次访视时研究者应详细询问受试者发生任何不良事件的情况。虽然部分不良事件是由受试者自发向研究者报告，但多数试验仍要求研究者通过无诱导性的提问，如"服药后是否有任何不适"等，向受试者搜集不良事件的发生情况。一旦发生不良事件，包括试验用药物已知的不良反应，无论是否与试验用药物有关，研究者均应按照试验方案的要求将其详细记录在病例报告表中。不良事件的记录应包括：不良事件的描述；发生时间；终止时间；程度及发作频度；是否需要治疗，如需要，请记录所给予的治疗；研究者判断不良事件是否与应用试验药物有关。

（2）非预期药物不良反应（unexpected adverse drug reaction，UADR）：非预期药物不良反应是指性质和严重程度与文献标志或上市批文不一致，或者根据药物特性预料不到的不良反应。

记录和描述不良事件信息至少应包括的六要素：名称、起始时间、终止时间或结局、严重程度、相关性、合并用药。记录和描述严重不良事件应遵循如下原则。①完整性：在原始病历描述中，应包括但不限于试验和患者的基本信息、试验药物使用情况、不良事件发生情况，针对不良事件采取的治疗措施，对试验药物采取的措施，不良事件的结局，因果关系判断及依据、合并用药等。②一致性：在《严重不良事件报告表》中，除按表格要求填写外，鉴于隐私保护，不可出现受试者身份识别信息，其余内容应与原始病历记录相一致。③易读性：对于医学术语等应尽量避免使用缩写，减少歧义。

（3）严重不良事件（serious adverse event，SAE）：当不良事件符合以下标准中的任意一项或者多项时，判断为严重不良事件。①导致死亡。当一个事件的结果为"死亡"，则可明确作为严重不良事件进行记录和报告。②危及生命。在此是指在发生不良事件时患者已经处于死亡的危险中，并不是指假设该不良事件如果更严重可能导致死亡。③导致住院或住院时间延长。需明确导致该状况的原因是不良事件所致，而非因择期手术、非医疗原因等导致入院。④导致永久或显著的残疾或功能障碍。⑤后代先天异常或致畸。受试者的后代存在先天异常和畸形等。⑥其他重要的医学事件。这些不良事件可能没有立刻威胁生命或者导致死亡，但可能危害患者或者可能导致需要干预性措施来预防上述结果的发生，需要基于医学的科学判断来决定。当不能明确判断是否为严重不良事件时，建议研究者与申办者和伦理委员会进行商讨。

二、蒙药临床安全性评价的设计

由于试验的性质和精度要求不同,试验设计方法有多种,每种方法都有其特点和适应范围,研究人员可以根据研究目的,试验投入的人、财、物和时间等因素,并结合专业要求选择合适的设计方法。以下是几种常用的试验设计方法。

（一）随机对照试验

随机对照试验,是一种对医疗卫生服务中的某种疗法或药物的效果进行检测的手段。将研究对象随机分组,对不同组实施不同的干预,以对照效果的不同。除对照和随机分组外,随机对照试验通常还会采用分组隐匿、盲法、提高依从性和随访率、使用维持原随机分组分析等降低偏倚的措施。具有能够最大程度上避免临床试验设计、实施中可能出现的各种偏倚,平衡混杂因素,提高统计学检验的有效性等诸多优点,被公认为是评价干预措施的金标准。随机对照试验主要用于上市前药品的安全性评价。

（二）文献/病例资料回顾性研究

回顾性研究就是以现在为结果,回溯过去的研究方法,是目前医学心理学最常用的研究方式之一。在上市后评价的早期阶段,可以通过有关不良反应或安全性信息报告的文献和病例资料回顾性研究,来提取药品的安全性信号,同时为进一步的试验设计提供背景资料。

（三）药品不良反应的监测和报告

药品和医疗器械不良反应,是指合格药品和医疗器械在正常用法用量下出现的与用药目的无关的有害反应。鉴于上市前药品研究数据有限性、评价手段局限性,审评审批是药品风险的事前评估、检查检验是对风险的事中控制、监测评价是对风险的事后判定,共同构成药品全生命周期管理。现行《中华人民共和国药品管理法》规定应开展药品不良反应报告及再评价制度。

药品和医疗器械不良反应报告和监测,是指药品不良反应的发现、报告、评价和控制的过程。其目的主要是为了尽早发现各种类型的不良反应,研究药物不良反应的因果关系和诱发因素,使药品监督管理部门及时了解有关不良反应的情况,并采取必要的预防措施,以保障人民用药安全,维护人民身体健康。

（四）病例对照研究

病例对照研究亦称回顾性研究,是指以现在确诊的某特定疾病的患者作为病例,以不患有该病但具有可比性的个体作为对照,通过询问、实验室检查或复查病史,搜集既往各种可能的危险因素的暴露史,测量并比较试验组与对照组中各因素的暴露比例,这是一种回顾性的,由结果探索病因的研究方法。是分析流行病学方法中最基本的、最重要的研究类型之一。

病例对照研究主要用于在疾病的病因未明时,可以广泛地筛选机体内外环境中可疑的危险因素。通过描述性研究或探索性病例对照研究,初步产生了病因假设后,可以通过精良的病例对照研究来验证假说提供进一步研究的线索。

（五）队列研究

队列研究是将某一特定人群按是否暴露于某可疑因素或暴露程度分为不同的亚组,追踪观察两组或多组成员结局（如疾病）发生的情况，比较各组之间结局发生率的差异，从而判定这些因素与该结局之间有无因果关联及关联程度的一种观察性研究方法。队列研究主要用于检验病因假设。由于病因在前，疾病在后，因此检验假设的能力较强，一般可证实病因联系。有助于了解疾病的自然史，有时还可能获得多种预期以外的疾病结局资料，可分析一因多病的关系。

（六）生态学研究

生态学研究是在群体的水平上研究某种因素与疾病之间的关系，以群体为观察和分析的单位，通过描述不同人群中某因素的暴露状况与疾病的频率，分析该暴露因素与疾病之间的关系。主要是用于提出假设和评价人群的干预措施效果。生态学研究在调查某些因素与疾病之间的关系方面能够快速、经济地完成。但是生态学研究的缺点是不知道个体的药物暴露与疾病状况，无法控制各种可能的混杂因素，并且存在"生态偏倚"。因此，在结果解说时必须慎重，因果关系的确定必须采用分析性研究和试验性研究方法。

三、蒙药临床安全性评价的统计分析方法

在药物的临床安全性评价中，收集到药物安全性信息后，如何对资料进行正确的分析和评价，对于能否充分利用资料，减少偏倚和混杂，保证研究结果或推论的真实性与可重复性具有重要意义。

（一）统计分析内容

药物上市前临床研究，即新药临床研究过程中，安全性评价主要包括四方面内容：药物暴露情况、生命体征的变化、不良事件（反应）、实验室检测指标四个方面。每个部分内容都有分析的必要性，都与新药的安全性息息相关，且对于不同的研究内容要用不同的统计分析方法。

1. 药物暴露情况 暴露情况指的是患者暴露于研究药物的情况，即用药程度，包括用药的剂量、用药持续时间、受试者人数等。它用来判断安全性评价可达到的程度。对于研究时间、治疗时间、最终用药剂量采用计量资料的分析方法。对例数、均数、标准差、中位数、最小值、最大值进行统计描述。采用成组 t 检验或非参数检验比较试验组与对照组的这些指标值有无统计学差异。

2. 生命体征的变化 对入组后每次生命体征检查结果、与基线相比的变化值等进行描述性统计，计算例数、均数、标准差、中位数、最小值、最大值。入组后每次两组的生命体征比较可采用成组 f 检验或 Wilcoxon 秩和检验，多组采用方差分析或 Kmskal-WallisH 检验，反映两组或多组的生命体征有无统计学差异。各组生命体征治疗前后的自身对比，常用配对 t 检验或 Wilcoxon 符号秩检验，目的是考察各组治疗前后该生命体征指标是否发生了改变。

3. 不良事件（反应） 对于不良事件的统计分析包括两部分内容，即统计描述与统计推断。

（1）统计描述：应对试验过程中所出现的不良事件作总体上的简述。对受试药和对照药的所有不良事件以图表方式直观表示，所列图表应显示不良事件的发生频率、严重程度和各系统情况及与用药的因果关系。严重不良事件、导致脱落的不良事件和主要研究者认为需要报告的重要不良事件应单独进行总结和分析并附病例报告。

（2）统计推断：在新药临床研究的安全性评价中对不良事件分析的常用统计指标为不良事件发生率和不良反应发生率。对于试验时间较长、有较大的退出治疗比例或死亡比例时，需用生存分析计算累计不良事件发生率。不良事件发生率是描述发生不良事件的最简单的度量，是根据发生不良事件的患者数除以接受研究治疗的患者总数而得到的粗率。对于不良事件可按系统、按严重程度、按与研究药物关系等采用计数资料的统计方法如卡方检验进行两组或多组的比较。对于不同的临床研究的不良事件资料性质，不良事件的统计分析还可以考虑其他的一些方法，如 Logistic 回归、期望发生数、危险函数等。

4. 实验室检测指标　指的是临床试验中实验室检查的一些指标值，如血常规、尿常规、血生化、血电解质等。一般来说，对于不同的研究目的的临床研究，可能要求的实验室观测指标不一样，但三大常规检查是临床研究的安全性评价的必备检查。对与安全性有关的实验室检查，包括根据专业判断有意义的实验室检查异常应加以分析说明，提供相应的异常项目一览表、受试组和对照组分析统计表，对其改变的临床意义及其与受试药的关系进行客观的分析讨论。临床实验室评价包括每项实验室检查治疗前后正常/异常改变频数表、每例具有临床意义的异常改变者治疗前后测定值列表。

（二）基本统计学方法

资料的类型：统计资料一般分为计数资料和计量资料。计数资料是先将观察单位按照某种属性或类别分组，然后统计各组观察单位的个数所得到的资料。每个观察单位之间没有量的差别，但有质的不同。因此，计数资料又称为定性研究资料。计数资料主要包括分类资料和等级资料。

计量资料是指对每个观察单位用定量的方法测定某指标的数值所得到的资料。与计数资料不同的是，每个观察单位都有相应的测量值，每个观察单位之间有量的差别，但是同一批观察单位之间是同质的。计量资料又称为连续变量资料或定量资料。

统计分析的常用方法有如下几种。

（1）t 检验：是计量资料中常用的假设检验方法，其应用条件是要求样本来自正态分布总体，两样本均数比较时，还要求两总体方差具有齐性。常用的 t 检验包括以下几种。

1）配对样本 t 检验：配对设计有以下三种情况。①两种同质受试对象分别接受两种处理，如把同窝、同性别和体重相近的动物配成一对；②同一受试对象或同一样本的两个部分，分别接受两种不同处理；③自身对比，同一受试对象试验前后的结果比较。其基本原理是假设两种处理的效应相同，若检验结果有统计学意义，说明两种处理的结果有差别或某种处理有作用。

2）两独立样本 t 检验：又称成组 t 检验，它适用于完全随机设计的两样本均数的比较，在毒理学研究中常用于比较试验组与对照组、高剂量组与低剂量组两总体均数是否相等。

（2）完全随机设计两样本几何均数比较的检验：有些资料宜用几何均数表示其平均水平，由于这些资料不服从正态分布，两样本所代表的总体方差也不具有齐性。当推断两样本几何均数各自代表的总体几何均数有无差别时，应进行变量变换。

（3）方差分析（analysis of variance，ANOVA）：在中药的毒理学研究中，需要考虑多个均数间的差别（如高、中、低剂量组等），此时就需要用到方差分析。方差分析的应用条件是各样本相互独立，且均来自总体方差具有齐性的正态分布，包括以下几种。①完全随机设计资料的方差分析：是一种将研究对象随机分配到处理因素各水平组的单因素设计方法，其研究目的是推断处理因素不同水平下的试验结果的差异是否有统计学意义。②随机区组设计的方差分析：是一种将受试对象按照性质相同或相近者组成 m 个组，每个区组中有 k 个受试对象，再将每个区组 k 个受试对象随机地分到处理因素的 k 个水平组中去。与完全随机设计相比，随机区组设计的优点是减少了个体差异对试验结果的影响，从而突出了处理因素的效应。③析因设计（factorial design）的方差分析：在医学研究中，如果涉及两个或多个处理因素，而研究者希望了解各个处理因素的效应及各个处理因素之间有无交互效应时，则可采用析因设计。析因设计是将多个因素的各水平进行排列组合，在每一种可能的水平组合下进行试验，以探讨各因素的效应及各因素之间的交互效应。

（4）卡方检验（chi-square test）：是一种定性资料中常用的假设检验方法。它可以应用于两个或多个率之间的比较、技术资料的关联度分析、拟合度检验等。在中药毒理学研究中常用于两个或多个率或构成比之间比较。一般包括以下几种。①两个独立样本率比较的检验：有两个处理组，每个处理组的例数由发生数和未发生数两部分组成；②两个相关样本率比较的检验：又称为配对计数资料，即采用配对设计且结果以频数方式表达的资料，常用于比较两种检验方法、两种提取方法或两种培养方法是否一致；③ $R \times C$ 表 f 检验：当反应变量形式为频数的资料，均可以通过列联表的形式表达，因其基本数据有 R 行 C 列，故通常称为列联表资料，简称为 $R \times C$ 表资料，主要用于多个样本率的比较、两组构成比的比较、多组构成比的比较及计数资料的相关分析等。

（5）秩和检验：属于非参数统计分析方法。是通过对各组的秩求和做比较的假设检验方法，主要包括如下几种。①两组资料差别比较的秩和检验：对于计量资料，两个独立样本所对应的总体方差不齐，可采用两个独立样本比较的秩和检验，用以比较两样本分别代表的总体分布有无差异。②配对资料的秩和检验：是配对设计的非参数检验，用于配对设计资料两样本均数的差值严重偏离正态分布，可采用符号秩检验。③完全随机设计多组差别的秩和检验：对于完全随机设计的多组计量资料组间比较可用方差分析，如不满足方差分析条件或观察结果为等级资料的组间比较，其替代方法可用 Kmskal-Wallis 秩和检验法。

（6）多元统计分析：是研究客观事物中多种指标间相互依赖、相互影响的统计规律性。在药物流行病学研究中，由于药物在人群中的利用及效应受到药物、机体及其内外环境的影响，因此需要采用多元统计分析方法，对影响药物及其相关事件在人群中分布的各个因素的独立作用及相互作用进行评价。

（7）研究多个因素间依存关系的统计方法：其分析结果常用于解释各个因素对结果作用的大小和方向，还可以用各因素的值来预测和估计结果的值。常用的有多元线性回归、多元逐步回归、Logistic 回归、Cox 回归、判别分析等。

（8）研究多个因素间相互关系的多因素统计方法：其分析结果主要用于描述多个指标相互之间的数量关系。常用的有聚类分析、主成分分析、因子分析、典型相关分析等。

（9）Meta 分析：上市药品安全性评价的内容，主要为观察药品在复杂用药条件下的不良反应，方法包括临床试验、药品不良反应的监测和报告及药物流行病学的研究。除临床试验外，药物不良反应资料以散在的个案报告或者药物不良的发生率居多。但是，文献研究显示，药物不良反应发生率资料存在着较大的差异，对于不同来源的药物安全性资料，既不能各取所需，又不能简单加和求平均值，唯一正确的做法是采用适当的方法进行有效合并。目前，系统性综述方法已经证实是可行的药物安全性资料合并方法之一，其中最为常用的是 Meta 分析方法。Meta 分析中统计学处理是其最重要的步骤，正是这种定量合并的方式使 Meta 分析有别于一般意义上的文献复习和述评。这个过程主要包括以下几方面。①明确资料类型：选择适当的效应指标，离散型的二分类变量，一般用相对危险度（relative risk，RR）和比值比（odds ratio，OR）作为效应合并指标；连续型变量，一般采用均数之差或标准化的均数之差作为效应合并指标。②检验纳入研究的异质性：目前多用检验的方法进行异质性检验，根据异质性检验结果选择不同的模型。③根据异质性检验结果选择模型进行统计分析，当各项研究无显著差异性时，则采用固定效应模型，反之则采用随机效应模型。以上各项步骤，可以通过 Revman 软件实现。

（三）统计结果的解释与临床意义

1. 统计上 *P* 的概念与评价　*P* 是指在由假设检验所规定的总体中做随机抽样获得等于及大于（或等于及小于）现有统计量的概率。*P* 的大小与下列几个因素有关。

（1）与被研究的事物比较有无本质区别。

（2）抽样误差大小。

（3）检验水平高低，以及是单侧还是双侧检验。一般来说，两事物之间均数差别越大，假设检验所计算的统计量 *f* 就越大，相应 *P* 就越小；抽样误差的大小常用标准误大小表示，标准误越小，则统计量 *f* 就越大，*P* 就越小。

P 大小是相对的。对同一 *P*，若 α 由 0.05 改为 0.01，则显示 *P* 相对地大；若双侧检验是 $P > \alpha$，而单侧检验有可能出现 $P < \alpha$。

2. 置信区间（confidence interval，CI）　是按一定的概率去估计总体参数所在的范围。它是按预先给定的概率（$1-\alpha$，常取 95%或 99%）确定未知参数值的可能范围，这个范围被称为估计参数值的置信区间。它是一个以上、下信限为界的开放区间。常用的置信区间包括总体率的置信区间、总体均数的置信区间、总体相对危险度的置信区间等。

3. RR 和 OR　在队列研究设计和病例对照研究设计中，人们常用 RR 和 OR 反映事件发生率与暴露因素之间的联系强度，在不良事件的分析中，可以用来分析不良事件发生与观察药物之间的联系。

4. RR　又称率比（rate ratio），是指在队列研究中，试验组事件发生率（J）与对照组事件发生率（I_0）的比值。相对危险度说明试验组事件发生率是对照组的倍数，其数值意义为在排除抽样误差的前提下，RR=1，说明试验因素（待评价药品）与事件发生率无关联；RR>1，说明试验因素与事件发生率有正的关联，试验因素导致事件发生率增高；RR<1，说明试验因素与事件发生率有负的关联，试验因素导致事件发生率降低。

5. OR　也称优势比、比数比、交叉乘积比，指试验组中事件发生人数与未发生人数的比值除以对照组中发生人数与未发生人数的比值，也是用来反映事件发生与观察因素之间关联强度的指标。

参 考 文 献

阿古拉，2010. 蒙医药学[M]. 呼和浩特：内蒙古教育出版社.

顾祖维，2005. 现代毒理学概论[M]. 北京：化学工业出版社.

李龙，陈家堃，2006. 现代毒理学试验技术原理与方法[M]. 北京：化学工业出版社.

潘琳，2012. 试验病理学技术图鉴[M]. 北京：科学出版社.

裴秋玲，2008. 现代毒理学基础[M]. 北京：中国协和医科大学出版社.

秦伯益，1998. 新药评价概论[M]. 2 版. 北京：人民卫生出版社.

谭毓治，2010. 药物毒理学[M]. 北京：科学出版社.

王心如，2003.毒理学基础[M]. 北京：人民卫生出版社.

王治乔，袁伯俊，1997. 新药临床前安全性评价与实践[M]. 北京：军事医学科学出版社.

袁伯俊，廖明阳，李波，2007. 药物毒理学试验方法与技术[M]. 北京：化学工业出版社.

赵军宁，叶祖光.中药毒性理论与安全性评价[M]. 北京：人民卫生出版社，2012.

周立国，2009. 药物毒理学[M]. 2 版.北京：中国医药科技出版社.

周宗灿，2006. 毒理学教程[M]. 3 版.北京：北京大学医学出版社.

Curtis D. Klaasse，2005. 毒理学[M]. 黄吉武，周宗灿译. 北京：人民卫生出版社.

Wanda M.Haschek，毒理病理学基础[M]. 2 版. 刘克剑，王和枚，杨威，等译. 北京：军事医学科学出版社，2013.

（曹晓东　张　谦　常福厚）

第六章　蒙药常规毒性试验方法

第一节　蒙药急性毒性试验方法

急性毒性试验（acute toxicity test）是指实验动物一次或24h内多次接受一定剂量的受试物，观察在一定时间（14 日）内出现的毒性反应及程度或死亡情况，是新药在临床前毒理学研究的第一步。

一、试 验 目 的

急性毒性试验的目的是了解受试物单次或多次给药后，动物所产生的毒性反应的表现特征及其严重程度、可能的毒性靶器官、损害的可逆程度或安全剂量，为临床安全用药提供一定的参考，为药效学试验、长期毒性和特殊毒性试验选择剂量提供依据。

二、基 本 要 求

（一）试验管理

根据《中华人民共和国药品管理法》规定，急性毒性试验必须执行《药物非临床研究质量管理规范》。

（二）试验设计

作为药物毒理学研究内容的重点之一，急性毒性试验是新药临床前毒理学研究的第一步。试验设计不可与药效学、药动学和其他毒理学研究割裂，应符合随机、对照、重复的原则。

经典急性毒性研究方法有半数致死量（median lethal dose，LD_{50}）试验、最大给药量（maximal feasible dose，MFD）试验、最大耐受量（maximal tolerable dose，MTD）试验等，除此之外，还有限量试验、近似致死剂量试验、扩展试验、固定剂量试验、剂量累积试验等。目前，新药研究一般情况下应测定最大无毒性反应剂量（no-observed-adverse-effect level，NOAEL）和最大耐受量和（或）最小致死量和（或）半数致死量。

（三）受试物

受试物应采用制备工艺稳定、符合临床试用质量标准规定的中试样品，并注明受试物的名称、来源、批号、含量（或规格）、保存条件及配制方法等。如不采用中试样品，应有充分的理由。如果受到给药容量或给药方法限制，可采用原料药进行试验。

水溶性好的药物，应以水作为溶剂，水溶性不好的药物，可选择羧甲基纤维素钠、橄榄油、阿拉伯胶等制成药品的混悬液，无论选择哪一种溶媒，都应设溶媒对照组，同时还应设空白对照组。

溶媒和（或）辅料：应提供所用溶媒和（或）辅料的批号、规格、生产厂家。

（四）实验动物

一般采用健康哺乳动物，雌、雄各半，也可根据临床使用对象，采用相对应的单一性别的动物。如果受试物拟用于儿童，建议考虑采用幼年动物。根据具体情况，可选择啮齿类和（或）

非啮齿类动物。动物初始体重不应超过或低于平均体重的 20%。所用动物应符合国家有关药物非临床安全性研究的要求。

三、试 验 方 法

（一）试验分组

应根据受试物的不同剂量设置组别，另外还应设空白和（或）阴性对照组。

（二）给药方法

因给药途径不同，受试物的吸收速度、吸收率和暴露量也会有所不同，为了尽可能观察到动物的急性毒性反应，可采用不同给药途径进行急性毒性试验，一般采用与临床相同或相近的给药途径。

如果药物的拟临床给药途径为血管内给药，则可仅进行血管内给药途径的急性毒性试验。

经口给药时应禁食不禁水。因胃内容物会影响受试物的给药容量，而啮齿类动物禁食时间的长短会影响药物代谢酶的活性和受试物在肠道内的吸收，影响毒性的暴露，因此若为灌胃给药，给药前一般需要禁食 12～16h。

（三）给药容量

大鼠给药容量一般每次不超过 20ml/kg，小鼠一般每次不超过 40ml/kg。

其他动物及给药途径的给药容量可参考相关文献及根据实际情况确定。

（四）观察期限

给药后，一般连续观察 14 日，尤其是给药后 4h 内，观察的间隔和频率应适当。如果毒性反应出现较慢，应适当延长观察时间，如果观察时间不足 14 日，应充分说明理由。

（五）观察指标

包括动物体重变化（给药前、试验结束处死动物前各称重一次，观察期间可多次称重）、饮食、外观、行为、分泌物、排泄物、死亡情况及中毒反应（中毒反应的症状、严重程度、起始时间、持续时间、是否可逆）等。对濒死及死亡动物应及时进行大体解剖，其他动物在观察期结束后（给药后第 15 日）进行大体解剖，记录病变情况。当发现器官出现体积、颜色、质地等改变时，则对改变的器官进行组织病理学检查并记录。

（六）常用剂量测试方法

1. 剂量概念

（1）最大给药量：单次或 24h 内多次（2～3 次）给药所采用的最大给药剂量。

（2）最大无毒性反应剂量：在一定时间内给药未发现损害作用的最高剂量。

（3）致死量：受试物引起动物死亡的剂量，主要有最小致死量和半数致死量等，同时仔细观察动物死亡前的中毒反应情况。

（4）半数致死量：预期引起 50%动物死亡的剂量。

（5）最大耐受量：动物能够耐受的不引起动物死亡的最高剂量。

2. 具体操作

（1）最大给药量法：实验动物每组 10～20 只，雌、雄各半，设给药组、空白对照组和（或）阴性对照组。实验动物给药前 12h 禁食不禁水，给药后常规饲养，观察 14 日。记录试验过程中动物出现的异常表现及致死症状，计算出动物的最大给药量，推算相当于临床拟用药量的倍数，评价受试物毒性的大小。

（2）半数致死量（LD_{50}）法：根据预试验，获得动物 0～100%致死量的剂量范围，设 4～6 组，每组 10 只，雌、雄各半，根据体重随机分组。组间比为 0.65～0.85，除设给药组外，还设空白和（或）阴性对照组。给药后观察毒性反应（包括动物体重、饮食、外观、行为、排泄物、分泌物、死亡情况及中毒反应），连续记录 14 日，用 Bliss 的方法算出 LD_{50}、95%置可信区间及各剂量组的致死率。

（3）最大耐受量（MTD）法：一般采用啮齿类和（或）非啮齿类动物，雌、雄各半，设 2～5 组，组间比为 0.65～0.85，除设不同剂量的给药组外，还应设空白对照组和（或）阴性对照组。最大剂量应有动物死亡，致死率不超过 50%。给药后常规饲养观察 14 日。雌雄体重分别组间比较，记录试验过程中动物出现的异常表现及死亡情况，计算出动物的最大耐受量，评价受试物的毒性情况。

（4）近似致死量法：一般选用普通级 Beagle 犬或猴进行试验，犬 4～6 月龄，猴 2～3 岁。根据啮齿类动物的试验结果及受试物的相关资料，估计出可能引起毒性和死亡的剂量范围，设计出合适的剂量给予受试物，同时设置空白对照组，测出最低致死剂量和最高非致死剂量。在这个剂量范围内选择一个剂量给予一只犬，测定近似致死量的范围；继续向下选择剂量，直至动物无异常症状，测得无毒性反应剂量。

（七）结果处理和分析

（1）根据所观察到的各种反应出现的时间、严重程度和持续时间等，分析各种反应在不同剂量时的发生率和严重程度。根据观察结果归纳分析，判断每种反应的剂量-反应及时间-反应关系。

（2）判断出现的各种反应可能涉及的组织、器官或系统等（表 6-1）。

表 6-1 急性毒性试验的一般观察结果与可能涉及的组织、器官、系统观察

观察指征			可能涉及的组织、器官、系统
Ⅰ.鼻孔呼吸阻塞，呼吸频率和深度改变，体表颜色改变	A	呼吸困难：呼吸困难或费力，喘息，通常呼吸频率减慢	
		（1）腹式呼吸：隔膜呼吸，吸气时腹部明显塌陷	呼吸中枢，肋间肌麻痹，胆碱能神经麻痹
		（2）喘息：用力深呼吸，有明显的吸气声	呼吸中枢，肺水肿，呼吸道分泌物蓄积，胆碱功能增强
	B	呼吸暂停：用力呼吸后出现短暂的呼吸停止	呼吸中枢，肺心力衰竭
	C	发绀：尾部、口和足垫呈现蓝紫色	肺心功能不足，肺心力衰竭
	D	呼吸急促：呼吸快而浅	呼吸中枢刺激，肺心功能不全
	E	鼻分泌物：红色或无色	肺水肿，出血
Ⅱ.运动功能：运动频率和特点的改变	A	自发活动、探究、梳理毛发、运动增加或减少	躯体运动，中枢神经系统

		观察指征	可能涉及的组织、器官、系统
Ⅱ.运动功能：运动频率和特点的改变	B	困倦：动物出现昏睡，但易警醒而恢复正常活动	睡眠中枢
	C	正常反射消失，翻正反射消失	中枢神经系统，感官，神经肌肉
	D	麻醉：正常反射和疼痛反射消失	中枢神经系统，感官
	E	僵住：保持原姿势不变	中枢神经系统，感官，神经肌肉，自主神经
	F	运动失调：动物活动时运动不协调，但无痉挛、局部麻痹或僵直	中枢神经系统，感官，自主神经
	G	异常运动：痉挛，足尖步态、踏步、忙碌、低伏	中枢神经系统，感官，神经肌肉
	H	俯卧：不移动，腹部贴地	中枢神经系统，感官，神经肌肉
	I	震颤：包括四肢和全身的颤抖和震颤	神经肌肉，中枢神经系统
	J	肌束震颤：背部、肩部、后肢和足部肌肉的运动	神经肌肉，中枢神经系统，自主神经
Ⅲ.惊厥（抽搐）：随意肌明显的无意识收缩或惊厥性收缩	A	阵挛性抽搐：肌肉收缩和松弛交替性痉挛	中枢神经系统，呼吸衰竭，神经肌肉，自主神经
	B	强直性抽搐：肌肉持续性收缩，后肢僵硬性伸展	中枢神经系统，呼吸衰竭，神经肌肉，自主神经
	C	强直性-阵挛性抽搐：两种类型抽搐交替出现	中枢神经系统，呼吸衰竭，神经肌肉，自主神经
	D	晕厥性抽搐：通常是阵挛性抽搐并伴有喘息和发绀	中枢神经系统，呼吸衰竭，神经肌肉，自主神经
	E	角弓反张：僵直性发作，背部弓起，头抬起向后	中枢神经系统，呼吸衰竭，神经肌肉，自主神经
Ⅳ.反射	A	角膜眼睑闭合：接触角膜导致眼睑闭合	感官，神经肌肉
	B	基本反射：轻轻敲击外耳内侧，导致外耳扭动	感官，神经肌肉
	C	正位反射：翻正反射	中枢神经系统，感官，神经肌肉
	D	牵张反射：后肢从某一表面边缘掉下时收回的能力	感官，神经肌肉
	E	对光反射（瞳孔反射）：见光瞳孔收缩	感官，神经肌肉，自主神经
	F	惊跳反射：对外部刺激（如触摸、噪声）的反应	感官，神经肌肉
Ⅴ.眼睑指征	A	流泪：眼泪过多，泪液清澈或有色	自主神经
	B	缩瞳：无论有无光线，瞳孔缩小	自主神经
	C	散瞳：无论有无光线，瞳孔扩大	自主神经
	D	眼球突出：眼眶内眼球异常突出	自主神经

续表

		观 察 指 征	可能涉及的组织、器官、系统
V.眼睑指征	E	上睑下垂：刺激后动物不能恢复正常	自主神经
	F	血泪：眼泪呈红色	自主神经，出血，感染
	G	上睑松弛	自主神经
	H	结膜浑浊，虹膜炎，结膜炎	眼睛刺激（激惹）
VI.心血管指征	A	心动过缓：心率减慢	自主神经，肺心功能低下
	B	心动过速：心率加快	自主神经，肺心功能低下
	C	血管扩张：皮肤、尾、舌、耳、足垫、 结膜、阴囊发红，体热	自主神经，中枢神经系统，心输出量增加，环境温度高
	D	血管收缩：皮肤苍白，体凉	自主神经，中枢神经系统，心输出量降低，环境温度低
	E	心律不齐：心律异常	中枢神经系统，自主神经，肺心功能低下，心肌损伤
VII.唾液分泌	A	唾液分泌过多：口周毛潮湿	自主神经
VIII.竖毛	A	毛囊竖毛肌收缩	自主神经
IX.痛觉丧失	A	对痛觉刺激（如热板）反应性降低	感官，中枢神经系统
X.肌张力	A	张力降低：肌张力普遍降低	自主神经
	B	张力增高：肌张力普遍增高	自主神经
XI.胃肠　排便（粪）	A	干硬固体，干燥，量少	自主神经，便秘，胃肠动力
指征	B	体液丢失，水样便	自主神经，腹泻，胃肠动力
呕吐	A	呕吐或干呕	感官，中枢神经系统，自主神经（大鼠无呕吐）
XII.泌尿系统	A	红色尿	肾脏损伤
	B	尿失禁	自主感官
XIII.皮肤	A	水肿：液体充盈组织所致肿胀	刺激性，肾衰，组织损伤，长时间静止不动
	B	红斑：皮肤发红	刺激性，炎症，过敏

（3）根据大体解剖中肉眼可见的病变和组织病理学检查的结果，初步判断可能的毒性靶器官。出具完整的组织病理学检查报告，如组织病理学检查发现有异常变化，应附有相应的组织病理学照片。

（4）根据不同剂量组各种毒性反应及发生率、动物死亡情况等，确定动物对受试物的无毒性反应剂量和严重毒性反应剂量。

（5）说明所使用的计算方法和统计学方法，必要时提供所选用方法合理性的依据。

（6）根据各种反应在不同剂量下出现的时间、发生率、剂量-反应关系、不同种属动物、病理学检查结果判断出现的反应与受试物的相关性。根据毒性可能涉及的部位，结合大体解剖和组织病理学检查的结果，判断毒性靶器官。

（7）应根据急性毒性试验结果，提示在其他安全性试验、临床试验、质量控制方面应注意的问题，同时，结合其他安全性试验、有效性试验及质量可控性试验结果，权衡利弊，分析受试物的开发前景。

四、毒理学研究中的一些新进展

（一）口服 LD$_{50}$ 试验的替代方法

随着对动物毒性试验的认识不断深化、经验日益丰富，以及动物保护主义者要求减少实验动物痛苦的呼声加强和试验消耗的压力不断增高，再加上新药开发研究的资金消耗不断上涨，制药工业及毒理学界对现有药政管理法规提出了一些异议，其重点之一便是针对 LD$_{50}$ 的测定问题。

1. 经典 LD$_{50}$ 试验方法学上的不足

（1）消耗的动物量大：按经典法的 LD$_{50}$ 试验，一次试验至少需要 60～100 只动物，测得的 LD$_{50}$ 不够精确，也不能作为药物（化合物）的一个生物学常数。

（2）获得的信息有限：LD$_{50}$ 试验仅做简单的症状观察和计算动物的死亡数，未能提供相关的生理学、血液学毒性信息。

经典法测 LD$_{50}$ 是单次大剂量给药的急性中毒，以动物的死亡为试验终点，动物多死于中枢神经系统及心血管系统的功能障碍，由于死亡迅速，各器质性变化尚未发生及发展，因此不能显示出药物毒性作用的特征。

急性毒性试验要求在有限的时期内将药物给予动物，一般是单次给药；通常以大鼠和（或）小鼠为试验对象，以动物致死为试验的终点指标。鉴于已有大量药物的毒性资料和对急性毒性试验的认识，研究发展了多种试验终点的检测指标，动物死亡已不再是急性毒性的唯一指标。

2. 经济合作与发展组织建议采纳的急性毒性检测方法 经济合作与发展组织（Organization for Economic Cooperation and Development，OECD）建议采纳 4 种应用终点检测指标更人性化（毒性终点是毒性症状，而不是死亡）的急性毒性检测方法，见表 6-2。

表 6-2 急性毒性检测方法

方法	试验前应了解的信息	动物数量	检测指标
急性口服毒性	性别敏感性；研究内容的选择；结果范围	大鼠多于 20 只，观察 14 日	估计致死剂量；量效曲线；组织病理学症状
固定剂量法	应用 5 只动物预试	10～20 动物（鼠）加 5 只预试动物	鉴别毒性症状但不是致死毒性症状，包括亚致死剂量、毒性水平范围、估计 LD$_{50}$ 的范围
上下调整法	报道或假设的 LD$_{50}$（基于构效关系、化学和物理特性等）	少于 8 只动物（大鼠或小鼠）	LD$_{50}$ 和观察毒性症状，高于或低于 LD$_{50}$ 的狭窄剂量范围内暴露的整体和组织病理学症状
急性毒性分级法	从物质的物理化学性质及定量的功效关系（QSAF）估计致死的剂量	首选大鼠，也可应用小鼠或其他啮齿类动物；9 只动物，观察 7～14 日	估计 LD$_{50}$ 范围；毒理学症状；整体和组织病理学；毒性分级标签

急性口服毒性（acute oral toxicity）、固定剂量法（fixed dose procedure）、上下调整法（up and down procedure，UDP）和急性毒性分级法（acute toxic class，ATC）最大的特点是应用较少的动物获得有用的信息。方法经不同实验室间比较，并进行可信度检测，所有的试验方法均符合欧洲议会毒性分类分级系统要求。WHO 推荐的外源性化合物急性毒性五级分级标准见表 6-3。

表 6-3　外源性化合物急性毒性分级（WHO）

毒性分级	大鼠一次经口 LD$_{50}$（mg/kg）	6 只大鼠吸入 4h，死亡 2~4 只的浓度（1/10 000）	兔经皮 LD$_{50}$（mg/kg）	对人可能致死的估计量	
				g/kg[①]	60g/kg[②]
剧毒	<1	<10	<5	<0.05	<0.1
高毒	1~	10~	5~	0.05~	3.0
中等毒	50~	100~	44~	0.5~	30.0
低毒	500~	1000~	350~	5.0~	250.0
微毒	50 000~	10 000~	2180~	>15.0	>1000.0

注：①与②大致相差 60 倍。

有研究进行了旨在确证其中一种方法可信度的试验。结果显示，急性毒性分类方法作为 LD$_{50}$ 试验的替代方法，可有效地将物质毒性进行分类，结果与应用 LD$_{50}$ 试验方法相似。这种方法的优点：可获得同样的试验结果，但比通常 LD$_{50}$ 试验所需要的实验动物少，也减少了动物的痛苦。

有研究对 10 种受试化合物用上下调整法和固定剂量法与经典的 LD$_{50}$ 方法进行了比较，所用的两种方法均可减少实验动物的用量，且试验结果符合欧洲经济委员会（European Economic Commission，EEC）的急性口服毒性分级标准。

固定剂量法、上下调整法、急性毒性分级法这三种测定急性毒性的方法统称作 LD$_{50}$ 的改良法，均被 OECD 确认、采纳，并已逐步取代 LD$_{50}$ 试验。

3. 非致死性急性毒性试验　为了克服急性毒性试验终点指标是死亡这一缺点，非致死性急性毒性的概念显得尤为重要，试验可提供常规的致死急性中毒的安全剂量和相关信息。

毒性效应是一种或多种毒性症状或生理生化指标的改变，如体重、体力或酶活性等的改变。非致死性急性毒性试验首先要求测定急性毒作用阈（LIMAC），其是指作用的生物反应试验均值与对照组比较，差异有统计学意义的最低剂量。有时对照组也可能出现某些质效应，则是指其发生率与对照组的差异有统计学意义的最低剂量。无论毒性效应是量效应还是质效应，在急性毒作用阈及其以上 1~2 个剂量组中，应存在剂量-反应关系。急性毒作用阈越低，该受试物的急性毒性越大，发生急性中毒的危险性越大。

（二）3Rs 试验

3Rs（replacement models，reduction models，refinement procedures）并不是个新的概念，是两位英国生物学家（William Russel 和 Rex Burch）于 1959 年在他们所著的 *Principles of Humane Experimental Technique* 中提出的。经过约 20 年时间，他们提出的 3Rs 概念才被国际认同并得到应有的重视，而后经相关组织欧洲试验方法替换确认中心（European Centre for the Validation of Alternative Method，ECVAM，欧共体）、医学试验中动物替代法基金会(Fund for the Replacement of Animal in Medical Experiment，FRAME，英国)、动物试验替代方法评价中心（Center for Documentation and Evaluation of Alternative Methods to Animal Experiments，ZEBET，德国）、动物应用替代研究中心（Netherlands Center for Animal Application and Substitution，NCA，荷兰）、约翰霍普金斯动物试验替代品中心（the Johns Hopkins Center for Alternatives to Animal Testing，CAAT，美国）努力，促进了 3Rs 方法的建立和完善。目前多数欧共体国家已在国内相关条件中履行 3Rs 的原则。

3Rs 即替代模型（replacement model）、减少实验动物应用的（模型）试验方法、改良和精细的试验过程。

1. 替代模型 有相对替代和绝对替代之分。

（1）相对替代模型：模型仍需要动物，但动物只是提供组织（器官）、细胞，这些动物可以是为某一特定目的而繁殖、饲养，也可直接来自屠宰场。

（2）绝对替代模型：不需要取自脊椎动物的任何组织（器官）、细胞，只是应用细胞株或计算机模拟模型。

离体试验通常应用动物的组织（器官）、细胞（或培养细胞），一般认为离体试验是替代模型的试验方法。

由于各种复杂因素，有时很难将培养的动物细胞、组织的试验结果准确地外推至人，目前已较多地注意应用人类的细胞、组织进行相关试验。它们的应用大大增加了试验结果的准确性，也减少了对实验动物的依赖。

应用人类培养细胞的毒性试验结果来预测药物毒性有多方面的优点：①避免了种属差异；②药物的药理、毒理作用特性，可选用人类相应的组织或培养的细胞进行相关试验；③从细胞、分子水平上阐述毒性作用的机制；④利于动物福利主义的实施。

目前，美国和欧洲已越来越多地应用培养的人类组织、细胞来进行毒性试验，也有一些公司提供人类正常组织和肿瘤组织细胞株。美国典型培养物保存中心（American Type Culture Collection，ATCC）已有 2300 多种动物和人类组织的培养细胞株。Clonetics 公司提供多种人类组织的培养细胞，如皮肤、心血管系统、脑、呼吸系统、肾、肌肉等组织的培养细胞（可访问 http：//www.cambrex.com）。Leicester 大学（英国）从不适宜移植的器官中得到用于培养细胞的组织。志愿者的血液、整形外科得到的皮肤组织等也可用于细胞和组织的培养。非脊椎动物有时也被用来作为替代模型，因这些动物只有简单的神经系统，可认为它们没有疼痛感，如用鲎（horseshoe crab）的血做热原试验替代以兔为试验对象的热原试验。

2. 减少实验动物应用的（模型）**试验方法** 依靠计算机技术，用模拟模型替代实验动物，在计算机上观察动物各解剖部位及各自的组织特征，借助生化技术及某些在体模型的方法来评价受试物的毒性，如得到阳性结果（即显示出毒性），则不需再继续用动物进行试验，以此来减少实验动物的应用的试验方法。如因某些未知的作用机制，上述的方法尚不能完全判断或评价受试物的毒性，则需进一步用动物进行试验。

3. 改良和精细的试验过程 要达到完全不用动物来进行药物的毒性评价尚需要一个较长的过程，然而有较好试验技巧和较多经验的研究人员应用改良和精细的试验方法，尽可能使用止痛、麻醉等手段减少实验动物痛苦，同时以适当的毒性终点来替代以动物死亡为试验终点的评价方法。

对于一般细胞毒性，人类细胞的试验与人的急性致死血药浓度有更好的相关性。在发展预测不同器官的特殊毒性离体试验系统时，必须要考虑对许多类别的外源性物质的反应存在种属差异。既要考虑目前已经清楚的种属差异，还要考虑潜在而没被证明的种属差异。应尽量应用健康的人体细胞或组织作为离体试验的基础，因为这些试验的数据将最终用于预测药物对人体的毒性。

应用 3Rs 试验方法来替代常规的动物试验，这不仅仅是动物福利主义或伦理学上的原因，从经济和科学角度而言，相对于动物试验方法，3Rs 付出的经济代价较少，而且还能从细胞、分子水平上阐述毒性作用的机制，更利于不同种属试验研究结果的换算、外推。但应该强调，

3Rs 方法尚需继续研究、改进，并在应用中不断完善。

五、注 意 事 项

（一）急性毒性试验不等于 LD$_{50}$ 测定

LD$_{50}$ 的测定始于 1927 年，发展到今天，LD$_{50}$ 已经成为衡量药物急性毒性大小的一项主要指标。但是，随着时间的推移，LD$_{50}$ 的一些不足之处也逐渐被认识。LD$_{50}$ 只能提供有关动物死亡情况和简单症状观察的报告。同时，由于是应用急性中毒的方法，动物死亡多是由于中枢神经系统或心血管系统的功能障碍，其他可能存在的器质性病变未能发现，真正的毒性作用靶器官不能显现。除此之外，还存在动物消耗量过大，测定的结果在不同国家、不同实验室存在很大波动等问题。对于新药的安全性评价来说，人们需要通过毒理学试验，了解药物对机体生理生化等各项指标详细的作用信息，找出使动物心血管、呼吸系统、神经系统等任一指标发生改变时的药物剂量，作为下一步毒理学研究的参考剂量。

因此，急性毒性试验不等于 LD$_{50}$ 测定，急性毒性试验一般可测定的几个反应剂量包括最大给药量、最大无毒性反应剂量、最大耐受量、致死量等，故急性毒性试验结果仅提供一个 LD$_{50}$ 是不够的。一般情况下，应测定最大无毒性反应剂量及最大耐受量和（或）最小致死量和（或）半数致死量。如只能测定最大给药量，可不必进行其他毒性反应剂量的测定。试验期间应详细记录动物的毒性反应情况和死亡动物分布，尤其是中毒和死亡的发生时间、中毒的持续时间和恢复时间。应该强调的是，观察期间不能单纯注意动物的死亡情况，对动物的毒性反应情况也应给予充分的重视，因为中毒表现不仅可以作为分析死亡原因的依据，对预测药物毒性靶组织也有很大帮助。应通过试验过程的观察获取更多的毒理学信息。

（二）注意动物对试验结果的影响

不同种系、性别、年龄、体重的动物对同一受试物的毒性反应不同。若发现有明显的性别差异时，应分别测定不同性别动物的 LD$_{50}$，如雄性小鼠对乙醇的敏感性明显强于雌鼠。应充分重视动物体重和年龄对受试物毒性反应的差异。此外，还应注意观察动物房的温度、湿度、光线、通风条件、笼具的清洁条件、饲料及饮用水的新鲜程度和群居或独居等的其他因素对试验结果的影响。

（三）剂量设计是试验成功与否的关键

应重视预试验的结果，用尽可能少的动物找出 0 和 100% 死亡或 10% 和 90% 死亡的剂量，以根据受试物毒性的大小确定组距。对于毒性较大的受试物可能好办些，但对于毒性稍小的受试物，有时百只小鼠用完还没有一个初步结果，这需要酌情调整组间剂量。

一些受试物的毒性在给药后的一日甚至几日内不能充分反映出来，特别是动物神经系统方面的毒性反应。因此，给药后一般应观察 14 日，如果毒性反应出现较慢，应适当延长观察时间，如观察时间不足 14 日，应充分说明理由，以保证试验结果的可靠性。及时解剖死亡动物，观察组织脏器有无充血、出血、水肿或其他改变，对肉眼观察有明显改变者应做病理检查。

（四）试验记录应及时、详细

试验记录的及时与否也是试验中的一个重要环节。尤其是中毒和死亡的发生时间、持续时间、恢复时间和死亡动物的时间分布。如给药后几日才观察一次，除死亡数外，基本得不到任何毒性信息。及时和详细的记录将有助于试验结果的分析。

（五）试验结论应客观

以最大给药量给予动物，在此剂量下，动物未出现中毒症状或其他病理变化，并不能得出该受试物无任何毒性反应的结论，仅说明在该条件下未能测定出 LD_{50}。

第二节　蒙药长期毒性试验方法

长期毒性试验（chronic toxicity testing）也称重复给药毒性试验，是指反复多次、连续给予实验动物受试物后的毒性反应、毒性反应的性质和程度（包括毒性量效关系、起始时间、程度、持续时间）及可逆性等。

一、试　验　目　的

长期毒性试验研究是药物新药安全性评价的重要研究内容，是判断一个新药能否过渡到临床试验的主要依据之一。它为临床安全用药的剂量设置提供参考依据，为临床毒副反应的监护和生理生化指标的监测提供依据。同时，长期毒性试验具有研究周期长、耗资高、工作量大等特点。因此，合理、科学地设计长期毒性试验，对试验结果科学分析，充分认识长期毒性试验的重要性，是新药非临床安全评价研究的基本要求。

长期毒性试验的主要目的包括以下几个方面：①预测受试物可能引起的临床不良反应，包括不良反应的性质、程度、剂量-反应和时间-反应关系、可逆性等。②预测临床试验的起始剂量和重复用药的安全范围。③推测受试物重复给药的临床毒性靶器官或靶组织。④提示临床试验中需重点监测的指标。⑤对于毒性作用强、毒性症状发生迅速、安全范围小的受试物，长期毒性试验为临床试验中的解毒或解救措施提供参考信息。

二、基　本　要　求

（一）试验管理

根据《中华人民共和国药品管理法》规定，长期毒性试验必须执行《药物非临床研究质量管理规范》。为保证试验体系的稳定，应严格控制饲养环境参数。动物饲养区域的室内温度、湿度、光照和通风条件及饲料的提供单位和配方等需要详细记录。

（二）试验设计

长期毒性试验是药物开发的一个有机组成部分。长期毒性试验不能与药效学、药动学和其他毒理学研究割裂，试验设计应充分考虑其他药理毒理研究的试验设计和研究结果。试验设计应符合随机、对照、重复的原则。

（三）受试物

长期毒性试验的受试物应能充分代表临床试验受试物和上市药品，因此受试物应采用制备工艺稳定、符合临床试用质量标准规定的样品，一般用中试样品，并注明受试物的名称、来源、批号、含量（或规格）、保存条件及配制方法等。如不采用中试样品，应有充分的理由。如果受给药容量或给药方法限制，也可采用原料药进行试验。试验中所用溶媒和（或）辅料应标明批号、规格及生产厂家。

（四）实验动物

长期毒性试验常用的两种动物，一种为啮齿类，常用大鼠；另一种为非啮齿类，常用 Beagle 犬或猴。所用动物应符合国家有关药物非临床安全性研究的要求。

长期毒性试验一般选择健康、体重相近的动物，雌、雄各半，雌性应未孕。也可根据临床使用对象和研究期限的长短确定实验动物的性别和年龄。一般情况下，大鼠为 6～9 周龄，试验周期 3 个月以上选 5～6 周龄；Beagle 犬为 6～12 月龄。初始体重差异不超过平均体重的 ±20%。必要时，也可选用疾病模型动物进行试验。

原则上，动物应雌、雄各半。当临床拟用于单性别时，可采用相应性别的动物。

三、试 验 方 法

（一）给药剂量与分组

一般要求至少设 3 个剂量组和溶媒（或赋形剂）对照组，必要时还需设立空白对照组和（或）阳性对照组。低剂量组原则上应高于动物药效学试验的等效剂量或预期的临床治疗剂量的等效剂量，且不出现毒性反应。高剂量组原则上应使动物产生明显的毒性反应，甚至可引起少量动物死亡。在高、低剂量之间至少应再设一个中剂量组，可有轻微毒性反应。

每组动物的数量应能够满足试验结果的分析和评价的需要。一般大鼠每组可为雌、雄各 10～30 只，大鼠每笼不超过 5 只，雌、雄分开，适应性饲养期间（本地 3 日、外地 7 日）每日进行检疫，做好检疫记录。犬或者猴每组 6～12 只，雌、雄各半，每只动物单笼饲养，适应性饲养本地 7 日，外地 14 日，每日检疫并记录。

为保证试验结果统计学的有效性，若给药 3 个月以内，大鼠每组不少于 20 只（雌、雄各 10 只），犬或者猴不少于 6 只（雌、雄各 3 只）；给药 3 个月及以上，大鼠每组不少于 40 只（雌、雄各 20 只），犬或者猴每组不少于 8 只（雌、雄各 4 只）；犬给药周期在 9 个月时，应保证每组的动物数不少于 12 只（雌、雄各 6 只）。

以上仅是剂量设计的一般原则，应根据实际情况进行合理的剂量设计，如出现未预期的毒性反应或不出现毒性反应时，可在设计更长时间的长期毒性试验时适当调整剂量。

（二）给药方法

1. 给药途径　原则上应采用与临床拟用药相同的途径。如选择其他的给药途径，应说明理由。

2. 给药容量　一般以等容积不等浓度给药。经口给药，大鼠给药容量一般每次不超过 20ml/kg；静脉注射、腹腔注射、皮下注射小鼠为 0.1～0.2ml/10g，注射大鼠为 0.5～1ml/100g。静脉注射时尽可能采用静脉给药，如遇特殊情况也可采用腹腔注射代替。其他动物及给药途径的给药容量可参考相关文献及根据实际情况确定。

3. 给药频率　充分考虑临床疗程长短、临床适应证及用药人群，原则上应每日给药，且每日给药时间尽可能相同。试验周期长（3 个月或以上）者，也可采取每周给药 6 日。特殊类型的受试物由于其毒性特点和临床给药方案等原因，应根据具体药物的特点设计给药频率。

一般药物的长期毒性试验给药期限，可参考表 6-4。

（三）观察指标

1. 一般状况观察　在试验期间，定时测定体重及摄食量，还应详细观察动物外观体征、行为活动、腺体分泌、呼吸、粪便、摄食量、体重、给药局部反应，若观察期间体重、摄食量或外观、行为等发现异常，应及时记录并密切观察后续情况。

2. 血液学指标 一般血液学检测指标参见表 6-5，至少应观察红细胞计数、血红蛋白、血小板计数、白细胞计数及其分类、网织红细胞计数、凝血酶原时间等。必要时做骨髓涂片的检查。

3. 血液生化学指标 一般血液生化学检测指标参见表 6-6。

表 6-4 长期毒性试验的给药期限

药物临床疗程	长期毒性试验给药期限		可以支持的临床研究阶段
	啮齿类动物	非啮齿类动物	
单次给药	2 周	2 周	Ⅰ期、Ⅱ期、Ⅲ期
≤2 周	1 个月	1 个月	Ⅰ期、Ⅱ期、Ⅲ期
>2 周*	1 个月	1 个月	Ⅰ期
≤1 个月	1 个月	1 个月	Ⅱ期
	3 个月	3 个月	Ⅲ期
≤3 个月	3 个月	3 个月	Ⅱ期
	6 个月	6 个月	Ⅲ期
≤6 个月	6 个月	6 个月	Ⅱ期
	6 个月	9 个月	Ⅲ期
>6 个月	6 个月	9 个月	Ⅱ期
	6 个月	9 个月	Ⅲ期

注：表中长期毒性试验给药期限不包括恢复期。应根据具体情况设计不同的恢复期。

*此处是指临床疗程超过 2 周的药物，可用 1 个月的长期毒性试验来支持药物进行 Ⅰ 期临床试验。

表 6-5 长期毒性试验中一般需检测的血液学指标

●红细胞计数	●血红蛋白
●红细胞比容	●平均红细胞比容
●平均红细胞血红蛋白	●平均红细胞血红蛋白浓度
●网织红细胞计数	●白细胞计数及其分类
●血小板计数	●凝血酶原时间

表 6-6 长期毒性试验中一般需检测的血液生化学指标

●天冬氨酸转氨酶	●丙氨酸转氨酶
●碱性磷酸酶	●γ-谷氨酰转移酶（非啮齿类动物）
●尿素氮	●肌酐
●总蛋白	●Q 清蛋白
●血糖	●总胆红素
●总胆固醇	●三酰甘油
●钠离子浓度	●钾离子浓度
●氯离子浓度	●肌酸磷酸激酶

4. 体温、眼科检查、尿液检查、心电图检查 非啮齿类动物还应进行体温、眼科检查、尿液检查、心电图检查等。

心电图检查指标：Ⅱ导联心律、心率；PR间期、QT间期、QRS波群、T波等。

眼科检查指标：角膜是否浑浊；结膜有无充血、水肿及分泌物；虹膜有无出血、肿胀；瞳孔对光的反射是否正常。必要时检查眼底血管是否正常。

尿液检查指标参见表6-7。

表 6-7 非啮齿类动物长期毒性试验尿液检查指标

●尿液外观	●相对密度	●尿胆原	●酮体
●pH	●尿糖	●潜血	●白细胞
●尿蛋白	●尿胆红素		

5. 系统尸解

（1）应对所用动物进行尸解，尸解应全面细致，及时记录，为组织病理学检查提供参考。具体脏器、组织参见表6-8和表6-9。

（2）脏器系数：应对脏器进行称重，并计算脏器系数。具体脏器、组织参见表6-8。

表 6-8 长期毒性试验中需称重并计算脏器系数的器官

●脑	●心脏	●肾上腺	●胸腺
●肝脏	●脾脏	●睾丸	●附睾
●肺脏	●肾脏	●子宫	●卵巢

6. 组织病理学检查 所有药物长期毒性均应进行给药部位及给药部位淋巴结的病理学检查。当所用动物为非啮齿类动物时，因动物数较少，应对所有剂量组、所有动物的器官和组织进行组织病理学检查。当所用动物为啮齿类动物时，应对高剂量组和对照组的器官和组织进行组织病理学检查，如果高剂量组出现组织病理学变化时，更低剂量组也应进行组织病理学检查以确定剂量-反应关系。若在尸检时发现脏器和组织有肉眼可见的病理变化时，应对此脏器或组织进行详细的组织病理学检查。应注意对脏器和组织的标本取材保存。高剂量组发现有异常病变时，应对保存的更低剂量组的相应脏器、组织标本进行检查。必要时还应增加其他脏器、组织的检查。如发现有异常变化，应附有相应的组织病理学照片。有效成分或有效部位制成的制剂所需检查的脏器和组织参见表6-9。

表 6-9 有效成分/有效部位制剂长期毒性试验中需进行组织病理学检查的脏器、组织

●脑（大脑、小脑、脑干）	●脊髓（颈、胸、腰段）
●垂体	●胸腺
●甲状腺	●甲状旁腺
●食管	●唾液腺
●胃	●小肠和大肠
●肝脏	●胆囊*

●肾脏	●肾上腺
●脾脏	●胰腺
●气管	●肺
●主动脉	●心脏
●附睾	●睾丸
●卵巢	●子宫
●前列腺	●乳腺
●坐骨神经	●膀胱
●眼（眼科检查发现异常时）*	●视神经*
●给药局部	●骨髓
●淋巴结（包括给药局部淋巴结、肠系膜淋巴结）	

注：*为啮齿类动物可不进行病理组织学检查的组织或器官。

7. 观察指标的时间和次数　应根据试验期限的长短和受试物的特点确定试验期间观察指标的时间和次数，原则上应尽早、及时发现出现的毒性反应。

试验前，应对实验动物进行外观体征、行为活动、摄食量和体重检查。

试验期间，应每日观察一次一般状况和症状，每周记录饲料消耗和体重一次。大鼠体重应雌、雄分开进行计算。试验结束时应进行一次全面的检测。当给药期限较长时，应根据受试物的特点选择合适的时间进行中期阶段性的检测。

长期毒性试验应在给药结束后留存部分动物进行恢复期观察，以了解毒性反应的可逆程度和可能出现的延迟性毒性反应。应根据受试物的代谢动力学特点、靶器官或靶组织的毒性反应和恢复情况确定恢复期的长短，一般恢复期为2~4周。恢复期观察期间除不给受试物外，其他观察内容与给药期间相同。

在试验期间，对濒死或死亡动物应及时检查并分析原因。

（四）结果及分析

长期毒性试验报告应全面客观反映整个试验过程收集的原始资料和信息，应详细描述毒性的主要表现、大体解剖检查和（或）病理组织学检查结果等，并说明数据处理的统计学方法，如用计算机处理数据，应说明所用软件。结果应以清楚、准确的方式来表示。

应重视对动物中毒或死亡原因的分析，注意观察毒性反应出现的时间和恢复的时间及动物的死亡时间，关注受试物对体重、一般症状等的影响。在分析试验结果时，应关注参数变化的剂量-效应关系、组内动物的参数变化幅度和性别差异，综合考虑多项毒理学指标的检测结果，分析其中的关联性和作用机制。应对所获取的数据进行全面和科学的分析，对在正常范围以外的各实测值应在试验结果中详细列出，对异常数据予以合理的分析。在分析长期毒性试验结果时，应正确理解均值数据和单个数据的意义，综合考虑数据的统计学意义和生物学意义。正确利用统计学假设检验的结果有助于确定试验结果的生物学意义，但具有统计学意义并不一定代表具有生物学意义。在判断生物学意义时应考虑与该实验室的历史数据相比较。

四、注意事项

（1）因长期毒性试验的目的是为临床用药提供安全剂量范围，发现毒性反应的靶器官，所以，评价一个长期毒性试验的剂量设置是否合理的主要依据是高剂量应使动物出现明显毒性或严重的毒性反应，或个别动物出现死亡；中剂量应使动物出现轻微的或中等程度的毒性反应，其剂量在高、低剂量之间，并与两者成倍数关系；低剂量应高于药效学试验的最佳有效剂量，且动物不出现毒性反应。另设一个空白对照组（蒸馏水或溶剂组）。

（2）恢复期观察用于了解毒性反应的可逆程度和可能出现的迟发性反应。在此期间，除不给受试物外，其他观察内容、检测指标应与给受试物期间完全相同。一般恢复期为停药后 2～6 周。应该注意的是，要根据受试物的靶器官或靶组织的毒性反应或其药动学特点，根据给药周期的长短和试验的具体情况来确定恢复期的长短。例如，给药 6 个月或检查指标出现异常，可将恢复期定为 4～6 周。给药结束时未出现毒性反应的受试物仍需进行恢复期的观察，生理生化观察指标未出现毒性反应，未必在病理学上没有改变，或不发生迟发性变态反应。有些毒性反应是在给药几个月后才发生的。

五、结果判断与评价

（1）长期毒性试验的最终目的在于预测人体可能出现的毒性反应。只有通过科学分析和评价才能清楚地描述毒性反应，并推断与人体的相关性。长期毒性试验结果的分析和评价是长期毒性研究的必要组成部分。试验报告应全面客观反映整个试验过程收集的原始资料和信息，实事求是、科学地分析结果，报告毒性反应出现和恢复的时间，分析有无蓄积的情况，详细描写毒性的主要症状表现、大体解剖观察和组织病理学检查结果。既要注意毒性相关指标系统的综合分析，以判断出毒性靶器官，又要将试验中出现的异常情况反映在申报资料中，并做出合理、正确的结论。

（2）应重视对动物中毒或死亡原因的分析，注意观察并详细描述毒性反应出现的时间和恢复的时间及动物的死亡时间。

（3）分析长期毒性试验结果时，应正确理解均值数据和单个数据的意义。啮齿类动物长期毒性试验中组均值的意义通常大于单个动物数据的意义，实验室历史背景数据和文献数据可以为结果的分析提供参考。非啮齿类动物数量少、个体差异大，因此单个动物的试验数据具有重要的毒理学意义。

（4）分析结果时，应关注参数变化的剂量-效应关系、组内动物的参数变化幅度和性别差异，综合考虑多项毒理学指标的检测结果，分析其关联和作用机制。

（5）对受试物引起的严重毒性反应，应尽可能查找产生毒性的原因，根据相关文献资料或试验资料，推测可能的毒性成分，提出是否需对处方工艺及处方中的某些药材或某些成分进行特别控制等。

（6）试验结果与药效学试验和其他安全性试验结果的一致性。应结合其他安全性试验的毒性反应情况，判断毒性反应是否存在种属差异；结合临床前药效学试验结果和拟临床适应证，判断有效性与毒性反应的关系，判断药物对正常动物和模型动物的生理生化指标的改变是否相同或相似，并注意提示临床研究应注意的问题，尽可能查找产生毒性的原因。

（7）对长期毒性研究结果进行分析时，还应对异常数据进行合理解释。试验组和对照组之间检测参数的差异可能来自于与受试物有关的毒性反应、动物对药物的适应性改变或正常的生理波动。

（8）综合评价。对于试验结果的综合评价应是试验报告中必不可少的内容，应结合临床应用经验、药效学试验、其他安全性试验、药学研究及临床主治（适应证）等，权衡利弊，考虑其开发前景。

第三节　蒙药安全药理学试验方法

一、试　验　目　的

安全药理学是研究药物在治疗范围内或治疗范围以上的剂量时，潜在的不期望出现的对生理功能的不良影响，即观察受试物对中枢神经系统、心血管系统和呼吸系统的影响。确定受试物可能关系到人的安全性的非期望出现的药物效应；评价受试物在毒理学和（或）预测临床研究中除治疗作用以外的其他药理作用和（或）病理生理作用；研究所观察到的和（或）推测的药物不良反应机制。

追加的安全药理学研究（follow-up safety pharmacology studies）：根据药物的药理作用、化学结构，预测可能出现的不良反应。如果对已有的动物和（或）临床试验结果产生怀疑，怀疑药物可能影响人的安全时，应进行追加的安全药理学研究，即对中枢神经系统、心血管系统和呼吸系统进行深入的研究。

补充的安全药理学研究（supplemental safety pharmacology studies）：评价药物对中枢神经系统、心血管系统和呼吸系统以外的器官功能的影响，包括对泌尿系统、自主神经系统、胃肠道系统和其他器官组织的研究。

通过一般药理学研究，可为临床研究和安全用药提供信息，也可为长期毒性试验设计和开发新的适应证提供参考。

二、基　本　要　求

（一）试验管理

一般药理学研究中，药物的安全性评价研究应执行《药物非临床研究质量管理规范》（GLP）。对一些难以满足规范要求的特殊情况要保证适当的试验管理和数据保存，对追加的和（或）补充的安全药理学研究应尽可能最大程度上遵循GLP。

（二）试验设计

应根据药物的特点和临床使用的目的，合理地进行试验设计。某些安全药理学研究可根据药效反应的模型、药动学的特征、实验动物的种属等来选择试验方法。在药物进入临床试验前，应完成对心血管系统、呼吸系统和中枢神经系统的一般观察。当其他非临床试验及临床试验中观察到或推测对人和动物可能产生某些不良反应时，应进一步追加对前面重要系统的深入研究或补充对其他器官系统的研究。

试验设计应符合随机、对照、重复的原则。应考虑采用合理的空白对照、阴性对照，必要时还应设阳性对照。

（三）受试物

受试物应采用能充分代表临床试验拟用样品和（或）上市药品，应采用制备工艺稳定、符合临床试验用质量标准规定的样品。一般用中试或以上规模的样品，并注明其名称、来源、批号、含量（或规格）、保存条件、有效期及配制方法等。如不采用中试样品，应有充分的理由。如果受给药容量或给药方法限制，可采用提取物（如浸膏、有效部位等）进行试验。试验中所用溶媒和（或）辅料等应标明批号、规格、生产厂家。

（四）实验动物及离体生物材料

实验动物常用小鼠、大鼠、犬等。常用清醒动物进行试验。如果使用麻醉动物，应注意麻醉药物的选择和麻醉深度的控制。所用动物应符合国家有关药物非临床安全性研究的要求。每组小鼠和大鼠一般不少于 10 只，犬一般不少于 6 只。原则上动物应雌、雄各半，当药物临床拟用于单性别时，可采用相应性别的动物。

离体生物材料可用于支持性研究（如研究受试物的活性特点，研究在体试验观察到的药理作用的发生机制等）。常用离体生物材料主要包括离体器官和组织、细胞、亚细胞器、受体、离子通道和酶等。

三、试 验 方 法

（一）剂量与分组

在体研究：应尽量确定不良反应的量效关系和时效关系（如不良反应的发生和持续时间），至少应设三个剂量组。产生不良反应的剂量应与动物产生主要药效学的剂量或人拟用的有效剂量进行比较。低剂量应相当于主要药效学的有效剂量，高剂量以不产生严重毒性反应为限。

离体研究：应尽量确定受试物的剂量-反应关系。受试物的上限浓度应尽可能不影响生物材料的理化性质和其他影响评价的特殊因素。

一般可选用溶媒和（或）辅料作为阴性对照，如为了说明受试物与已知药物的异同，也可选用阳性对照药。

（二）给药方法

1. 给药途径　原则上应与临床拟用药途径一致，可以考虑充分暴露的给药途径。如采用不同的给药途径，应说明理由。

2. 给药次数　一般应采用单次给药。如果受试物的药效作用在给药一段时间后才出现，或者重复给药的非临床研究结果和（或）人用结果出现安全性问题时，应根据这些作用或问题合理设计给药次数。

3. 给药容量　采用等体积不等浓度给药法，可以排除给药容量不同对结果造成的差异。经口给药，大鼠给药容量一般每次不超过 20ml/kg，小鼠一般每次不超过 40ml/kg。静脉注射、腹腔注射、皮下注射小鼠为 0.1～0.2ml/10g；静脉注射、腹腔注射、皮下注射大鼠为 0.5～1ml/100g。

（三）检测时间

应根据受试物的药效学和药动学特性、受试动物、临床研究方案等因素，选择观察一般药理学参数的时间点和观察时间。

（四）观察指标

中枢神经系统、心血管系统和呼吸系统通常作为重要器官系统考虑，应重点观察受试物对这三个系统的影响。

1. 中枢神经系统 直接观察给药后动物的一般行为表现、姿势、步态，有无流涎、肌颤及瞳孔变化等；定性和定量评价给药后动物的运动功能、行为改变、机体协调能力、感觉/运动反射、体温变化及与镇静药物的协同/拮抗作用。主要项目有小鼠或大鼠自主活动、小鼠爬杆或转棒时间、对阈下睡眠剂量戊巴比妥钠的影响，综合评价受试物对中枢神经系统的影响。如出现明显的中枢兴奋、抑制或其他中枢系统反应时，应进行相应的在体或离体试验的进一步研究。

2. 心血管系统 测定并记录给药前后血压（包括收缩压、舒张压和平均动脉压）、心电图（包括 QT 间期、PR 间期、ST 段和 QRS 波等）和心率等的变化。建议采用清醒动物进行心血管系统指标的测定（如遥测技术）。治疗剂量出现明显血压或心电图改变时，应进行相应的在体或离体试验的进一步研究。犬十二指肠给药分别观察记录给药前及给药后 30min、60min、90min、120min、150min、180min、210min、240min 时间点的变化。

3. 呼吸系统 测定并记录给药前后的呼吸频率、节律和呼吸深度等，对于静脉注射、皮下注射或肌内注射，记录给药 0～2h，数据间隔 5～10min；灌胃给药、十二指肠给药，记录给药 0～4h 数据，间隔 15min。治疗剂量出现明显的呼吸兴奋或抑制时，应进行相应的在体或离体试验的进一步研究。

观察可与心血管系统指标同时进行。

4. 追加的安全药理学研究

（1）中枢神经系统：观察药物对行为药理、学习记忆、神经生化、视觉、听觉和（或）电生理等指标的影响。

（2）心血管系统：观察药物对心输出量、心肌收缩作用、血管阻力等指标的影响。

（3）呼吸系统：观察药物对气管阻力、肺动脉压力、血气分析等指标的影响。

5. 补充的安全药理学研究

（1）泌尿/肾脏系统：观察药物对肾功能的影响，如对尿量、尿比重、渗透压、尿 pH、电解质平衡、尿蛋白、细胞和血生化（如尿素、肌酐、蛋白质）等指标的检测。

（2）自主神经系统：观察药物对自主神经系统的影响，如与自主神经系统有关受体的结合，在体或离体对激动剂或拮抗剂的功能反应，对自主神经的直接刺激作用和对心血管反应、压力反射和心率等的检测。

（3）胃肠系统：观察药物对胃肠系统的影响，如胃液分泌量和 pH、胃肠损伤病理变化、胆汁分泌、药物体内转运时间、体外回肠收缩等指标的检测。

（4）其他器官系统：如其他有关研究尚未研究药物对下列器官系统的影响但又怀疑可能有影响（如潜在的依赖性，对骨骼肌、免疫和内分泌功能的影响等），出于药物对安全性的全面评价时，应考虑药物对这些方面的影响。

四、注 意 事 项

（1）试验过程中应注意环境的温度与麻醉动物的体温。

（2）进行自主活动、爬杆或转棒研究时，要考虑到动物个体差异对药物的评价会产生干扰，在给药前训练和筛选动物时，挑选反应程度相近的动物。给药组可进行给药前后自身统计学比较，并在同一时间点与对照组进行比较。

（3）在对心血管系统、呼吸系统的研究时，由于动物给药个体差异较大，因此在给药前后以其中1～2个指标为主进行分组，尽可能地使每组动物的主要指标在给药前无统计学差异。各组检测指标在同一时间点与对照组比较，单个动物给药前后自身比较也很重要。

（4）在麻醉动物进行试验时，通常要追加麻醉药，要分析追加麻醉药前后和开始清醒时指标的变化，排除干扰因素。

（5）应根据详细的试验记录，选用合适的统计方法，对结果进行定性和定量的统计分析，同时应注意对个体试验结果的评价。根据统计结果，分析受试物的一般药理作用，结合其他安全性试验、有效性试验及质量可控性试验结果，进行综合评价。

（6）试验中选择不同时间点记录，也可根据药物作用显效与消失时间选择时间点。

参 考 文 献

赵军宁，叶祖光，2012. 中药毒性理论与安全性评价[M]. 北京：人民卫生出版社.

周立国，2006. 中药毒性机制及解毒措施[M]. 北京：人民卫生出版社.

（王　芳　常福厚）

第七章　蒙药特殊毒性试验方法

蒙药特殊毒性试验是指以观察和测定蒙药是否能够引起某种或某些特定的毒性反应为目的而设计的毒性试验，包括狭义的特殊毒性试验和广义的特殊毒性试验。强调蒙药特殊毒性的重要性，是安全合理用药的必然要求。狭义的特殊毒性试验是指遗传毒性试验、生殖毒性试验和致癌性试验，即常说的三致试验。广义的特殊毒性试验包含范围除三致试验外，还有依赖性试验、过敏性试验、局部刺激性试验、免疫毒性试验、光敏试验、眼毒试验、耳毒试验等。本章节主要介绍蒙药遗传毒性试验、蒙药生殖毒性试验、蒙药致癌性试验及蒙药依赖性试验的试验方法，力求通过对本章的学习，对蒙药毒理学有初步了解，熟知并掌握蒙药特殊毒性试验方法。

第一节　蒙药遗传毒性试验方法

蒙药遗传毒性，是指由蒙药所诱发的遗传物质在染色体水平、分子水平及碱基水平上的各种损伤而造成的毒性作用。具有遗传毒性的蒙药可能致癌、致畸，诱发代谢障碍分子病及生殖障碍等遗传性疾病。由于遗传终点多种多样，单个试验系统无法覆盖多个遗传终点的检测，通常需要进行一系列的遗传毒性试验来考察同一蒙药是否具有遗传毒性。

（一）试验目的

通过进行蒙药遗传毒性试验，可初步判断蒙药对人可能造成的遗传损伤，评价蒙药的遗传毒性，从而为蒙药后期的开发利用提供指导意见。

（二）基本要求

1. 原则　世界各地的学术界、企业界和政府部门的大多数科学家都认为动物试验应该符合伦理，尽可能减轻对动物造成的痛苦，而且需要开发动物试验的替代试验。指导全球利用动物进行试验研究的 3R 原则为减少（reduce）、替代（replace）、优化（refine）。在此基础上，蒙药遗传毒性试验应符合毒理学试验的基本原则，即随机、对照和重复原则。

2. 剂量设定　对于在体试验而言，最大给药剂量应是蒙药溶解度许可或染毒途径许可的最大剂量，若蒙药受试物有毒，则应是不引起实验动物死亡或靶细胞生长严重抑制或靶细胞形态改变的最大耐受量。

对于离体试验而言体，蒙药受试物的最高浓度主要取决于受试物对细菌/细胞的毒性和溶解度。

蒙药成分复杂且大多具有颜色，因此在设计给药剂量时应考虑多方面的影响因素，根据具体情况合理设计试验方案。

3. 试验设计　近年来，药物遗传毒性研究评价手段和认识在不断地变化和进步，由于不同的生物种类含有的酶系和代谢途径均有所不同，因此有的药物在某些生物上显示有诱变性，但对其他生物则不然。因此要评价一种药物是否有遗传毒性，需通过多种生物体系，即采用由不同生物体系组成的一组遗传毒性试验来确定。各国新药毒理学研究指导原则在遗传毒性试验组合上大体相近，但在规定进行遗传毒性试验的药物对象和具体的试验要求上略有不同。我国药物遗传毒性研究技术指导原则和国际人用药品注册技术协调会（International Council for Harmonization，ICH）新药遗传毒性评价指导原则都推荐由离体细胞基因突变试验、染色体损伤细胞遗传试验（离体中期染色体畸变试验或微核试验）或离体小鼠淋巴瘤胸苷激酶（thymidine kinase，TK）试验、在体遗传毒性试验（啮齿类动物造血细胞染色体损伤试验或在体中期细胞微核或染色体畸变试验）组成遗传毒性试验组合。由于遗传终点多种多样，单个试验无法覆盖多个遗传终点的检测，通常需要进行一系列的遗传毒性试验来考察同一蒙药是否具有遗传毒性，以减少蒙药遗传毒性试验可能出现假阴性的结果。

在体试验在离体试验完成后进行，如果离体试验清楚表明蒙药不符合要求，则无须再进行在体试验。

4. 受试物　①新的有效成分；②新的蒙药材；③蒙药新的药用部位；④用于育龄人群并可能对生殖系统产生影响的新蒙药。以上受试物在人体试验开始前，均应进行遗传毒性试验。蒙药受试物应标明名称、来源、批号、含量（或规格）、保存条件及配制方法等。

对于蒙药的遗传毒性研究应着重关注以下几点：①含有干扰核酸代谢、细胞分裂和细胞周期等成分的蒙药；②某些含有重金属的蒙药；③含有明显免疫抑制成分的蒙药；④适用于妊娠期或妊娠前期使用的蒙药。

（三）试验方法

1. 埃姆斯实验（Ames test）　即鼠伤寒沙门菌回复突变试验，由 Bruce Ames 于 1974 年建立并得名。该方法使用一系列经基因修饰的依赖于组氨酸或赖氨酸生长的菌株对受试物的致突变（移码或置换）能力进行评价。埃姆斯实验是对人类致癌物预测性最佳的试验，被全球卫生监管部门视为预测化合物人类致癌潜力的检测金标准，也是定量构效关系建立的遗传毒性数据库的重要数据基础。

（1）基本原理：野生型鼠伤寒沙门菌自身能合成组氨酸，而突变型的菌株不能合成组氨酸，因此突变型的菌株在无组氨酸的培养基上不能生长，在有组氨酸的培养基上可以正常生长，致突变物可以使鼠伤寒沙门菌从突变型回复为野生型，从而在无组氨酸的培养基上也能生长。因此可根据在无组氨酸的培养基上生长的菌落数来判断蒙药受试物是否为致突变物，是否具有遗传毒性。

（2）试验设计

1）菌株：Ames 等 1975 年推出 TA98、TA100、TA1537 和 TA1538 作为标准测试菌株，但由于一些诱变剂（如醛类、过氧化氢及交联剂等）用这些菌株难以检出，遂于 1983 年推出由 TA97、TA98、TA100 和 TA102 四个菌株组成的一套标准菌株，并沿用至今。此后，Ames 实验室相继推出 TA97a、TA104 等试验菌株以提高埃姆斯实验的敏感性。对于新引进的菌株或在试验过程中发现菌株的自发回复突变数高于或低于正常范围时，需要对菌株的基因型及生物学特性进行测试，合格后才能进行致突变试验。

2）浓度：一般应包含 5 个可用于结果分析的浓度，每个浓度做 3 个平行试验。

3）代谢活化：一般采用诱导剂，如 Aroclor 1254 或苯巴比妥和 β-萘黄酮联合诱导处理后的哺乳动物肝脏微粒体酶（S9）进行离体代谢活化试验，即在加 S9 和不加 S9 平行条件下进行突变试验。S9 在混合液中的浓度一般为 5%～30%（V/V）。

4）对照：代谢活化或非代谢活化条件下，均应设立平行阴性对照组和阳性对照组。阳性对照物应为已知的菌株特异性的阳性致突变剂。

5）方法：常用的试验方法是点试法和平板掺入法，前者常用于预试验，后者为标准试验方法。

6）结果判定：结果中应描述各浓度组细菌毒性大小和沉淀情况，结果表示为每皿的回复突变菌落数，并计算各组的均值和标准差。至少在一个菌株上，在有或无代谢活化的情况下，受试物所诱发的回复突变菌落数出现浓度依赖性的增加和（或）在一个或多个浓度组上出现可重复性的增加，可判定为阳性结果。

2. 离体哺乳动物细胞染色体畸变试验　染色体损伤检测染色体畸变（chromosomal aberrations，CA）是通过在显微镜下直接观察染色体结构和数目变化的细胞遗传学方法，常见的 CA 类型包括染色体插入、缺失、易位、核内复制、多倍体、染色单体畸变和染色体增多或丢失等。它是"三品一械"（保健食品、化妆品、药品、医疗器械）上市前常规开展的毒理学试验项目，也是药物遗传毒性杂质评价除埃姆斯实验外的试验方法第二选择。

（1）基本原理：用药物（如秋水仙碱等）处理要观察的细胞，使细胞停留在分裂的中期，用显微镜检查染色体畸变和染色体分离异常。可观察到的染色体畸变种类有染色体裂隙、断裂、断片、粉碎、染色体环、无着丝粒环、双着丝粒环、多着丝粒环等。

可采用哺乳动物或人的细胞进行试验，首选 CHL 细胞。细胞系需定期检查核型和有无支原体污染等。保存条件为−80℃或液氮冻存。

（2）试验设计

1）浓度：至少应包含 3 个可用于结果分析的浓度。设置代谢活化及对照组。

2）方法

A. 处理及细胞收获时间：在代谢或非代谢活化的情况下，受试物和细胞作用 3～6h，在 1.5 个细胞周期时收获细胞。

B. 读片分析：一般油镜下各组至少观察 200 个分散良好的中期分裂象细胞。应分别记录各组含有结构畸变染色体的细胞数和畸变类型，裂隙应单独记录，但不计入畸变率中。同时应单独记录多倍体和内复制等数目畸变，但不计入畸变率中。

3）结果判定：结果中应描述各浓度组细胞毒性大小和沉淀情况，结果表示为染色体结构畸变细胞的百分率（表 7-1）。

表 7-1　CHL 细胞染色体畸变标准判断

细胞畸变率	标准判断
细胞畸变率≤5%	阴性（−）
5%＜细胞畸变率≤10%	可疑（±）
10%＜细胞畸变率≤20%	阳性（＋）
20%＜细胞畸变率≤50%	阳性（＋＋）
细胞畸变率＞50%	阳性（＋＋＋）

多倍体数目的增加提示受试物可能会抑制有丝分裂或诱导染色体数目畸变。出现染色体内复制的细胞数增多提示受试物可能会影响细胞周期。

3. 小鼠淋巴瘤 TK 基因突变试验　小鼠淋巴瘤细胞致突变方法（mouse lymphoma assay，MLA），是美国食品药品监督管理局（Food and Drug Administration，FDA）推荐应用的基本的药品、食物的遗传毒理体外检测手段。与传统的 HPRT 的基因突变试验不同,它不仅能够检测出点突变等基因突变,而且能够将发生染色体畸变的细胞以细胞增殖速度缓慢的小突变克隆的形式捕捉到。实际上,MLA 对于在埃姆斯实验中呈阴性、只诱发染色体畸变的化学物质也能检测出阳性。现在普遍认为 MLA 能够同时检出诱变剂和裂变剂两种类型的化合物,是一种多终点的哺乳类动物细胞检测模型。因此,MLA 不仅检测基因内的状况,主要是点突变,也检测杂合性的丧失(loss of heterozygosity,LOH)。而 LOH 反映了大规模的损伤。MLA 比之微生物埃姆斯实验或 V79 细胞 HPRT 检验方法能更为广泛地检测遗传物质变异。这些特性使得 MLA 尤其适用于评估草药的化学物质引起多种不同的突变。因此,MLA 自建立以来受到了广泛的重视和应用,并得到不断地完善和发展。根据细胞 TK 基因发生突变后产生对三氟胸苷的抗药性,细胞在普通培养基和三氟胸苷培养基中均可存活,而 TK 基因正常的细胞在三氟胸苷培养基中死亡的特点,判断受试物是否具有致突变性。

(1)原理:小鼠淋巴瘤 L5178Y/TK$^{+/-}$ 基因突变试验是一种正向突变试验,TK 基因突变试验的检测终点是位于常染色体上的 TK 基因的突变。TK 基因的产物胸苷激酶是在体内催化从脱氧胸苷生成胸苷酸(thymidylic acid,TMP)的反应。如果在细胞培养物中加入胸苷类似物[如三氟胸苷,即 trifluorothymidine(TFT)],则 TFT 在胸苷激酶的催化下可生成三氟胸苷酸,进而掺入 DNA,造成致死性突变,使细胞死亡。若 TK 基因发生突变,导致胸苷激酶缺陷,则 TFT 不能磷酸化,不能掺入 DNA,在含有 TFT 的培养基中能够生长,即表现出对 TFT 的抗性。根据突变集落形成数,计算突变频率,从而判定受试物的致突变性。

(2)试验设计

1)浓度:至少应包含 4(平行处理)~8(单处理)个可用于结果分析的浓度。设置代谢活化及对照组。

2)方法:采用微孔法进行试验。

A. 药物处理时间:在代谢活化或非代谢活化条件下,一般受试物与细胞作用 3~4h。如果受试物作用 3~4h 后结果为阴性,还需进行在无代谢活化条件下作用 24h 的附加试验进一步确定。

B. 突变表达期:受试物与细胞作用 3~4h 后,去除受试物,将细胞重悬于培养液中,一般 L5178Y 细胞的突变表达期为 2 日,分别在处理结束后及表达期结束后测定平板接种效率以确定细胞毒性。

C. 突变率测定:表达期结束后,将细胞接种于含有突变选择剂 TFT 的 96 孔板中进行 TFT 抗性突变集落的测定。如果受试物出现阳性结果,则至少有一个受试物浓度组(一般为最高浓度)和阴性、阳性对照组需要分别记录含有大、小集落的孔数;如果为阴性结果,仅阴性和阳性对照组需要分别记录含有大、小集落的孔数。

3)结果判定:结果中应描述各浓度组细胞毒性大小和沉淀情况,结果表示为各浓度组的突变率。

4. 小鼠骨髓细胞微核试验　是 ICH 推荐的致突变标准试验,具有经济、快速、准确的特点。微核的形成是细胞受遗传毒物作用后的一种遗传学终点,以观察细胞中微核的形成来检测遗传毒物,称为微核试验。微核试验是以动植物为材料,利用细胞生物学方法观察其出现的微核率(micronucleus frequency)来表示材料受遗传损伤程度的一种检测遗传毒性的方法。常规微核试验是以小鼠骨髓嗜多染红细胞为研究对象,以小鼠骨髓嗜多染红细胞中微核为评价指标。后来研究发现小鼠脾脏不能有效清除含微核的红细胞，小鼠外周血红细胞微核试验结果与骨髓嗜多染红细胞微核试验有较好的一致性，显然前者更简便，并可对同一动物进行多次采样分析。随着试验技术的发展和配套设施的完善，已能有效识别有核细胞中的微核，人外周血淋巴细胞、实体组织活检细胞和生殖细胞的微核试验研究亦有较多报道。

（1）原理：染色体或染色单体的无着丝粒断片或纺锤体受损伤而丢失的整个染色体，在细胞分裂后期遗留在细胞质中，末期后，单独形成一个或几个规则的次核，包含在子细胞的细胞质内，由于比主核小，故称为微核。通过观察受试物能否产生微核，判断其对染色体完整性的损害及所导致的染色体分离异常，检测受试物是否具有致突变性。骨髓细胞由于具有旺盛的增殖能力，所以被选为微核试验的观察对象。

（2）试验设计

1）动物：常用小鼠和大鼠，也可根据具体情况选择其他哺乳动物。

健康性成熟动物，每组至少 6 只。若性别间存在明显的毒性或代谢方面的差异，则应采用两种性别的动物。如果受试物专用于一种性别，则通常选用相应性别的动物进行试验。

2）剂量：至少应设置 3 个剂量组，根据相关毒性试验或预试验的结果确定高剂量，高剂量应产生一定的毒性症状或骨髓毒性。对于低毒性化合物，给药时间≤14 日的推荐最高剂量为 2000mg/（kg·d），给药时间＞14 日的推荐最高剂量为 1000mg/（kg·d）；对于单次给药或一日内多次给药达 2000mg/（kg·d）仍无毒性的化合物，设置 3 个剂量组的意义不大，还应设置对照组。

3）方法

A. 给药次数及途径：根据具体情况选择合适的给药方案，可单次给药或重复给药。受试物的给药途径应尽可能与临床拟用途径相同，阴性对照物必须与受试物给药途径一致，阳性对照物的给药途径可以不同于受试物。

B. 骨髓采样时间：如果采用单次给药，至少应采样 2 次，骨髓采样时间应在给药后 24～48h 内，外周血采样时间应在给药后 36～72h 内。受试物第一个采样点应至少包括 3 个剂量组，第二个采样点可仅包括高剂量组。

如果采用重复给药，可只采样 1 次，骨髓采样时间应在末次给药后 18～24h，外周血采样时间应在末次给药后 36～48h。

C. 镜检：每只动物至少计数 200 个（骨髓）或 1000 个（外周血）红细胞以确定嗜多染红细胞（PCE）和总红细胞的比例；至少计数 2000 个嗜多染红细胞以判断嗜多染红细胞的微核率。试验组嗜多染红细胞和总红细胞的比例不应低于对照组的 20%。如果给药时间在 4 周以上，可以直接计数 2000 个红细胞中的微核率。

4）结果判定：结果中应描述各剂量组的毒性大小，包括一般症状和 PCE/（PCE+NCE），结果表示为各剂量组的嗜多染细胞微核率。

（四）注意事项

（1）建议采用标准试验组合并不意味着其他遗传毒性试验（如 DNA 加合物检测、DNA 链断裂、DNA 修复或重组试验）不合适，这些试验可作为标准试验组合以外的供选试验，以进一步验证或补充标准试验组合得到的遗传毒性试验结果。

（2）标准试验组合不包括为检测非整倍体而设计的特定试验。但是，从离体和在体染色体损伤试验中可得到非整倍体损伤的信息，如有丝分裂指数升高，多倍体产生和微核增加；小鼠淋巴瘤 TK 试验对于非整倍体诱导剂的检测也能提供一些有用的信息。

（3）如果体内外的试验结果不一致，应对其中的差异进行具体分析，评价蒙药的潜在遗传毒性时，应全面考虑各项试验结果、内在价值与其局限性。只要有一个试验为阳性结果，则判断其有遗传毒性，在体试验阳性较离体试验阳性更具有生物学意义。

（4）由于遗传毒性试验主要认为与致癌性相关，并可能与遗传性疾病相关，若出现阳性结果，可能会对人体应用带来危险，因此对于遗传毒性的阳性结果应特别慎重。评价时应综合考虑各方面的资料，国家食品药品监督管理总局提出，当遗传毒性结果为阳性时，为判断药物进入临床试验是否安全，国家食品药品监督管理总局会考虑所有的安全性资料。这些考虑包括对所有遗传毒性资料的全面彻底的评价和拟进行的临床试验的性质。如果这些遗传毒性试验的结果提示无潜在的遗传毒性，临床研究一般可在健康受试者和拟用临床适应证的患者中进行。若出现明确的阳性结果，需要提供有关遗传毒性机制的证据及这种机制与预期体内暴露的相关性，或者排除 DNA 作用机制。

（5）蒙药制剂尤其是蒙药复方制剂因具有特殊性，如含有生药粉的制剂、不溶物较多、成分复杂、溶解度较差等，难以进行离体试验者，可选择进行合适的在体试验，但必须充分说明理由。

（6）离体遗传毒性试验通常用于对小分子化合物和中药等的潜在致癌性进行预测。传统的试验方法包括细菌回复突变试验、培养细胞微核试验和染色体畸变试验等。随着分子生物技术的突飞猛进，近年来出现了多种新型遗传毒性试验方法。

第二节　蒙药生殖毒性试验方法

随着国家食品药品监督管理总局 2017 年 6 月加入 ICH，国内对于 ICH 的关注度越来越高。ICH 技术指南作为 ICH 各方协调一致的技术要求，成为药品注册领域的核心国际规则。ICH 系列指导原则针对药物非临床安全性研究，在国际药物研发和注册中发挥重要作用。

生殖毒性研究是药物非临床安全性评价的重要内容。生殖毒性是指外来物质对雌性和雄性生殖系统，包括排卵、生精，从生殖细胞分化到整个细胞发育，也包括对胚胎细胞发育的损害，引起生理功能和结构的变化，影响繁殖能力，累及后代。

（一）试验目的

在蒙药研发过程中，生殖毒性研究的目的是通过动物试验反映受试物对哺乳动物生殖功能和发育过程的影响，预测其可能产生的对生殖细胞，受孕、妊娠、分娩、哺乳等亲代生殖功能，以及对子代胚胎，胎儿发育、出生后发育的不良影响。

（二）基本要求

1. 总体原则　确定评估策略时，首先需确定对每个不同生殖阶段进行生殖毒性试验的必要性及最合适的试验，考虑因素包括：①目标患者人群和给药持续时间；②蒙药的已知药理学特性；③蒙药的已知毒性；④对生殖风险靶标影响的任何现有信息［如人体和（或）动物遗传学，或类别作用］；⑤可以用于识别危害和（或）风险的替代试验资料等。生殖毒性试验的时间安排也是总体策略的重要组成部分。

基于 3R 原则，生殖毒性评估试验策略应考虑尽量减少动物的使用。生殖毒性试验一般应遵循 GLP。对于一些特殊的试验，如疾病模型或替代分子试验，在无法遵循 GLP 的条件下，也应采用高质量的标准，同时对非 GLP 条件对总体安全性评估的影响进行评价。

2. 试验设计 以整体动物试验为主，离体研究方法主要用于生殖和发育毒性机制的研究。在选择试验方案时，应借鉴受试物已有的或同类药物的药理学、毒理学和药动学资料，特别是在生殖毒性方面的信息。

为发现给药所致的生殖和发育毒性，试验观察应持续一个完整的生命周期，即从某一代实验动物受孕到其下一代实验动物受孕的时间周期。

一个完整生命周期过程可分成以下几个阶段。从交配前到受孕→从受孕到着床→从着床到硬腭闭合→从硬腭闭合到妊娠终止→从出生到离乳→从离乳到性成熟。

3. 实验动物 通常使用哺乳动物。大鼠实用性好、与其他试验结果的可比性高并已积累了大量的背景资料，因此可作为生殖毒性试验首选的啮齿类动物。在胚胎-胎仔发育毒性研究中，一般还需要采用第二种哺乳动物，其中家兔已积累了丰富的背景资料，且容易获得和使用，因此家兔为优先选用的非啮齿类动物。

（三）试验方法

1. 三段生殖毒性试验 目前，通常采用三段生殖毒性试验检测药物的生殖和发育毒性。

（1）一般生殖毒性（Ⅰ段）：指生育力和早期胚胎发育毒性试验。在交配前给药，目的是评价生殖细胞接触蒙药后对受胎能力、生殖系统及子代有无不良影响。

（2）致畸敏感期生殖毒性试验（Ⅱ段）：指胚胎-胎仔发育毒性试验。在器官发生期给药，旨在揭示蒙药可能的胚胎毒性和致畸性。

（3）围生期生殖毒性试验（Ⅲ段）：指围生期发育毒性试验。在围生期和哺乳期给药，以提供蒙药对胎仔出生后生长发育影响的资料。

关键因素是各个生殖阶段之间不得有间隔，即在三个有关联的阶段控触受试物的时期至少有一日的重叠，并能直接或间接地评价生殖过程的所有阶段。

2. 剂量选择 可根据已有的研究资料或预试验来选择给药剂量。

3. 给药途径 与临床拟用途径一致。当选择的给药途径与临床拟用途径不同时，应说明依据。

4. 对照组的设计 每次试验均应设置对照组。对于常年进行生殖和发育试验的实验室，不要求每次试验均设置阳性对照，但至少每三年完成一次完整的阳性对照资料。一般只在致畸敏感期生殖毒性试验中设置阳性对照，大、小鼠阳性药物可选用维生素 A、阿司匹林、环磷酰胺；家兔可选用沙利度胺等。

5. 生育力与早期胚胎发育毒性试验（Ⅰ段）

（1）试验目的：对雌雄动物由交配前到交配期直至胚胎着床期间给药，以评价受试物对动物生殖的毒性或干扰作用。

（2）动物选择：通常选用大鼠，每个性别不少于 20 只/组。

（3）给药期：雄性动物从交配前 4～10 周开始给药，交配成功后停止给药。雌性动物从交配前 2 周开始给药，至少应持续至胚胎着床（妊娠第 6～7 日）。

（4）动物处理：建议雌雄动物按 1∶1 交配。一般情况下，雌性动物在妊娠第 13～15 日处死，雄性动物在交配成功后处死。

（5）评价内容：配子成熟度、交配行为、生育力、胚胎着床前阶段和着床等。对于雌性动物，应对动情周期、受精卵输卵管转运、胚胎着床及着床后发育的影响进行检查。对于雄性动物，应观察生殖器官组织学检查方法可能检测不出的功能性影响（如性欲、精子成熟度等）。

（6）观察指标：每日 1 次观察动物体征和死亡情况；每周观察记录 2 次体重变化；每周 1 次记录摄食量（交配期除外）；交配期间每日进行阴道涂片检查，持续时间应涵盖 2～3 个完整的动情周期（8～15 天）。

剖检所有亲代动物；保存肉眼观察出现异常的器官，必要时进行组织学检查，同时保留足够的对照组动物的相应器官以便比较；保存所有动物的睾丸、附睾或卵巢、子宫，必要时进行组织学检查，根据具体情况进行评价；建议计数附睾中的精子数并进行精子活力检查；计数黄体数、活胎数、死胎数、吸收胎数并计算着床数。

着床前致死率（%）＝（黄体数　着床数）/黄体数×100

着床后致死率（%）＝ 吸收胎数/着床数×100

雌性能育指数（%）＝ 受孕雌鼠数/与雄鼠交配成功的雌鼠数×100

雄性能育指数（%）＝ 使雌鼠受孕的雄鼠数/与雌鼠交配成功的雄鼠数×100

6. 胚胎-胎仔发育毒性试验（Ⅱ段）

（1）试验目的：器官形成期胚胎对各种外源性物质敏感，是发生形态结构畸形的敏感时期。妊娠动物自胚胎着床给药至硬腭闭合，评价药物对妊娠动物、胚胎及胎仔发育的影响。

（2）动物选择：选用两种动物，一种为啮齿类动物，推荐用大鼠，不少于 20 只/组；另一类为非啮齿类动物，推荐用家兔，不少于 12 只/组。

（3）给药期：大鼠妊娠第 6～15 日给药，家兔妊娠第 6～18 日给药。

（4）动物处理：在大约分娩前处死并检查雌性动物，正常情况下，大鼠为妊娠第 20～21 日，家兔为妊娠第 28～29 日。检查所有胎仔的存活和畸形情况。

当所用的技术方法要求分别检查软组织和骨骼改变时，最好是每窝分配 50% 的胎仔进行骨骼检查。不管使用何种方法，至少应对 50% 的大鼠胎仔进行内脏检查。对于家兔，检查软组织改变，采用新的显微解剖技术较为合适。此时，100% 的家兔胎仔需进行软组织和骨骼检查。

在评价胎仔的内脏和骨骼的异常情况时，若高剂量组与对照组无显著性差异，一般不需要对中、低剂量组动物进行检查。但建议保存固定的标本以备检查。

（5）评价内容：妊娠动物较非妊娠动物增强的毒性、胚胎胎仔死亡、生长改变和结构变化等。

（6）观察指标：至少每日观察 1 次实验动物体征和死亡情况；至少每周观察记录 2 次实验动物体重变化；至少每周记录 1 次摄食量。

解剖所有成年动物，保存肉眼观察出现异常的器官，必要时进行组织学检查，同时保留足够的对照组动物相应器官以便比较；计数黄体数、活胎数、死胎数、吸收胎数并计算着床数；胎仔体重，胎仔顶臀长；胎仔异常（包括外观、内脏、骨骼）；胎盘肉眼观察。

结果可以通过计算致畸指数和相对致畸指数来进行判断：

致畸指数＝母体 LD_{50}/胎仔最小致畸量

相对致畸指数＝雌性动物 LD_{01} / tD_{05}

上式中 tD_{05} 指数诱发 5% 胎仔畸形的剂量。

7. 围产期毒性试验（Ⅲ段）

（1）试验目的：从胚胎着床给药到幼仔离乳，评价药物对妊娠/哺乳的雌性动物及胚胎和子代发育的不良影响；由于对此段造成的影响可能延迟，试验应持续观察至子代性成熟阶段。

（2）动物的选择：推荐用大鼠，不少于 20 只/组。

（3）给药期：大鼠为妊娠第 15 日至离乳（出生后第 21 日）。

（4）动物处理：雌性动物分娩并饲养其子代至离乳，每窝选择雌、雄子代各 1 只，饲养至成年，然后进行交配检测其生殖能力。

（5）评价内容：妊娠动物较非妊娠雌性动物增加的毒性、出生前和出生后子代死亡情况、生长发育的改变及子代的功能缺陷等。

（6）观察指标：每日观察 1 次母鼠的体征和死亡情况；分娩前每周观察记录 2 次体重变化；分娩前每周观察 1 次摄食量。

保存肉眼观察出异常的器官，必要时进行组织学检查，同时保留足够的对照组动物相应器官以便比较；着床；畸形；出生时存活的子代；出生时死亡的子代；子代出生时体重，离乳前后的存活率和生长/体重，性成熟程度和生育力，应说明是否进行了窝仔动物剔除；体格发育；感觉功能和反射行为。

常见指标的计算：

出生率（%）= 出生时活仔数/着床腺总数×100

外观畸形率（%）= 外观畸形仔鼠数/检查仔鼠总数×100

出生存活率（%）= 4 日龄时存活仔鼠数/初生时活仔鼠数×100

哺乳存活率（%）= 21 日龄时存活仔鼠数/4 日龄后存活的仔鼠数×100

生长指数=雌雄仔鼠在出生后 4 日、7 日、14 日、21 日龄的平均体重

性别比=雄胎仔数/雌胎仔数

（四）注意事项

1. 动物选择 应选用与人类相关的动物。

2. 结果分析 ①动物要性成熟，有足够数量。②组织病理学检查要全面。雄性：睾丸和附睾（含精子发生周期）的详细的定性镜检，精子阶段（分期）的定量分析一般可不进行，但可用于对已确定的影响的进一步表征研究。雌性：卵巢（包括卵泡、黄体、基质、间质、脉管系统）、子宫和阴道的详细的定性镜检等，并特别关注对原始和初级卵泡的定性评估。③目前国内的组织病理学检查水平参差不齐，组织病理学的检查质量要经得起同行评议（必要时要求提供病理切片邀请病理学专家复阅）。应用统计学程序时，应考虑组间比较所采用的指标单位通常用窝而不是胎仔个体，若亲代两种性别动物均给药，则以交配对为单位。通常情况下，应对受试物在动物中表现出来的生殖和发育两方面的毒性进行分析评价。如果出现阳性的生殖毒性或发育毒性结果，应评估人体中出现生殖毒性和发育毒性风险的可能性。

3. 风险评估的挑战 所有的生殖毒性研究资料的评价最终都是为了基于人体的生殖/发育风险评估，这是最大的挑战。最终的生殖/发育风险评估结论对于临床试验或临床应用中人体生殖发育风险的预防管控有着很高的指导价值。这就要求申请人、研究人员及审评人员在评估生殖发育风险时，更要综合所有可用的数据（包括动物生殖毒性数据、替代试验等其他毒性试验数据、可能有的临床安全性及药动学数据、受试物作用机制靶标等背景信息、同类/相关药物审评经验或毒性提醒等）及临床治疗的效益考虑，给出客观的、谨慎的、相对的、基于暴

露的人体风险评估结论。

第三节 蒙药致癌性试验方法

由于多种历史原因，我国致癌性研究评价起步相对较晚，在研究资金投入、动物与饲料质量、药物与饲料混合的均匀性和稳定性、研究与评价的经验等方面相对落后，特别是先前我国新药以仿制性研究为主，大多数药物有可以参考的文献资料而无须重复进行致癌性试验。近几年来随着国家对 GLP 的大力推行，不仅建立了一批符合国际先进水平的试验设施，还逐步培养了富有实战经验的高素质研究人员。另外，在研究与评价方面，一些 GLP 实验室对动物致癌性试验的模型与方法建立、动物质量控制、给药方式等进行了探索性研究，而评价机构、专家/业余评价人员通过对国外产品的审评积累了评价经验。可以认为目前各方面已经具备了进行致癌性研究与评价的基本条件。

（一）试验目的

致癌性研究是药物非临床安全性评价的重要内容，通过考察药物在动物体内的潜在致癌作用，评价和预测可能对人体造成的危害，并以风险控制计划、说明书、临床监察、上市后监测等手段进行风险控制。

（二）基本要求

1. 试验设计　在动物试验开始前要制订详尽合理的试验方案，不仅要参考国际上几个主要权威机构（如 ICH、OECD、FDA、EPA、CFDA 等）颁布的致癌试验相关指导原则，还要参照蒙药受试物本身的药理毒理作用特点。

（1）基本评价试验：遗传毒性短期试验。

（2）补充评价试验：动物长期致癌试验和慢性毒性与致癌性联合试验。必要时也可考虑进行动物短期致癌试验。

（3）在遗传毒性试验未发现异常还需要进行致癌试验的情况下，临床试验可与致癌试验同期进行。

2. 考虑需要进行蒙药致癌试验　①已有证据显示具有与人类相关的潜在致癌性的化合物。②化合物的构效关系分析结果提示有致癌风险，如母体或代谢产物的结构与已知致癌物质的相似。③重复给药毒性试验中出现癌前病变证据的化合物，如化合物具有细胞毒作用，或者对某些内脏、组织细胞生长有异常促进作用。④导致局部组织反应或其他病理生理变化的化合物，或化合物的代谢产物在组织内长期滞留。

（三）试验方法

1. 致癌试验方法的分类　致癌试验大致可分为三大类：短期试验、动物致癌试验和人类流行病学调查，需要互为补充才能做出可靠的结论。

（1）短期试验：目前已建立的短期试验可分为致突变试验和细胞转化试验两类。

（2）动物致癌试验：可分为短期与长期两种。

（3）人类流行病学调查：传统的人类流行病学调查，包括病例对照调查和队列调查。近年来在流行病研究中引进了生物标记，使分子流行病学在一定条件下用于判别某些蒙药对于人类的致癌性、致癌危险性评价及肿瘤化学预防的干扰试验等方面。

2. 评价程序　通常可分为五个阶段进行，根据每一阶段的研究结果，决定是否进行下一阶段试验。

（1）阶段Ⅰ：结构分析。分析蒙药化学成分的化学和物理性能或其物质结构，与其他已知致癌物比较是否具有相近或相似的结构，判断其有无致癌的可能性。如果估计其不致癌，具有人体应用的有效和充分资料，可暂不进行下一阶段试验；如果不能否定其致癌性，或认为有可能致癌时，应进行阶段Ⅱ试验。

（2）阶段Ⅱ：短期诱变试验。一组离体试验和一组在体试验。若有两个以上试验结果为阳性时，则这种蒙药应高度怀疑为致癌物；若只有一种短期诱变试验证实蒙药具有遗传毒性，则选择一种适宜的短期动物致癌试验（阶段Ⅲ）进行研究而不必要做长期慢性动物试验研究；如果短期诱导试验结果均为阴性，除非有特殊理由（如接触人群多、经济意义大、结构类似致癌物），否则可认为安全。

（3）阶段Ⅲ：短期动物致癌试验。根据蒙药的结构特点或短期诱变试验的阳性结果，判断可能的致癌靶器官，若任何一种试验结果为阳性，可认为是动物致癌物。

（4）阶段Ⅳ：长期动物致癌试验。对于经化学结构分析有可能致癌的物质，但经过阶段Ⅱ、阶段Ⅲ试验均为阴性结果者，为进一步了解其致癌性，应进行长期动物致癌试验。获阴性结果时，可认为不是动物致癌物。

（5）阶段Ⅴ：肿瘤流行病学调查。对动物试验证实无致癌作用的蒙药，在投入生产与使用20年左右后，应在人群中进行流行病学调查，以便进一步确定对人有无致癌性。

3. 哺乳动物致癌试验

（1）实验动物：ICH、OECD、FDA、EPA 均推荐选择啮齿类的两种实验动物，即大鼠和小鼠，因其生命周期相对短暂，为 2.5 年左右，而致癌试验要求包含实验动物的大部分生命周期，且动物购置成本低廉，故啮齿类动物为目前致癌试验首选动物。

动物数量每组每个性别至少 50 只，另外可设置卫星组，每组每个性别 10 只，用于中期解剖或根据试验设计特殊需要。选择使用刚离乳的动物。

（2）剂量选择：ICH、OECD、FDA、EPA 均推荐给药组至少要设低、中、高 3 个剂量组，高剂量组为出现毒性的最小剂量，但不改变动物除肿瘤引起的正常生命周期，一般参考亚慢性毒性试验研究剂量设定，但不超过每日 1000mg / kg；低剂量为无毒性表现的剂量，OECD规定不低于 1/10 高剂量；中剂量介于中高剂量之间，可引起适中的毒性，如血清酶学的轻度改变等。FDA 要求对照组要设溶剂对照及空白对照组。

（3）给药途径：应尽可能模拟人体可能的暴露途径。

（4）试验终止：OECD 规定对照组或低剂量组动物存活率到 25%可以考虑提前终止试验，仅高剂量因明显毒性发生过早死亡，不能终止试验。目前国际上比较常见的提前终止试验条件：①在 100 周以前，任何一个给药组和任何一种性别幸存动物数降至 15 只时，可考虑处死该组该性别剩余的动物。②当高剂量组一个性别的幸存动物数降至 20 只时，停止对高剂量组该性别动物的给药。③当幸存动物数降至 15 只时，处死高剂量组中受影响性别的动物。④如果对照组的幸存动物数降至 20 只或更少时，处死所有给药组中受影响的那个性别的动物。⑤在 100 周以后，如果高剂量组的幸存动物降至 15 只时，处死所有给药组中所有受影响的性别的动物。

（5）试验过程观察

1）每天观察受试动物一次，在试验最初三个月每周称体重一次，以后每两周称体重一次。

经饲料或饮水给药时，应记录食物消耗量或饮水量，以计算受试动物的药物摄入量。观察时要注意有无肿瘤出现、肿瘤出现时间及死亡时间。

2）动物自然死亡或处死后必须及时进行病理检查，包括肉眼和组织切片检查。组织切片检查应包括已出现肿瘤或可疑肿瘤的器官和肉眼检查有明显病变的器官，注意观察癌前病变。

（6）结果分析：

$$肿瘤发生率（\%）=（试验结束时患肿瘤动物总数/有效动物总数）\times100$$

有效动物总数指最早发现肿瘤时存活动物总数。

致癌试验阳性的判定标准为 WHO 提出的标准：机体可以对致癌物有下列 1 种或多种反应。①对于对照组也出现的 1 种或多种肿瘤，试验组肿瘤发生率增加。②试验组发生对照组没有的肿瘤类型。③试验组肿瘤发生早于对照组。④与对照组比较，试验组每个动物的平均肿瘤数增加。上述 4 种反应中，试验组与对照组间数据经统计学处理后任何 1 种有显著性差异即可认为受试样品的致癌作用呈阳性。

（四）注意事项

（1）动物试验结果与人体的相关性一直是研究与争论的焦点，从总体上看，多种动物相加可以预测人体中出现的 70%左右的安全性问题。机制研究有利于动物结果与人体相关性的评估，对于致癌性试验的意义相对可能更为重大。当动物致癌试验出现阳性结果时，机制研究结果可能会成为制约产品上市的关键。

（2）哺乳动物致癌试验的结果报告中应有：①发现肿瘤的部位、数量、性质、癌前病变、其他毒性效应；②剂量-反应关系及统计学分析结果。

（3）蒙药对啮齿类动物致癌作用的证据应根据肿瘤发生率、潜伏期、蒙药在啮齿类动物和人的动力学比较，以及从附加的研究或机制研究得到的资料进行评价。在研究与评价具体实施相关方面，有很多值得深入探讨的课题。例如，动物质量，是否是决定致癌性试验成功的重要因素，动物质量所致的死亡过早、致死率过高、自发肿瘤发生率高且不稳定，可能会使试验结果难以评价。饲料质量及与受试物的配制、试验方案设计、研究与评价人员素质、机制研究相关手段、不同品系动物的历史数据等方面也亟待进一步探索和经验累积。

第四节　蒙药依赖性试验方法

药物依赖性是指药物与机体长期相互作用，使机体在生理功能、生化过程和（或）形态学上发生特异性、代偿性和适应性改变的特性，停止用药可导致机体的不适和（或）心理上的渴求。依赖性可分为生理依赖性和精神依赖性，前者主要是机体对长期使用依赖性药物所产生的一种适应状态，包括耐受性和停药后的戒断症状。后者是药物对中枢神经系统作用所产生的一种特殊的精神效应，表现为对药物的强烈渴求和强迫性觅药行为。依赖性倾向可以在动物或人体的药物研究过程中反映出来。

（一）试验目的

根据临床提供药物依赖性倾向的信息，获得的非临床试验数据有利于指导临床研究和合理用药，警示滥用倾向。在药物研发过程中，通过依赖性动物试验，为临床提供药物依赖性倾向的信息，指导临床研究和合理用药。

（二）基本要求

1. 实验动物　常用实验动物有小鼠、大鼠、猴等。

2. 给药剂量　依赖性研究可根据不同试验方法和目的选择不同的给药剂量，每个试验至少应设三个剂量组。

3. 给药途径　原则上与临床给药途径一致。

4. 对照组　阳性对照组和溶剂对照组，必要时增设空白对照组。

（三）试验方法

1. 生理依赖性试验　反映受试动物生理依赖性的试验方法主要包括自然戒断试验、催促戒断试验和替代试验，无论是自然戒断还是催促戒断，动物都会出现一系列程度不同的表现，但不是所有戒断症状在一个受试动物身上都能出现。由于每种方法观察的指标都不相同，应结合药效学、一般药理学表现来选择适当的方法。

（1）自然戒断试验：连续一段时间将药物给予实验动物，开始逐渐增加剂量，增至一定剂量后在此剂量稳定一段时间，然后突然中断给药，定量观察记录所出现的戒断症状。

（2）催促戒断试验：在较短时间里以较大剂量，多次递增方式给药，然后给以阿片类拮抗剂催促其产生戒断反应，若出现吗啡样戒断症状，说明其与吗啡属同类型药物。

（3）替代试验：给予动物一定量的阳性药，待其产生生理依赖性后，停用阳性药，以受试物替代，然后观察动物是否出现戒断症状。如果受试物替用后动物不出现戒断症状，表明这两类药物产生类似的生理依赖性。

2. 精神依赖性试验　药物的精神依赖性是导致药物滥用的最主要因素，对于具有中枢活性的新药，评价其精神依赖性潜力，制订相应的管理方法，保证临床安全用药是十分重要的。

（1）自身给药试验：是操作性条件反射试验，其装置包括自身给药系统和自动控制系统。主要从自身给药试验结果的 3 个方面评价药物的精神依赖性潜力：形成稳定的自身给药行为；试验药物能替代标准阳性对照药的自身给药效能；变换自身给药的控制程序引起动物自身给药行为的改变。

（2）药物辨别试验：是一种研究药物辨别刺激性质的行为药理学试验方法。其主要是利用辨别试验箱和各种训练程序训练动物区分不同药物的主观感受并产生与之相应的稳定的行为反应，并观察不同药物或药物不同剂量引起的相应行为变化。一个完整的辨别试验包括起动训练、辨别训练和替代试验三个阶段。

（3）条件性位置偏爱试验：根据受试者对能够引起行为效应的刺激表现出接近或远离的反应而将其分为奖赏性刺激和惩罚性刺激。如果把奖赏刺激与某种特定环境（非奖赏中性刺激）反复联系之后，后者便可获得奖赏性质，即这一特定环境可以诱发与非条件性奖赏联系在一起的那种非条件性行为反应，这也就是经典的巴甫洛夫条件性反应。条件性位置偏爱试验便是建立在这一理论基础之上的判定物质奖赏效应的新方法。

（4）行为敏化试验：大多数依赖性药物在慢性给药后，能诱导明显的药物敏化。药物敏化表现为动物外在行为的改变，即行为敏化。行为敏化系指反复、间断给予依赖性药物后，动物对依赖性药物的行为效应增加，因此行为敏化模型是一个与药物成瘾、药物复吸和渴求密切相关的模型。根据行为敏化的建立过程，通常将其分为三个阶段，即形成期、转换期和表达期。

（四）注意事项

（1）药物辨别试验应控制动物进食量；试验装置应注意避光、屏蔽、通风、隔音等方面的影响。由于动物训练周期较长，试验中要注意耐受性的产生。

（2）给药间隔是行为敏化形成的必要条件，在敏化形成与表达之间有一个停药阶段，停药时间太短，不利于敏化行为的形成。

（3）以下情形的药物应进行药物依赖性试验：①与已知具有潜在依赖性化合物结构相似的新的化合物；②具有麻醉、镇痛、镇静催眠、中枢兴奋、致幻等明显的中枢神经系统作用的药物；③复方中含有已知较强依赖性成分的药物；④直接或间接作用于中枢阿片受体、大麻受体、多巴胺受体、去甲肾上腺素受体、5-羟色胺受体、N-胆碱受体、γ-氨基丁酸受体、苯二氮䓬受体等受体的药物；⑤已知代谢物中有依赖性成分；⑥拟用于戒毒的药物；⑦原认为不具依赖性，而在临床研究或临床应用中发现有依赖性倾向的药物。

参 考 文 献

傅鹏，张宗鹏，2004. 新药评价中遗传毒性试验方法学研究及其发展趋势[J]. 天津药学，16（5）:43-46.

黄芳华，王庆利，2010.药物遗传毒性研究相关要求进展[J]. 中国新药杂志，19（6）:468-472.

李寿祺，2003.毒理学原理与方法[M]. 2 版. 成都：四川大学出版社.

王庆利，王海学，胡晓敏，等，2010. 我国药物致癌试验必要性技术指导原则及相关技术问题[J]. 中国新药杂志，19（17）:1508-1511.

王心如，2003. 毒理学试验方法与技术[M]. 北京：人民卫生出版社.

王心如，2007. 毒理学基础[M]. 5 版.北京：人民卫生出版社.

张晶璇，魏金锋，叶向锋，等，2015. 新药致癌性试验研究注意事项[J]. 中国新药杂志，24（13）:1467-1470.

张开镐，2000. 评价药物精神依赖性的试验方法（二）[J]. 中国药物依赖性杂志，（3）:172-173.

朱家谷，宁可永，刘炳林，2008. 新药研究中的非临床药物依赖性研究与评价[J]. 中国药科大学学报，39（4）:373-375.

祝寿芬，裴秋玲，2003. 现代毒理学基础[M]. 北京：中国协和医科大学出版社.

（刘 静 常福厚）

第八章 蒙药皮肤给药毒性试验方法

第一节 蒙药皮肤给药的急性毒性试验方法

一、概　述

急性毒性试验（acute toxicity test，single dose toxicity test）是研究动物一次或24h内多次给予受试物后，在一定时间内所产生的毒性反应。

蒙药皮肤给药的急性毒性试验根据受试物的用途，多采用动物完整皮肤或破损皮肤1日内单次或多次接触受试物后，观察动物在一定时间内（一般为14日，特殊情况可适当延长）出现的毒性反应及反应程度或死亡情况，根据所得结果，为临床和其他毒性试验提供可参考的依据。

对于受试物的选择，通常应选制备工艺稳定、符合临床试用质量标准规定的中试样品作为蒙药皮肤给药急性毒性试验的受试物，对照品应选用制剂中的溶媒或赋形剂。

由于不同种属的实验动物各有其不同的特点，在对同一受试物进行研究时，实验动物的反应会有所不同。啮齿类和非啮齿类动物急性毒性试验所得的结果，无论是质还是量上均会存在差别。为了能够充分暴露受试物的毒性，根据受试物的性质应对啮齿类和非啮齿类动物进行综合考虑，从而尽可能地获得较为充分的毒理信息。因此，急性毒性试验最好采用至少两种哺乳动物，但根据文献检索发现，在对皮肤给药进行毒性研究时，多采用一种实验动物进行研究；一般地，选用啮齿类和非啮齿类动物进行急性毒性试验。对未选用非啮齿类动物进行急性毒性试验，应阐明其原因。

目前国内皮肤给药的急性毒性试验中，通常实验动物多选用家兔、豚鼠及大鼠或小型猪等作为研究对象，雌、雄各半，也可根据受试物的临床适用对象，采用相对应的动物，在选用小型猪时，其体型不宜过大。

二、试　验　方　法

1. 动物申购及检疫　在购买实验动物前，应得到实验动物伦理委员会的批准，试验过程应保证实验动物的福利。实验动物应在具有资质的公司购买，应符合国家规定的等级要求，并具有实验动物质量合格证。购得实验动物应设有检疫期，一般为7日，检疫期结束后，对于有异常或可能影响试验结果的动物应予以剔除，动物饲养环境应符合规定，通常温度为18～26℃，湿度为40%～70%。避免因环境因素影响试验结果的评价。

2. 分组　试验随机分组，不可人为干预，在分组前，应严格筛选实验动物，剔除对皮肤有损伤或可能会对试验结果产生影响的实验动物，除设置不同剂量受试物组外，还应设阴性和（或）空白对照组，家兔每组不少于4只，豚鼠或大鼠每组不少于10只。

3. 给药剂量　根据受试物毒性大小或临床用量选用不同的方法设置剂量，一般给药剂量应能够覆盖脱毛区域且不宜过厚。

4. 皮肤处理　进行皮肤给药毒性研究时，给药途径应与受试物临床给药途径相一致，通常采用背部涂抹给药方式，不同组别实验动物在给药前24h应对脊背进行脱毛处理（可使用脱毛膏或剃刀），脱毛面积 3cm×3cm，给药前检查实验动物脱毛区域是否因脱毛而受损，有损伤或可能影响试验结果的动物不宜进行试验，应予以剔除；如果是治疗皮肤病的药物、治疗烧烫伤的药物，则需考虑进行破损皮肤急性毒性研究，脱毛给药区域用 75%乙醇溶液消毒后，采用砂纸打磨或用注射针画"井"字，伤口应占满整个脱毛区域，深度以皮肤轻度渗血为宜，同时，尽量做到打磨效果相同，避免影响试验结果。

5. 给药方法　取受试物 0.5ml 或 0.5g 直接涂布于实验动物脱毛区域，然后用医用纱布覆盖，再用医用胶布和绷带固定，给药时间根据受试物临床应用而定，但最少不得低于 4h，贴敷结束后，去除药物并用温水或无刺激溶剂清洁给药部位，防止药物的残留影响观察。

6. 结果观察　给药后，一般连续观察 14 日；给药结束后 4h 内应密切观察，以便观察到毒性反应出现的时间、恢复时间及死亡时间，给药 24h 后每日上午、下午各观察一次，如毒性反应出现较慢，可将观察时间适当延长，观察期间记录所有观察到的异常情况，观察指标包括一般指标（如动物行为、外观、精神状态、四肢活动、呼吸等变化，有无发抖、震颤、流涎、腹泻、嗜睡、昏迷，对刺激的反应，分泌物，排泄物）、动物死亡情况（死亡时间、濒死前反应），同时，记录每日摄食量、动物体重（给药前、试验结束处死动物前各称量体重一次，其间可进行多次称量）等。同时还应观察在去除药物后，给药区域是否出现异常（如有无色素沉着、出血点、皮肤粗糙情况及发生和消退时间，给药区域有无红斑和水肿等情况），动物身体其他部位出现的异常情况也应予以记录或拍照复查。

7. 病理学检查　对试验过程中濒死及死亡动物及时进行大体解剖，其他动物在试验结束后处死并进行大体解剖，解剖过程中发现任何器官出现体积、颜色、质地等改变时应当记录并及时进行组织病理学检查，同时对给药部位皮肤进行病理学检查。

三、方法学评价

（1）急性毒性试验主要是为了观察单日给药后产生的毒性反应，所以一般出现的急性反应症状，在观察过程中得到的毒性反应信息是非常有限的，不能全方位反映受试物的毒性，如蓄积毒性等，如为充分反映毒性，应进行皮肤给药的长期毒性试验或追加其他试验。

（2）试验过程给药剂量往往是临床给药量的数倍，是药物放大了的毒性反应，有的反应可能是其潜在的危险，在进行结果评判时，应进行充分解释说明。

（3）急性毒性试验的目的之一是观察药物经局部透皮吸收后对全身的毒性反应，因此要注意局部刺激过大造成的全身反应对观察产生的影响，以便做出客观的评价。

（4）皮肤给药急性毒性试验出现毒性反应时无统一评判标准，评判过程中主观性较强，应注意因主观因素对试验结果造成的影响，试验观察过程应拍照或录像备查。

（5）对动物进行观察时应对给药部位及全身症状综合评判。

四、结果分析与注意事项

1. 结果分析

（1）通过给药后所观察到的各种毒性反应出现的时间、严重程度、持续时间等，分析各种毒性反应症状在不同剂量时的发生率、严重程度及毒性的可逆程度。归纳分析观察的结果，评价各种反应的剂量-反应-时间的量效关系，以便能够充分评价受试物毒性。

（2）根据所观察到的各种反应情况，判断可能涉及的器官、组织及系统等，根据病理学检查结果综合评价。

（3）根据动物摄食量、体重的数据，绘制摄食量、体重曲线，判断药物对实验动物摄食及体重的影响。

（4）在对动物进行大体解剖过程中，可根据肉眼所观察到的病变情况和组织病理学检查结果，初步评价受试物涉及的靶器官，如在组织病理学检查过程中发现了可能与毒性反应相关的异常情况，应附相应组织病理学照片以备复查。

（5）对于所使用的计算方法和统计学方法，必要时提供所选用方法的合理性依据，确保结果的可靠性及后期的可重复性。

2. 注意事项

（1）皮肤用药多为软膏剂、凝胶剂等，不可通过增加给药的厚度来达到增加给药量的目的，可通过提高给药浓度来增加给药量。

（2）动物给药后，可将实验动物予以固定，防止包敷用医用纱布掉落从而影响药物的吸收。

（3）给药一般采用等体积或等重量，增减给药量可通过浓度调节，特殊情况应予以说明。

（4）在预试验过程中，如发现动物对受试物的反应有明显的性别差异，应进行不同性别的急性毒性试验。

（5）一般情况，给药部位多为动物躯干背部，但供试品如果是贴片，根据给药剂量，小型猪可选用耳背侧给药。

（6）在动物给药后的饲养方面，需单笼饲养，以防止动物间舔食或抓挠供试品。

第二节　蒙药皮肤给药的长期毒性试验方法

一、概　　述

皮肤给药的长期毒性试验是指皮肤（完整皮肤和破损皮肤）长期接触受试物后，受试物经过透皮吸收后对动物是否引起毒性反应，进而对毒性反应的性质和程度（毒性量效关系、起始时间、持续时间）及毒性反应的可逆性进行综合评价。找出可能涉及的毒性靶器官或靶组织，并探讨可能发生毒性反应的机制，通过动物长期毒性试验的毒性反应及各种症状，为临床拟定安全剂量、临床毒性反应的监护及生理指标检测提供科学可靠的理论依据。

对于受试物的选择，通常应选制备工艺稳定、符合临床试用质量标准规定的中试样品作为蒙药皮肤给药长期毒性试验的受试物，对照品应选用制剂中的溶媒或赋形剂。

实验动物一般选用成年家兔、大鼠等，雌、雄各半，同时应结合受试物临床试用对象来进行调整，亦可选小型猪作为实验动物，但体型不宜过大。

二、试　验　方　法

1. 动物申购及检疫　在购买实验动物前，应得到实验动物伦理委员会的批准，试验过程应保证实验动物的福利。实验动物应在具有资质的公司购买，应符合国家规定的等级要求，并具有实验动物质量合格证。所购实验动物应设有检疫期，一般为 7 日，检疫期结束后，对于有异常或可能影响试验结果的动物应予以剔除，动物饲养环境应符合规定，通常温度为 18～26℃，湿度为 40%～70%。避免因环境因素影响试验结果的评价。

2. 分组　实验动物应随机分组，不可人为干预，应设置不同剂量组（通常包括高、中、低剂量组），同时还应设置对照组，对照品一般选择制剂的赋形剂、溶媒或生理盐水，一般家兔每组不少于 6 只，大鼠每组不少于 10 只。

3. 皮肤处理　进行皮肤给药毒性研究时，给药途径应与受试物临床给药途径相一致，通常采用背部涂抹给药方式，给药前 24h 对不同组别实验动物脊背进行脱毛处理（可使用脱毛膏或剃刀），脱毛面积 3cm×3cm，给药前检查实验动物脱毛区域是否因脱毛而受损，有损伤的皮肤不宜进行试验，应予以剔除，以免影响试验结果的评判，若需进行破损皮肤长期毒性研究，脱毛给药区域应先用 75%乙醇溶液进行消毒后，再用砂纸打磨或用注射针画"井"字，深度以轻度渗血为度，处理面积应一致，处理效果应相同，避免皮肤处理差异而影响结果的评价。

4. 给药方法　试验过程的给药方式应与受试物在临床上的给药途径保持一致，一般皮肤长期毒性试验采用涂抹给药（特殊情况应予以说明），称取或量取受试物 0.5ml 或 0.5g 直接涂布于实验动物脱毛区域，受试物要全部涂布于皮肤，避免给药过程中同一组别给药剂量的不一致，给药后用医用纱布覆盖，再用医用胶布和绷带固定，贴敷时间不得低于 6h，贴敷结束后，去除绷带、纱布及药物并用温水或无刺激溶剂清洁给药部位，避免受试物的残留影响试验结果的评价。

5. 给药周期　长期毒性试验的给药周期，应充分考虑预期临床疗程长短、临床适应证及用药人群等，一般临床单次给药的受试物，给药周期为 2 周；临床疗程不超过 2 周的受试物，给药周期为 1 个月；临床疗程 2 周～1 个月的受试物，给药周期为 3 个月；临床给药 1～3 个月的受试物，给药周期为 6 个月。原则上应每日给药，给药周期较长（3 个月以上）可每周给药 6 日，每日给药时间应尽可能相同，特殊受试物也可根据具体特点设计给药频率，应根据具体情况设计恢复期。

6. 观察指标与时间　动物的一般观察（外观特征、行为活动、精神状态、四肢活动、呼吸等变化，有无发抖、震颤、流涎、腹泻、嗜睡、昏迷，粪便，呼吸，腺体分泌等），血液学指标的测定（红细胞计数、血红蛋白、白细胞计数及其分类、血小板、凝血酶原时间等）、生化指标的测定（天冬氨酸转氨酶、丙氨酸转氨酶、肌酸磷酸激酶、肌酐等）和组织病理学检查（心脏、肝脏、脾脏、肺脏、肾脏）等，此外每日需增加观察与记录皮肤变化情况（如有无色素沉着、出血点、皮肤粗糙情况及发生和消退时间，给药区域有无红斑和水肿等情况），同时，记录试验期间实验动物摄食量及体重。

三、方法学评价

（1）长期毒性试验是连续给药，观察的指标除一般外在的特征表现外，还应进行机体主要功能性指标的测定及组织病理学检查，因此更加符合临床连续给药的特点，所提供的信息也比较全面，是临床前毒性评价的重点内容。

（2）长期毒性试验一般要求选两种种属的实验动物，雌雄各半，可提供受试物在动物种属和性别之间是否有差异等信息，为临床用药提供更多的参考。

四、结果分析与注意事项

1. 结果分析

（1）充分分析动物中毒或死亡原因，注意观察毒性反应出现的时间和恢复的时间及动物死亡时间，同时还应注意药物可能对实验动物体重的潜在影响。

（2）分析长期毒性试验结果时，正确理解均值数据和单个数据的意义，其动物试验结果必须与给药前数据、对照组数据和历史数据进行比较。

（3）在对长期毒性研究结果进行分析时，还应对异常数据进行合理解释，给药组和对照组之间的监测参数差异可能来源于与受试物有关的毒性反应、动物对药物的适应性改变或正常的生理波动。

（4）结合其他安全性试验的毒性反应情况，判断毒性反应是否存在种属差异；结合非临床药效学试验结果和拟临床适应证，判断有效性与毒性反应的关系，判断药物对正常动物和模型动物的生理生化指标的改变是否相同。对受试物引起的严重毒性反应，应尽可能查找产生毒性的原因，根据文献资料或试验资料，推测可能的毒性成分，提出是否需要对处方工艺及处方中的某些药材进行特别控制等。

（5）试验结果应写明安全剂量、中毒剂量、中毒表现、靶器官及其可逆程度等。

2. 注意事项

（1）每日除一般观察外还需对动物体重、摄食量进行统计。

（2）应注意区分局部刺激引发的全身反应，以便做出客观评价。

（3）给药包敷过程要适当固定实验动物，防止实验动物舔食药物，影响试验结果的判定。

（4）在动物给药后的饲养方面，需单笼饲养，以防止动物间舔食或抓挠供试品。

第三节 蒙药皮肤刺激性试验方法

一、概 述

皮肤刺激性试验是指动物在 1 日内单次或多次皮肤接触受试物后，观察实验动物皮肤局部是否引起红斑、水肿、充血、变性、坏死等局部反应，产生的炎症反应是否可逆。通常应设置实验动物完整皮肤及破损皮肤组，对潜在不良反应进行预测，为临床用药提供科学可靠的理论依据。

皮肤刺激性试验受试物应能充分代表临床试验样品或上市药品。对于受试物的选择，应采用工艺路线及关键工艺参数确定后的工艺制备，一般应为中试或中试以上规模的样品作为蒙药皮肤刺激性试验的受试物，对照品应选用制剂中的溶媒、赋形剂或生理盐水。

动物种属的选择根据观察指标和模型合理性确定，皮肤刺激性试验首选家兔，4～8 只，一般雌雄各半。也可选择与人类皮肤、黏膜等反应比较相近的动物，如小型猪、豚鼠等，在选择小型猪作为实验动物时，其体型不宜过大。

二、试 验 方 法

1. 动物申购及检疫 在购买实验动物前，应得到实验动物伦理委员会的批准，试验过程应保证实验动物的福利。实验动物应在具有资质的公司购买,应符合国家规定的等级要求,并具有实验动物质量合格证。所购实验动物应设有检疫期,一般为 7 日,检疫期结束后,对于有异常或可能影响试验结果的动物应予以剔除,动物饲养环境应符合规定,通常温度为18～26℃,湿度为 40%～70%。避免因环境因素影响试验结果的评价。

2. 分组 实验动物应随机分组,不可人为干预,分组前应剔除有损伤或者影响试验结果评价的动物,除受试物设置不同剂量组外(一般为高、中、低剂量),还应设阴性和(或)空白对照组,对照组选用制剂中的溶媒、赋形剂或生理盐水作为对照,受试物组与对照组采用同体左右侧自身对照法。

3. 皮肤处理 刺激性试验给药方式应与临床给药方式相一致,给药前 24h 对不同组别实验动物脊背两侧进行脱毛处理(可使用脱毛膏或剃刀),脱毛面积 3cm×3cm,给药前检查实验动物脱毛区域是否因脱毛而受损,有损伤的皮肤不宜进行试验,应予以剔除,若需进行破损皮肤刺激性研究时,在脱毛给药区域,先用 75%乙醇溶液消毒处理,再用砂纸打磨或用注射针画"井"字,深度以轻度渗血为宜,破损皮肤面积应一致,破损皮肤打磨效果也应一致,避免影响结果的评价。

4. 给药方法 为更加充分考察受试物毒性,给药途径和方式应与受试物临床给药途径一致,一般采用涂抹给药方式,称取或量取受试物 0.5ml 或 0.5g 直接涂布于实验动物脱毛区域,另一侧涂布赋形剂作为对照,受试物要全部涂布于实验动物脱毛区域,避免给药过程中同一组别给药剂量的不一致对结果造成影响,给药后用医用纱布覆盖,再用医用胶布和绷带固定,贴敷时间最少不得低于 4h,贴敷结束后,去除药物并用温水或无刺激溶剂清洁给药部位,避免受试物的残留对试验结果的评判造成不必要的影响;在进行多次给药皮肤刺激性试验时,应连续在同一部位给药,每次给药时间要相同或接近,给药周期一般不超过 4 周。

5. 结果观察 在自然光线或全光谱灯光下观察皮肤反应,根据表 8-1 的评分标准对皮肤红斑和水肿进行评分。

表 8-1 皮肤刺激反应评分标准

刺激反应	分值
红斑	
无红斑	0
轻度红斑(勉强可见)	1
中度红斑(明显可见)	2
重度红斑	3
紫红色红斑至轻度焦痂形成	4
水肿	
无水肿	0
轻度水肿(勉强可见)	1
中度水肿(明显隆起)	2
重度水肿(皮肤隆起 1mm,轮廓清晰)	3
严重水肿(皮肤隆起 1mm 以上并有扩大)	4
最高总分值	8

单次给药皮肤刺激性试验，在去除药物后 1h、24h、48h 和 72h 肉眼观察并记录给药部位是否出现红斑和水肿等情况，并根据红斑、水肿情况进行评分，如给药部位出现持久性损伤，应延长观察期以观察损伤的恢复情况和时间，但延长期一般不超过 2 周。

多次给药皮肤刺激性试验，在每次去除药物后 1h 及再次贴敷前对给药部位进行观察，对红斑、水肿情况进行评分，同时记录给药部位是否出现色素沉着、皮肤粗糙或皮肤菲薄情况及其发生时间和消退时间。末次贴敷后，在去除药物后 1h、24h、48h 和 72h 肉眼观察给药部位是否出现红斑、水肿情况，如出现持久性损伤，应延长观察期，但延长期一般不超过 2 周。

6. 病理学检查 观察期结束后，对给药部位皮肤做组织病理学检查，对于出现毒性症状的实验动物应进行大体解剖。

三、方法学评价

1. 皮肤刺激性评价受观察者主观因素影响较大，因此对给药部位进行组织病理学检查对于增加试验结果的可信度是十分关键的。

2. 家兔的皮肤敏感度比人的要高，产生假阳性结果的概率较高，所以若受试物不是大面积长期使用，中度以下刺激反应可不进行组织病理学检查。

3. 已知受试物有光敏毒性或在试验过程中发现受试物有光敏毒性等其他局部毒性，应追加试验作进一步分析和评价。

4. 蒙药外用制剂药味较多，给药剂量一般较大，观察和评价过程要充分考虑给药机械效应对试验造成的影响，正确评价试验结果的意义。

四、结果分析与注意事项

1. 结果分析

（1）单次给药皮肤刺激性试验，计算每一观察时间点各组皮肤反应积分均值，进行刺激强度的评价；多次给药皮肤刺激性试验，首先计算每一观察时间各组积分均值，然后计算观察期限内每日每只动物刺激积分均值，进行刺激强度的评价，刺激强度评价标准见表 8-2。

表 8-2 皮肤刺激强度评价标准

分值	评价
0~0.49	无刺激性
0.50~2.99	轻度刺激性
3.00~5.99	中度刺激性
6.00~8.00	重度刺激性

（2）根据指导原则要求，对出现中度及以上刺激性的动物给药部位进行组织病理学检查，并提供相应照片。

（3）不同剂量下某种反应发生情况及严重程度应根据试验结果进行表述。

（4）根据肉眼观察和组织病理学检查结果进行综合评判。

2. 注意事项

（1）皮肤用药多为软膏剂，给药过程不可通过增加厚度来达到增加给药量的目的。

（2）给药包敷后，纱布容易脱落，给药后应适当固定实验动物，防止纱布脱落影响药物的吸收，从而影响试验结果。

（3）在动物给药后的饲养方面，需单笼饲养，以防止动物间舔食或抓挠供试品。

第四节　蒙药皮肤过敏性试验方法

一、概　述

过敏性反应又称超敏反应，是指机体受同一抗原再次刺激后产生的一种表现为组织损伤或生理功能紊乱的特异性免疫反应，是异常或病理性免疫反应。

实验动物皮内或皮肤给予诱导剂量受试物，经过 10～14 日的诱导期，此时免疫反应发生，然后给予激发剂量的受试物，以观察实验动物皮肤是否对受试物产生过敏反应，皮肤过敏反应评分标准及评价标准，见表 8-3 和表 8-4。

表 8-3　皮肤过敏反应评分标准

皮肤反应强度	分值
红斑	
无红斑	0
轻微可见红斑	1
中度红斑	2
严重红斑	3
水肿性红斑	4
水肿	
无水肿	0
轻度水肿	1
中度水肿	2
重度水肿	3
总分值	7

表 8-4　皮肤过敏强度评价标准

致敏发生率（%）	分级	过敏反应强度
0～8	1	弱致敏
9～28	2	轻度致敏
29～64	3	中度致敏
65～80	4	强致敏
81～100	5	极强致敏

皮肤过敏性试验的受试物应采用制备工艺稳定，并且符合临床试用质量标准规定的中试及以上样品。皮肤过敏试验还应设立阴性和阳性对照组，阴性对照可用相应溶媒和（或）基质，阳性药物推荐使用 2,4-二硝基氯苯、苯佐卡因、331 环氧树脂等。

根据指导原则，进行皮肤过敏性试验时，实验动物首选成年豚鼠，雌、雄各半，可根据受试物临床用途做相应调整。

二、试 验 方 法

1. 豚鼠 Buehler 试验（BT）

（1）动物申购及检疫：在购买实验动物前，应得到实验动物伦理委员会的批准，试验过程应保证实验动物的福利。实验动物应在具有资质的公司购买，应符合国家规定的等级要求，并具有实验动物质量合格证。所购实验动物应设有检疫期，一般为 7 日，检疫期结束后，对于有异常或可能影响试验结果的动物应予以剔除，动物饲养环境应符合规定，通常温度为 18～26℃，湿度为 40%～70%。避免因环境因素影响试验结果的评价。

（2）分组：过程应随机，不可人为进行干预，分组前应剔除有损伤或者影响试验的动物，除受试物设置不同剂量组外，还应设阴性和（或）阳性对照组，受试物组实验动物不少于 20 只，对照组不少于 10 只。

（3）给药剂量：致敏剂量应足够高，以产生轻微刺激性，激发剂量为不产生刺激性的最高剂量。

（4）给药方法：采用涂抹给药，给药前 24h 对不同组别实验动物背部右侧进行脱毛处理（可使用脱毛膏或剃刀），脱毛面积 3cm×3cm，给药前检查实验动物脱毛区域是否因脱毛而受损，有损伤的皮肤不宜进行试验，应予以剔除。分别在试验第 0 日，6～8 日，13～15 日局部给药以诱导致敏，用封闭法将受试物贴敷于实验动物脱毛区域，6h 后去除药物，并用温水清洁给药部位。激发给药前 24h 对实验动物左侧肋腹部进行脱毛处理，注意不可损伤皮肤，在第 27～28 日将受试物贴于左侧脱毛区域进行激发，6h 后去除药物，并用温水清洁给药部位，去除药物 1h、24h、48h 进行观察，如果结果难以判断，一周后再次进行激发。

（5）结果观察：一般致敏后 1h、24h 及激发后 1h、24h、48h 在自然光线或全光谱灯光下观察皮肤水肿、红斑及其他异常反应，根据表 8-3 对皮肤红斑和水肿进行评分，观察时间也可根据过敏反应情况进行调整。

（6）测定试验开始和结束时动物体重（其间可多次进行称重），测定每日摄食量，绘制体重和摄食量曲线。

2. 豚鼠最大化试验（GPMT）

（1）分组：过程应随机，不应人为干预，分组前应剔除有损伤或者影响试验的动物，除受试物设置不同剂量组外，还应设阴性和（或）阳性对照组，受试物组实验动物不少于 20 只，对照组不少于 10 只。

（2）给药剂量：致敏剂量应足够高，以产生轻至中度皮肤刺激性且能很好地全身耐受，激发剂量为不产生刺激性的最高剂量。

（3）给药方法：采用皮内注射给药，给药前 24h 对不同组别实验动物背部右侧进行脱毛处理（可使用脱毛膏或剃刀），脱毛面积 3cm×3cm，给药前检查实验动物脱毛区域是否因脱毛而受损，有损伤的皮肤不宜进行试验，应予以剔除。加和不加佐剂进行诱导，局部诱导 5～8 日后，于第 20～22 日给予激发剂量受试物 24h，激发后 1h、24h、48h 后进行观察，如果结果难以判断，一周后再次激发。

（4）结果观察：一般致敏后 1h、24h 及激发后 1h、24h、48h 在自然光线或全光谱灯光下观察皮肤水肿、红斑及其他异常反应，根据表 8-3 对皮肤红斑和水肿进行评分，观察时间也可根据过敏反应情况进行调整。

（5）测定试验开始和结束时动物体重。

三、方法学评价

（1）皮肤过敏性试验一般采用 BT 试验，但是当受试物是提取后进行评价过敏反应时，可采用 GPMT 法。

（2）皮肤过敏性试验发生过敏反应部位可能不仅仅出现在给药部位，观察要全面。

（3）根据蒙药及其制剂的作用特点，在必要时可以追加光过敏试验。

（4）蒙药过敏反应与制剂种类有密切的相关性，有时成分是相同的，但制剂不同，过敏性可能存在明显差异，为确保受试物的安全性，在必要时应与给药途径相同的上市制剂进行比较研究。

四、结果分析与注意事项

1. 结果分析

（1）根据致敏强度分级表评价过敏强度。

（2）一般过敏反应发生率为 0 时，结果可判为皮肤对药物无过敏反应。

2. 注意事项

（1）BT 试验在给予受试物后要适当固定实验动物，以免实验动物舔食受试物。

（2）试验过程中随着时间的推移，实验动物脱毛区域会重新长出绒毛，应定期去毛。

（3）试验过程通过设置不同剂量组，应尽可能确定无过敏反应剂量，为临床给药提供参考依据。

（4）在动物给药后的饲养方面，如有条件需单笼饲养，以防止动物间舔食或相互抓挠供试品。

参 考 文 献

国家食品药品监督管理局，2006. 药物研究技术指导原则[M].北京：中国医药科技出版社.
赵军宁，叶祖光，2012. 中药毒性理论与安全性评价[M].北京：人民卫生出版社.

（李　君　常福厚）

第九章　蒙药腔道给药毒性试验方法

黏膜存在于人体各腔道内,黏膜给药(mucosal drug delivery)是指药物(直接或间接使用合适的载体)直接与生物黏膜表面接触,并经该处上皮细胞进入组织的一种给药方式。

本章所述腔道给药毒性是指蒙药经腔道或黏膜途径(包括眼、耳道、鼻腔、口腔、直肠、阴道等)给药后,对给药部位和(或)全身产生的毒性作用。本章所介绍的内容分为蒙药腔道给药急性毒性试验、蒙药腔道给药长期毒性试验及蒙药腔道给药刺激性试验。根据腔道给药的特点来介绍毒性试验方法的基本要点。

第一节　蒙药腔道给药急性毒性试验方法

一、基本原理

急性毒性研究是药品安全性评价中最基本的工作,急性毒性研究的结果对于药品毒性的分级、其他毒性研究剂量及观察指标的选择等起到不可或缺的作用。蒙药腔道给药的急性毒性试验是指通过动物腔道(包括眼、耳道、鼻腔、直肠、阴道等)一次性接触受试物后在短期(14日)内出现的毒性反应试验。

蒙药腔道给药急性毒性试验的受试物应与临床应用制剂一致。如临床制剂浓度无法满足毒性试验的剂量要求,应根据临床制剂的制备标准制备高浓度制剂用于本研究。鼻腔制剂或口腔吸入剂多为液体或粉末;眼用制剂多为液体或膏剂;直肠或阴道制剂多为液体、膏剂或栓剂。同时对照品应该采用相应的赋形剂和(或)溶媒。

根据试验目的选择相应的实验动物,一般选用健康的成年哺乳动物,雌雄各半,亦可根据临床使用对象,实验动物的种属、品系和个体合适与否,给药方式或给药途径的不同来选用实验动物。例如,涂抹剂一般选用家兔;吸入剂或滴剂一般选用豚鼠、家兔或大鼠;阴道或直肠给药一般选用家兔或大鼠。其中大鼠应选择无特定病原体(SPF)级动物。如选择其他动物充分说明理由。

一般地,实验动物家兔约为 2.5kg,豚鼠、大鼠选择的体重为 250~300g。动物的初始体重不应高于或低于平均体重的 20%。

二、试验方法

(一)分组与给药剂量和给药途径

1. 分组　受试物一般设定 3 个剂量组别,另外还应设置空白对照组和(或)赋形剂对照组。

2. 给药剂量　剂量设计必须足以反映受试物的剂量-毒性效应关系,组间距是根据药效剂量及预试验结果来确定,一般组间距为 0.65~0.85。若吸入给药中暴露浓度为 5mg/L,吸入时间长达4h或受试物剂量大于临床拟用剂量的 50 倍,动物仍未出现任何明显的中毒反应及死亡,则设计组别时单独设定一组——高剂量组即可进行限量试验,本试验中应选用大鼠 20 只、家兔 10 只、豚鼠 20 只。

3. 给药途径　与一般临床给药途径一致。滴耳剂应将蒙药受试物滴入动物外耳道内;眼部用药应将蒙药受试物滴入或涂敷于动物眼结合膜囊内;全身用药可将动物完全置于蒙药喷雾室,使药物均匀喷出,覆盖于动物全身表面;鼻腔用药应将蒙药受试物用喷雾剂喷雾给药或直接滴入鼻腔内;口腔用药应将蒙药受试物贴于或涂敷于动物颊黏膜表面;阴道或直肠给药应将蒙药受试物置入动物直肠或阴道内。给药后均应使药物与黏膜接触至少4h。

(二)观察时间与指标

应密切注意观察给药后4h内的情况,再连续观察14日。如果蒙药受试物毒性反应出现较为缓慢,则需要适当地延长观察时间。

观察动物各项指标,如外观、饮食、体重变化(给药前和给药第7日、14日称重)、分泌物、排泄物、行为、毒性反应(起始时间、毒性反应的症状、是否可逆、持续时间、严重程度)及死亡情况等。应该及时对濒死及已死亡动物进行大体解剖以记录病变情况,当发现器官出现颜色、质地、体积等变化时,应该对有变化的器官立即进行组织病理学检查并记录。对于其他动物应在观察期结束后再进行大体解剖,肉眼观察异常的组织器官,应进行组织病理学检查。

(三)结果评价

首先将观察到的组织病理学检查结果或阳性症状结合大体解剖进行综合分析,再对动物的毒性反应情况或死亡原因做出判断。报告中应说明所使用的计算方法和统计学方法,必要时提供所选用方法的合理性依据。

第二节　蒙药腔道给药长期毒性试验方法

对经直肠、阴道给药的受试物,应根据其药效作用特点及临床用药方案,选用家兔、大鼠或 Beagle 犬进行长期毒性试验,需注意如下几点。①给药的剂量与浓度:药物浓度应尽可能与临床保持一致。然后根据等容量不等浓度原则,可选择几种不同浓度的制剂进行试验,其中包括拟用于临床研究的浓度;还可通过增加给药频率来提高剂量。剂量设置、观察指标、给药周期及恢复期限等可参照长期毒性试验常规要求。②给药时应选择与临床应用相似的部位,且蒙药受试物与黏膜接触不少于 4h,有时根据情况可适当延长接触时间。③观察指标中要特别留意给药局部如阴道或直肠组织的反应症状和组织病理学检查。

第三节　蒙药腔道给药刺激性试验方法

一、基 本 原 理

刺激性是指药物制剂经皮肤、黏膜、腔道、血管等非口服途径给药对用药局部产生的毒性(如刺激性和局部过敏性等)和(或)对全身产生的毒性(如全身过敏性和溶血性等),为临床前安全性评价的组成部分。皮肤刺激性试验在第八章已介绍,血管和肌肉刺激性将在第十章中介绍。本章将重点介绍受试物对耳道、鼻腔、眼、口腔、阴道和直肠等动物腔道黏膜刺激性试验方法,目的是观察在给药部位使用后是否会引起充血、红肿、渗出、变性或坏死等局部反应或全身毒性,以提示临床应用时可能出现的毒性反应、毒性靶器官、安全范围。

腔道刺激性试验受试物应与临床应用制剂的剂型相同,如滴鼻剂、吸入剂多为粉末或液体;阴道或直肠制剂多为液体、膏剂或栓剂;眼用制剂多为液体或膏剂。对照品应该选用相应的溶媒和(或)赋形剂。

实验动物的选择依据拟采用试验模型和观察指标来选择,一般每个试验选择一种动物进行评价。

二、试验方法

(一)分组与给药

1. 分组 受试物可采用不同剂量组,须设空白对照组和(或)赋形剂对照组。如有必要时应设置阳性对照组。

2. 给药途径、剂量和容积 常规采用与临床相同的给药途径;可以按需求选择不同浓度的制剂进行试验,但其中必须包含与临床研究相同的剂量:经眼给药的受试物,固体或半固体涂敷 0.1g,液体每只眼睛滴入 0.05~0.1ml。经阴道或直肠给药的受试物,一般为液体、膏剂或栓剂,可参考拟定的不同动物种属或人体治疗容积的最大给药量。

3. 给药时间和频率 根据临床应用情况而定。多次给药时每日给药频率应与临床用药次数相同,但一般不超过 28 日。

(二)观察指标

根据受试物的特点来适当调整观察时间。肉眼观察动物的一般状态、行为和体征,动物的局部反应(红肿、充血程度及范围等);组织病理学检查给药部位的病理变化;若出现刺激性反应,停药后应继续观察然后进行组织病理学检查,以明确毒性反应的恢复情况。

(三)常用方法

1. 眼刺激性试验 观察动物经眼给予受试物后,在眼前部表面产生的可逆性炎症反应试验。

(1)试验方法:首选家兔,每组动物数不少于 3 只。应设置生理盐水对照组,可采用同体左右侧自身对比法。试验前 24h 内对每只动物的双眼进行检查,给药时轻轻拉开眼睑,每只眼睛涂敷或滴入受试物,然后轻合眼睑约 10s,一般无须冲洗眼睛,选择给药后的不同时间点对眼部定时进行检查。

给单次给药试验,在给药后 1h、2h、4h、24h、48h 和 72h 对眼部进行检查;多次给药试验,每日给药前及末次给药后 1h、2h、4h、24h、48h 和 72h 对眼部进行检查。给药期限应根据受试物拟用于临床的情况来决定,多次给药时每日给受试物的次数应与临床用药频率相同,连续给受试物 2~4 周。采用裂隙灯检查角膜透明度和虹膜纹理变化,用荧光素钠染色检查角膜损伤等。对刺激性反应进行评分,判定受试物的眼刺激程度。

(2)结果评价:如表 9-1 所示,将每一观察时间每一动物的眼角膜、虹膜和结膜的刺激反应分值相加得总积分,将一组的积分总和除以动物数,即得最后分值。以表 9-2 所示判断其刺激程度。

表 9-1 眼刺激反应分值标准-1

眼部刺激反应	分值
角膜	
无混浊	0
散在或弥漫性混浊,虹膜清晰可见	1
半透明区易分辨,虹膜模糊不清	2
出现灰白色半透明区,虹膜细节不清,瞳孔大小勉强可见	3
角膜不透明,虹膜无法辨认	4

续表

眼部刺激反应	分值
虹膜	
正常	0
皱褶明显加深、充血、肿胀，角膜周围轻度充血，瞳孔对光仍有反应	1
出血/肉眼可见坏死/对光无反应（或其中一种）	2
结膜	
充血（指睑结膜和球结膜）	
血管正常	0
血管充血呈鲜红色	1
血管充血呈深红色，血管不易分辨	2
弥漫性充血呈紫红色	3
水肿	
无水肿	0
轻微水肿（含眼睑）	1
明显水肿伴部分眼睑外翻	2
水肿至眼睑近半闭合	3
水肿至眼睑超过半闭合	4
分泌物	
无分泌物	0
少量分泌物	1
分泌物使眼睑和睫毛潮湿或黏着	2
分泌物使整个眼区潮湿或黏着	3
最大总积分	16

表 9-2　眼刺激评价标准-1

分值	评价	分值	评价
0～3	无刺激性	9～12	中度刺激性
4～8	轻微刺激性	13～16	重度刺激性

　　观察上述结果，也可以表 9-3 所示的方法（该方法对眼球不同部位的刺激性分值进行了权重）记录眼部反应的分值，再以表 9-4 所示的要求，根据总积分值判断受试物的刺激程度。

表 9-3　眼刺激反应分值标准-2

眼部刺激反应	分值
I：角膜	
混浊（以最致密部位为准）（*A*）	
无混浊	0
散在或弥漫性混浊，虹膜清晰可见	1

眼部刺激反应	分值
半透明区易分辨，虹膜模糊不清	2
出现灰白色半透明区，虹膜细节不清，瞳孔大小勉强可见	3
角膜不透明，虹膜无法辨认	4
角膜受损范围（B）	
＜1/4	1
1/4～＜1/2	2
1/2～＜3/4	3
3/4～1	4
$A×B×5$	理论最大值 80
Ⅱ：虹膜（A）	
正常	0
皱褶明显加深、充血、肿胀，角膜周围轻度充血，瞳孔对光仍有反应	1
出血/肉眼可见/对光无反应（或其中一种）	2
$A×5$	理论最大值 10
Ⅲ：结膜	
充血（指睑结膜和球结膜）（A）	
血管正常	0
血管充血呈鲜红色	1
血管充血呈深红色，血管不易分辨	2
弥漫性充血呈紫红色	3
水肿（B）	
无水肿	0
轻微水肿（含眼睑）	1
明显水肿伴部分眼睑外翻	2
水肿至眼睑近半闭合	3
水肿至眼睑超过半闭合	4
分泌物（C）	
无分泌物	0
少量分泌物	1
分泌物使眼睑和睫毛潮湿或黏着	2
分泌物使整个眼区潮湿或黏着	3
$（A+B+C）×2$	理论最大值 20

注：角膜、虹膜和结膜反应累加积分＝Ⅰ所得分值＋Ⅱ所得分值＋Ⅲ所得分值=110（最大评分）。

表 9-4　眼刺激性评价标准-2

分数	评价	evaluation
0～＜0.5	无刺激性	nonirritating
0.5～＜2.5	轻度刺激性	practically nonirritating

续表

分数	评价	evaluation
2.5～<15	轻度刺激性	minimally nonirritating
15～<25	中度刺激性	Mildly irritating
25～<50	中度刺激性	moderately irritating
50～<80	重度刺激性	severely irritating
80～<100	重度刺激性	extremely irritating
100～<110	重度刺激性	maximally irritating

（3）注意事项：①试验前剔除发现（包括使用荧光素钠检查）有结膜损伤或角膜缺陷或眼刺激症状的动物。②应考虑赋形剂、滴眼液的pH等对刺激的影响程度，以及蒙药滴眼液的色泽对结果评价的影响。

2. 滴耳剂刺激性试验　观察受试物经外耳道给予动物后，对鼓膜、外耳道等部位的影响。

（1）试验方法：一般选用大鼠或家兔，每组实验动物雌雄不限，大鼠不少于5只，家兔不少于3只。在动物外耳道内滴入受试物，每次受试物应与黏膜接触2～4h，观察动物的临床表现：如鼓膜或外耳道有无充血、水肿等刺激症状；于末次给药后24h处死动物，再进一步观察并进行组织病理学检查。

（2）结果评价：解剖时，将受试物组与对照组进行比较，根据肉眼观察与组织病理学检查结果进行综合判断。

3. 鼻黏膜刺激性试验　受试物经呼吸道滴入或喷雾于动物后，观察对动物鼻黏膜产生的刺激反应。

（1）试验方法：首选大鼠、豚鼠或家兔，每组家兔不少于3只，大鼠或豚鼠不少于5只，以滴入或喷雾方式给药，让黏膜与受试物接触不少于4h，单次刺激性试验一般于给药24h后处死动物，多次刺激性试验一般连续一周每日给药1次，再于末次给药后24h处死动物。观察受试物经呼吸道滴入或喷雾于动物后，动物所产生的刺激性症状，如局部刺激（如咳嗽、哮喘等）的症状变化、呼吸道局部（鼻、喉、气管、支气管等）黏膜有无充血、红肿及动物的全身状况（对循环、呼吸、中枢神经系统等的影响）等现象。并进行相关组织病理学检查。

（2）结果评价：解剖时，将受试物组与对照组进行比较，根据肉眼观察与组织病理学检查结果进行综合判断。

4. 口腔黏膜刺激性试验　受试物经口腔给予动物后，观察其对口腔和喉黏膜等的影响。

（1）试验方法：首选金黄地鼠，于动物颊黏膜表面涂敷受试物，接触时间为2～4h，末次给药24h后处死动物，观察受试物对颊黏膜的刺激性症状及各种临床表现，并做组织病理学检查。

（2）结果评价：解剖时，将受试物组与对照组进行比较，根据肉眼观察与组织病理学检查结果进行综合判断。

5. 直肠黏膜刺激性试验　受试物经直肠给予动物后，观察其对动物直肠所产生的刺激反应情况。

（1）试验方法：首选大鼠、家兔或犬。每组家兔不少于4只，大鼠不少于6只。通常连续一周每日给药1～2次；每次给药至少与黏膜接触2～4h，如有必要保证接触时限可封闭肛门一定时间，再于末次给药24h后处死动物。观察给药后的临床表现（疼痛症状）、粪便（血、黏液）及动物的死亡尸检情况。处死动物后取出直肠局部组织，观察有无充血、水肿等现象，并进行肛周黏膜的病理组织学检查。

（2）结果评价：解剖时，将受试物组与对照组进行比较，根据肉眼观察与组织病理学检查结果进行综合判断。

6. 阴道黏膜的刺激性试验　观察动物经阴道给予受试物后，对动物阴道所产生的刺激反应情况。

（1）试验方法：首选大鼠、家兔或犬，每组家兔不少于 4 只且为雌性。通常连续一周每日给药 1～2 次，每次给药与黏膜接触不少于 4h，末次给药 24h 后处死动物。观察给药后的临床表现（如疼痛症状）、阴道分泌物（如血、黏液）及动物的死亡和尸检情况。处死动物后取出局部组织，观察有无充血、水肿等现象，并进行阴道和生殖系统的病理组织学检查。

（2）结果评价：解剖时，将受试物组与对照组进行比较，根据肉眼观察与组织病理学检查结果进行综合判断。

（四）结果分析与注意事项

（1）应详细论述试验方法及试验结果，提供组织病理学检查报告及照片，以便于对结果进行分析和判断。

（2）对不同剂量（或浓度）下所观察到的各种反应发生情况、严重程度、持续时间等进行归纳分析，考察毒性反应的剂量-反应与时间-反应关系及其可逆性。

（3）应特别重视刺激性试验中局部组织的病理检查结果，并根据肉眼观察和组织病理学检查的结果，综合判断其毒性靶器官或毒性可能涉及的具体器官组织等。

（4）蒙药在进行局部刺激时，应注意受试物的浓度及保证与给药部位足够的接触时间，以确保试验结果的可靠性。

（5）腔道用药刺激性试验应采用与临床应用一致的蒙药制剂，以体现其临床症状的真实情况。

（6）蒙药制剂中的溶媒及赋形剂，包括基质的不同可能会对结果产生一定的干扰；因此，在进行刺激性试验时，应尽可能排除这些影响因素，要特别重视对照组设计的合理性。

三、方　法　评　价

该方法应在遵循安全性评价普遍规律的基础上，主要是观察受试物腔道用药的刺激性反应发生状况，具体问题具体分析，但同时还应注意其可能累及周围组织的反应和病理改变，甚至会影响到全身反应，因此，要合理设计剂量和仔细观察，才能做到正确评价。

参 考 文 献

简威廉范德兰，约瑟夫·J. 德乔治，2018. 国际药品安全性评价策略：ICH 指导原则解读[M]. 陈龙，王克林，李英骥，等译. 沈阳：辽宁科学技术出版社.

楼宜嘉，2016. 药物毒理学[M]. 4 版. 北京：人民卫生出版社.

孙伟，2012. 毒理学基础[M]. 北京：人民卫生出版社.

王军志，2008. 生物技术药物安全性评价[M]. 北京：人民卫生出版社.

（张　微　张梦迪　常福厚）

第十章　蒙药注射剂毒性试验方法

第一节　蒙药注射剂刺激性试验方法

一、基 本 原 理

注射剂刺激性试验是指受试物经血管或肌内注射给药后，考察药品对组织是否引起红肿、充血、变性、坏死等刺激症状及是否可逆。预测临床应用中可能存在的潜在毒性，为临床和（或）其他毒性试验提供参考依据。

刺激性试验受试物应与临床应用制剂保持一致。采用中试或以上规模的、制备工艺稳定、符合临床试验质量标准规定的样品。否则，应有充分的理由。试验选用的对照品应采用相应的溶媒和（或）赋形剂。

刺激性试验可选择豚鼠、家兔和小型猪等。依据拟选用的试验模型和观察指标选择动物，首选家兔，每组实验动物数不少于 3 只，体重 2.5～3.0kg。肌肉刺激试验也可选用大鼠，雌雄不限，体重 250～300g。动物初始体重不应高于或低于平均体重的 20%。根据临床使用对象，使用单一性别的动物或幼年动物。

二、试 验 方 法

（一）分组

可选用随机分组法，设定不同剂量组的受试物，同时设空白对照组和（或）阴性对照组，如有必要应设阳性对照组。可采用同体左右侧自身对比法。

（二）给药途径与剂量

给药方案原则上与临床用药方案一致，但设计给药容积、速率和频率时，应考虑所选用动物模型给药部位的解剖和生理特点。剂量设计主要应该考虑受试物浓度和总剂量。一般采用与临床制剂相同浓度，设一个剂量组，可以通过改变给药频率进行剂量的调整，必要时应该进行不同浓度的刺激性试验。

（三）常用方法

1. 肌肉刺激性试验　无菌操作法各注入一定量（1～2ml/只）的受试物或赋形剂和（或）溶媒对照物在家兔左右两侧股四头肌内。末次给药后至解剖前每日观察并记录注射部位肌肉的刺激反应情况，末次给药后 48～96h 腹腔麻醉，解剖取出股四头肌，纵向切开，观察注射局部的充血和坏死情况，并如表 10-1 所示对每块肌肉进行观察和评分，计算出 4 块股四头肌反应级的总和。必要时进行病理学检查。了解受试物肌内注射后，注射部位的炎症反应情况。

表 10-1　肌肉刺激反应分级标准

刺激反应	反应级
无明显反应	0
轻度充血，范围在 0.5cm×1.0cm 以下	1

刺激反应	反应级
轻度充血，范围在 0.5cm×1.0cm 以上	2
重度充血，伴有肌肉变形出现坏死	3
出现坏死，有褐色变形	4
出现广泛性坏死	5

2. 血管刺激性试验 家兔 3 只，可选用同一动物体左右自身对比法，分别用兔箱固定，经耳缘静脉、耳中心动脉（其他动物可选用前、后肢静脉及股动脉等）缓慢注射受试物（按临床用药量折算）或赋形剂和（或）溶媒对照，应根据受试物的特点和刺激性反应情况来选择适当的观察时间。于每日给药前及末次给药后肉眼观察、及时记录注射部位有无充血、红肿等情况。最后一次注射后 48～96h 腹腔麻醉，放血处死部分动物，或用耳静脉注射空气法处死动物，取下双耳，在末次的注射部位的近端（距注射部位 0.5cm）及远端（距末次注射部位 1.5cm）各剪一刀，每 1.5cm 取一段共取 3 段耳缘静脉作病理切片。取第 3 段（近心端）耳缘静脉固定，包埋，切片，苏木素-伊红染色，进行局部组织病理学检查，提供病理照片。观察期结束时，若有刺激现象发生，则对其余动物进行停药后的恢复期观察，根据受试物的特点和刺激性反应情况，继续观察 14～21 日再进行组织病理学检查，以了解刺激性反应的可逆程度。

（四）结果分析与注意事项

1. 结果分析

（1）血管刺激性除肉眼观察外，以组织病理学检查为主。

（2）根据肌肉刺激反应分级标准，计算出 4 块股四头肌反应级的总和。若各股四头肌反应级的最高与最低之差大于 2 时，应另取 2 只动物重新试验。在最初或重试的 2 只家兔 4 块股四头肌反应级之和小于 10 时，则认为受试物的局部刺激试验符合规定。根据肉眼观察和组织病理学检查的结果进行综合判断。

（3）对组织病理学检查结果进行半定量分析，并提供相应照片。

（4）刺激性试验是指受试物对给药部位产生的可逆性炎症反应，若给药部位产生了不可逆的组织损伤则称为腐蚀性。

2. 注意事项

（1）蒙药注射剂的给药浓度、速度及次数与药物的血管刺激性密切相关。因此，试验中应注意受试物的浓度、给药速度和次数的选择，建议根据受试物的性质、临床用药情况，采用最可能暴露毒性的方法进行评价，尽量最大可能地暴露其毒性。可通过适当增加浓度，或通过增加给药次数的方法来实现对血管刺激性的正确评价。

（2）受试物在给药前应尽可能测量溶液 pH，一般应为 4～9，同一品种的 pH，允许差异范围不超过 1.0；了解注射剂中的溶媒与附加剂的理化性质，并排除其干扰因素。受试物配制时应在无菌条件下进行。

（3）分析试验结果时应注意将给药的反应或受试物纯粹的理化作用与毒性作用区别开来，以正确判断试验结果。

三、方法学评价

1. 家兔、豚鼠和小型猪与人类皮肤、黏膜反应比较接近，适宜进行刺激性试验，尤其是家兔，其耳缘血管清晰又较粗，特别适宜用于试验。

2. 试验结果从动物外推到人的可靠性有限，若采用两种动物进行试验，结果更为可靠。

第二节　蒙药注射剂溶血性试验方法

一、基 本 原 理

溶血是指红细胞破裂、溶解的一种现象，溶血性反应包括免疫性溶血与非免疫性溶血。免疫性溶血是指受试物通过免疫反应产生抗体而引起的溶血，为Ⅱ型和Ⅲ型过敏反应；非免疫性溶血是包括药物在内的诱发因素导致的氧化性溶血及其制剂引起的血液稳态改变而出现的溶血和红细胞凝聚等。溶血性试验里观察受试物是否会引起机体溶血和红细胞凝聚等反应。

二、试 验 方 法

（一）体外试管法

1. 2%红细胞悬液的配制　取新鲜的兔血（或羊血）5～10ml，放入盛有玻璃珠的锥形瓶中振摇 10min，或用玻璃棒搅动血液，除去纤维蛋白原，制成脱纤血液。加入生理盐水 100ml，摇匀，1000～1500r/min 离心 15min，除去上清液，沉淀的血细胞再用生理盐水按上法洗涤 2～3次，直至上清液不显红色为止。将所得红细胞用生理盐水配成 2%的混悬液（红细胞 2ml，加生理盐水 100ml），供试验备用。

2. 受试物的制备　除另有规定外，临床用于非血管内途径给药的注射剂，以临床使用浓度为准，用生理盐水 1∶3 稀释后作为受试物溶液；用于血管内给药的注射剂以临床使用浓度作为受试物溶液。

3. 操作方法　取 10ml 洁净试管 7 支，编号，1～5 号试管为供试品管，6 号试管为阴性对照管，7 号试管为阳性对照管。如表 10-2 所示依次加入 2%红细胞悬液、蒸馏水或生理盐水、受试物，混匀后，立即置于 37℃±0.5℃的恒温箱中进行温育，开始每隔 15min 观察 1 次，1h后，每隔 1h 观察 1 次，一般观察 3h。

表 10-2　加入各溶剂顺序

溶剂	试管编号						
	1	2	3	4	5	6	7
2%红细胞悬液（ml）	1.5	2.5	2.5	2.5	2.5	2.5	2.5
生理盐水（ml）	2.0	2.1	2.2	2.3	2.4	2.5	—
蒸馏水（ml）	—	—	—	—	—	—	2.5
受试物（ml）	0.5	0.4	0.3	0.2	0.1	—	—

4. 结果观察

（1）肉眼观察法：若试验中的溶液呈澄明红色，管底无细胞残留或有少量红细胞残留，表明有溶血发生；如红细胞全部下沉，上清液体无色澄明，表明无溶血发生。若溶液中有棕红色或红棕色絮状沉淀，振摇后不分散，表明有红细胞凝聚发生；为了进一步判断是真凝聚还是假凝聚，可继续进行如下操作：①若凝聚物在试管振荡后又能均匀分散，或将凝聚物放在玻片上，在盖玻片边缘滴入 2 滴生理盐水，置显微镜下观察，凝聚红细胞能被冲散者为假凝聚；②若凝聚物不被摇散或在玻片上不被冲散者为真凝聚。

结果判断：计算各试验管的溶血率（％）。

$$溶血率（％）=（OD_t - OD_{nc}）/（OD_{pc} - OD_{nc}）×100$$

式中，OD_t：试验管吸光度；OD_{nc}：阴性对照管吸光度；OD_{pc}：阳性对照管吸光度。

参考评价标准：溶血率＞5％，表明有溶血发生，并进行统计学分析。

（2）体外红细胞计数法：采用显微镜直接计数红细胞的数量，计算溶血百分率。重复 2～3 次，求其均值（表 10-3）。

溶血率（％）=［（空白对照管红细胞数–受试物管红细胞数）/空白对照管红细胞数]×100

表 10-3 溶血试验结果判断标准

结果	判断标准
全溶血	溶液澄明，红色，管底无红细胞残留
部分溶血	溶液澄明，红色或棕色，底部有少量红细胞残留，镜检红细胞稀少或变形
不溶血	红细胞全部下沉，上清液体无色澄明，镜检红细胞不凝聚
红细胞凝聚	溶液中有棕红色或红棕色絮状沉淀，振摇后不分散

（二）体内溶血试验法（红细胞计数法）

必要时，可用动物做体内试验或结合长期毒性试验进行。采用显微镜直接计数给药前和给药后红细胞的数量变化，计算出蒙药注射剂的溶血百分率。该方法能够较精确测定出任何浓度下溶解红细胞的具体数值。

（三）结果分析与注意事项

1. 结果分析 在溶血性试验中，若出现红细胞凝聚现象，应进一步判定是真凝聚还是假凝聚。若体外出现可疑溶血现象，应采用其他方法进一步试验，以确定或排除受试物的溶血作用。

2. 注意事项

（1）溶血反应发生机制复杂，目前尚无标准的临床前体内试验方法全面评价受试药的溶血反应，因此在长期毒性研究中应该兼顾制剂的溶血性。

（2）因不同的蒙药注射剂颜色及深浅不同，若其色泽对血红素的最大吸收有干扰，则应注意排除非药物因素的影响。

（3）试验时，受试物溶液的 pH 应符合注射剂的 pH 要求，一般应为 4～9，同一品种的 pH 允许差异范围不超过 1.0。

（4）蒙药含有的皂苷类可产生溶血，因此在进行该试验时应了解这些蒙药的成分，以做出正确评价。

三、方法学评价

（1）试管肉眼观察法：方法简便，不需仪器，故一般作为常规的体外试验方法。

（2）分光光度法：根据红细胞破裂释放出来的血红素在可见光波长段具有最大吸收的

原理，采用分光光度法测定蒙药注射剂的溶血程度，具有操作简便，稳定性好，能消除常规试管观察法带来的主观误差等优点，对临床安全用药有重要指导意义。

（3）由于一些蒙药注射剂的色泽会对结果判断与分析造成一定的困难，因此，除常规肉眼观察外，建议采用计数法和分光光度法作为辅助方法，以便更准确地判断其溶血性。

（4）目前存在临床前体外溶血试验为阴性结果，而在临床应用过程中出现阳性结果的现象。因此，还可考虑结合其他的试验方法，特别是在长期毒性试验（静脉给药）中增加或关注溶血反应相关指标的检查（如网织红细胞、红细胞数、胆红素、尿蛋白、肾炎和脾脏瘀血等），以综合评价蒙药注射剂的溶血性，增加与临床结果相关性的认识。

第三节 蒙药注射剂过敏性试验方法

一、基 本 原 理

药物过敏反应又称为变态反应、超敏反应，是患者对某种药物的特殊反应。其机制为药物或药物在体内的代谢产物作为抗原，与机体特异性抗体发生反应，或激发致敏淋巴细胞而造成组织损伤或生理功能紊乱。该反应仅发生在少数患者身上，和药物已知作用的性质无关，和剂量无线性关系，反应性质各不相同，不易预知，一般不发生于首次用药。初次接触时需要诱导期，停止给药过敏反应消失，化学结构相似的药物易发生交叉或不完全交叉的过敏反应，某些疾病可使药物对机体的致敏性增加。药物引起的过敏反应包括速发、迟发等类型，临床主要表现为皮疹、血管神经性水肿、过敏性休克、血清病综合征、哮喘等。对易致过敏的药物或过敏体质者，用药前应做过敏试验。

过敏反应按免疫机制的不同可分为四类，即Ⅰ型、Ⅱ型、Ⅲ型、Ⅳ型。Ⅰ型过敏反应是通过抗原（致敏原）进入机体后与附着在肥大细胞和嗜碱性粒细胞上的 IgE 分子结合，并触发该细胞释放生物活性物质，引起平滑肌收缩、血管通透性增加、浆液分泌增加等临床表现和病理变化。Ⅱ型过敏反应又称细胞毒性抗体反应，是由抗体与靶细胞表面的抗原相结合而介导。抗原可以是细胞膜自身成分，也可以是吸附在细胞表面的外源性抗原或半抗原，可通过不同的机制而引起细胞损害。Ⅲ型过敏反应又名免疫复合物介导的超敏反应。免疫复合物是抗原和抗体相结合的产物，在生理情况下它能及时被吞噬系统所清除。Ⅳ型过敏反应又称迟发型或结核菌素型，由淋巴细胞介导，主要表现为接触性皮炎。

蒙药注射剂需进行Ⅰ型过敏反应试验，如主动全身过敏试验（active cutaneous anaphylaxis，ACA）和被动皮肤过敏试验（passive cutaneous anaphylaxis，PCA）。

过敏性试验受试物应与临床应用制剂保持一致，采用制备工艺稳定、符合临床试用质量标准规定的中试或以上规模样品；阴性对照品应采用相应的溶媒和（或）辅料；阳性对照物有卵白蛋白、天花粉蛋白、牛血清白蛋白或其他已知的致敏阳性药。

全身主动过敏试验首选体重为 300～400g 的豚鼠，被动皮肤过敏试验首选成年大鼠、豚鼠（白色）或小鼠。

二、试 验 方 法

（一）分组与给药

1. 分组 随机分组，每组动物数至少 6 只。

2. 给药途径与剂量 给药途径应尽量与临床给药途径一致。受试物应采用不同剂量组，受试物低剂量组应为临床最大剂量，受试物高剂量组给予低剂量组药物的数倍量。此外，还应设阳性对照组和阴性对照组。阳性对照组给予 1～5mg/只卵白蛋白、牛血清白蛋白或已知致敏阳性物质，阴性对照组应给予同体积的溶媒。

（二）常用方法

1. 全身主动过敏试验 于致敏成功的动物体内，静脉注射抗原，观察抗原与 IgE 抗体结合后导致嗜碱性粒细胞脱颗粒、肥大细胞释放活性介质而致的全身性过敏反应。

致敏：腹腔、静脉或皮下等注射 3～5 次，隔日 1 次。

激发：末次致敏注射后第 10～14 日，进行激发，剂量为致敏剂量的 2～5 倍，给药容积 1～2ml。

观察指标：每日观察动物体征，于给药前、末次致敏及激发当日测定动物体重；激发与激发后立即如表 10-4 所示项目观察 30min，记录每只动物症状出现及消失时间。

表 10-4 过敏反应症状

症状	出现时间	消失时间	症状	出现时间	消失时间	症状	出现时间	消失时间
0.正常			7.呼吸急促			14.步态不稳		
1.躁动			8.排尿			15.跳跃		
2.竖毛			9.排粪			16.喘息		
3.颤抖			10.流泪			17.痉挛		
4.搔鼻			11.呼吸困难			18.旋转		
5.喷嚏			12.哮鸣音			19.潮式呼吸		
6.咳嗽			13.紫癜			20.死亡		

2. 被动皮肤过敏试验 利用与同种或异种动物组织有结合性的抗体所引起的局部过敏反应，来检验抗体或抗原的高敏感度的方法。

（1）抗血清制备（抗体制备）：受试动物皮下、腹腔或静脉注射 3～5 次，隔日一次。末次致敏后 10～14 日采血，2000r/min 离心 10min，分离血清，保存，14 日内备用。临用前用生理盐水稀释至 1∶2、1∶8、1∶32 等。

（2）被动致敏：动物背部预先脱毛 3cm×4cm，然后皮下注射各对应组的抗血清 0.1ml，经 24h 或 48h 后，各组动物静脉注射与致敏量相同的受试药或者阳性药（含等量 5%～1% 伊文思蓝染液）1ml。

（3）观察指标：激发 30min 后麻醉动物，剪取上述区域的背部皮肤，测定蓝色反应斑的直径，不规则斑点直径为长径与短径之和的一半，计算平均值。也可将蓝斑片剪下，剪碎后加入丙酮-生理盐水（7∶3）混合液 5～6ml，浸泡后次日离心，用分光光度计于波长 610nm 处测定 OD，并求平均值。

（三）结果分析与注意事项

1. 结果分析

（1）全身主动过敏试验

1）计算过敏反应发生率，如表 10-5 所示判断过敏反应发生的程度，再进行全面评价。

2）若动物出现死亡立即进行解剖，若肉眼观察有明显病变则需要进行组织病理学检查。

3）激发后若出现过敏反应症状时，另取 2 只健康未致敏的动物，选用激发剂量进行静脉注射，观察是否为由药物作用引起的类过敏反应症状。

表 10-5 全身致敏性评价标准

过敏症状分类	致敏程度	评价结果
0	–	过敏反应阴性
1～4 症状	+	过敏反应弱阳性
5～10 症状	++	过敏反应阳性
11～19 症状	+++	过敏反应强阳性
20	++++	过敏反应极强阳性

（2）被动皮肤过敏试验

1）观察指标中，可采取测量蓝斑直径或测定 OD 两法，数据采用对照组与给药组平均值相比，同时计算变化百分率。

2）结果评价方法有两种，一种是以呈阳性反应的最高稀释倍数的抗体效价为指标；另一种是固定稀释倍数，以蓝斑大小或 OD 为指标。蓝斑直径＞5mm 者判定为阳性。

2. 注意事项

（1）合理设计剂量，应选择多个剂量，要求：①进行剂量与过敏反应的量效关系研究，有利于找出无过敏反应的剂量；②避免因剂量过低而导致假阴性结果的出现。

（2）经皮给药时应保证受试物在局部的有效暴露，静脉给药时应注意给药剂量与速率对过敏反应产生的影响。静脉进行激发试验时应保证足量、一次性快速将受试物注入动物体内。

（3）试验时，受试物溶液的 pH 应符合注射剂的 pH 要求，一般应为 4～9，同一品种的 pH 允许差异范围不超过 1.0。

三、方法学评价

1. 由于蒙药注射剂临床等过敏反应试验的高阴性率与临床出现的情况不一致性，有必要对动物过敏反应试验方法进行探索性研究。

2. 过敏反应试验中常选用豚鼠，目前也有选用 BN 大鼠。

3. 在试验中发现有过敏反应现象，应注意排除类过敏反应的影响。

第四节 蒙药注射剂安全性检查法

一、基 本 原 理

根据《中国药典》要求，为确保蒙药注射剂临床使用的安全性和制剂质量的可控性，蒙药注射剂应进行安全性检查，检查项目包括异常毒性、细菌内毒素（或热原）、降压物质、组胺物质、过敏反应等项。根据处方、工艺、用法及用量等设定相应的检查项目并进行适用性研究。静脉用注射剂应设置所有安全性检查项目。肌内用注射剂应设异常毒性、过敏反应物质等检查项。原料和工艺易污染热原且用量较大者，须考虑设热原检查项。

二、试验方法

本节介绍的试验方法是参考《中国药典》2015 年版相关内容，确定限值后应进行 3 批以上受试物的检查验证。

（一）细菌内毒素-热原检查法

细菌内毒素检查包括两种方法，即凝胶法和光度测定法，后者包括浊度法和显色基质法。受试物检测时，可使用其中任何一种方法进行试验。当测定结果有争议时，除另有规定外，以凝胶法结果为准。

本节重点介绍凝胶法。凝胶法系通过鲎试剂（或家兔）测定受试物所含的细菌内毒素（或热原）的限量是否符合规定。检查用水系指内毒素含量小于 0.015EU/ml 的灭菌注射用水。

设定限值前研究：细菌内毒素检查应进行干扰试验，求得最大无干扰浓度；热原检查应做适用性研究，求得对家兔无毒性反应、不影响正常体温和无解热作用剂量。

首先需要进行鲎试剂灵敏度复核试验。在《中国药典》检查法规定的条件下，使鲎试剂产生凝聚的内毒素的最低浓度即为鲎试剂的标示灵敏度，用 EU/ml 表示。当使用新批号的鲎试剂或试验条件发生了可能影响检验结果的改变时，应进行本试验。根据鲎试剂灵敏度的标示值，将细菌内毒素工作标准品用细菌内毒素检查用水溶解，封口，在旋涡振荡器上混匀 15min，然后制成 2λ、λ、0.5λ、0.25λ 四个浓度的内毒素标准溶液，每稀释一步均应在旋涡振荡器上混合 30s，取分装有 0.1ml 鲎试剂溶液备用。

将受试物溶液 0.1ml 和新配制的鲎试剂 0.1ml 在原鲎试剂安瓿或试管中混匀，37℃±1℃水浴中反应 60min±2min。如受试物溶液中所含内毒素浓度超过或刚好等于所用鲎试剂的灵敏度，就会显示阳性反应，即形成凝胶。反之呈阴性反应。

（二）热原检查法

本法系将一定剂量的受试物，静脉注入家兔体内，在规定时间内，观察家兔体温升高的情况，以判定受试物中所含热原的限度是否符合规定。

家兔热原检查剂量应为每公斤体重每小时使用最大受试物剂量的 1～3 倍；受试物若非等渗或过酸过碱，应进行调整；热原检查剂量不应使家兔体温下降或产生毒性反应而干扰热原检查，检查时应采取缓慢注射等措施，如仍不能消除干扰，应尽可能采用细菌内毒素检查法。

试验时，取经过挑选的家兔 3 只，体重 1.7～3.0kg，测定其正常体温后 15min 内，自耳静脉缓慢注射规定量且温热约 38℃的受试物溶液，然后每隔 30min 按前法测量其体温 1 次，共测 6 次，以 6 次体温中最高的一次减去正常体温，即为该兔体温的升高温度（℃）。如 3 只家兔中有 1 只体温升高 0.6℃或以上，或 3 只家兔体温升高均低于 0.6℃，但体温升高的总和达 1.4℃或以上，应另取 5 只家兔复试，检查方法同上。

结果判断：在初试 3 只家兔中，体温升高均低于 0.6℃，并且 3 只家兔体温升高总和低于 1.4℃；或在复试的 5 只家兔中，体温升高 0.6℃或以上的家兔不超过 1 只，并且初试、复试合并 8 只家兔的体温升高总和为 3.5℃或以下，均判为受试物的热原检查符合规定。

在初试 3 只家兔中，体温升高 0.6℃或以上的家兔超过 1 只；或在复试的 5 只家兔中，体温升高 0.6℃或以上的家兔超过 1 只；或在初试、复试合并 8 只家兔的体温升高总和超过 3.5℃，均认为受试物的热原检查不符合规定。

当家兔升温为负值时，均以 0℃计。

（三）异常毒性检查法

本法系将一定量的受试物溶液注入小鼠体内，规定时间内观察小鼠出现的死亡情况，以判断受试物是否符合规定。

选用健康合格小鼠 5 只，体重 17～20g，以异常毒性剂量限值（低于注射剂的正常毒性剂量 LD_{50}，高于人临床剂量），通过给药方式项下所要求的静脉注射、腹腔注射或皮下注射等方式，每只小鼠分别给予受试物溶液 0.5ml。除另有规定外，全部小鼠在给药后 48h 内不得有死亡；如有死亡时，应另取体重 18～19g 的小鼠 10 只复试，全部小鼠在 48h 内不得有死亡。

（四）过敏反应检查法

取健康合格豚鼠 6 只，体重 250～350g。本法系将一定量的受试物皮下或腹腔注射入豚鼠体内，隔日每只每次腹腔注射受试物 0.5ml，共 3 次，进行致敏。然后将其均分为 2 组，每组 3 只，分别在首次注射后第 14 日和第 21 日，由静脉注射受试物 1ml 进行激发。每日观察每只动物的行为和体征，首次致敏和激发前测定和记录每只动物的体重。观察激发后 30min 内，动物有无过敏反应症状，以此判定受试物是否符合规定。

（五）降压物质检查法

本法系比较组胺对照品（S）与受试物（T）引起麻醉猫血压下降的程度，以判定受试物中所含降压物质的限度是否符合规定。

取健康合格，体重 2kg 以上的猫，雌性应无孕，用适宜的麻醉剂（如巴比妥类）麻醉后，固定于保温手术台，分离气管并插入插管以使呼吸畅通，或可进行人工呼吸。在一侧颈动脉插入连接测压计的动脉套管，管内充满适宜的抗凝剂溶液，记录血压，也可以用其他适当仪器记录血压。在一侧股静脉内插入静脉插管，供注射药液用。试验中应注意保持动物体温。全部手术完毕后，将测压计调节到与动物血压相当的高度（一般为 13.3～16.0kPa），开启动脉夹，待血压稳定后，方可进行药液注射。各次注射速度应基本相同，每次注射后立即注入一定量的氯化钠注射液。每次注射前应在前一次反应恢复稳定以后进行，且相邻两次注射的间隔时间应尽量保持一致。

自静脉依次注入组胺对照品稀释液，剂量按动物体重每 1kg 注射组胺 0.05μg、0.1μg 及 0.15μg 重复 2～3 次，如 0.1μg 剂量所致的血压下降值均不小于 2.67kPa，同时相应各剂量所致反应的平均值有差别，可认为该动物的灵敏度符合要求。

取对照品稀释液按动物体重每 1kg 注射组胺 0.1μg 的剂量（d_S），受试物溶液按品种项下规定的剂量（d_T），以下列次序注射一组 4 个剂量：d_S，d_T，d_T，d_S。然后以第一与第三，第二与第四剂量所致的反应分别比较；如 d_T 所致的反应值均不大于 d_S 所致的反应的一半，则判定受试物的降压物质质量检查符合规定。否则应按上述次序继续注射一组 4 个剂量，并按相同方法分别比较两组内各对 d_S、d_T 剂量所致的反应值，如 d_T 所致的反应值均不大于 d_S 所致的反应值，则判定受试物的降压物质检查符合规定；如 d_T 所致的反应值均大于 d_S 所致的反应值，则判定受试物的降压物质检查不符合规定；否则应另取动物进行复试。如复试的结果仍有 d_T 所致的反应值大于 d_S 所致的反应值，则判定受试物的降压物质检查不符合规定。

所用动物经灵敏度检查如仍符合要求，可继续用于降压物质检查。

（六）溶血与凝聚检查法

本法系将一定量受试物与2%的家兔（或羊）红细胞混悬液混合，温育一定时间后，观察其对红细胞状态是否产生影响的一种方法。

取洁净玻璃试管5支编号，1、2号试管为受试物管，3号试管为阴性对照管，4号试管为阳性对照管，5号试管为受试物对照管。如表10-6所示依次加入2%红细胞悬液，蒸馏水或生理盐水，混匀后，立即置37℃±0.5℃的恒温箱中进行温育。3h后观察溶血和凝聚反应。

表 10-6　溶血与凝聚检查加样顺序

溶剂	试管编号			
	1、2	3	4	5
2%红细胞悬液（ml）	2.5	2.5	2.5	
生理盐水（ml）	2.2	2.5	2.5	4.7
蒸馏水（ml）				
受试物溶液（ml）	0.3			0.3

有无溶血发生参照表10-3溶血试验结果判断标准，若溶液中有棕红色或红棕色絮状沉淀，振摇后不分散（且轻轻倒转3次仍不分散），表明可能有红细胞凝聚发生。若凝聚在试管震荡后又能均匀分散，或将凝聚物置于玻片上，在盖玻片边缘滴加2滴生理盐水，置显微镜下观察，凝聚红细胞能被冲散者为假凝聚，若凝聚物不被摇散或在玻片上不被冲散者为真凝聚。

结果判断：当阴性对照管无溶血和凝聚发生，阳性对照管有溶血发生，若受试物管中的溶液在3h内不发生溶血和凝聚，判定受试物符合规定；若受试物管中的溶液在3h内发生溶血和（或）凝聚，判定受试物不符合规定。

参 考 文 献

国家食品药品监督管理局，2006. 药物研究技术指导原则[M]. 北京：中国医药科技出版社.

楼宜嘉，2016. 药物毒理学[M]. 4版. 北京：化学工业出版社.

孙伟，2012. 毒理学基础[M]. 北京：人民卫生出版社.

王军志，2008. 生物技术药物安全性评价[M]. 北京：民卫生出版社.

袁伯俊，2007. 药物毒理学试验方法与技术[M]. 北京：化学工业出版社.

（张　微　张梦迪　常福厚）

第十一章 蒙药对机体各系统的毒性试验方法

第一节 蒙药消化系统毒性试验方法

一、基本原理

消化系统是人体负责分解和吸收食物的器官组成的系统，保证人体新陈代谢正常进行，由消化管和消化腺两部分组成。消化管包括口腔、咽、食管、胃、小肠（十二指肠、空肠、回肠）、和大肠（盲肠、结肠、直肠）等。消化腺包括唾液腺（下颌下腺、舌下腺和腮腺）、胃腺、肝脏、胰腺和肠腺，腺的分泌物均借助导管排入消化管中参与消化。蒙药消化系统毒性试验方法可分为整体（体内）和离体（体外）试验等，两者各有优点和不足，因此，应结合药物的特点和试验目的，选用合适的方法进行综合评价。

肝脏是药物在体内的主要代谢器官。药物进入机体后可通过肝脏进行生物转化和生物转运，其代谢结果可有解毒或增毒两个作用，蒙药也不例外。研究蒙药在肝脏的代谢和动力学变化对了解蒙药毒性及其作用机制具有重要意义。目前，肝脏也是蒙药消化系统毒性试验研究的主要内容。

二、试验方法

（一）整体试验方法

整体试验又称体内试验，通过动物的肝急、慢性毒性试验，胃液成分的检测等试验，再佐以动物肝功能及消化系统各脏器病理形态学变化为考察指标，以此评价蒙药对消化系统的毒性作用。

1. 实验动物 常用大鼠，其优点：遗传背景清楚，经济，易操作，结果较稳定。亦可选用小鼠、仓鼠、豚鼠、兔、犬等实验动物作为研究对象。

2. 血清酶学检测指标 肝细胞损伤后，常有细胞内酶和其他生物大分子逸出细胞进入血液，这些酶类在血液中水平高于正常范围，是毒性评价的指标。实验室诊断中常用的酶学指标有丙氨酸转氨酶值、天冬氨酸转氨酶、碱性磷酸酶、乳酸脱氢酶等。

丙氨酸转氨酶是肝损伤最敏感的指标之一，也是肝炎预后的重要指标。丙氨酸转氨酶主要存在肝细胞线粒体，各种肝病急性期或药物引起的肝病或肝细胞坏死均能引起丙氨酸转氨酶升高；天冬氨酸转氨酶是肝脏特异性酶，天冬氨酸转氨酶主要存在于细胞胞质中。碱性磷酸酶（ALP）是胆管损害的判断指标，主要分布于胆小管上皮细胞。

3. 胃液成分检测试验 用精密试纸测 pH；滴定法测游离酸；阿利新蓝法测游离黏液；荧光测总胆汁酸；二苯胺法测 DNA 等。

4. 消化系统各脏器病理学检查 肉眼进行一般检查，观察消化系统各脏器的颜色和外观，可发现充血、水肿、渗出等改变。镜下检查可发现许多病理学改变，如脂肪变性、坏死、增生结节硬化、肿瘤、炎细胞浸润、瘢痕组织、新鲜肉芽组织等。

电镜观察能提供早期损伤的形态学改变依据，可发现光镜下难以识别的亚细胞结构的精细变化，结合生化检查结果，为研究中毒机制提供依据。

（二）离体试验方法

离体试验又称体外试验，主要反映蒙药对消化系统各脏器细胞的直接作用。常见的离体试验包括离体灌流肝脏法、消化系统各脏器细胞原代培养（下面以肝原代细胞培养为例）等方法。

1. 肝脏灌流　离体肝灌流技术是在麻醉状态下用外科手术使大鼠肝脏形成体外循环，用蠕动泵将以氧和二氧化碳饱和的 Kreb's-Henseleit 溶液代替血液，恒温恒速地灌注肝脏，使之在一定时间内（数小时）维持机体正常的生理生化功能。

（1）材料。①实验动物：可用猪、豚鼠、犬、蛙、小鼠、兔子和大鼠，但最常用的仍是大鼠。因为大鼠缺乏胆囊，胆汁可以不断流出。其次肝脏灌流易于维持，灌流速度不需太高。②灌流装置：主要是由储液器、供氧器和蠕动泵组成的"人工心肺"。灌流装置由灌流系统、恒温系统和气体交换系统[提供每分钟 1L 的 O_2 和 CO_2（95∶5）混合气体]组成，以保证连续、恒温（37℃）地供给肝脏灌流介质。③灌流介质：与一般器官灌流试验相似，包括营养物质、酸碱平衡系统、携氧剂和扩容物质。携氧剂对肝灌流很重要，因为肝脏灌流流速低，为维持肝组织正常代谢，需加强氧的供给。对大白鼠，最少每分钟要消耗 0.62ml/g 肝组织。携氧剂可用肝素化、去纤维蛋白的血红细胞，来源有人、绵羊、牛及猪等。研究表明，缺乏血红蛋白的灌流液会导致肝细胞缺氧变性。氟碳化合物可以代替红细胞作携氧剂，但必须过滤良好。扩容剂如蛋白质和右旋糖酐，用来保持静水压，防止灌流液中水分进入细胞内引起水肿。在灌流介质中需加入肝素和柠檬酸盐等抗凝剂，防止在微循环中形成凝块；同时还需加入抗菌谱广、毒性较低的抗生素，以防止细菌生长。常用人工配制的介质有 Kreb's-Ringer 液、Kreb's-Henseleit 液及 Tyrode's 液等。

（2）评价指标：有如下几点。①物理性检测：测定灌流液 pH、灌流压力、肝重、肝脏的外观等。②分泌功能：灌流过程中，每小时收集一次胆汁，其量为 5～15μl，借此判断灌流肝脏分泌胆汁的功能。③生化性检测：测定灌流液中的 ALT/AST/LDH/OCT/SDH 等酶活性。④肝脏氧耗及 BSP 排泄率：肝脏氧耗可直接反映肝活性情况。⑤组织学检查：肝脏灌流后，用光镜或电镜检查肝脏组织的病理学改变。

（3）注意事项：①整个手术过程要干净利落，保持肝脏被膜完整，以防出血过多和手术时间过长，尤其是肝门静脉插管时间，也就是缺氧时间不可超过 5s。插管后立即提供含氧灌流液。②在大鼠离体肝灌流试验中，试验组与对照组的各项条件应保持恒定，以保证肝活力的可比较性。一般灌流温度为 37℃，灌流液氧分压至少 45mmHg，灌流速度可因不同灌流液进行调整。灌流开始后，需稳定灌流条件 20min 左右，使肝脏各项功能指标趋于稳定再进行试验。③灌流后大鼠肝重应保持体重的 3%～4%。

2. 肝原代细胞培养

（1）概述：一般多采用大鼠肝细胞进行培养。大鼠肝细胞原代培养技术包括两个主要部分，即大鼠肝细胞的分离和原代细胞的培养。一般认为，用原代肝细胞培养筛检与鉴定化合物是否具有肝毒性较为可靠，与在体试验基本相符。

（2）步骤：大鼠腹腔注射 10%水合氯醛（0.3ml/100g）和肝素钠（0.3ml，7250U/ml）进行麻醉和抗凝。超净工作台上打开腹腔，暴露整个肝脏，用眼科镊夹住肝脏较小分叶，将其置于预先铺有纱布的培养皿中，将左外叶以外的其他肝叶剪除。一次性血管套管针去除里层钢针，缓慢从上腔静脉口沿肝左外叶上腔静脉分叶插入肝左外叶中,用手术线在针入口处松松扎一个结。用 250ml 含 EGTA 的灌流液开始灌流，流速保持 20～30ml/min，将留置针沿着血管分支游移，保持动作轻缓，避免损伤血管。该过程大概 5～10min，终止灌流，将结扎处扎紧，将手术线缠绕在留置针两侧手柄上。

胶原酶灌流：换用 37℃的胶原酶灌流液 45ml（0.05%）继续灌流，酶溶液从细胞间隙间渗出，透过纱布继续回流至灌流液以建立循环，可见肝脏逐渐肿胀。15～20min 后，在酶灌流达最佳效果时取下肝脏，将之移至盛有适量无 EGTA 灌流液的平皿中（放置于冰上），小心撕去肝包膜，将肝脏在溶液中轻轻振摇，肝细胞即可散落于溶液中而成肝细胞悬液。必要时可用光滑的小药勺轻轻梳理刮取，以帮助肝细胞散落。

大鼠肝实质细胞纯化：将制得的肝细胞悬液经过 200 目筛网过滤，50g，4℃，5min，离心两次，末次弃上清后以肝细胞培养液重悬，即可得到绝大部分为肝实质细胞的悬液。稀释肝实质细胞悬液，调整至适当密度，接种到铺有自制鼠尾胶原的培养皿或培养板中培养，待用。

（3）注意事项：①肝脏灌流时应保持畅通。②灌流液必须含有足够的缓冲剂系统，以保证酶活性所需的 pH 处于最适范围。③细胞培养液中需加入适量的葡萄糖和适量的牛血清清蛋白，以保证细胞生长所需要的营养。

3. 其他离体试验材料

（1）肝脏切片：既保持了游离肝细胞的特点，又维持了组织的完整性，具有正常的生理、生化功能，对于预测药物毒性有很大的优越性。

（2）肝细胞器：常见用于试验的肝细胞器有微粒体、线粒体和细胞膜等。该方法以肝细胞器为试验材料，研究药物毒性作用的靶点、探讨毒性机制。

（三）结果分析

（1）对于测定的一系列肝损害指标，应与组织病理学检查结果、肝脏酶学水平的改变等进行综合分析，判断肝脏损伤及其程度。

（2）血液生化学指标的剂量-反应关系，可用于比较受试物的相对毒性及不同参数的相对敏感性。

三、方法学评价

离体试验与整体动物试验结果相结合，可系统评价受试物的肝毒性的病理生理学意义，探讨药源性肝损伤的机制。

第二节　蒙药泌尿系统毒性试验方法

一、基本原理

泌尿系统是人体代谢产物的重要排泄途径，还能调节水盐代谢和酸碱平衡，并产生多种具有生物活性的物质，对维持机体环境的稳定有重要作用。泌尿系统是由一组产生、输送、储存、排泄尿液的器官所组成的系统，包括肾脏、输尿管、膀胱和尿道。蒙药泌尿系统毒性学试验方法主要分为体内试验和体外试验，肾脏是蒙药泌尿系统毒性研究的主要内容。

肾脏是维持体内环境相对稳定的最重要的器官。通过尿的生成和排出，排泄废物、调节细胞外液容量和渗透压、保持体液内重要的电解质、排出氢离子，维持酸碱平衡。同时由于肾脏血液供应十分丰富，肾小球毛细血管内血压直接影响肾小球的滤过作用，同时肾小管周围的毛细血管网的压力也影响着肾小管的重吸收。因此对肾脏血流动力学及血流量的分析有助于我们了解正常肾脏的功能，以及肾脏的病理变化。

二、试 验 方 法

（一）整体试验方法

1. 实验动物　常选用大鼠、小鼠、犬、家兔等。

2. 生化指标检测

（1）尿液生化分析：包括尿蛋白、尿糖、尿氨基酸、尿酶等的测定和尿沉渣镜检。N-乙酰-β-D-氨基葡萄糖苷酶（NAG）可作为肾小管上皮细胞损伤的检测指标；尿液中碱性磷酸酶（ALP）及γ-谷氨酰转移酶（γ-GT）的活性变化可以反映肾小管上皮细胞刷状缘的受损情况；尿液中乳酸脱氢酶（LDH）水平可以反映肾脏细胞膜的非特异性损伤情况。

（2）血液生化分析：包括血清尿素氮（BUN）、肌酐（Cr）、非蛋白氮（NPN）等的检测。尿素氮和肌酐的测定在肾功能评价中应用广泛，但并不是药源性肾损伤的早期、敏感和特异性的指标。

3. 病理学检查

（1）肾组织病理学检查：是肾脏毒理学试验研究中最重要的观察手段之一，也是确定肾损害的传统经典方法，其阳性发现有时候甚至早于常规尿分析，有助于判断肾脏损害的解剖部位、范围及形态学变化性质。电镜观察能提供早期损伤的形态学改变依据，鉴别光镜下所难以发现的各种亚细胞结构（如线粒体、内质网等）的精细病变。

肉眼观察肾脏颜色和外观，并称重。肾脏重量也是常用指标，如肾脏的绝对重量或相对重量（脏器系数）。

（2）膀胱组织病理学检查：肉眼观察膀胱颜色和外观，并称重。

4. 肾脏清除功能试验　肾脏清除功能试验主要包括肾脏清除率、肾小球滤过率（GFR）、肾脏血流量（RPF）、肾小管重吸收、分泌和排泄的功能试验。能够反映肾脏的损害程度，是整体肾功能试验中较敏感的方法之一。

肾脏清除率指肾在一定时间内（通常以1min为单位）由尿液排出的物质的量。指标检测需精确测定参比物（X）在血液（P）与尿液（L）的浓度，并测定单位时间的尿流量（V），计算参比物X的清除率。根据不同参比物的清除率可检查肾小球或肾小管功能。

肾小球滤过率（GFR）：如所用参比物可经肾小球完全滤过，肾小管无任何吸收或分泌，则其清除率即为GFR。可通过直接测定菊粉或内生肌酐清除率来反映。

肾血流量（RPF）：若参比物在经过肾脏时被肾脏完全从血浆中除去，则其清除率等于每分钟经过肾脏的血流量。

肾小管功能测定法：正常情况下，分子量低的物质容易通过肾小球滤膜，绝大部分又被肾小管重吸收。例如，血中的葡萄糖从肾小球滤过后，会在近曲小管全部被重吸收，可通过葡萄糖重吸收试验评价肾小管重吸收功能。

（二）离体试验方法

蒙药肾毒性的离体试验不仅限于描述毒性，还可阐明药物代谢和毒性作用机制。近年来，肾脏灌流技术、肾切片技术、肾原代细胞培养等逐渐应用于蒙药毒性的筛选、评价和机制研究中。

1. 肾脏灌流技术　该方法保留了完整的肾脏结构，为药物肾毒性研究提供了一个与体内相似的环境。常选用家兔和大鼠作为实验动物，制备离体肾。用 Kreb's-Henseleit 碳酸氢盐缓冲液作为灌流液的母液，再加入肌酐、葡萄糖和氨基酸。将离体肾脏迅速置于 37℃恒温循环灌流仪，恒速充以 O_2 与 CO_2（95：5）的混合气体。灌流液按 0.4ml/g 体重，灌流速度为 10ml/min，持续灌流 120min，每隔 30min 收集尿液和灌流液作为测定标准。

测定指标：灌流量、肾小球滤过率、钠及水回收率。

2. 肾切片技术　主要用于研究药物对肾脏代谢和转运功能的影响，以及药物对肾脏特定部位的毒性反应。肾切片分为肾皮质和肾髓质切片，去除了血流动力学的影响，保留了细胞间的联系。既可以选用给予药物后的动物肾脏制备肾切片，又可选择正常动物制备肾切片后，将药物与肾切片同时加入孵育体系中进行研究。可同时选择多种动物制备肾切片，如小鼠、大鼠、豚鼠、家兔、犬等。

3. 泌尿系统细胞培养　可根据试验目的和要求选择细胞系进行培养。已建立的肾源细胞系有犬肾集合管上皮细胞 MDCK、兔近曲小管上皮细胞 PK1、人肾近曲小管上皮细胞 HK-2 和 HKC 等。

尿源性干细胞是从尿液中分离、培养和鉴定出来的一类具有干细胞特性和分化潜能的成体干细胞。与其他类常见干细胞相比，这类细胞具有取材方便、无创、无免疫原性、与泌尿系统中的组织器官有更多相容性等优势，在泌尿系统损伤修复和组织工程结构重建中具有广阔的应用前景。

膀胱间质细胞（IC）是一种缺乏厚纤丝、致密体，且基膜、粗面内质网和高尔基体不完整的细胞。IC 分为 4 个亚型，即固有层 IC、肌间 IC、肌束间 IC 和血管周围 IC。固有层 IC 和肌间 IC 的离子电流及相关激活途径不同，但最终都通过 Ca^{2+} 信号途径作用于膀胱逼尿肌。

观察指标：细胞形态及超微结构；细胞损伤或死亡；细胞增殖活性；细胞周期；细胞代谢功能及能量变化等。

（三）结果分析

（1）根据药物肾脏毒性的特点和试验条件，选择合适的试验模型及敏感可靠的检测方法。在一些急、慢性肾小球及肾小管损害的评价中，组织病理学检查有时比肾功能检查更为敏感。

（2）尿液标本保存最好不要超过 30min，否则应采取防腐措施。

三、方法学评价

（1）为了全面评价某一蒙药的肾脏毒性，宜采用整体和离体试验进行综合研究。

（2）评价蒙药肾脏毒性时，可首先用整体动物试验考察肾毒性作用和一般特征。然后可采用各种清除率试验定量评价肾脏功能，同时，采用体外试验研究肾脏的特殊毒性变化。

第三节 蒙药呼吸系统毒性试验方法

一、基本原理

呼吸系统由呼吸道和肺两部分组成，呼吸道包括鼻、咽、喉、气管和支气管，鼻、咽、喉为上呼吸道，气管和支气管为下呼吸道。肺包括呼吸性细支气管、肺泡管、肺泡囊和肺泡。肺泡是进行气体交换的部位。呼吸系统的每个部分在结构和功能上都具有防御外来有害物质的侵袭及在受到损害时进行自我修复的能力。

蒙药对呼吸系统毒性作用的常见类型有呼吸抑制、呼吸道反应（鼻塞、喉头水肿、哮喘、咳嗽）、肺水肿、肺炎、肺纤维化、肺栓塞、肺出血、肺动脉高压等。

蒙药呼吸系统毒性试验常用动物有猴、犬、小型猪、兔、豚鼠、仓鼠、大鼠、小鼠等。主要观察给药前后动物的呼吸功能、生化指标及组织病理学变化等。

二、试验方法

（一）呼吸功能测定

呼吸系统的功能可分为通气功能和换气功能两方面，蒙药对呼吸系统的毒性作用主要是引起通气功能障碍和换气功能障碍。通过检测通气功能和换气功能的指标变化可以反映药物对呼吸系统功能损伤的情况。

1. 潮气量和气流流速测定法 潮气量和流速是最基本的肺通气功能指标，其定义为平静状态自主呼吸时所呼出或吸入的气量及相应气流速率。

2. 胸膜腔内压测定法 胸膜腔内压指胸膜腔内压力，为负压。这是由肺的回缩力造成的胸膜腔负压，可使肺维持扩张状态，不至于因肺的回缩力而完全萎缩。

3. 肺顺应性测定 肺顺应性又称肺应变性，是测定肺的弹力是否正常的一种方法，以单位胸腔压力下肺容量的改变来表示。

4. 在体支气管肺泡灌洗分析 人或动物在体支气管肺泡灌洗（BAL）是用等渗的盐溶液在体冲洗和灌注气管及肺泡区表面的过程，是一种采集支气管和肺泡表面脱落细胞和液体的方法。

5. 肺表面活性物质的测定 肺表面活性物质由成熟的肺泡Ⅱ型细胞分泌，其主要成分为饱和型卵磷脂，因此可通过检测肺泡灌流液中的饱和型卵磷脂含量来评价肺泡表面活性物质的含量。

（二）生化检测

肺组织生化检测主要包括谷胱甘肽过氧化酶（GSH-Px）含量测定、乳酸脱氢酶（LDH）活性测定、乳酸脱氢酶同工酶检测、血清葡萄糖-6-磷酸脱氢酶（G-6-PD）检测、肺表面活性物质的测定、肺蛋白与 DNA 含量测定等；呼吸系统冲洗液的生化检测主要包括血浆组胺、P物质、可溶性细胞黏附分子、肺组织内皮细胞素-1（ET-1）、一氧化氮合成酶（NOS）等的检测；血液与尿液生化检测主要包括血清乳酸脱氢酶、血清乳酸脱氢酶同工酶、血清 IgE、特异性 IgE、血清溶菌酶及尿液锁链素的测定。

（三）组织病理学检查

对呼吸系统组织、器官进行肉眼观察，大体观察肺、气管、支气管的色泽、硬度、大小、病变的性质，肺表面有无结节、出血、水肿等。

肺重量是肺毒理学反应中的重要指标。各种损伤引起的肺水肿、出血与炎症均能引起肺重量增加。通常用肺系数（肺湿重/体重×100%）及肺湿重与肺干重比值作为评价指标。

肺组织病理学检查主要包括鼻黏膜组织学观察；肺和支气管形态学观察；淋巴细胞脂酶染色率等。

（四）离体培养检测

利用从哺乳动物分离出的组织或器官可以对具有潜在呼吸系统毒性的蒙药进行筛选。例如，离体肺灌流可同时记录肺血管和气道对不同药物的反应，可测定药物对肺动脉压和气道压的影响；离体气管、肺试验研究呼吸道不同区域药理毒理特点；细胞培养不仅有原代细胞的培养，也建立有不同的细胞系用于评价呼吸系统的细胞毒性；同时，还可以采用肺切片来做蒙药呼吸系统的毒理学研究。

三、方法学评价

（1）肺毒理学研究以生化检查与组织病理学检查最为重要，前者主要以肺灌洗液和肺组织作为检测材料。

（2）评价蒙药引起的呼吸抑制毒性时，主要是常规呼吸毒性观察和肺通气功能测定，并可辅以组织病理学等其他检查方法，还可开展离体培养检测方法的测试。

第四节 蒙药循环系统毒性试验方法

一、基 本 原 理

循环系统由心脏和动脉、静脉、毛细血管及共同构成的血管网络组成。通过所构架的循环系统，为机体的组织或细胞提供营养物质、氧气等，并将组织或细胞中的代谢产物以外来物质运送到排泄部位排出体外，以保持机体的内在平衡。

药物对循环系统的毒性损伤可分为原发性和继发性两种，原发性损伤是指药物对循环系统的直接损害作用，如心血管药物因其药理效应过分表现所致的心血管毒性，继发性是指药物作用于其他系统间接地损害循环系统，如由超敏反应激发的脉管炎。药物造成心血管损伤的类型有心力衰竭、心律失常、心肌炎与心肌病、心包炎、高血压、低血压等。

蒙药循环系统毒理学试验体系分为整体试验和离体试验。整体试验一般选用啮齿类及哺乳类动物如大鼠、小鼠、犬、灵长类等作为研究对象。根据试验需要，也可以选用与临床相关的心血管疾病动物模型，或者使用转基因动物探讨敲除基因或敲入基因对循环系统的影响。

离体试验方面，根据试验目的的不同，可选择离体灌注心脏模型、大小鼠心肌细胞原代培养、血管平滑肌细胞培养、血管内皮细胞培养及损伤模型等研究药物对心脏或细胞的毒性作用及机制。

二、试 验 方 法

l. 心脏毒性评价技术和方法

（1）心电图测定：心脏在收缩和舒张的同时产生微弱的电流，可以从心肌组织传到周围组织，使体表各个部位在同一周期中发生电位的变化。心电图可记录心脏动作电流在体表的电位差，反映心房去极化（P 波）、心室去极化（QRS 波）及心室复极化（T 波）过程。心电图检查可以反映蒙药引起的心律失常、传导阻滞、心肌局部缺血等异常，阐明心肌损害程度及部位。

除了传统的测定动物麻醉状态下心电变化的心电图仪，目前还有用于检测动物清醒、安静状态下心电变化的心电遥测系统。

（2）超声心动图：应用超声波技术显示心脏形态结构和心内血流动力学状态，从而评价心脏整体和局部功能、心脏收缩和舒张功能，是一种介入性和无创的诊断方法。该技术可以直观显示心脏、大血管的结构和血液的动态变化，定量测定心排血时的血流速度。目前该类仪器有 M 型超声、二维超声、脉冲多普勒、彩色多普勒血流显像等。

（3）细胞培养：药物毒性所致心肌及血管受损时的主要靶细胞是心肌细胞和血管内皮细胞。可通过分离这些细胞在体外进行培养，来考察药物的毒性对这些细胞的形态功能、作用机制及分子调控过程的影响。

1）细胞的分离培养

A. 原代心肌细胞的分离和培养：常选择小鼠或大鼠的心肌细胞进行原代分离培养。心肌细胞原代培养技术包括心肌细胞的分离和原代细胞的培养两部分内容。因为心肌细胞具有终末分化的特点，其增殖分化能力有限，对其应用产生了某些限制。

B. 血管内皮细胞分离培养：可用牛主动脉分离培养内皮细胞。血管内皮细胞可分泌多种活性物质，如血纤维蛋白溶胶原活化剂（PA），血管损伤可影响其分泌功能，可进行血管内皮细胞分泌功能的测定。

2）检测指标

A. 细胞增殖：常用四甲基偶氮唑盐（MTT）法直接检测活细胞数量的变化，反映受试物对细胞增殖的影响。

B. 细胞凋亡：使用光学显微镜、荧光显微镜和电子显微镜从形态学方面观察凋亡细胞；使用 DNA Ladder 等生物化学方法检测凋亡细胞；也可使用 Western blot、RT-PCR 等分子生物学方法检测相关凋亡基因的翻译、表达情况；通过流式细胞仪测定细胞凋亡率及周期分布变化等。

2. 血管毒性评价技术和方法

（1）血流速度测定：通过测定血管中的血流速度，评价受试物对心血管的毒性作用。

常用的技术和方法有直接费氏技术、指示剂稀释法、电磁流速测定技术、激光多普勒技术、微血管方法等。

（2）血压测定：一般主要监测动脉血压。动脉血压的形成与心排血量、血容量、周围血管阻力、血液黏稠度和动脉壁弹性有关。其中收缩压取决于心肌收缩力和心排血量，舒张压取决于周围血管阻力，舒张压还间接提示冠状血管灌注量和循环系统的负荷。

测定方法：鼠尾容积法、颈动脉直接插管测量法、动脉桥测量法、兔耳动脉透光测量法、搏动听诊测量法、鼠尾尾套加压阻断测量法等。

三、方法学评价

（1）在对循环系统进行研究的过程中，应根据受试物的先期研究特点及相关资料设计试验，并根据研究指标的不同采取不同的方法，同时还应该根据所选择动物的状态、循环系统特点等进行综合考虑。

（2）对于清醒状态下的动物进行循环系统研究时，应该将可能影响到动物动脉血压或心率的生理性因素降到最小；使用麻醉状态下的动物进行研究时，应综合考虑麻醉剂和所研究动物品系的不同而引起的一些心血管参数的变化。

第五节　蒙药免疫系统毒性试验方法

一、基 本 原 理

免疫系统由具有免疫功能的器官、组织、细胞和细胞因子组成，是机体免疫机制发生的物质基础。免疫系统通过其防御、监视和自稳功能维持自身的稳定。由于免疫系统的复杂性和神经-内分泌-免疫网络中的部分机制尚未明了，外源性物质对免疫系统的影响也十分复杂。蒙药免疫系统毒性评价就是观察和研究在蒙药作用下免疫系统的结构和功能的变化，进而预测其对人体的潜在危害。免疫系统毒性主要包括免疫抑制、超敏反应和自身免疫等。

免疫毒性试验常选用大鼠、小鼠和豚鼠、仓鼠、家兔、犬和猴等作为研究对象；在免疫毒性机制研究中，根据需要可选用转基因动物模型、基因敲除动物模型等。

二、试 验 方 法

（一）一般观察

动物健康状况的一般观察，记录动物体重。对所有的免疫器官进行大体观察并称重。胸腺、脾等脏器的绝对重量和相对重量的变化是潜在免疫毒性的常用指标。

（二）血液学和临床生化指标

血液学检测：白细胞计数和分类计数的改变、淋巴细胞增多或减少、嗜酸性粒细胞过多等提示免疫功能异常。

临床生化指标：血清白蛋白水平及白蛋白/球蛋白值是临床生化中反映免疫毒性的非特异性指标。

（三）免疫细胞表型分析

上述与免疫毒性有关的血液学指标发生变化后，可采用流式细胞仪或免疫组化技术进行各种类型淋巴细胞（B细胞、T细胞）的表型分析和基于表面标志的T细胞亚群（$CD4^+$和$CD8^+$）分析。与对照组相比，某一种细胞亚群或B细胞/T细胞、$CD4^+$/$CD8^+$升高或降低都是免疫毒性的标志。

（四）组织病理学检查

骨髓、胸腺、脾、淋巴结免疫形态学观察：胸腺和脾组织病理学变化是全身免疫抑制的标志。给药部位的淋巴组织需要特别加以评价。

组织病理学检查不仅包括对变化的定性描述（细胞类型、细胞群密度、滤泡和生发中心的相对数量、萎缩和坏死的出现等），还应该包括对不同淋巴组织的各种类型的细胞进行直接计数，用来定量分析细胞分类。

（五）免疫功能测定

1. 天然免疫功能　不需要预先接受抗原刺激产生的免疫反应。主要包括自然杀伤细胞

（NK）、巨噬细胞和中性粒细胞等的功能测定。

2. 适应性免疫功能

（1）空斑或抗体生成试验：检测宿主对特异性抗原产生抗体的反应能力，反映 B 细胞功能。

（2）淋巴细胞转化试验：离体检测淋巴细胞增殖能力，在一定程度上代表了淋巴细胞功能的强弱。淋巴细胞转化试验分为 B 淋巴细胞转化试验和 T 淋巴细胞转化试验，前者外来刺激物为大肠杆菌脂多糖和葡萄球菌体，后者外来刺激物为抗原、有丝分裂原或同种异体细胞抗原。

（3）细胞毒性 T 淋巴细胞（CTL）试验：通过评价 CTL 增生和溶解靶细胞的能力，检测脾细胞在体外识别同种异体靶细胞或特异性靶细胞的能力。常用铬（Cr）释放法测定。

（4）迟发超敏反应（DHR）：检测方法有足趾厚度增加法、放射性测定法及伊文思蓝比色法等。

3. 宿主抵抗力试验 评价外源性物质如何影响宿主处理各种病原体感染的能力。一般来说，B 淋巴细胞缺损，可使机体对细菌敏感性升高；T 淋巴细胞缺损，可使机体对病毒、寄生虫、肿瘤敏感性升高。

4. 其他试验 可使用凋亡检测和细胞因子分析进行蒙药免疫毒性细胞或分子作用机制的研究。

（六）结果分析

免疫功能性检测结果作为最敏感的指标之一，可用于蒙药早期免疫毒性的筛选。

三、方法学评价

通过组合试验能更好地评价蒙药的免疫毒性，其中，应涵盖天然免疫和获得性免疫、非特异性和特异性免疫能力测试试验。

第六节 蒙药生殖系统毒性试验方法

一、基 本 原 理

生殖过程涉及亲代与子代两个方面，包括生殖细胞的发生与成熟、性交、卵细胞受精、受精卵发育与着床、胚胎器官发生与发育、分娩、新生幼仔发育和哺乳等。药物可对上述过程单个或多个阶段产生影响，并造成生殖过程损害性后果。药物生殖毒理学是应用毒理学方法研究药物对生殖系统的损害作用和机制及对后代的影响，为药物对人类生殖功能的危害提供依据和措施的科学。而发育毒理学（developmental toxicology）则着重关注母体给药后，药物对胚胎发育的影响及其规律，包括胚胎在器官发生期接触药物后，引起出生后永久性结构或功能畸形，相应的评价方法称为药物的致畸试验。药物的生殖毒性和发育毒性主要涉及药物对人类性生殖系统及胚胎发育的毒性作用，均属于药物的特殊毒性。

目前，根据药物影响生殖发育环节的不同，药物的生殖毒性试验可以分为一般生殖毒性试验（Ⅰ段生殖毒性试验）、致畸敏感期生殖毒性试验（Ⅱ段生殖毒性试验）、围生期生殖毒性试验（Ⅲ段生殖毒性试验）。

Ⅰ段生殖毒性试验是在交配前给药，评价生殖细胞接触药物后对受胎能力、生殖系统及子代有无不良影响；Ⅱ段生殖毒性试验主要是观察母体孕期接触新药可能对胎儿造成的影响；Ⅲ

段生殖毒性试验观察在围生期和哺乳期给予受试物对胎儿出生之后生长发育的影响。

二、试 验 方 法

（一）整体生殖毒性试验方法

1. 基本要求

（1）实验动物的选择

1）动物：Ⅰ、Ⅱ段生殖毒性试验一般选用性成熟、未交配过、年轻的大鼠或小鼠；Ⅱ段生殖毒性试验常用大鼠、小鼠、地鼠和家兔，至少选用两种性成熟未交配过的年轻雌性动物。

2）大鼠体重：Ⅰ段生殖毒性试验雄性 80～100g、雌性 180～至 200g，Ⅰ、Ⅱ段生殖毒性试验雄性 300～400g，雌性 200～250g。

3）小鼠体重：Ⅱ、Ⅲ段生殖毒性试验雄性 30～35g，雌性 20～22g。

（2）分组、给药剂量：随机分组，Ⅱ、Ⅲ段生殖毒性试验采用交配后分组法。一般设高、中、低三个剂量组和溶媒或赋形剂对照组，必要时还需设立空白对照组和（或）两性对照组。

低剂量组原则上应是动物药效学试验等效剂量或拟临床治疗剂量的倍数剂量，且不出现毒性反应；高剂量组宜选择有轻度毒性的剂量，如对动物体重或摄食量等产生影响；中剂量组选择高、低剂量之间的合适剂量。

（3）给药途径和时间

1）Ⅰ段生殖毒性试验：一般采用临床相同或相近的给药途径。雄鼠连续给药 28～60 日后进行交配，交配期持续给药至交配结束为止；雌鼠交配前 14 日开始给药，至妊娠第 6 日为止。将上述给药的雄鼠和雌鼠按 1∶1 比例同笼交配，交配时间为 2 周，每日晨应检查雌鼠阴道中是否存在精子。

2）Ⅱ段生殖毒性试验：一般采用临床相同或相近的给药途径。通常在胚胎器官分化期给药，大鼠和小鼠受孕第 6～15 日；家兔第 6～18 日，或怀孕第 6～20 日全程给药。

3）Ⅲ段生殖毒性试验：原则上应与临床给药途径相同。通常在器官分化末期开始给药，仔鼠断乳日结束。给药时间为大鼠或小鼠受精第 15 日起至出生后第 21 日止。

（4）观察指标与时间

1）Ⅰ段生殖毒性试验：①一般观察为雄性和雌性动物均需每日观察动物的一般状态（动物的活动、步态、行为等）；每周测定一次摄食量、饮水量、体重。雌性动物试验前称重 1～2 次，交配期和妊娠期宜每隔 3 日称重一次，必须包括妊娠 0 日和妊娠 6 日体重，计算妊娠母鼠增重[母体增重（g）＝处死时母体体重－妊娠第 6 日体重－处死时的子宫连胎重]。②解剖检查为大体解剖观察主要脏器是否异常，着重检查生殖器官，如雄性的睾丸、附睾、输精管、前列腺等，雌性的卵巢、子宫等。雌性动物取下卵巢后进行黄体计数，检查子宫中是否有着床腺、吸收胎、早期死胎、晚期死胎、活胎，并对主要脏器和生殖器进行组织病理学检查。

2）Ⅱ段生殖毒性试验：①一般观察为对母体观察和检测项目，主要包括一般状态的观察，体重、摄食量及饮水量的测定。②解剖检查为将自然分娩前 1～2 日的受孕动物及试验过程中死亡、濒临死亡、出现流产或早产体征的动物及时解剖，肉眼大体观察，并取相关脏器进行组织病理学检查。着重检查卵巢、子宫、胎仔（黄体计数、着床痕识别），鉴别吸收胎、死胎和活胎，综合活胎的性别、外观、骨骼、内脏等的检查结果，判断其是否畸形、变异等。

3）Ⅲ段生殖毒性试验：①母体的观察为观察和检测项目，主要有一般状态观察（动物的外观、活动状况、步态等）、体重和摄食量。母鼠分娩以后，每日定时观察其哺乳状态。对死亡、出现濒死特征、未生产母体或断乳母体及时解剖，进行内脏大体检查。②子体的观察为确定子体的性别和有无结构畸形，每日观察子体的体征和死亡情况，按照规定的日程测定子体的体重，并对子代身体、反射及四肢运动的发育标志进行检查，对子体的平衡协调运动、探究行为、自发活动、学习及记忆功能、生殖能力进行评价。

2. 常用方法

（1）雄性生殖毒性试验

1）睾丸功能检测：检测项目主要包括精子生成分析、精子穿透试验、睾丸标志酶（透明质酸酶、山梨醇脱氢酶等）活性的测定。

2）系列交配试验：评价雄性动物生殖能力的方法，以给予受试物的雄性动物与未给予受试物的雌性动物进行反复交配的试验，计算受孕指数，评价雄性的生殖能力是否受到受试物的损害。

3）扩展交配试验：雄性动物先给予受试物 6 个生精周期以上，再与使用受试物的雌性动物交配。观察受试物对雄性动物生殖能力的影响。

4）显性致死试验：给予雄性动物受试物，将其与未经药物处理的雌性动物交配，观察雌性动物早期胚胎死亡情况，评价受试物对雄性动物的生殖细胞有无损害作用。

（2）雌性生殖毒性试验

1）卵巢功能检测：卵巢分泌激素水平检测判断卵巢功能；阴道上皮细胞涂片观察受试物对雌性动物性周期的影响；压片法检查受试物对动物排卵的影响；观察卵细胞的形态，评价受试物对卵母细胞的损害作用。

2）生殖试验：采用"三代两窝"、"两代一窝"或"一代一窝"生殖试验法进行生殖试验，评价指标主要包括交配指数、受精指数、正常分娩率、妊娠率和存活率等。

3）胚胎毒性试验：在器官发生期给予动物受试物，自然分娩前将动物处死，对活产胎仔进行检查，计算畸胎总数和畸形总数等，判断受试物致畸的危险程度。

（二）离体生殖毒性试验方法

本法可以采用胚胎培养、组织培养、细胞培养、精子动力学分析等方法快速、经济的检测受试物的生殖毒性。但蒙药成分复杂，在进行离体试验时需要注意。

（三）结果分析

（1）一般毒性指标观察还应包括血液学检查、血清生化学指标检查、器官重量的测定等。

（2）生殖器官的称重应精确至 1mg，同时称量左右侧成对器官重量，以确定单侧组织结构改变是否与脏器重量改变有关。睾丸与其他脏器相比，更少受到体重的影响，因此睾丸和附睾的绝对重量比其脏器系数更有意义。

（3）相对于其他在体毒性试验，Ⅱ、Ⅲ生殖毒性试验的数据统计分析存在一系列的特点，如窝效应、窝大小差异、同时存在多种统计资料等，统计分析较为复杂。

三、方法学评价

对蒙药的生殖毒性需要综合分析，试验结果外推需谨慎，尤其是种系外推和从高剂量到低剂量的外推。

第七节　蒙药血液及造血系统毒性试验方法

一、基 本 原 理

血液系统是由骨髓、脾、淋巴结等器官及通过血液运行在全身各处的血细胞所组成。血液由血浆和红细胞、白细胞和血小板等细胞成分组成，由于血细胞更新较快，因此该过程中各环节均可受药物的影响。骨髓造血细胞及循环血中的细胞分类计数，可反映药物的血液毒性。血浆其主要成分是水，其余是血浆蛋白质（白蛋白、球蛋白、脂蛋白、纤维蛋白原等）、酶、激素、维生素、糖类、无机盐类与代谢产物（尿素、肌酐、尿酸等）等。红细胞的主要生理功能是运输 O_2 及 CO_2，主要通过红细胞中的血红蛋白实现其功能。白细胞可分为粒细胞、单核细胞和淋巴细胞三大类，其中粒细胞又分为中性粒细胞、嗜酸性粒细胞和嗜碱性粒细胞，淋巴细胞分为 T 细胞和 B 细胞。白细胞是机体防御系统的一个重要组成部分，通过吞噬和产生抗体等方式抵御和消灭入侵的病原微生物。中性粒细胞和单核细胞的吞噬和游走功能很强，可以通过毛细血管的内皮间隙，从血管内渗出，在组织间隙中游走，吞噬侵入的病原微生物和一些坏死的组织碎片。淋巴细胞为免疫细胞，T 细胞和 B 细胞分别与机体的细胞免疫和体液免疫有关。血小板具有止血功能。

药物可影响血液的形成和功能，产生血液毒性（hematotoxicity）。血液系统为全身各组织运送氧气、维持血管完整性，为宿主防御反应提供必要的免疫因子等，作为高度增殖分化的系统对药物毒性作用高度敏感，因此是药物毒性作用的重要靶器官。药物毒性常影响血液系统功能的两个方面：①红细胞的携氧功能；②红细胞、白细胞和血小板的生成。血细胞生成涉及骨、肝、脾、淋巴结等多个脏器，其功能的发挥涉及循环和呼吸系统，因此药物血液毒性的形成比较复杂，其诊断和防治也需考虑其他系统的相关性。

血液系统可作为药物毒性作用的直接靶器官，也对药物毒物产生的次一级效应敏感，因而血液毒性包括原发毒性和继发毒性。原发毒性是一个或多个血液成分受到直接影响，为药物的严重毒性作用；继发毒性是其他组织受损或系统紊乱的结果，由于血细胞可以反映出许多化学物质对其他组织的局部或系统毒性作用，所以继发毒性更为常见。

蒙药血液及造血系统毒理学主要是研究蒙药对血液及造血组织的毒性作用及其机制。蒙药对血液系统的影响主要涉及红细胞介导的氧运输和红细胞、白细胞与血小板的生成等。其毒性反应主要有粒细胞减少症、粒细胞缺乏症、再生障碍性贫血、溶血性贫血、血小板减少症等。

蒙药血液与造血系统毒理学主要通过一般血液学及骨髓造血功能的检测，评价蒙药对于造血系统成熟细胞及原始细胞的毒性作用。

二、试 验 方 法

（一）整体试验方法

常用动物为大鼠、小鼠和犬。亦可根据受试蒙药的毒性作用特点和不同的评价指标选择其他动物。

1. 一般检查　使用血液细胞自动分析仪结合人工分类，对血液学指标进行检测，内容包括血红蛋白测定、红细胞计数、白细胞总数及分类计数、血细胞形态学评价等。外周血细胞的质量改变可一定程度地反映骨髓造血的病理变化。

2. 凝血检测 包括血小板的检测、凝血因子检测、抗凝与纤溶方面的检测。最常用的有血浆凝血酶原时间（PT）与活化部分凝血活酶时间（APTT）检测。

（1）血浆凝血酶原时间测定：是指将组织凝血活酶和钙离子加入柠檬酸抗凝血浆中，在37℃保温，测定血浆凝固时间。主要用于筛选受试物对外源凝血系统因子Ⅱ、Ⅴ、Ⅶ、Ⅹ和相关因子的抑制作用。

（2）APTT：在抗凝血浆中，加入足量的活化接触因子激活剂和部分凝血活酶（代替血小板的磷脂），再加入适量的钙离子，从加入钙离子到血浆凝固所需的时间，即为APTT。该指标是检查内源性凝血系统的筛选试验，其长短反映了血浆中内源性凝血系统因子共同途径中凝血酶原、纤维蛋白原和因子Ⅴ、Ⅹ的水平。

3. 骨髓造血功能检测 骨髓检查指标很多，主要包括骨髓细胞计数及分类、骨髓细胞学检查、骨髓活检、骨髓微循环的测定等。

（1）骨髓细胞计数及分类：包括髓细胞计数、巨核细胞直接计数。骨髓有核细胞和巨核细胞的数量是判断骨髓增生程度的指标。

（2）骨髓细胞学检查：能够观察到骨髓的动态变化，是目前对造血系统毒性最有价值的检查方法之一。

（3）骨髓活检：通过涂片与切片两种标本，进行骨髓二重检查，不仅可以了解骨髓全面增生度，还可以观察骨小梁、血管、脂肪和结缔组织基质间的关系。

（4）骨髓微循环的观察方法：骨髓微循环是骨髓完成造血功能、输送血细胞所不可缺少的条件。要真正认识受试蒙药对骨髓造血的影响，观察骨髓微循环是一种很有用的试验方法。常用方法为刮薄骨皮质法。

（二）离体试验方法

离体无性系检测方法被广泛应用于观察多能造血干细胞及不同原始细胞的增殖与分化，有助于研究蒙药诱导血液系统紊乱的病理机制。研究方法主要有骨髓和血液细胞体外培养，造血干细胞的纯化分离和进一步研究。

1. 造血祖细胞培养 造血细胞在适当刺激因子的作用下，可以在离体培养条件下逐步生成由粒细胞或单核-巨噬细胞组成的细胞团，包括粒单系祖细胞（CFU-GM）、红系祖细胞、淋巴系祖细胞、巨核系祖细胞等离体培养检测。

2. 外源性脾结节测定法 脾结节是造血干细胞增殖和分化的结果，每一个结节中包含着一个造血干细胞及其增殖和分化的大量幼稚细胞与成熟血细胞。同时，受体小鼠脾脏中生存的脾结节与移植的骨髓细胞或脾脏细胞数之间成正比关系。脾结节测定方法是研究多向性造血干细胞及受试物对造血干细胞损伤效应的定量研究方法。

（三）结果分析

蒙药血液与造血系统毒性检测：通过外周血细胞计数、骨髓细胞学和组织学等参数来预测可能造成的药源性血液与造血系统毒性。

三、方法学评价

将离体无性系检测方法用于血液毒理学，有助于更好地理解在体试验观察结果，预示药物引起的在体血液系统毒性程度。

第八节　蒙药神经系统及运动系统毒性试验方法

一、基 本 原 理

神经系统分中枢神经系统（脑与脊髓）和周围神经系统（传入神经和传出神经）两大部分，两者是相互联系的整体。神经系统主要由神经组织（nerve tissue）构成。神经组织包括神经元（neuron）和神经胶质细胞（neuroglial cell）。神经元是神经组织的结构和功能单位，具有接受刺激、传导冲动和整合信息的能力。神经元之间以突触互相连接，形成复杂的神经网络，以调节机体的各种活动。

运动系统具有运动、支持和保护等功能，由骨、骨连结和骨骼肌三部分组成。骨骼肌在神经系统支配下，能够收缩，牵动所附着的骨，使人体产生各种动作。由全身骨通过骨连结构成的骨骼是人体体形的支架，具有保护内部器官、供肌肉附着和作为肌肉运动杠杆的作用。

蒙药神经系统毒性试验主要是通过测试自发活动、学习记忆能力和反射等方面的改变，以此来评价蒙药对神经系统的毒性作用。蒙药运动系统毒性试验主要是通过蒙药对骨细胞、骨质、骨关节及骨骼肌的影响来评价蒙药对机体的毒性作用。

二、试 验 方 法

（一）整体试验方法

常用动物为大鼠、小鼠和犬。亦可根据受试蒙药的毒性作用特点和不同的评价指标选择其他动物。观察指标：直接观察给药后动物的一般行为表现，如姿势、步态、肌震颤及瞳孔等变化，并观察药物对皮层脑电图的影响；再借助自发活动、爬杆试验和 Morris 水迷宫试验等方法，以此来评价蒙药对神经系统及运动系统的毒性作用。

1. 功能检查　可以发现蒙药造成的神经系统及运动系统损害。

（1）基本试验：包括颅神经功能检查、运动功能（步态、肌张力、痉挛、震颤等）检查和反射检查。

（2）病理解剖学试验：骨髓活检，通过涂片与切片两种标本，进行骨髓二重检查；肌肉组织做病理切片观察；除非病变广泛，一般不易发现神经组织的损害。

（3）电生理学检查试验：测定运动神经和感觉神经的传导速度和动作电位，可发现蒙药对神经系统的损害。

2. 行为试验　行为变化是蒙药神经系统毒性的敏感指标。

（1）自发活动试验：用自发活动仪测定实验动物在一定时间内自发活动次数，在动物行为试验中有两方面的应用。一方面作为基础的筛选试验，筛选正常且活动度均一的动物；另一方面利用动物惧怕空旷环境但又喜欢探索的心理冲突，可进行焦虑研究的应用。

（2）条件反射试验：先将动物建立条件反射，训练好后再给蒙药，观察蒙药对已建立的条件反射的影响。

3. 学习记忆试验　研究空间学习记忆相关的脑区功能评价，从而评价蒙药对神经系统的毒性作用。

（1）爬杆试验：试验前对实验动物进行两日训练，使其学会爬杆。正式试验时给药一定时间后将实验动物放在爬杆架的玻璃棒上，累计 3 次爬杆时间作为总爬杆时间。

（2）Morris 水迷宫试验：实验动物会本能地寻找水中的休息场所。寻找休息场所的行为涉及一个复杂的记忆过程，包括收集与空间定位有关的视觉信息，再对这些信息进行处理、整理、记忆、加固，然后再取出，目的是能成功的航行并且找到隐藏在水中的站台，最终从水中逃脱。

4. 其他相关毒性试验

（1）爬杆平衡木试验：自动化的平衡爬杆试验，主要是运动类功能中的平衡能力的测量。

（2）骨物理密度检测：骨密度反映骨组织的骨量，是骨质疏松症等代谢性骨病的诊断、药物疗效观察和试验研究的关键指标之一，尤其在动物试验研究中，骨密度快速准确的检测对模型判断和药物安全性评价具有重要意义。

（二）离体试验方法

可以采用离体培养神经细胞株、成骨细胞和破骨细胞等方法快速、经济的检测神经系统及运动系统的毒性作用。但蒙药成分复杂，在进行离体试验时需要注意加入的药量必须准确。

（三）结果分析

实验动物在进行整体试验时，为避免干扰学习记忆，每日应在固定时间测试。此外，操作轻柔，避免不必要的应激刺激，尽可能减少试验误差。统计结果需综合分析，以求试验结果的准确性。

三、方法学评价

爬杆平衡木试验中计算机自动抓取试验数据，减少系统误差，使结果更加准确、更具有研究价值。同时可以解放劳动力，降低试验操作员的试验强度。

第九节 蒙药内分泌系统毒性试验方法

一、基本原理

内分泌系统是由内分泌腺和分散于某些组织器官中的内分泌细胞组成的一个信息传递系统，与神经系统相互配合，共同调节机体各种功能活动，以维持内环境的相对稳定。内分泌系统可分为两大类：一是在形态结构上独立存在的肉眼可见器官，即内分泌器官，如垂体、松果体、甲状腺、甲状旁腺、胸腺及肾上腺等；二是分散于其他器官组织中的内分泌细胞团，即内分泌组织，如胰腺内的胰岛、睾丸内的间质细胞、卵巢内的卵泡细胞及黄体细胞等。它们分泌的产物——激素对机体的生长发育和代谢的调节都具有极为重要的作用。

蒙药对内分泌器官毒性作用的检测可分为离体试验和在体试验，研究方法可分为形态学检测和功能学检测。内分泌器官重量能粗略反映药物对该内分泌器官的毒性作用。形态学检测包括光镜检查、电镜检查、免疫组织病理学检查等。功能学检测包括激素水平及激素合成、释放、释放抑制和代谢检测等。

二、试验方法

（一）整体试验方法

1. 垂体-甲状腺系统检测试验

（1）免疫放射法测定血清促甲状腺激素。

（2）血清蛋白结合碘测定。

（3）T3、T4 固相放射免疫联合测定血清 T3、T4。

2. 垂体-肾上腺皮质系统检测试验

（1）肾上腺重量测定：主要用于长期毒性试验，作为确定毒性阈浓度的辅助性指标。

（2）肾上腺内维生素 C 含量测定：急性中毒时，评价肾上腺功能活动的灵敏、可靠的指标。

3. 肾上腺内胆固醇含量测定　仅适用于急性中毒，是简单、可靠地评价肾上腺功能活动的指标。

4. 内分泌激素的生化测定　常用指标有血糖、血脂、电解质、酶学、蛋白质、内分泌激素等。

（1）糖类检查：血糖测定；葡萄糖耐量试验（GTT）；血清胰岛素、C-肽检测和胰岛素释放试验；血清糖化血红蛋白（GHb）检测。

（2）脂质和脂蛋白检查：血脂测定项目包括血清外观分析；总胆固醇（TC）测定；三酰甘油（TG）测定；血清脂蛋白（LP）测定；高密度脂蛋白胆固醇（HDL-C）测定；低密度脂蛋白胆固醇（LDL-C）测定；血清载脂蛋白（Apo）测定。

（3）内分泌激素检测：①甲状腺素检测可用于血清甲状腺素（T）测定，包括总 T3（TT3）、总 T4（TT4）、游离 T3（FT3）、游离 T4（FT4）、反 T3（rT3）测定；促甲状腺激素（TSH）测定；血清甲状腺结合球蛋白（TBG）测定。②肾上腺皮质激素检测可用于血皮质醇和尿游离皮质醇（UFC）测定；尿 17-羟皮质类固醇（17-OHCS）和 17-酮皮质类固醇（17-KS）测定。

（二）离体试验方法

采用离体培养内分泌系统细胞，如常见的胰岛 B 细胞、前列腺平滑肌细胞等，方法快速、经济地检测内分泌系统的毒性作用。但蒙药成分复杂，在进行离体试验时需要注意。

（三）结果分析

内分泌激素的生化测定结果参考值如下所示。

1. 糖类检查

（1）血糖测定：葡萄糖氧化酶法测定空腹血糖（FBG）；血清中浓度应在 3.9～6.1mmol/L（70～110mg/L）。

（2）葡萄糖耐量试验（GTT）：①口服法，FBG<6.1mmol/L；服糖后 0.5～1h 血糖上升达高峰，一般应<11.1mmol/L，多为 7.8～9.0mmol/L；2h<7.8mmol/L；3h 后降至空腹水平。尿糖均为阴性。②糖耐量异常（IGT），FBG<7.0mmol/L，2h 血糖 7.8～11.1mmol/L，恢复时间后延，伴尿糖阳性。③空腹血糖受损，FBG 为 6.1～6.9mmol/L，2h 血糖<7.8mmol/L。

（3）血清胰岛素、C-肽检测和胰岛素释放试验：①空腹胰岛素 10～20mU/L；C-肽0.3～1.3nmol/L。②胰岛素、C-肽释放试验，服糖后 30～60min 胰岛素、C-肽达峰值，为空腹的 5～10 倍；2h 后胰岛素<30mU/L；3h 后达空腹水平。

（4）血清糖化血红蛋白（GHb）检测：①按 GHb 占总 Hb 的百分比计算，电泳法为5.6%～7.5%；微柱法为 4.1%～6.8%；GHbA1 为 8%～10%，GHbAlc 为 4.1%～6.8%；②比色法为 1.41nmol/L±0.11nmol/L。

2. 脂质和脂蛋白检查

（1）总胆固醇（TC）测定：成人 2.9～6.0mmol/L。

（2）三酰甘油（TG）测定：男性 0.44～1.76mmol/L，女性 0.39～1.49mmol/L。

（3）血清脂蛋白（LP）测定：免疫比浊法 0～300mg/L。

（4）高密度脂蛋白胆固醇（HDL-C）测定：0.94～2.0mmol/L。

（5）低密度脂蛋白胆固醇（LDL-C）测定：2.07～3.12mmol/L。

（6）血清载脂蛋白（Apo）测定：男性 1.42g/L±0.17g/L；女性 1.45g/L±0.14g/L。

3. 内分泌激素检测

（1）甲状腺素（T）：TT 31.6～3.0nmol/L；FT 36.0～1.4pmol/L；TT 465～155nmol/L；FT 410.3～25.7pmol/L；rT 30.2～0.8nmol/L；TSH 2～10mU/L；TBG 15～34mg/L。

（2）肾上腺皮质激素检测：①血 FC，有明显的昼夜变化，晨 6：00～8：00 含量最高，以后渐减；凌晨 0：00～2：00 最低，早 8：00 为 140～630nmol/L，凌晨 2：00 为 55～165nmol/L；昼夜皮质醇比值＞2。②UFC，30～276nmol/24h。③儿童低于成人，青春期达成人水平。尿 17-OHCS，男性 13.8～41.4μmol/24h，女性 11.0～27.6μmol/24h；尿 17-KS，男性 34.7～69.4μmol/24h，女性 17.5～52.5μmol/24h。

三、方法学评价

嗜酸性粒细胞和淋巴细胞计数，较适用于长期毒性试验。

参 考 文 献

袁伯俊，王治乔，1997. 新药临床前安全性评价与实践[M].北京：军事医学科学出版社.

国家食品药品监督管理局，2006. 药物研究技术指导原则[M].北京：中国医药科技出版社.

吕秋军，2007. 新药药理学研究方法[M].北京：化学工业出版社.

袁伯俊，廖明阳，李波，2007. 药物毒理学试验方法与技术[M].北京：化学工业出版社.

谭毓治，2010. 药物毒理学[M].北京：科学出版社.

（胡玉霞　常福厚）

第十二章　蒙药毒性控制研究方法

第一节　蒙药炮制减毒研究方法

蒙药炮制是以蒙医药理论为指导，依据临床治疗需求和调剂、制剂的要求，对药物所采取的加工处理技术，是一项传统的制药技术，是历代蒙医学家在长期医药实践中总结积累的药物制备的经验。蒙药炮制不仅方法多样、风格独特，还与蒙古族生产和生活息息相关，具有鲜明的民族特色。蒙药炮制配合蒙医临床，在保证蒙药疗效、用药安全方面发挥着重要作用。蒙药材通过传统炮制可达到降低或消除药物的毒性或不良反应、改变或缓和药性、提高药物疗效、便于调剂和制剂、利于服用等不同目的，其中降低或消除药物的毒性或不良反应是蒙药炮制特色之一。蒙药中有些药物虽有较好的疗效，但因毒性或不良反应太大，临床应用不安全，经合理炮制可降低其毒性或不良反应。

一、蒙药炮制减毒研究的研究思路

以蒙药医药理论为指导，运用现代先进的科学技术，验证炮制方法的科学性，阐释其解毒机制，为有毒蒙药的临床应用提供科学依据。

（一）以蒙医药理论为指导

蒙药炮制减毒研究应紧密结合相关的蒙医药理论，以蒙医药理论为指导，又要保持和突出蒙医药特色。蒙医药最基本特征是整体观和辨证论治。蒙药学认为人与自然之间、人的各个器官组织之间、疾病与药物之间、味药与味药之间都是有机整体。一个药材的起效取决于其整体成分的共同作用，而绝不是一个或多个成分的作用。例如，草乌和草乌叶中皆含乌头碱，但草乌与草乌叶并不能相互替代使用。因此，蒙药炮制减毒研究必须以蒙医药整体理论和蒙医临床用药经验为指导，以药物整体疗效为切入点，从而寻找药效部位群或物质基础。

（二）利用现代医药知识技术

蒙药炮制减毒研究以蒙医药理论为指导，充分利用现代化学、药理学、微生物学、免疫学、生物化学、物理学等多学科近代科学技术，对蒙药炮制减毒的原理、方法、工艺等方面进行研究，从而从现代科学角度验证蒙药炮制减毒的作用，并阐释其作用机制，可为有毒蒙药的炮制减毒研究步入科学化、规范化提供依据。

二、蒙药炮制减毒的研究内容

蒙药炮制虽然历史悠久，经验丰富，但其炮制工艺方法与质量标准等均不高，炮制方法多样，工艺要求不统一，作用机制尚不明确。所以，蒙药炮制减毒研究应该以蒙医药基本理论为指导，运用现代科学技术方法进行深入研究，从而验证炮制减毒作用，阐释炮制减毒原理，规范统一炮制工艺，制订质量标准，在保证药品质量，提高临床疗效的同时，保障临床用药的安全性。

（一）文献整理与经验总结的研究

蒙药炮制文献考证和整理研究是蒙药炮制研究的首要任务。蒙药炮制研究，首先应该了解其炮制发展历史与发展现状，其次要对历代相关炮制记载进行考证、收集、整理、归纳和总结，从而在确定炮制目的的同时筛选出较为有效的炮制方法，为下一步验证研究提供参考。蒙药炮制减毒的历史文献比较分散，较少独立成书，有关炮制内容主要集中于历代本草及医籍中，其发展基本与本草同步。近年来出版了一些关于蒙药炮制的独立专著，如《蒙药炮制文献研究》《蒙药材传统炮制方法》《蒙药炮制学》等，为蒙药炮制的生产、教学、科研提供了重要参考。

（二）炮制减毒原理与理论的研究

蒙药炮制在漫长的临床实践中不断更新，不断完善，最终形成了具有良好临床疗效的制药方法。探讨蒙药炮制减毒有关规律性，不仅有利于炮制原理与炮制理论的阐述，而且利于临床用药，指导炮制方法的改进及创新。蒙药炮制理论，在以蒙医"三根、七素相对依赖，相对对抗"理论的基础上，在蒙药的"6个药味、2个药力、8个药性能、17个药效"的指导下，根据不同临床功效，选择不同炮制方法。但是到目前为止，真正搞清炮制理论与炮制减毒原理的蒙药为数不多，这方面研究任务相当繁重。

蒙药炮制减毒原理的研究是探讨蒙药炮制的科学依据和蒙药炮制能减毒的机制，是炮制研究的核心。只有了解有毒蒙药炮制前后理化性质和药理作用的变化，以及这些变化的临床意义，才能对炮制方法做出较科学的评价，指导和促进炮制方法的改进，制订饮片质量标准，提高药品质量，确保临床用药有效安全。

（三）炮制工艺与炮制技术的研究

一种蒙药材有多种炮制方法，不同的炮制方法所对应的技术条件、质控指标、辅料规格及用量等皆不一致，如蒙医对汞的炮制方法有软制、热制、寒制、硬制、缓制等11种；草乌的蒙医炮制方法有诃子制、童尿制、黄酒制、白酒制、酸奶制、搅拌发锈制、烟熏制、去皮去尖等十几种。故炮制工艺及炮制技术方面的研究及改进极为迫切，有待进一步统一。近年来对蒙药的加工炮制工艺及炮制技术研究报道较多，部分研究成果被现代化生产推广应用，如草乌的烘制法、瑞香狼毒的奶制法、石花的烘制法、小白蒿的炒制法等。但是，由于多数有毒蒙药的炮制原理尚未阐明，故蒙药加工炮制工艺与炮制技术研究的深度和广度受到很大限制，不少工艺研究缺乏能代表蒙药功能的成分和药理指标，更缺乏与临床相结合的研究。

（四）质量标准的研究

药材质量标准是控制药品质量，保障用药有效安全的重要指标。故有毒蒙药应建立符合蒙医临床的质量标准，尤其是应该建立毒性成分、药效成分含量测定方法与限度标准。近年来已广泛运用化学、物理学、生物学、药理学等现代科学技术对有毒蒙药炮制品质量进行研究，并取得了可喜成就。例如，对草乌中6种生物碱的含量测定研究、文冠木的质量标准研究、小白蒿的质量标准研究等。

三、蒙药炮制减毒的研究方法

（一）应用文献学方法进行蒙药炮制减毒研究

通过文献学研究手段，弄清有毒蒙药炮制的原始意图、炮制方法及其变化，要在古人流传下来的蒙药炮制的基础上有所突破。蒙药文献考证研究起步较晚，文献报道较少。例如，有学者查阅古代和现代孟根乌苏炮制的文献资料,对古今文献中所收载的孟根乌苏炮制方法进行归纳、整理和文献循证。结果发现蒙药孟根乌苏传统炮制方法始见于 18 世纪著作《必用药剂诸品》,历代炮制分为除垢、去毒及具体炮制这 3 个环节,炮制方法有软、热、寒、平、显、猛、缓、白、黑、速、硬制法 11 种,在历代炮制方法中有炮制名称一致,但炮制方法不同,或炮制名称不一致,但炮制方法相同的现象。其中,用硫黄炮制法应用较为广泛,分为热制法和寒制法两种,来源于《甘露四部》的猛制法和平制法,并忽略除垢和去毒重要环节,而其他炮制方法已很少用或不用。

(二)应用化学方法进行蒙药炮制减毒研究

药物的疗效和毒性与其所含的化学成分有关。部分毒蒙药经过炮制后,其所含毒性成分的性质或含量会发生不同程度的改变,从而起到减毒降毒作用。应用化学的方法进行蒙药炮制减毒研究,不但能阐明炮制减毒原理,而且能指导炮制工艺的设计和改进,也是制订质量标准的依据。可结合现代化学分离分析技术,采用药理、毒理示踪的方法,找寻毒性蒙药的主要毒性和药效部位、组分、成分,分析确定药效和毒性物质基础。例如,有研究采用多种现代分析方法,旨在发现诃子炮制草乌前后诃子中化学成分的变化规律,以期阐明其炮制作用的科学性。第一部分采用傅里叶红外光谱技术(FTIR)对诃子原药材及提取物、草乌诃子不同炮制时间、不同比例样品进行分析。结果发现水提法最有利于诃子中有效活性成分的溶出。通过分析不同比例炮制品的红外光谱差异可以推测,诃子的用量对草乌的毒性降低有明显的作用。从不同时间炮制品的红外光谱图的差异中,可推测出,随着炮制时间的增长,诃子对草乌中的毒性成分的中和反应越充分,减毒效果明显。第二部分采用高效液相色谱技术(HPLC)分别从不同炮制时间、不同比例的角度,研究诃子炮制草乌前后诃子中化学成分的含量变化,针对课题组前期试验筛选出的代表性成分没食子酸和鞣花酸的含量进行追踪测定。结果显示,没食子酸和鞣花酸的含量与炮制时间具有正相关性,且与诃子用量呈依赖关系。第三部分在前期研究基础上采用 LC-MS 对诃子单煎液、草乌单煎液及不同比例草乌诃子炮制样品进行分析,去掉草乌谱峰干扰后,针对样品中诃子相关化学成分进行分析,分别鉴定出没食子酸、安石榴苷、诃子次酸、Tellimagrandin I、柯里拉京、诃黎勒酸、阿魏酸、鞣花酸 8 个化合物。

(三)应用毒理学、毒代动力学等安全性评价方法进行蒙药炮制减毒研究

应用毒理学、毒代动力学等方法研究蒙药炮制减毒,在保证蒙药安全有效的同时,还能为炮制工艺的合理性和可行性提供现代科学数据。在化学成分不清的情况下,通过毒理学、毒代动力学、药理药效学的方法来研究炮制前后的毒性反应和生物活性变化,也可达到控制炮制质量和指导工艺改革的目的。例如,有研究通过测定 LD_{50} 研究草乌炮制品的毒性;利用体外抑菌试验,乙酸所致小鼠腹腔毛细血管通透性亢进试验,大鼠纸片肉芽肿和扭体法试验等研究草乌的主要药效。结果显示:①烘制炮制和童尿炮制均能降低草乌的毒性,与生草乌比,炮制品毒性降低显著;相比诃子汤炮制草乌毒性未减。②经体外抑菌试验证明,烘制草乌的抑菌作用较生品增强;对乙酸引起的小鼠疼痛有显著镇痛作用($P<0.05$);尚能明显抑制乙酸所致的毛细血管通透性和纸片肉芽肿及炎性渗出物($P<0.05$)。因此,采用动物模型对有毒蒙药炮制机制及其炮制前后的生物等效性研究,从而解释炮制减毒的机制,对今后有毒蒙药炮制减毒的研究必将产生更大的推动作用。

（四）应用临床观察方法进行蒙药炮制减毒研究

蒙药炮制是为蒙医临床服务的，是保证临床用药安全有效的重要措施。蒙药炮制减毒无论是用化学方法还是用毒理学、药理学方法进行验证阐释，最终必须接受临床疗效的检验和验证。没有经临床验证安全有效的化学验证和药理毒理评价是无效的。因此，蒙药炮制减毒研究最终将以临床疗效评价和毒副反应观察作为验证的手段。

第二节　蒙药配伍减毒研究方法

众多蒙药复方均由君、臣、佐、使等部分组成，并且每个组成部分发挥着药物对机体调节的不同作用。其中有些组成部分是发挥着针对主要病因的治疗作用，有些组成部分是起到症状的治疗作用，有些组成部分则具有调节整个复方中各味药的功效，防止产生毒副反应，而某些组成部分是发挥着将复方的功效靶向引导到病灶的作用。这对阐释蒙药复方各种组成部分间的关系，以及药物物质基础间的搭配和靶向作用机制，特别是蒙药配伍减毒方面具有重要的现实意义。

一、配伍减毒研究的思路

（一）以古本草、古方剂文献为基础挖掘传统配伍减毒方法

蒙药复方配伍是在长期医疗实践中不断总结和完善起来的蒙药联合用药的规律和理论，对于指导临床合理用药具有重要意义，并被临床实践证明具有很强的实用价值。通过蒙药复方配伍，既可以减轻有毒蒙药的毒副反应，又可以增强蒙药药效的复合效果，如草乌、诃子配伍等。全面收集梳理蒙药配伍减毒的古今文献，以古本草、古方剂文献中的传统配伍减毒方法为切入点，开展复方配伍规律研究，对于揭示方剂配伍的科学内涵，挖掘和提高蒙医复方配伍理论，以及拓展临床用药思路，都具有十分重要的意义，同时可为更深入的复方配伍规律研究提供线索和依据。

（二）以蒙医药理论为指导的配伍减毒的研究

蒙药在临床上的应用，一般都是在蒙医理论指导下，根据疾病的不同证候，按照组方的方法和原则，选择适宜的多味药物，以恰当的比例配合在一起组成相对稳定的成药，也就是蒙药方剂。蒙药在临床上往往应用复方，单味药甚少，而味、性、效、力是指单味药讲的，复方配伍时以上述理论为指导，依照药味配方、药物功能配方和药味转化原理配方等原则，根据有毒蒙药的毒性特点（靶器官、机制），以蒙医治法和治则为指导，选择一些蒙药纠正上述有毒蒙药的"效"，换言之用另外的蒙药去对抗和中和有毒蒙药的毒性。例如，冰片性寒、效糙，在蒙医方剂中常与天竺黄配伍，利用天竺黄的软效能平息冰片的效糙。

二、配伍减毒研究方法

（一）针对有毒蒙药毒性成分配伍减毒的研究方法

蒙药的毒性与其所含毒性成分的毒性密切关系。例如，草乌含的有毒成分是酯型生物碱，其对迷走神经有强烈的兴奋作用，主要表现是心律失常；马钱子的毒性成分为士的宁和马钱子碱，其毒性表现为兴奋中枢神经，中毒后可出现角弓反张、呼吸麻痹而死亡。

以药物毒性成分为观察指标，通过试验分析，观察药物配伍对有毒蒙药毒性成分的溶出、吸收代谢的变化，从而评价配伍减毒作用。该方法观察指标明确，能直观地反映出毒性成分变化。例如，有研究从生物碱类成分及特征图谱等角度，研究诃子作为炮制辅料对诃子制草乌化学成分的影响；结合诃子制草乌在人工胃肠液溶出规律、煎煮过程中生物碱动态变化、急性毒性、细胞毒性等研究，发现草乌经诃子汤炮制后，其生物碱类成分含量发生了变化，并引入了炮制辅料诃子中的化学成分，其成分组成发生了量和质的变化。诃子制草乌确有减毒的作用，但其炮制减毒的原理与传统蒙医药蒸、煮法减毒原理不同，并不是通过直接降低草乌中双酯型生物碱含量来达到炮制减毒的作用。诃子制草乌由于引入了炮制辅料诃子中的活性成分，如鞣质类成分等，影响草乌中生物碱在胃、肠液中的溶出规律，起到一定的缓释（减毒）作用；在煎煮过程中，减缓双酯型生物碱的水解，起到保留药效成分（存效）的作用。另外，诃子具有很强的药理活性，如强心作用，草乌经诃子汤炮制后急性毒性降低，或许是诃子中的活性成分如诃子鞣酸等，能够减轻草乌中生物碱导致的心肌毒性，从而起到减毒作用。另有研究通过草乌单煎液、诃子单煎液、草乌-诃子（1∶3.3；1∶5）配伍合煎液 HPLC-MS 图谱分析，发现草乌与诃子以不同比例配伍，化学成分种类与含量发生较大变化，结合对照品及文献报道，对其中变化较大的成分，分别鉴定为附子灵（m/z 454）、多根乌头碱（m/z 378）、新乌头碱（m/z 632）、滇乌头碱（m/z 660）、乌头碱（m/z 646）、尼奥林（m/z 438）、硬飞燕草碱（m/z 468）、去氧乌头碱（m/z 630）、焦次乌头碱（m/z 556）、焦乌头碱（m/z 586）、宋果灵（m/z 358）、焦脱氧乌头碱（m/z 570）。其中含量高，毒性大的乌头碱（m/z 646）失去 C_8 位乙酰氧基，同时与邻位羟基缩合，转变为焦乌头碱（m/z 586），次乌头碱已完全转化成焦次乌头碱（m/z 556），且随诃子比例增大，焦次乌头碱加速水解，失去碎片$[MH—CH_3OH—H_2O]^+$后生成新的极性较大的物质，从而降低了草乌类蒙药的毒性。这从配伍后特征性成分的追踪和归属方面，阐明了草乌类蒙药配伍减毒的机制。

（二）针对有毒蒙药毒性靶器官的配伍减毒研究方法

本方法是以有毒性蒙药的毒性靶器官为研究重点，通过急性毒性试验、长期毒性试验、致癌试验、生殖毒性试验、致敏试验等毒理试验，观察与毒性靶器官相关的毒性指标变化来研究配伍减毒作用。例如，有研究将 Wistar 雄性大鼠，根据体重随机分为正常对照组，孟根乌苏-18 味丸低、高剂量组[0.29g/（kg·d）、2.9g/（kg·d）]，孟根乌苏-18 味丸简化方组[0.26g/（kg·d）]，孟根乌苏炮制品低、高剂量组[0.033g/（kg·d）、0.33g/（kg·d）]，硫化汞组[17.39mg/（kg·d）]，氯化汞组[4.06mg/（kg·d）]，氯化亚汞组[35.3mg/（kg·d）]，共 9 组，每组 6 只。各组大鼠适应 7 日后，于灌胃给药 7 日后分别检测肝肾功能，肝肾组织形态学变化，并用电感耦合等离子体发射光谱仪（ICP-OES）和电感耦合等离子体质谱仪（ICP-MS）测肾汞蓄积量，原位末端标记（TUNEL）法测肾细胞凋亡，免疫组化法测肾Ⅲ型胶原蛋白表达，实时荧光定量 PCR（real-time-PCR）法检测肾脏 MT-1、MT-2 基因表达的变化。结果在试验过程中，氯化亚汞组 4 只大鼠死亡，因此未对试验数据进行统计。大鼠连续 7 日给药后，药物对各组大鼠肝、肾功能并无影响。肝脏和肾脏病理检查结果表明，孟根乌苏-18 味丸和孟根乌苏炮制品低剂量组肝细胞肿胀变性程度较轻，肾小球轻度肥大，肾小管上皮轻度肿胀变性，孟根乌苏-18 味丸和孟根乌苏炮制品高剂量组及硫化汞组大鼠肝脏、肾脏均出现了一定的病理变化，而氯化汞、氯化亚汞组大鼠肝肾病理变化更显著。与正常对照组和孟根乌苏炮制品低剂量组相比，氯化汞组大鼠肾汞蓄积量显著升高（$P<0.01$）；硫化汞、氯化汞组大鼠肾细胞凋亡率和Ⅲ型胶原蛋白表达显著升高（$P<0.01$）；与正常对照组比较，氯化汞组大鼠肾组织中 MT-1 和 MT-2 mRNA 表达显著升高（$P<0.01$，$P<0.05$）；氯化汞组大鼠肾组织中 MT-1 表达显著高于孟根乌苏炮制品低剂量组（$P<0.01$）。有研究采用 Hypersil ODS C_{18} 色谱分离柱，以 V（乙腈）：V（水）$=15：85$ 为流动相，流速 1ml/min，检测波长 238nm，HPLC 法测定栀子苷含量。小鼠给药，禁食 12h，采血，分离血清，测定血清中丙氨酸转氨酶、碱性磷酸酶、天冬氨酸转氨酶含量。取小鼠肝脏，称重，制成匀浆，离心，取上清液，测定肝匀浆中乳酸脱氢酶、碱性磷酸酶含量。结果表明，栀子与川楝子、诃子按等质量比配伍后，栀子苷含量均比单味药材栀子中栀子苷含量降低，且对小鼠肝毒性明显降低。因此，三子汤三味药材等质量比配伍，能降低蒙药复方三子汤的毒性。另有研究制备大鼠原代心肌细胞，台盼蓝染色法检测心肌细胞存活率，免疫组织化学染色法鉴定心肌细胞。制备的原代细胞培养 3～4 日，分别加入诃子汤制草乌、生草乌总生物碱 0.5mg/ml、0.25mg/ml、0.125mg/ml、0.0625mg/ml 培养 30min、60min，MTT 法检测心肌细胞存活率，比色法检测乳酸脱氢酶漏出率，Hoechst 33528 荧光染色法检测细胞核凋亡率。结果显示诃子汤制草乌总生物碱、生草乌总生物碱在与心肌细胞共同孵育 30min、60min 时均能降低心肌细胞活力，细胞乳酸脱氢酶漏出率增加，发生细胞凋亡；诃子汤制草乌总生物碱所致的心肌细胞毒性作用弱于生草乌总生物碱。

（三）新的毒理学研究方法在配伍减毒研究中的应用

近年来随着各类毒理学研究新方法、新技术，如血清药理学、代谢组技术平台、基因组学等技术逐渐应用于蒙药毒理学的研究，极大地促进了蒙药毒理学的发展。这些新技术和新方法也被应用于配伍减毒的研究。

1. 血清药理学 是用含药血清进行离体试验的药理学方法，它能反映药物中可吸收部分的直接作用，也能反映药物在机体作用下产生的代谢物和内源性物质，从而真实地反映出药物在体内的实际作用。

2. 毒代动力学 是应用药动学原理，探讨药物及其他外源性化学物毒性或不良作用发生和发展规律的一门交叉边缘学科。它运用药动学的原理和方法，定量地研究毒性剂量下毒物在动物体内吸收、分布、代谢、排泄（简称 ADME）的过程和特点，探讨毒性发生和发展的规律性，从而为毒物安全性评价提供科学依据。病理学、组织学、血液学等传统的毒理学方法无法了解毒性发生和发展的动态变化规律，而毒代动力学的方法则是一种动态的研究方法。

3. 毒物基因组学 是利用基因组学的相关信息，将遗传学与生物信息学结合起来，从基因整体水平研究化学物及其他有害因素的毒性作用，建立毒性作用与基因表达变化之间的关系，从而筛选和鉴别潜在的遗传毒物，并阐明其作用机制。以基因表达作为定义器官毒性的终点，通过比较配伍前后基因表达的变化，评价其配伍对于毒性的影响。

4. 代谢组学 是通过分析机体生物液体和组织中代谢产物谱的变化，研究机体整体生物学状况和功能调节，它不仅研究药物本身的代谢变化，还研究药物引起的内源性代谢物的变化，能更直接、全面地反映体内生物化学过程和状态的变化。通过代谢组学技术可以确定有毒蒙药的毒性靶器官，确定作用靶位及其机制，评价毒性效应过程等。

第三节　蒙药辨证毒理学研究方法

辨证论治是蒙医临床总则，即以辨证为用药的前提。蒙药是借助于药物的 17 效克制疾病的 20 本质，辨证准确，则会药到病除；否则就会产生毒副反应。故蒙药毒理学研究可参照中药辨证毒理学假说理论。

一、蒙药辨证毒理学研究思路

证是对疾病过程中一定阶段的病变、病因、病性、病势及机体抗病能力的强弱等本质的概括。在不同的证状态下药物的毒性与不良反应是不同的。同一个药物的毒性反应与代谢过程因机体所处的证状态不同而不同，因此蒙药毒性应针对不同的证而言，离开证去研究既有违于蒙医药理论又不符合临床实际，而其物质基础则是不同证状态下毒代动力学的差异。这种差异一方面揭示了蒙药辨证施治的物质基础实质；另一方面提出了以药（药动学）测证的思路。通过观察有毒蒙药对正常动物的毒性表达与证候模型动物的毒性表达的差异，一方面获知有毒蒙药在生理状态下动物的常规毒性数据和病证状态下动物的常规毒性数据的变化；另一方面通过比较两者的不同，辨证相符的时候有毒蒙药的"毒"更多地以"效"的方式来表达，毒性相对降低，辨证不符的时候毒性表达增强。

二、蒙药辨证毒理学研究方法

蒙药辨证毒理学研究内容包括不同证状态条件下的毒效学与毒代动力学两方面，可借助常用的毒理学研究方法，包括急性毒理、长期毒理、靶器官毒理与特殊毒理等，以及常用的 AUC、K、V/F 等代谢动力学参数。

1. 生理与证候状态下蒙药药动学研究方法　药动学参数是根据血药浓度-时间（C-T）数据而获得，血药浓度的明显差异无疑将造成药动学参数的差别。药物在不同证的药动学参数有显著性差异，并与疗效和毒副反应显著相关。证的病理生理状态可明显地作用于血药浓度及药动学参数。

2. 生理与证候状态下蒙药毒理学研究方法　在建立的病理模型下，运用现代药理毒理学研究手段，如长期毒性、亚急性毒性、急性毒性试验等，来研究有毒蒙药的药效与量及毒效与量的关系，确定两者的关系曲线，为临床有毒蒙药安全用量提供客观依据。

三、蒙药辨证毒理学方法学评价

蒙药辨证毒理学研究涉及蒙医证的动物模型研制、蒙药复方成分测定分析、药物学试验方法与技术等方面，其中每个领域都存在许多需要探索的问题，且有个别属于专病专药的毒性蒙药，辨证有困难。所以建立此基础之上的蒙药辨证毒理学在理论与方法上都处于假说的阶段，且依赖于其依托的学科理论与技术的发展而不断发展，不断完善，最终要接受实践的检验。

证候模型的制备方法是蒙药辨证毒理学研究的关键，目前真正属于蒙医的证候模型几乎没有，均依照中医证候模型进行，这不能很好反映蒙医临床实际症状。因此，应借鉴现代医学疾病动物模型，并根据蒙药自身的特点，结合病因病机，建立能体现蒙医辨证论治的特点和体现现代医学疾病理论相结合的病证结合动物试验模型,积极构建蒙药药效评价的综合研究模式和评价体系。

参 考 文 献

丁成华, 冯磊, 程绍民, 等, 2010. 中医证候规范化研究述评[J].中国中医基础医学杂志, 16 (4): 352.

黄熙, 臧益民, 牛国保, 1994. 血瘀证治药动学新假说[J].心功能杂志, 6 (4): 243-245.

李福全, 王朝鲁, 李志勇, 等, 2012. 蒙药诃子汤制草乌总生物碱对乳大鼠心肌细胞的毒性作用研究[J].中成药, 34 (5): 823-828.

李静怡, 2016. 诃子炮制草乌前后诃子化学成分研究[D].哈尔滨: 哈尔滨商业大学.

刘帅, 2017. 辅料因素对蒙药诃子制草乌化学成分的影响及炮制减毒原理研究[D]. 北京: 北京中医药大学.

马伟, 王建华, 1999. 中药"证治毒理学"假说[J].中药新药与临床药理, 10 (2): 116-118.

佟海英, 范盎然, 于雪, 等, 2016. 蒙药孟根乌苏-18味丸、孟根乌苏炮制品的肝肾毒性作用研究[J].现代生物医学进展, 16 (1): 25-33.

佟海英, 呼日乐巴根, 包迎春, 等, 2013. 蒙药孟根乌苏 (水银) 炮制法探微[J].世界科学技术—— 中医药现代化, 15 (4): 689-696.

王青虎, 特格喜巴雅尔, 斯日棍其格, 2010. 蒙药小白蒿的质量标准研究[J].中成药, 32 (4):616-619.

王书妍, 包玉敏, 王月英, 2015. 蒙药复方三子汤组分药材川楝子与栀子、诃子配伍前后栀子苷含量的 HPLC 法测定及其小鼠急性肝毒性研究[J].化学试剂, 37 (5): 403-406.

文爱东, 黄熙, 宋玲, 等, 1994. 高效液相色谱法测定血瘀证大鼠血清中川芎嗪浓度[J].药物分析杂志, (4): 12-15

乌兰其其格, 那生桑, 2009. 草乌炮制品的药理毒理及药效学试验研究[J].内蒙古医学院学报, 31 (5): 482-486.

张柳燕, 张岳, 李养学, 2016. 蒙药文冠木质量标准的研究[J].中医药导报, 22 (10): 50-52.

张艳, 黄丹, 刘秀秀, 等, 2017. HPLC 同时测定草乌中的 6 种生物碱[J].华西药学杂志, 32 (6):652-654.

赵爱娟, 2016. 草乌类蒙药配伍减毒化学成分机理的研究[D].北京: 北京工业大学.

(包勒朝鲁 常福厚)

第十三章　大 毒 蒙 药

巴　豆

本品为大戟科植物巴豆 *Croton tiglium* L. 的果实。该植物分布在浙江南部、福建、江西、广东、海南、广西、贵州、四川和云南各地，亦名巴菽。本品味辛，温，有大毒；治伤寒，温疟，寒热。具有泻下冷积，逐水退肿，祛痰利咽，蚀疮溃脓之效。中蒙医主要用其治疗寒邪食积，小儿乳食停积，痰多惊悸，大腹水肿，喉痹，白喉，痈肿，疥癣恶疮等疾病。巴豆中主要含有巴豆油、蛋白质、二萜及其酯类、生物碱等成分。现代医疗用于抗肿瘤、抗病原微生物、镇痛等。

【本草记载】

巴豆，亦名巴菽、刚子、双眼龙、大叶双眼龙、江子、猛子树、八百力、芒子、老阳子、猛子仁、巴果、毒鱼子、銮豆、贡仔、泻果等。巴豆首次记载于《神农本草经》，因泻下作用峻猛，被列为下品。《雷公炮炙论》中根据巴豆形态的不同，分为"巴之与豆及刚子"，3 种均为巴豆，但作用不同："巴颗小、紧实、色黄；豆即颗有三棱、色黑；若刚子，颗小似枣核，两头尖。巴与豆即用，刚子勿使。"入药的为紧实、色黄及有三棱、色黑的巴豆。在《伤寒杂病论》中共出现 5 次，见于 4 首方剂，分别为三物白散（《金匮要略》为桔梗白散）、走马汤、九痛丸和三物备急丸，所治疾病分别为寒实结胸、肺痈、中恶、九种心痛、心腹诸卒暴百病等。《素问·阴阳应象大论》有"阳化气，阴成形"之论，以巴豆辛温之性，化寒凝之形，可将有形之物推出体外，攻邪外出。

【现代毒性研究物质基础】

巴豆的化学成分研究主要集中在种仁上，种仁含脂肪油 34%～57%，蛋白质约 18%。主要含二萜及其酯类、生物碱类及植物毒蛋白类。

1. 脂肪油类　巴豆脂肪油为棕榈酸、硬脂酸、油酸、巴豆油酸、巴豆酸等组成的甘油酯。油中含巴豆醇及 16 种巴豆醇双酯化合物，其中巴豆醇-12,13-二酯的含量约占巴豆油的 4%；巴豆醇三酯的含量约占巴豆油的 4%。胡静等采用气质联用技术，对巴豆和巴豆霜的石油醚提取物进行分析，通过 NIST 谱库检索，从中鉴定了 14 种组分，分别占两者石油醚提取物总量的 98.17%和 99.03%，分离的成分中以亚油酸含量最高，在巴豆和巴豆霜中分别占总量的 55.90%和 64.28%。亚油酸为人体不能自身合成的必需脂肪酸，与其他脂溶性维生素共同作用，有明显的抗癌作用，能显著抑制淋巴癌、腹水癌、乳腺癌细胞的生长。

2. 二萜及其酯类　1976 年从巴豆种仁中首次分离得到萜类化合物，到目前为止已从巴豆分离出几十种萜类及其内酯，主要为 labdane 和 pimarane 型。巴豆中的二萜酯类是由佛波醇与甲酸、丁酸等结合生成的，佛波醇是一种生理活性显著的四环二萜化合物，通常以多种酯的形式存在于巴豆油中。巴豆中富含二萜，类型多样，结构变化繁多。而且这些二萜大多具有药理活性，但目前对于二萜单体的活性研究主要集中在佛波醇及其酯上，其他的二萜成分及其药理活性研究较少。

3. 生物碱类 巴豆生物碱（CA）是巴豆的有效成分之一。综合文献报道，巴豆中已知生物碱主要为巴豆苷、异鸟嘌呤及新发现的木兰花碱，其他的单体生物碱成分未见有文献报道，关于巴豆总生物碱的药理活性研究却比较多。

4. 植物蛋白类 巴豆中植物蛋白具有较强的毒性，所以又称巴豆毒素，从巴豆中可分离得到巴豆毒蛋白Ⅰ和巴豆毒蛋白Ⅱ，其分子质量为40kD和15kD；等电点分别为8.0和6.7。其结构与蓖麻子毒蛋白的结构相似，具有溶血性，都是单链的球形蛋白。蛙卵试验证明巴豆毒素Ⅱ能抑制蛋白质的合成。采用十二烷基硫酸钠-聚丙烯酰胺凝胶电泳对不同炮制方法和不同加热时间制备的巴豆霜进行蛋白质含量测定和电泳图谱分析，测定巴豆霜中蛋白质含量，发现巴豆霜不同炮制品图谱中，分子质量为15～170kD的特征性条带有6条，而且加热后发现有条带消失现象，表明加热可使巴豆中蛋白质类成分发生变化，为巴豆加热制法减毒增效提供了一定的依据。

【安全性评价】

1. 急性毒性 巴豆油毒性较大，内服巴豆油一滴立即出现中毒症状，20滴巴豆油可致死。巴豆油主要含有毒性球蛋白，能溶解红细胞，使局部细胞坏死。内服使消化道腐蚀出血，并损坏肾脏，出现尿血。外用过量能引起急性皮炎。

2. 长期毒性 巴豆对小鼠耳朵具有致癌作用，作用强度依次为炒巴豆油＞蒸巴豆油＞生巴豆油＞煮巴豆油。巴豆油有弱的致癌性，并可以增强某些致癌物质的作用。先以灭活的人巨细胞病毒作为诱癌剂接种于小鼠阴道后以巴豆油作为促癌剂多次应用，比单独使用人巨细胞病毒感染小鼠宫颈和阴道，癌发病率、癌前及癌合计率的差别均有显著性。对大鼠进行腹腔注射后发现巴豆油能够诱导癌基因的表达，抑制蛋白质的生成，能够诱发癌症的发生。

3. 其他毒性 巴豆有杀灭钉螺的作用，以种仁效力最强，内壳次之，外壳则无效。巴豆的丙酮提取物对金鱼毒性很大，巴豆盐水浸出液可用于清除家鱼塘内的野鱼（放养家鱼之前），巴豆中的农药活性物质对蚜虫具有触杀效果。

【解毒方法】

巴豆毒素为巴豆的植物蛋白，具有较强的毒性，是一种细胞原浆毒，能溶解红细胞，并使局部细胞坏死，可引起皮肤红斑甚至水肿、脓疱。有研究分别采用10种方法对生巴豆进行炮制，每个样本取0.1g，提取蛋白质测定总蛋白质含量，并采用十二烷基硫酸钠-聚丙烯酰胺凝胶电泳图谱进行分析，结果显示，巴豆中所含有的溶血性毒蛋白，在足够加热的条件下可以使其灭活，巴豆加热制法为减毒增效提供了有力的依据，这也验证了《雷公炮炙论》中巴豆加热祛毒的炮制方法。

马 钱 子

本品为马钱科植物马钱 *Strychnos nux-vomica* L. 的干燥成熟种子。马钱子又名苦实、番木鳖、马前子、乌鸦眼、大方八、牛银等，为马钱科植物云南马钱或马钱干燥或成熟的种子。该植物主要分布于东南亚及我国的福建、台湾、广东、广西、云南等地区。本品苦温；有大毒。归肝、脾经。具有通络止痛、散结消肿之功效，用于跌打损伤、骨折肿痛、痈疽毒、咽喉肿痛、风湿顽痹、麻木瘫痪。《中国药典》2015 年版（一部）收载生马钱子及其炮制品制马钱子、马钱子粉。现代药理学研究，马钱子具有兴奋中枢神经系统、促进消化功能、镇咳祛痰、抗菌等药理作用。

【本草记载】

马钱子始载于《本草纲目》，以番木鳖为正名，收入第十八卷草部蔓草类，居木鳖子之后。李时珍说："番木鳖生回回国，今西土州诸处皆有之。蔓生，夏开黄花。七、八月结实如栝蒌，生青熟赤，亦如木鳖。其核小于木鳖而色白。"今用马钱子为马钱科植物马钱 *Strychnos nux-vomica* L.的干燥成熟种子，该植物为高大乔木，主要分布在印度、越南、缅甸等地。因此无论是植物形态还是产地都与《本草纲目》的描述不相符，李时珍所说者，疑是产于云南的同属植物马钱藤 *S. pierriana*。其后的《本草原始》亦遵从李时珍的意见，将番木鳖安排在草部下品。但据《明会典》卷 97 记载，洪武三年（1370 年）爪哇国遣使贡方物，其中有番木鳖子，在《礼部志稿》卷 35 中也有相同记载。爪哇国在今印度尼西亚爪哇岛一带，从植物分布来看，这种番木鳖应该是木本的马钱。

马钱子在中国的使用历史还可以上溯。《本草纲目》番木鳖附方四首，分别出自杨拱《医方摘要》、唐瑶《经验方》、田日华《鸿飞集》和《集简方》，除《集简方》为李时珍自己纂辑外，其余皆是明初以来的医方集，这与明初爪哇国朝贡相吻合。宋人传说南唐李后主被宋太宗以牵机药毒毙，王铚《默记》说："牵机药者，服之，前却数十回，头足相就，如牵机状。"从症状描述看，非常类似马钱子中毒性成分士的宁（strychnine）中毒后脊髓兴奋出现的惊厥角弓反张状态。因此，推测这种所谓的"牵机药"，应属马钱子一类。

【现代毒性研究物质基础】

马钱子主要含生物碱类、苷类、酸类、醇类等化学成分，其中含生物碱为 1.5%～5%，生物碱类主要成分为番木鳖碱和马钱子碱，其主要成分既是有效成分又是毒性成分。

1. 生物碱类化合物 从马钱子的种子中可分离得到番木鳖碱、异番木鳖碱、异马钱子碱、异番木鳖碱 *N*-氧化物、异马钱子碱 *N*-氧化物。通过对马钱子树根及树皮成分的分离可得到原番木鳖碱。从马钱子的种子中可分离得到异伪番木鳖碱。在马钱子果实的甲醇提取物中可分离得到伪番木鳖碱、伪马钱子碱。在不连续降低 pH 的条件下通过逆流色谱的方法，可从马钱子种子的马钱子碱总提取物中分离得到 16-羟基-α-可鲁勃林、16-羟基-β-可鲁勃林。

2. 萜类、甾体及其苷类 番木鳖苷 A、番木鳖苷 B、β-谷甾醇、胡萝卜苷、熊果酸、5,6-羊齿烯醇、马钱子苷、豆甾醇糖苷、裂环马钱素、马钱子酮苷、熊果醇、羽扇豆醇、α-香树脂醇、断氧化马钱子苷、毛柳苷、腺苷。

3. 有机酸类 绿原酸、原儿茶酸、没食子酸、香草酸、肉桂酸、阿魏酸，番木鳖苷酸、咖啡酸、水杨酸、对羟基苯乙酸。

4. 其他类 咖啡酸乙酯、儿茶酚、麦芽酚、11-*O*-α-棕榈酰香树酯。

【安全性评价】

1. 急性毒性 马钱子急性中毒的症状有抽搐（伸、屈肌同时发生收缩）以至强直性痉挛，角弓反张（颈部和腿部肌肉强直），在痉挛、强直症状出现前，先有震颤，胸部有压迫感，知觉过敏，继则咀嚼肌及颈肌抽搐，可出现呕吐。痉挛出现时，神志清楚，脸部呈苦笑，双目凝视，渐至呼吸肌痉挛，全身发绀，无力，瞳孔散大，脉搏加快。中毒者对声、光、风等因素极为敏感，常因刺激立即引起再度强直性痉挛。每次持续几分钟，若连续发作，最后可因呼吸肌持续性痉挛而窒息死亡。

2. 亚急性毒性　马钱子对小鼠免疫系统的影响研究中，分 4 个不同剂量组，连续灌胃 14日，第 15 日称重后处死动物，解剖，取脾脏和胸腺，计算其指数。结果表明：马钱子Ⅰ、Ⅱ、Ⅳ组小鼠胸腺指数与对照组相比均有显著性差异；而 4 组间脾指数的差异无统计学意义。

3. 长期毒性　连续 6 个月给大鼠灌胃复方马钱子片 0.1g/kg、0.3g/kg、0.9g/kg（相当于临床人日用量的 5.6 倍、16.7 倍、50.0 倍），结果表明：在给药后 10 日，有一过性体重受抑，投药 3个月后，高、中剂量组分别有 15%、2.5%动物死亡。所有存活动物在药后 3 个月和 6 个月外周血常规和肝、肾功能均无明显变化，未见重要脏器明显病理组织学改变。连续 1 年给犬灌胃复方马钱子片 0.04g/kg、0.08g/kg、0.16g/kg（相当于临床人日用量的 2.2 倍、4.4 倍、8.8 倍），除高剂量组给药后 1~6 个月全部陆续死亡外，其余两组动物的一般活动正常，服药后的 5 个月、10 个月、12 个月心电图、血常规、肝、肾功能均在正常范围内波动，主要脏器肉眼和病理组织学检查无异常变化。

【解毒方法】

现代药理研究证明，马钱子碱的疗效仅为士的宁的 1/40，而毒性比士的宁大 20 倍，炮制后马钱子碱和士的宁醚键断裂开环，毒性大而疗效较低的马钱子碱被大量破坏，而士的宁被部分破坏，转化生成了马钱子氮氧化物、士的宁氮氧化物（其毒性仅为马钱子碱和士的宁的 1/5和 1/10），以及少量异士的宁和异马钱子碱，不仅减轻药物毒性而且保留了药理活性。中药配伍使用是中药用于治疗的应用形式，药物通过配合相互作用，可减轻毒性，增强疗效，是毒性药材应用的重要方法之一。马钱子可以通过与甘草、生地黄、熟地黄、白芍、赤芍、肉桂、桂枝、苏木等药物配伍使用，以减低其毒性。

草　　乌

本品为毛茛科植物北乌头 *Aconitum kusnezoffii* Reichb. 的干燥块根。该植物主要分布在内蒙古、山西、河北、辽宁、吉林、黑龙江等地。草乌是中药名，也是一种常用蒙药材，蒙药名为泵阿，具有杀"粘"、燥"协日乌素"、止痛功效，蒙医应用草乌治疗脑血管病、风湿类风湿及坐骨神经痛、偏头痛症、牛皮癣、湿疹、小儿癫痫、乳腺病和室性期前收缩等。本品性辛、苦，大热，有大毒，归心、肝、肾、脾经。据统计，在蒙医治疗"粘"病和"协日乌素"病方剂中草乌入药方剂各占 45%和 57%，是蒙医临床不可缺少的一味药。草乌中含有生物碱、糖类、有机酸和挥发油等成分。现代药理学研究表明，草乌具有镇痛、抗炎等作用。

【本草记载】

唐以前川乌、草乌统称乌头，唐以后有草乌、川乌药名记载，但所用药物未区分川乌、草乌。川乌、草乌的分化始于宋代。乌头毒性强烈，古代的很多著作就对乌头的毒性作了较为生动和详细的记载。乌头始载于《神农本草经》，"其汁煎之、名射罔，杀禽兽"，被列为下品。其性刚烈迅捷，以后历代医家及本草著作皆言乌头"有毒"，用之不当，易出现严重的毒副反应。

草乌为剧毒之物，在古代，云南的猎人多用草乌取汁，涂抹于箭头之上，用于猎杀各种动物。《后魏书》云："匈奴秋收乌头为毒药，以射禽兽。"由于乌头毒性烈，古人不仅用它来射杀猛兽，还将之用在战场上，作为一箭封喉的利器使用。《续汉五行志》说："西国生独白草，煎为药，敷箭射人即死。"南北朝时的陶弘景还说："捣榨茎取汁，日煎为射罔，猎人以敷箭，射禽兽十步即倒。"

对草乌的毒性和使用，李时珍在《本草纲目》中也作了准确的描述，"草乌头、射罔，乃至毒之药。非若川乌头、附子，人所栽种，加以酿制，杀其毒性之比。自非风顽急疾，不可轻投。"可见草乌的毒性是非常之强的，临床使用需十分小心谨慎。

在蒙医古籍文献《蓝琉璃》中有冬季采挖的记载，在《必用药剂诸品》中"秋季将曼钦（草乌）挖出，除去泥土和须根……"的记载。在教科书《现代蒙药学》中记载道："草乌在秋季茎叶枯萎时采挖其块根，除去泥沙及须根，阴干"。

【现代毒性研究物质基础】

草乌化学成分，主要分为两大类，其一为生物碱类，还有一类是非生物碱类。

草乌中的生物碱主要成分为北乌碱、3-脱氧乌头碱、次乌头碱、中乌头碱、乌头碱。有学者对草乌进一步研究，得到了新的生物碱，其成分为海替生重排产物、氨茴酰牛扁碱、牛扁碱、弗斯生、塔拉萨敏、查斯曼宁、15-a-羟基尼奥宁、尼奥宁、14-苯甲酰中乌头原碱、14-苯甲酰乌头原碱和10-羟基乌头碱。

草乌中糖类成分为半乳糖（Gal）、葡萄糖（Glc）、阿拉伯糖（Ara）、甘露糖（Man）、木糖（Xyl）和鼠李糖（Rha），这些糖类成分的摩尔比为 Gal：Glc：Ara：Man：Xyl：Rha = 3.5：59.7：1.7：203：1.7：1。甘露糖的含量最高，占总糖的78.27%，而鼠李糖、木糖和阿拉伯糖的含量比较少。此外还有挥发油、蛋白质等。

【安全性评价】

乌头类中药有毒成分是双酯型生物碱，双酯型生物碱主要中毒表现为神经毒性、心脏毒性和消化道毒性等。

1. 急性毒性 生草乌粉末、诃子制草乌粉末、生草乌煎液、诃子草乌配伍煎液、诃子制草乌煎液5种样品均造成小鼠死亡。各组动物灌胃后5min均开始出现不同程度的出汗，腹泻，口吐白沫，运动不协调，呼吸急促或呼吸困难，痉挛、僵直，大小便失禁等中毒症状，随后抽搐，直至死亡。生草乌、诃子制草乌粉末给药组小鼠死亡时间集中在给药后4h；3种水煎液给药组小鼠死亡时间集中在给药后1h内。解剖死亡小鼠可见肺部有不同程度水肿，胃胀、部分肠管充盈，心肌肥大，肝脏发黑。

根据各组小鼠死亡数计算出死亡率（P），用改良寇氏法计算5种受试样品的 LD_{50} 及 LD_{50} 的95%可信限，并根据化合物经口急性毒性分级标准，对各样品进行毒性分级。根据各样品95%可信限均无重叠，可认为各组 LD_{50} 有明显差异。

2. 长期毒性 采用均匀设计方法，草乌煎煮0.25h、0.5h、1h、2h、3h、4h，6个时间点分别取临床剂量的72倍、12倍、120倍、48倍、6倍、96倍和24倍，将配制的草乌药液给痹证大鼠模型灌胃，共 30 日。结果显示，草乌水煎液具有抗炎镇痛作用；对模型动物的生长发育无明显影响；对其造血系统无明显毒性；对其肝脏、肾脏、心脏有一定毒性。毒性最大同时药效最佳的煎煮时间为 0.5h，给药剂量为临床剂量的 120 倍。

3. 毒代动力学 兔急性草乌中毒后，如果不及时治疗，大部分动物染毒后在 6h 内死亡，血浆中新乌头碱、乌头碱和次乌头碱三种主要成分主要表现为吸收相和分布相过程，无法进行毒代动力学参数计算。兔急性草乌中毒血液灌流治疗后，动物的存活时间大大延长，血浆中新乌头碱、乌头碱和次乌头碱呈现吸收相、分布相和消除相过程，可以进行毒代动力学参数计算。

兔急性草乌中毒血液灌流后，体内新乌头碱、乌头碱和次乌头碱这三种成分在兔体内均呈一级吸收的一室模型。三种成分的达峰时间为 3～4h，其中乌头碱的峰浓度最高，而次乌头碱的血浆浓度个体差异最大。新乌头碱的表观分布容积最大，乌头碱的表观分布容积最小，主要是由于草乌乙醇提取物中新乌头碱的浓度最大，乌头碱的浓度最小；因为给药剂量不同，不能比较三种成分在体内分布的差异。新乌头碱、乌头碱和次乌头碱的表观分布容积远大于兔的血浆容量，提示该三种成分在兔体内分布很广泛。新乌头碱、乌头碱和次乌头碱的消除半衰期分别为 5.9h、7.5h 和 8.3h，提示这三种成分在兔体内能较快消除，这也与应用血液灌流技术抢救急性草乌中毒患者的情况相吻合。

【解毒方法】

从古至今，对草乌的炮制方法较为繁多，可大致分为三类：①湿热处理，就是通过煮、蒸或者通过添加辅料进行煮、蒸的方法；②干热处理，就是通过煨、炒、炮、烘等进行炮制的处理方法，该方法会导致难以切片；③水处理，就是通过水或其他的液体作为辅料进行漂、泡、浸处理的方法。这三种类型的方法主要目的是经过加热或者加水等方式来加快双酯型的生物碱水解，达到降低毒性的目的。有研究对几种炮制方法后的成品的急性毒性心律失常和呼吸抑制的强度影响进行了对比研究，结果显示，润 48h，68.65kPa，115℃蒸 2h 的新法炮制的成品具有毒性低、对呼吸的抑制作用弱且对心律影响小等优点。少泡多润的炮制方法不仅可让材料软化从而易于切片，还能有效防止其成分的流失，充分将药材润湿，不会导致药材出现夹生的情况。此外，切片后再进行加热，水分渗入可促进其进行水解，有利于提高其解毒的疗效。研究表明受原植物产地及采集时间的影响，乌头类药材的生物碱含量会相差甚远，可见，炮制后需要测定成品的毒性，确保用药安全。

斑 蝥

斑蝥药用干燥全虫，为昆虫南方大斑蝥或黄黑小斑蝥，属于芫青科。斑蝥辛、热、有大毒。归大肠、小肠、肝、肾经。功效为破血逐瘀、散结消癥、攻毒蚀疮。蒙医主治癥瘕肿块、经闭、积年顽癣、瘰疬、赘疣、痈疽不溃、恶疮死肌。主要成分有斑蝥素、脂肪、树脂、蚁酸、色素和多种微量元素等。现代医学用于治疗免疫抑制、抗肿瘤、升高白细胞、神经性皮炎、肩周炎、关节炎等。

【本草记载】

斑蝥首载于《神农本草经》，曰："味辛寒。主寒热，鬼注，蛊毒，鼠瘘，恶创，疽蚀，死肌，破石癃。"《本草纲目》："斑蝥，专主走下窍，直至精溺之处，蚀下败物，痛不可当。"《本草经疏》曰："斑蝥，近人肌肉则溃烂，毒可知矣。性能伤肌肉、蚀死肌，故主鼠瘘疽疮疥癣。"

【化学成分】

斑蝥主要药用成分为斑蝥素及其多种衍生物，包括去甲斑蝥素、斑蝥酸钠、甲基斑蝥胺等。此外，还含有脂肪、蜡质、蚁酸色素和多种微量元素等。

1. 斑蝥素 研究发现它是斑蝥抗癌的有效成分，也是其毒性的主要成分。斑蝥素为无色无味发亮结晶，是斑蝥酸的内酐，其化学成分为单萜烯类，结构为外形 1,2-顺二甲基 3,6-氧桥六氢化邻苯二甲酸酐。《中国药典》2015 年版（一部）将其作为斑蝥的质控标准，规定斑蝥中斑蝥素含量为 0.25%～0.65%。

2. 去甲斑蝥素（NCTD） 是从斑蝥中提取斑蝥素并经人工合成的新型低毒的抗癌药物，由呋喃与马来酸酐按 Diels-Alder 加成反应后催化加氢制得的人工全合成的一种新化合物，是斑蝥素的衍生物，构型与斑蝥素相似，但是 1,2 位无甲基。具有抗癌和升高白细胞数的作用，是当今国际上第 1 个有升高白细胞作用的抗癌药物。以聚乳酸聚乙醇酸共聚物（PLGA）作为基质材料，采用超声乳化溶剂挥发法制备 PLGA 包载 NCTD 的纳米级微粒（NP），观察微粒形态、粒径分布、载药率及体外释放曲线，进行体内抑瘤试验、动物急性毒性等试验表明：PLGA 纳米粒子可以作为抗肿瘤药物 NCTD 的有效载体，并可成功制备其静脉注射剂型，发挥药物更佳的抗肿瘤作用。

3. 斑蝥酸钠 是斑蝥素与氢氧化钠共热时水解生成。斑蝥酸钠不仅保持了斑蝥素特有的抗癌活性，且不良反应比斑蝥素小。其抗癌机制主要包括以下 3 个方面：①减少癌细胞 DNA、RNA 的前体物摄入，抑制核酸的代谢；②减少癌细胞对氨基酸的摄取，抑制蛋白质的合成；③影响线粒体膜的通透性，增强氧化磷酸化的偶联过程，从而影响癌细胞的能量代谢平衡，控制和缓解癌变发生。斑蝥酸钠注射液配合放疗治疗中晚期恶性肿瘤（肺癌、鼻咽癌、乳腺癌、食管癌等），能提高治疗效果，降低放疗毒副反应，改善患者生活质量，具有抗肿瘤和免疫调节双重作用。

4. 甲基斑蝥胺 系斑蝥素的衍生物，对动物实体瘤作用优于斑蝥素，毒性较低，对肝脏毒性小，但对肾脏仍有一定毒性。对肝癌细胞的核酸和蛋白质合成有干扰作用，且能增强机体巨噬细胞的吞噬作用，对肿瘤细胞有抑制和杀伤作用。目前，对甲基斑蝥胺的报道较少。

5. 微量元素 斑蝥虫体内含有 17 种微量元素，总量为 10.53mg/g。其中与抗癌作用有关的元素 Mn^{2+} 和 Mg^{2+} 的含量均较高，分别为 0.41μg/g 和 27.7μg/g；与此相反，致癌元素 Ni^{2+}、Cr^{2+}、As^{3-}、Cd^{2+} 和 Be^{2+} 等极低，其他有害元素 Hg^+、Pb^{2+}、Sn^{2+} 含量也很低。

【安全性评价】

1. 急性毒性 小鼠急性毒性试验 LD_{50}：斑蝥素腹腔注射为 1.25～1.71mg/kg；斑蝥酸钠口服为 3.8mg/kg、0.25mg/kg；羟基斑蝥胺静脉注射为 1037mg/kg；甲基斑蝥胺口服为 813.7mg/kg，静脉注射为 375.7mg/kg；去甲基斑蝥素口服为 43.3mg/kg，腹腔注射为 12.4mg/kg，静脉注射为 11.8mg/kg。对人斑蝥素中毒量为 0.6~1.0g，致死量为 1.5~3.0g，斑蝥素致死量约为 30mg。斑蝥素及其衍生物中以斑蝥素毒性最大，斑蝥酸钠次之，羟基斑蝥胺和甲基斑蝥胺的毒性最小。

2. 长期毒性 小鼠每日注入斑蝥素 7.5~10.0mg，连用 10 日，可见心肌纤维、肝细胞和肾小管上皮细胞浑浊肿胀，肺脾出血，小灶性出血。斑蝥酸钠 0.25mg/kg，每日给小鼠腹腔注射 1 次，连续 7 日，小剂量组未见各脏器有明显的病理改变，而大剂量组却出现肾曲小管上皮细胞有轻度输送样改变，腔内有大量积液，肝、肺亦有轻微病变。

3. 其他毒性

（1）致突变性：南方大斑蝥煎煮液 82.84mg/kg、49.70mg/kg 灌胃 NIH 小鼠，有致骨髓嗜多染红细胞微核率升高效应；斑蝥煎煮液 100mg/kg、50mg/kg 灌胃 NIH 小鼠，骨髓细胞姊妹染色单体交换频率有升高效应。

（2）"三致"作用：以去甲斑蝥素进行埃姆斯实验，未发现去甲斑蝥素的遗传毒性，不诱发基因点突变，也不诱发染色体畸变。

【解毒方法】

斑蝥解毒方法主要有控制剂量、严禁滥用和误用、依法炮制、辨证用药和规范用法等。

1. 控制剂量 《中国药典》2015 年版明确规定斑蝥的用量为 0.03~0.06g，炮制后煎服或入丸散，外用适量，不宜大面积用。据文献报道，口服斑蝥的中毒量为 1g，致死约为 3g，斑蝥素的中毒致死量为 32~64mg。因此，斑蝥使用上应严格控制剂量。

2. 严禁滥用和误用 民间采用以毒攻毒的方法，用斑蝥防治狂犬病，但是这种方法是否有效，至今尚无确切的结论，且可引起严重的毒性反应，使用风险远大于效益，所以，防治狂犬病应该及时使用疫苗而不是用斑蝥。另外，应加强药品管理工作，防止误用斑蝥事件出现。

3. 依法炮制 斑蝥素的提取主要有碱水解法、酸水解法、超声波提取法和热回流法等，但斑蝥口服必须经过炮制。米炒法是斑蝥常见的炮制方法，可起到减毒的作用。首先，由于斑蝥素在 84℃开始升华，其升华点为 120℃，米炒时锅温为 128℃，适合于斑蝥素的升华，又不至于温度太高致使斑蝥焦化。当斑蝥与糯米同炒时，由于斑蝥均匀受热，使斑蝥素部分升华而含量降低，从而使其毒性降低。其次，斑蝥呈乌黑色，单炒难以判断炮制火候，而米炒既能很好地控制温度，又能准确地指示炮制程度。斑蝥通过米炒可使其 LD_{50} 升高，能显著地降低其毒性。

4. 辨证用药 斑蝥主要用于癥瘕、经闭、顽癣、瘰疬、赘疣、痈疽不溃、恶疮死肌。孕妇、体弱者及心功能不全、肾功能不全、有严重消化道溃疡、有出血倾向者忌用。

5. 规范用法 服用期间忌吃油类食物，以避免加快毒素的吸收。

另外，在斑蝥生产过程中，应加强防护，如穿工作服、戴口罩、改进生产工艺、避免粉末飞扬等。

闹 羊 花

闹羊花为杜鹃花科植物羊踯躅 *Rhododendron molle* G. Don 的干燥花。四、五月花初开时采收，阴干或晒干。本品性辛、温、有大毒。归肝经。功效为祛风除湿、散瘀止痛。中蒙医主治风湿痹痛、偏正头痛、跌打损伤、皮肤顽癣。主要成分有二萜类化合物，同时还有三萜类、木脂素类、酚类及其苷类、香豆素类、醌类、二氢黄酮类及甾体类化合物。花果中含毒性成分梫木毒素（八厘麻毒素）、石楠素。现代医学用于镇痛、麻醉、抗菌、杀虫、免疫、解热、降压等，临床可用于治疗高血压、心律失常、风湿性关节炎、休克、麻醉等疾病。

【本草记载】

闹羊花始载于《本草纲目》，别名踯躅花（《本草图经》）、惊羊花、老虎花（《本草纲目》）、石棠花（《本草纲目拾遗》）、三钱三、一杯倒、一杯醉（《广西中草药》）、黄喇叭花（《浙江中药手册》）、水兰花、老鸦花、豹狗花（《湖南药物志》）、羊不食草、黄杜鹃、羊踯躅、搜山虎等。陶弘景云："羊误食其叶，踯躅而死，故以为名。不可近眼。"《神农本草经》载有羊踯躅，列为下品。《名医别录》："有大毒。"《本草疏证》："羊踯躅，毒药也。然性能祛风寒湿，故可以治恶痹。痹者，风寒湿所成也，然非元气未虚、脾胃尚实之人不可用。凡用此等毒药，亦须杂以安胃和气血药同用。"《本草求原》："中其（闹羊花）毒者，红糖、黄蚬汤、绿豆可解。"《南方主要有毒植物》："羊踯躅，有毒部位：叶和花。中毒症状：开始时恶心，呕吐，腹泻，心跳缓慢，血压下降，动作失调，呼吸困难；严重者因呼吸停止而死亡。"

【化学成分】

闹羊花中的化合物主要为二萜类化合物，同时还从中分离得到三萜类、木脂素类、酚类及其苷类、香豆素类、醌类、二氢黄酮类及甾体类化合物。

1. 二萜类 闹羊花主要镇痛活性成分为木藜芦烷型的二萜类化合物。从羊踯躅成熟果实中分离出闹羊花毒素Ⅲ（又名杜鹃花毒素Ⅲ或八里麻毒素）闹羊花毒素Ⅵ，rhodomollein Ⅰ、rhodomollein Ⅱ、rhodomollein Ⅲ等。从羊踯躅花中也分离出闹羊花毒素Ⅲ，此外还分离出rhodomollein Ⅲ、grayanotoxin、kalmanol 和闹羊花毒素。这些化合物均为四环三萜化合物，其中大部分属于木藜芦烷型二萜类。

2. 黄酮类 槲皮素、槲皮苷、槲皮素-3-O-α-L-阿拉伯糖苷、槲皮素-3-O-β-D-半乳糖苷、quercetin3-rhamnoside2′-gallate、山奈酚、山奈酚-7-O-α-L-鼠李糖苷、山核桃素和异鼠李素，此9个化合物均为首次从该植物中分离得到。二氢查耳酮类化合物作为植物中一类重要的次生代谢产物，具有抗氧化、抗肿瘤、抗糖尿病、抗菌及雌性激素样作用等多种生物活性。有报道羊踯躅花蕾中的5种二氢查耳酮化合物：4′-O-甲基根皮苷（Ⅰ）、根皮素 4′-O-葡萄糖苷（Ⅱ）、根皮素（Ⅲ）、4′-O-甲基根皮素（Ⅳ）和 6′-O-甲基根皮素（Ⅴ）的分离和结构鉴定。化合物Ⅱ～Ⅴ均为首次从本属植物中分离得到。

3. 其他 有报道称从闹羊花中分离得到煤地衣酸甲酯、石楠素等化学成分，其中石楠素是不纯的熊果酚苷。

【安全性评价】

1. 急性毒性 闹羊花及八厘麻混悬液小鼠口服 MLD 分别为 3.4g/kg 和 2.89g/kg，闹羊花浸剂及酊剂的 LD_{50} 分别为 5.13g/kg、0.75g/kg，八厘麻醇浸剂与酊剂的 LD_{50} 分别为 8.63g/kg 和 6.26g/kg。梫木毒素与羊踯躅毒素对呼吸及心脏都有抑制作用，过量可引起死亡。给小鼠皮

下注射 LD_{50} 分别为 3.437mg/kg 和 0.143mg/kg，乌拉坦麻醉的猫、兔静脉注射时，这两种毒素的最大给药量约为 400mg/kg，八厘麻毒素小鼠腹腔注射 LD_{50} 为 522mg/kg，中毒小鼠出现呼吸困难、出汗、抽搐，进而死亡。小鼠腹腔注射梫木毒素 LD_{50} 为 0.522mg/kg，通过小鼠试验观察到：闹羊花及八厘麻的各种剂型在剂量为 0.5～1.0g/kg 时，动物表现安静、嗜睡、出汗、轻瘫、步态颠簸及呼吸抑制，少数有轻度抽搐。高于上述剂量则动物由于呼吸抑制而死亡，死前或有阵挛性惊厥出现。一般在灌胃后 20min～6h 死亡，6h 后死亡极少，可恢复正常。

2. 长期毒性 将家犬分为 4 组，每组 4 只，雌、雄各半。以闹羊花根 0.170g/kg、0.345g/kg、1.420g/kg 剂量分 3 组饲喂家犬 3 个月，另一组为对照组，发现闹羊花根可致家犬肝灶性坏死、气球样变性，脂肪变性；肾小球通透性增高，肾小管上皮细胞水肿。血生化测定：丙氨酸转氨酶及尿素氮有增高趋势，与对照组比较，给药 45 日后，高剂量组丙氨酸转氨酶有极显著性差异，尿素氮有显著性差异。尿常规、蛋白变性、上皮细胞、白细胞、红细胞均呈阳性。因此认为，闹羊花较长时间应用时，可致肝、肾功能结构损害，及时停药、治疗有一定可复性。

将闹羊花根浸膏混入饲料，饲喂家犬 3 个月。试验发现闹羊花根浸膏可致家犬外周血红细胞数目减少，血红蛋白值下降；白细胞数目上升，粒细胞比例减少，淋巴细胞比例增加。停药后，红细胞数、白细胞数、血红蛋白值及细胞分类均可恢复正常范围。说明本药对外周血的影响有可复性。

羊踯躅叶提取物 grayanotoxin I、grayanotoxin III 对小鼠和大鼠做试验 12 周，给药剂量为 1.0mg（kg/d），发现鼠的行为、外形、体重、血液等无明显变化。但鼠的肝重相对增加，脾重下降，GOT、GPT 升高，提示 grayanotoxin I、grayanotoxin III 可引起肝的轻微损伤。grayanotoxin I、grayanotoxin III 尽管有强烈的急性毒性，但亚慢性毒性相对较弱。

【解毒方法】

1. 控制剂量 《中国药典》2015 年版明确规定闹羊花的用量为 0.6～1.5g，浸酒或入丸散。外用适量，煎水洗。因此，闹羊花使用上应严格控制剂量。

2. 严禁滥用和误用 民间采用闹羊花灭鼠，其主要有毒成分是梫木毒素，有文献证明，闹羊花煎剂对黄胸鼠有毒杀作用，20g 干叶/kg 体重组致死率可达 100%，10g 干叶/kg 体重组致死率 60%，灌药后死亡时间为 30～220min，可认为是一种急性灭鼠剂。另外，应加强药品管理工作，防止误用闹羊花事件出现。

3. 规范用法 本药不宜多服、久服；体虚者及孕妇禁用。另外，在闹羊花生产过程中，应加强防护，如穿工作服、戴口罩、改进生产工艺、避免粉末飞扬等。

洋 金 花

洋金花为茄科植物白花曼陀罗 *Datura metel* L. 的干燥花，4～11 月花初开时采收，晒干或低温干燥。洋金花以花朵大、不破碎、干燥、无杂质者为佳。味辛、性温、有毒。归肺、肝经。功效为平喘止咳、解痉镇痛。中蒙医主治哮喘咳嗽、脘腹冷痛、风湿痹痛、小儿慢惊、外科麻醉等。洋金花中的主要化学成分包括醉茄内酯类、黄酮类、生物碱类、倍半萜类、酚酸类和木脂素类等化合物。现代医学用于麻醉、镇痛、松弛支气管平滑肌、血管解痉、散瞳、抑制各种腺体分泌、抗休克、抗氧化和清除自由基等，临床可用于眼科疾病、慢性支气管炎、精神分裂症、变态反应性亚败血症、震颤性麻痹、强直性脊椎炎、化脓性骨髓炎、血栓闭塞性脉管炎、银屑病等。近年来临床应用洋金花制剂治疗银屑病取得了显著的治疗效果。

【本草记载】

洋金花以曼陀罗花之名最早出现于东晋时期佛教经文的中文译本《秒法莲花经》，亦名山茄花、曼陀罗花、押不芦、胡笳花、马兰花、关东大麻子花、虎茄花、大闹杨花、风茄花、洋大麻子花等。历代本草对洋金花的毒性均有记载。例如，《癸辛杂识》云："有草名押不芦，以少许磨酒饮，即通身麻痹而死，加以刀斧亦不知，至三日，则以少药投之即活，御药院中亦储之。昔华佗能剖肠涤胃，岂不有此等药耶。"《滇南本草》曰："有毒。"《本草便读》："辛，温，大毒。"《生草药性备要》："大闹杨花，食能杀人，迷闷人。不过用三分，但服俱去心蒂。若食后迷闷，用黄糖可解，甘草亦可。"

【化学成分】

洋金花的主要化学成分是具有明显活性的莨菪碱型生物碱成分，该类成分主要包括东莨菪碱、莨菪碱和阿托品。洋金花的质量多以莨菪碱型生物碱成分含量高低来评价，本品含生物碱 0.12%～0.82%。

（1）东莨菪碱又称天仙子碱（$C_{17}H_{21}NO_4$），占 0.11%～0.15%，《中国药典》2015 年版（一部）规定按干燥品计算含东莨菪碱不得少于 0.15%。

（2）莨菪碱又称天仙子胺，占 0.01%～0.37%。

【安全性评价】

1. 急性毒性 洋金花粉灌胃对小鼠的急性毒性：以最大可灌浓度（15%）的洋金花混悬液按每 20g 体重 0.6ml（最大允许容量），灌胃，1 日 2 次，观察 7 日，结果 10 只雄性小鼠中有 2 只死亡，其余小鼠生长良好，体重增加，而 10 只雌性小鼠无 1 只死亡，但有 1 只小鼠体重未见增加，3 只小鼠体重反而减轻，结果表明洋金花灌胃对小鼠的急性毒性，其 $LD_{50} > 9g/kg$。文献中分析得到洋金花的鲜花、叶、果实、种子、干花、药材、煎剂均能使人中毒。

2. "三致"作用 洋金花总碱被吸收后，可通过胎盘进入胎儿循环，但动物试验表明，其对生殖功能和胎儿均无影响。经洋金花总碱处理的体外细胞，或者治疗的患者姐妹染色单体互换率（SCE）均有非常显著的增加，这反映了洋金花总碱能诱发 DNA 损伤。由它处理的体外细胞染色体畸变率（CA）增加亦非常显著。洋金花总碱还能使小鼠骨髓多染红细胞微核率增加非常显著，表明洋金花总碱能诱发染色体严重损伤。

【解毒方法】

1. 控制剂量 《中国药典》2015 年版明确规定洋金花的用量为 0.3～0.6g，宜入丸散；亦可作卷烟分次燃吸（一日量不得超过 1.5g）。外用适量。洋金花使用上应严格控制剂量。

2. 严禁滥用和误用 洋金花生物碱易被人体吸收，遍布全身，可通过胎盘屏障。大量小鼠试验证实洋金花不影响胎儿发育及生殖功能，绝大部分在肝脏进行代谢，部分以原型从肾脏中排出，安全范围较大。大量研究证实洋金花总碱可损伤染色体，所以大量应用此药时需慎重。

另外，即便毒副反应小，也应加强药品管理工作，防止误用洋金花事件出现。

3. 规范用法 孕妇、外感及痰热咳嗽、青光眼、高血压及心动过速患者禁用。另外，在洋金花生产过程中，应加强防护，如穿工作服、戴口罩、改进生产工艺、避免粉末飞扬等。

天 仙 子

本品为茄科植物莨菪 Hyoscyamus niger L. 的干燥成熟种子。夏、秋两季果皮变黄色时，采摘果实，暴晒，打下种子，筛去果皮、枝梗，晒干。本品性味苦、辛，温；有大毒。归心、胃、肝经。解痉止痛，平喘，安神。用于胃脘疼挛，喘咳，癫狂。天仙子全株各个部位均含有影响神经系统的托烷类生物碱，即莨菪碱、东莨菪碱及阿托品。除含有生物碱类化合物外，近年来还从天仙子植物中分离获得了大量非生物碱类成分，如芦丁、香草酸等多酚类、睡茄内酯类甾体、木脂素酰胺类、酪胺衍生物、甾族皂苷类、苷类、香豆素类及黄酮类化合物。现代研究表明，天仙子甲醇提取物具有降低血压、抑制心脏和扩张血管的作用。进一步研究证实天仙子中所含的阿托品、东莨菪碱均能解除迷走神经对心脏的抑制，使交感神经作用占优势，故可使心率加快。天仙子中所含的生物碱类成分，如东莨菪碱，能抑制中枢神经系统而起到镇静、抗焦虑的作用。天仙子甲醇提取物可明显推迟木防己苦霉素诱发的小鼠癫痫发作，显示出抗惊厥作用，进一步研究可能与天仙子中所含的黄酮类成分芦丁有关，并且可能是通过苯二氮䓬受体发挥作用。动物试验还表明天仙子甲醇提取物和水煎剂均显示出抗炎、镇痛的效果。对腺体与平滑肌的作用：在家兔和豚鼠动物模型中，天仙子种子的甲醇提取物显示出抑制肠道、气管和膀胱组织收缩的作用。此外，它还能减轻由蓖麻油引起的小鼠腹泻和肠液累积，具有止泻，抑制分泌的作用。进一步证实，上述作用是因为天仙子具有抗胆碱及 Ca^{2+} 通道拮抗的双重机制。20 世纪 80 年代开始对天仙子抗肿瘤作用进行研究。肿瘤动物模型和肿瘤细胞株试验初步证实天仙子提取物能够抑制肿瘤细胞增殖，甚至对特定肿瘤细胞具有杀伤作用。但天仙子抗肿瘤作用还停留在初级阶段，抗瘤成分、抗瘤机制等还有待进一步的研究证实。

【本草记载】

天仙子以莨菪子之名始见于东汉时期，自东汉之后历代主要本草文献均有记载，并对药性和毒性认识进行了补充。例如，《名医别录》载："味甘，有毒。主治癫狂风痫，颠倒拘挛……生海滨及雍州。五月采子。"《唐本草》载："莨菪子，味苦，甘，寒，有毒。"《药性论》载："味苦辛。微热，有大毒。生能泻人，热炒止冷痢，炒焦研细末，治下部脱肛。"《雷公炮炙论》载："勿误服，冲人心，大烦闷，眼生星火"。《日华子本草》载："莨菪子有毒，甘草、升麻、犀角并能解之……烧熏虫牙，洗阴汗。"《本草蒙筌》载："炒熟方益，生则泻人。"李时珍在《本草纲目》中将其列于草部毒草类莨菪项下，释名"其子服之，令人狂狼放宕"。

【安全性评价】

1. 急性毒性 天仙子治疗量与中毒量比较接近，食用 2～30 枚即可中毒，总生物碱的致死量 0.05～0.1g，有人测得天仙子所含阿托品最低致死量为 0.08～0.13g，用量为 5～10mg 时即能产生显著的中毒症状。东莨菪碱氢溴酸盐小鼠皮下注射的 LD_{50} 为 3.8g/kg。

2. 其他 "三致"作用。用东莨菪碱 0.5μg/ml、1.0μg/ml、2.0μg/ml、5.0μg/ml、10μg/ml、

20μg/ml 浓度直接作用于人外周静脉血淋巴细胞培养液，染色体畸变率和姐妹染色体呼唤率明显高于对照组，对受孕 6 日的小鼠，每日腹腔注射东莨菪碱 4.6mg/kg 和 59mg/kg，连续 10 日，胎鼠畸变率分别是 3.8%和 8.2%。表明东莨菪碱有致突变和致畸作用。

【解毒方法】

关于天仙子中毒的救助措施在《临证用药配伍指南》中有相应记载："轻微的不良反应可通过停药补液即可消失。"重者需采取对症治疗：①及时常规洗胃；②拟用毛果芸香碱或新斯的明对抗外周作用；③中枢兴奋者采用地西泮或小剂量苯巴比妥对抗，但必须严格控制剂量和次数；④天仙子中毒可引起呼吸中枢麻痹，剂量过大可加速呼吸抑制，出现呼吸抑制者，可采取人工呼吸或吸氧。

砒 霜

本品为砒石经升华而得的精制品。本品辛酸，热，有大毒。入脾、肺、肝经。能截疟，杀虫，蚀恶肉。主治风寒哮喘，疟疾，休息痢，梅毒，痔疮，瘰疬，癣疮，溃疡腐肉不脱。主要成分为三氧化二砷，呈红黄色的砒石，尚含硫、铁等其他杂质。三氧化二砷的纯品为白色结晶性粉末，易升华。微溶于水，较难溶于酸，但又会溶于盐酸，生成三氯化砷或其他砷化合物，易溶于碱。不纯的砒霜为红色或红黄色的块状结晶或颗粒，其中含有少量的硫化砷，俗称红砷。现代研究表明，砒霜所含三氧化二砷为良好的多途径抗癌剂，能对肿瘤细胞产生细胞毒作用，抑制肿瘤细胞核酸代谢，干扰 DNA、RNA 的合成，诱导肿瘤细胞产生凋亡，并能抑制肿瘤细胞端粒酶的活性，还可抑制肿瘤血管生成，属多靶点抗肿瘤药；临床用于急性早幼粒细胞白血病（acute promyelocytic leukemia, APL）及慢性粒细胞白血病（chronic myelocytic leukemia, CML）均取得了显著的疗效，目前应用于实体瘤的治疗亦展示出了良好的前景。

【本草记载】

砒石，原称砒黄，《日华子本草》即有记载，曰其"暖，亦有毒。治疟疾，肾气带，辟蚤虱"。《开宝本草》谓"味苦酸，有毒"。《本草纲目》始称砒石，性猛如貔，故名砒石；出自信州，又称信石，隐信字而称人言；生者色黄，而名砒黄。其毒烈之性，从药名即可得之，并言其"辛酸，大热，有大毒""若得酒及烧酒，则腐烂肠胃，顷刻杀人。凡头疮及诸疮见血者，不可用，此其毒入经必杀人"。《本草汇言》曰"然大毒之性，又不可轻行妄试"。《本草纲目》则定性"大毒"，按照现代对毒性药品的使用和管理规定，本品属剧毒药品。

【安全性评价】

1. 急性毒性 主要是胃肠症状及神经系统症状。入腹后 1~2h（快者 15~30min）即可出现症状。初见咽喉有烧灼感，咽干口渴，流涎呕吐，继而出现阵发性或持续性腹痛，泻下黏液血便或米汤样粪便，甚至血水样便，严重者可引起脱水、酸中毒及休克。中枢神经系统症状有头晕、头痛、烦躁不安，惊厥，昏迷，或胸闷气急、腹式呼吸消失等膈神经麻痹症状，或出现循环衰竭，或出现血尿、尿闭、黄疸等，一般 24h 内死于贫血。其特征是"七窍流血"或肝、肾衰竭和呼吸中枢麻痹。三氧化二砷经口给小鼠染毒的 LD_{50} 为 26mg/kg；大鼠的 LD_{50} 为 12.0mg/kg。三氧化二砷亚急性染毒可致小鼠免疫器官重量及指数降低。

2. 长期毒性 用 0.0075%三氧化二砷染毒 3 个月后，可使心肌功能不应期延长，并抑制窦房结自律性。少量长期服用可引起慢性中毒，临床表现为口有甜辣味、眼睑红肿、巩膜充血、手脚麻木及疼痛、皮肤粗糙变黑、脱发、食欲减退，疲乏无力、恶心、腹部隐痛，反应迟钝，发落视矇，头晕烦躁，腿痛跛行，尿砷升高，皮肤接触者可发生皮炎，出现各种皮疹，色素沉着，表皮角化等。局部长期外用可以产生组织坏死。若饮水中含有微量砷，天长日久会导致慢性中毒，引起皮肤、肝、肺、肾、肠、膀胱等器官患癌症。亚慢性砷暴露对小鼠大脑突触结构及相关基因表达造成损伤性影响。

3. 其他 "三致"作用。三氧化二砷可通过对睾丸组织的损伤而抑制大鼠体内睾酮的分泌，导致精子生成减少，产生雄性生殖毒性。孕鼠慢性砷暴露可引起子代小鼠神经组织 DNA 的氧化损伤。

【解毒方法】

明代李时珍就指出绿豆有："解金石、砒霜、草木一切诸毒。"《景岳全书》将绿豆的解毒功效记述得更加全面，并且突出强调了其善解砒霜之毒："解酒毒鸩毒，诸药食牛马金石毒，尤解砒霜大毒。"《本经逢原》则进一步明言了绿豆对砒霜中毒的功效："解附子、砒石、诸石药毒"。清代黄宫绣在《本草求真》中，甚至将绿豆的诸多补益作用归功于其善于清解热毒的功效："绿豆……据书备极称善，有言能厚肠胃、润皮肤、和五脏及资脾胃。按此虽用参、芪、归、术，不是过也；第书所言，能厚、能润、能和、能资者，缘因毒邪内炽，凡脏腑经络皮肤脾胃，无一不受毒扰，服此性善解毒，故凡一切痈肿等症，无不用此奏效。"绿豆中的生物活性物质不仅具有抗氧化作用，而且富含巯基，在砷的解毒中存在一定的科学基础。现代医学研究绿豆中蛋白质、鞣质和黄酮类化合物可与有机磷农药、汞、砷、铅化合物结合形成沉淀物，使之减少或失去毒性，并不易被胃肠道吸收。绿豆在治疗砷中毒时是否通过抗氧化作用从而减轻砷的细胞毒性有待于进一步地探讨。

急性中毒者，洗胃，输液，应用特效解毒剂二巯丙醇、二巯丙磺酸钠等，使用大剂量激素以抑制溶血反应，并对症处理。禁用导泻剂，以免肠穿孔。慢性中毒者，尚可应用二巯丙磺酸钠，酌情使用保肝药做对症处理。此外还可应用绿豆 60g，连翘、金银花各 30g，木通、黄连、甘草各 9g，滑石 12g，天花粉 15g，水煎早晚分服；或用香附、冰片（冲）各 9g，鸡血藤、青木香、广木香、三七各 5g，水煎服；或针刺大肠俞、天枢、气海、关元、足三里等穴。

砒 石

砒石为氧化物类矿物砷华，或硫化物类矿物毒砂、雄黄、雌黄经加工制成的三氧化二砷（As_2O_3），又名信石，有红砒和白砒两种。白砒为白色，八面体状结晶。红砒除含 As_2O_3 外，尚含少量红色矿物硫化砷。本品味辛、酸，性大热，归肺、肝经。主治寒痰哮喘，恶疮腐肉不脱、痔疮、牙疳等。临床可配硫黄、苦参、附子等调油为膏，如砒霜膏柳枝煎汤洗疮后外涂治恶疮日久；可配明矾、雄黄、乳香为细末，如三品一条枪治瘰疬、疔疮等。现代研究表明，砒石有杀灭细菌、原虫和螺旋体的作用；亦有杀灭活体细胞，使其产生崩坏的作用。长期吸收少量砒石，可以造成轻度的内缺氧，抑制氧化过程，减低基础代谢，引起同化作用增强，促进蛋白质合成，脂肪组织增厚，皮肤营养改善，加速骨骼生长，活跃骨髓造血机能，促使红细胞和血色素新生。此作用不是积极增加机体代谢引起的现象，而与高空低气压时的生理状态相仿。

【本草记载】

本品原名砒黄，《本草纲目》始称砒石，亦称信石、人言、砒黄。《日华子本草》称其砒黄，始记载其毒性，曰："暖，有毒。"《开宝本草》将其附于"砒霜"条下。因其性猛如貔（古代传说中一种异常凶猛的动物），故名；出自信州（今江西上饶一带），又称信石，隐信字而称人言；生者色黄，而名砒黄。其毒烈之性，从药名即可得知。《开宝本草》言其"有毒"，《本草纲目》则曰："辛、酸，大热、有大毒。"又曰："若得酒及烧酒，则腐烂胃肠，顷刻杀人。""凡头疮及诸疮见血者，不可用砒，其毒入经，必杀人。"今人皆从其说。按照现代对毒性药物的应用和管理规定，本品则属剧毒药品。《本经逢原》："砒霜疟家常用，入口吐利兼作，吐后大渴，则与绿豆汤饮之。砒性大毒，误食必死。"

【安全性评价】（同砒霜）

1. 急性毒性 主要是胃肠症状及神经系统症状。入腹后 1～2h（快者 15～30min）即可出现症状。初见咽喉有烧灼感，咽干口渴，流涎呕吐，继而出现阵发性或持续性腹痛，泻下黏液血便或米汤样粪便，甚至血水样便，严重者可引起脱水、酸中毒及休克。中枢神经系统症状有头晕、头痛、烦躁不安，惊厥，昏迷，或胸闷气急、腹式呼吸消失等膈神经麻痹症状，或出现循环衰竭，或出现血尿、尿闭、黄疸等，一般于 24h 死于贫血。其特征是"七窍流血"或肝、肾衰竭和呼吸中枢麻痹。三氧化二砷经口给小鼠染毒的 LD_{50} 为 26mg/kg；大鼠的 LD_{50} 为 12.0mg/kg。三氧化二砷亚急性染毒可致小鼠免疫器官重量及指数降低。

2. 长期毒性 用 0.0075%三氧化二砷染毒 3 个月后，可使心肌功能不应期延长，并抑制窦房结自律性。少量长期服用可引起慢性中毒，临床表现为口有甜辣味、眼睑红肿、巩膜充血、手脚麻木及疼痛、皮肤粗糙变黑、脱发、食欲减退，疲乏无力、恶心、腹部隐痛，反应迟钝，发落视矇，头晕烦躁，腿痛跛行，尿砷升高，皮肤接触者可发生皮炎，出现各种皮疹，色素沉着，表皮角化等。局部长期外用可以产生组织坏死。若饮水中含有微量砷，天长日久会导致慢性中毒，引起皮肤、肝、肺、肾、肠、膀胱等器官患癌症。亚慢性砷暴露对小鼠大脑突触结构及相关基因表达造成损伤性影响。

3. 其他 "三致"作用。三氧化二砷可通过对睾丸组织的损伤而抑制大鼠体内睾酮的分泌，导致精子生成减少，产生雄性生殖毒性。孕鼠慢性砷暴露可引起子代小鼠神经组织 DNA 的氧化损伤。

【解毒方法】（同砒霜）

明代李时珍就指出绿豆有："解金石、砒霜、草木一切诸毒。"《景岳全书》将绿豆的解毒功效记述得更加全面，并且突出强调了其善解砒石之毒："解酒毒鸩毒，诸药食牛马金石毒，尤解砒霜大毒。"《本经逢原》则进一步明言了绿豆对砒石中毒的功效："解附子、砒石、诸石药毒"。清代黄宫绣在《本草求真》中，甚至将绿豆的诸多补益作用归功于其善于清解热毒的功效："绿豆……据书备极称善，有言能厚肠胃、润皮肤、和五脏及资脾胃。按此虽用参、芪、归、术，不是过也；第书所言，能厚、能润、能和、能资者，缘因毒邪内炽，凡脏腑经络皮肤脾胃，无一不受毒扰，服此性善解毒，故凡一切痈肿等症，无不用此奏效。"绿豆中的生物活性物质不仅具有抗氧化作用，而且富含巯基，在砷的解毒中存在一定的科学基础。现代医学研究绿豆中蛋白质、鞣质和黄酮类化合物可与有机磷农药、汞、砷、铅化合物结合形成沉淀物，使之减少或失去毒性，并不易被胃肠道吸收。绿豆在治疗砷中毒时是否通过抗氧化作用从而减轻砷的细胞毒性有待于进一步地探讨。

急性中毒者，洗胃，输液，应用特效解毒剂二巯丙醇、二巯丙磺酸钠等，使用大剂量激素以抑制溶血反应，并对症处理。禁用导泻剂，以免肠穿孔。慢性中毒者，尚可应用二巯丙磺酸钠，酌情使用保肝药对症处理。此外还可应用绿豆 60g，连翘、金银花各 30g，木通、黄连、甘草各 9g，滑石 12g，天花粉 15g，水煎早晚分服；或用香附、冰片（冲）各 9g，鸡血藤、青木香、广木香、三七各 5g，水煎服；或针刺大肠俞、天枢、气海、关元、足三里等穴。

水 银

水银为自然元素类液态矿物自然汞，主要从辰砂矿经加工提炼而成。汞进入机体后皆被转化为二价汞离子，氯化汞亦称升汞，是常用的二价汞的化合物。本品味辛，性寒。有大毒。归心、肝、肾经。主治疥癣，梅毒，恶疮，痔瘘等症。本品为单体金属元素汞，并含有微量的银。现代研究证明水银的化合物有消毒、泻下、利尿等药理作用。临床主要用于治疗疥、癣、麻风等皮肤病及小儿慢惊风等病症。

【本草记载】

水银始见于《五十二病方》。《神农本草经》列为中品，言其"味辛，寒"。《名医别录》载其"有毒"。《本草经疏》曰"头疮切不可用，恐入筋络，必缓筋骨，惟宜外敷，不宜内服。"《本经逢原》谓"水银，阴毒重着，不可入人腹。"

【安全性评价】

1. 急性毒性 氯化汞经口给小白鼠染毒的 LD_{50} 为 15.85mg/kg；大鼠腹腔给汞 LD_{50} 为 400mg/kg；狗吸入汞 4h，LD_{50} 为 $15mg/m^3$。汞蒸气对狗的致死浓度为 $15.29\sim20.06mg/m^3$。

2. 长期毒性 观察不同剂量的氯化甲基汞染毒小鼠，随着甲基汞染毒浓度的增高，染汞组小鼠体重明显减轻，出现步态不稳、共济失调，对外界环境刺激敏感、易激惹、狂躁不安行为异常表现。红细胞、白细胞、血红蛋白等 11 项血常规指标均出现显著性变化（$P<0.05$），随着染毒浓度的增加，内皮细胞释放入培养液中的乳酸脱氢酶释放量逐渐增加，使正常心血管发生内环境平衡改变，对心血管内皮细胞的毒性也随之加大。采用 8mg/kg 剂量氯化汞长期灌胃，发现大鼠肾功能损害明显，肾组织羟脯氨酸含量增加、肾间质大量胶原沉积，导致大鼠肾间质纤维化。汞可在脑部蓄积，汞的最高浓度集中于小鼠小脑浦肯野细胞和脊柱及中脑的特定神经元。低剂量的无机汞可以被运动神经元选择性吸收并储存起来，从而减慢神经传导的速度。

3. 其他　汞蒸气和高剂量氯化汞（3mg/kg）对雄性小鼠精子密度、精子活动率和精子头畸形率有影响。用氯化汞连续染毒小鼠，15 日处死，可使小鼠早期生精细胞的微核率和减数分裂异常率升高。氯化汞抑制卵母细胞的成熟，降低超排卵的卵细胞数，破坏卵细胞的体外受精能力，从而降低小鼠的生殖能力。从而证实，汞及其汞化合物对小鼠生殖细胞有明显的毒性作用。氯化甲基汞可使精原细胞的姐妹染色体交换率增高，且与甲基汞的剂量呈明显的正相关性。将母鼠暴露于低剂量甲基汞中，发现孕鼠体重明显减轻，尾长缩短；出现死胎和吸收胎、胚胎畸形，以及仔鼠腭裂。研究发现用甲基汞诱发体外培训大鼠胚胎畸形和发育迟缓的最低剂量为 0.2pg/kg。可见，甲基汞可以诱发基因突变，又可以诱发染色体畸变。

【解毒方法】

（1）早期应用二巯丙醇及其他对症措施。

（2）给予足量皮质类固醇、大剂量维生素 C 静脉输液，并注射高渗糖，口服甘利欣及抗组胺药等。对于重症汞剂中毒应尽早应用各种解剂：如二巯丙磺酸钠，作用机制为巯基与汞离子结合，使组织中的酶得以复活；或应用二巯丙醇（可做成油膏外用）。口腔炎症可用 0.2%高锰酸钾溶液漱口。

红　　粉

本品为水银、硝石、白矾或由水银和硝酸炼制而成的红色氧化汞。辛，热；有大毒。归肺、脾经。能拔毒，除脓，去腐，生肌。主治痈疽疔疮，梅毒下疳，一切恶疮，肉暗紫黑，腐肉不去，窦道瘘管，脓水淋漓，久不收口。氧化汞含量在 98%以上，另含硝酸汞等。现代研究证明红粉具有抗炎、促进伤口愈合等药理作用，临床研究证实可用于治疗骨结核、淋巴结核、脑血栓、癌症、瘘管、皮肤慢性溃疡、感染性肉芽肿、宫颈糜烂、皮肤癌、皮脂腺囊肿、带状疱疹、白癜风、酒渣鼻等病。

【本草记载】

红粉之名，本草书籍始载于《中药志》，又名灵药、三白丹、三仙散、小升丹、三仙丹、升丹、红升、小红升、升药、红粉、红升丹，黄色者，称黄升丹。《疮疡外用本草》载其："辛，热，燥。有大毒。"清代《外科大成》即记载了较为成熟的炮制方法，并将原料配方基本固定下来，为后世医家所沿用。传统多以升华法加工，现代则以合成法制取。本品有毒，不可内服。外用亦不宜大量持久使用。口眼附近及乳头、脐中等部位不宜用，疮面过大时亦不宜用，以防中毒。撒于疮面，须薄匀，否则引起疼痛。《疡科纲要》："湿疮有水无脓及顽症恶肉不脱，或起缸口，或黑腐粘韧，久溃败疡，则别有应用药末，非此可愈。凡溃疡近口近目处弗用，乳头脐中、阴下疳弗用。"

【安全性评价】

1. 急性毒性　本品根据炮制不同，分为红粉、红升丹、白降丹。有报道称红升丹用花生油调配成混悬液，每组小鼠（16 只）给药剂量按 30mg/kg 等比级数 1.5 倍递增，经口灌胃，用寇氏法计算 LD_{50} 为 120.98mg/kg±1.71mg/kg。白降丹小鼠急性毒性试验，其悬浮液灌胃

LD_{50} 为 0.078g/kg，小鼠口服 LD_{50} 为 37mg/kg。氧化亚汞大鼠口服 LD_{50} 为 0.21g/kg；红粉混悬液小鼠灌胃 LD_{50} 为 120.98mg/kg±1.71mg/kg，属中等毒性药物。另有报告小鼠灌服氧化汞的 LD_{50} 为 22mg/kg，大鼠为 18mg/kg。粗制氧化汞对人的致死量为 1～1.5g，氧化汞人致死量为 0.1～0.7g。

2. 长期毒性 局部皮肤创口给药，证明红升丹中的汞化物能从伤口吸收。内脏组织的含汞量随给药剂量的增加而递增，以肾脏含汞量最高，其次为肝、血、脑。此毒性有蓄积性，但属轻度蓄积，病检发现慢性中毒动物心、肝、肾、脑等脏器组织都有不同程度的瘀血、细胞肿胀、坏死等病理改变。

【解毒方法】

1. 急性中毒的处理

（1）早期处理：内服中毒应立即以 2%碳酸氢钠溶液或 5%甲醛次硫酸钠溶液洗胃，或用 5%～10%活性炭混悬液，反复冲洗胃，洗后留置 5%甲醛次硫酸钠 100ml 及 10%活性炭混悬液 150ml 于胃中，把高价汞还原为低价汞，并吸附、阻止汞离子的吸收。但若服毒时间过长，已发生胃肠糜烂、溃疡则不宜洗胃，只可内服或胃管注入 10%活性炭混悬液 100～150ml，吸附毒素，忌用生理盐水洗胃，因其可增加吸收。

（2）牛奶、蛋清继服（或开始即服）：牛奶 300～400ml 或生蛋清 10 余个，以使蛋白与汞结合，延缓吸收，但须反复灌入并洗出。

（3）早期处理同时给予特效药：①二巯丙磺酸钠，急性中毒时，每次用 5%溶液 5ml，第 1 日 3～4 次，第 2 日 2～3 次，第 3～7 日 1～2 次，7 日为 1 疗程，皮下、肌内或静脉注射。二巯丙醇、二巯丁二酸钠亦可选用。②依地酸钙钠，0.25～0.5g／次，每日 2 次，肌内注射，或 1g／次，加入 5%葡萄糖溶液 250～500ml 中，缓慢静脉滴注，每日 1～2 次，用药 3 日，休息 4 日为 1 疗程，一般总量可用 4.5～68g，也可用于慢性中毒。③D-青霉胺盐酸盐，每日口服 3～4 次，0.25g／次，连服 7 日为 1 疗程。注意服药前须做青霉素过敏试验。④硫代硫酸钠，可用其 10%溶液洗胃，并留置胃中 100～150ml；也可口服或注射给药，每次 0.5～1.0g（小儿每次 20mg/kg），用注射用水溶解成 5%～10%溶液，肌内注射或静脉注射，每日 1 次，共 3～5 次；慢性中毒可用 10～15 次为 1 疗程。

2. 慢性中毒的处理

（1）特效解毒剂二巯丙磺酸钠为首选药，每次 5mg/kg，第 1 日 3～4 次，第 2 日 2～3 次，以后每日 1～2 次，7 日为 1 疗程。二巯丙醇、二巯丁二酸钠、青霉胺盐酸盐、硫代硫酸钠等均可用。

（2）保肝、保肾治疗每日可给予维生素 B_1、维生素 C、维生素 B_2、维生素 A 等。

（3）应用钙剂阻止汞的吸收，降低细胞渗透性可给予 10%葡萄糖酸钙溶液或 5%～10%氯化钙溶液 10～20ml 以 10%～25%葡萄糖溶液 10～20ml 稀释，缓慢静脉注射，每日 1 次，连用 15～20 日。

铁棒锤茎叶

铁棒锤茎叶为毛茛科植物铁棒锤和伏毛铁棒锤等的茎叶，7～8 月采收。本品苦，辛，热，有大毒。活血祛瘀，祛风除湿，消肿止痛。主跌打损伤，骨折瘀肿疼痛，风湿腰痛，痈肿恶疮，无名肿毒，瘰疬未溃者，毒蛇咬伤，冻疮。含 3-去氧乌头碱、3-乙酰乌头碱、乌头碱、欧乌头碱、伏毛铁棒锤碱、去氢欧乌头碱、1-表欧乌头碱、12-表欧乌头碱、12-乙酰光泽乌头碱、1-去甲基次乌头碱、光泽乌头碱、伏毛铁棒锤菲碱、伏毛铁棒锤定、伏毛铁棒锤菲碱乙酸酯、N-乙酰伏毛铁棒锤碱、伏毛铁棒锤精等生物碱。现代医学主要用于以下几个方面。①抗炎作用：从伏毛铁棒锤中提取的去氧乌头碱对巴豆油引起的小鼠耳壳肿胀、组胺所致的大鼠皮肤渗出等有明显的抑制作用。②镇痛作用：热板法及乙酸扭体法证明其有镇痛作用，且 3-乙酰乌头碱为镇痛的活性成分。③解热作用：对伤寒、副伤寒混合菌苗所致家兔发热有显著的解热作用。④局麻作用：伏毛铁棒锤总碱具有较强的局麻作用。⑤抗癌作用：所含乌头碱有抑制小鼠前胃癌 F1 和肉瘤 S180 生长的作用，并能抑制 Lewis 肺癌的自发转移。

【安全性评价】

1. 急性毒性 伏毛铁棒锤全草有大毒，尤以根最毒。动物急性毒性试验表明：小白鼠 LD_{50} 分别为 1.085mg/kg（伏毛铁棒锤总碱）与 1.811mg/kg（伏毛铁棒锤生药），其毒性成分主要为乌头碱。

2. 其他 铁棒锤浸液静脉注射可使麻醉猫心律失常、血压下降和呼吸困难。

【解毒方法】

中毒后表现为四肢发麻、流涎、大汗、恶心、呕吐、腹痛、腹泻、头晕、烦躁不安、抽搐甚至昏迷，并出现心动徐缓、心律不齐、室性心动过速等症。若中毒，可用桃儿七水煎凉服。另外，大量阿托品加维生素 C 制剂或阿托品加人工呼吸对于 3-乙酰乌头碱中毒有明显的解救作用。刺乌头碱（毛茛科植物高乌头）对 3-乙酰乌头碱引起的大鼠心律失常也有显著对抗作用。中毒后可饮生萝卜汁、生绿豆汁、米泔水等解救。

（常福厚 白图雅）

第十四章 有毒蒙药

雄 黄

本品为硫化物类矿物雄黄族雄黄 *Realgar*。雄黄异名黄食石、熏黄、黄金石、石黄、天阳石、黄石、鸡冠石，主要产于湖南、贵州、云南、四川等地，主含二硫化二砷（As_2S_2）。现代药理证明具有抗肿瘤，止痛，杀虫和抗菌等功效。用于痈肿疔疮，蛇虫咬伤，虫积腹痛，惊痫，疟疾。传统医学认为雄黄具有解毒、杀虫、燥湿、祛痰、截疟等功能。

【本草记载】

最早收载于《神农本草经》，其味辛苦、性温、有毒，具有解毒、杀虫、燥湿、祛痰、截疟等作用，多作为外用药治疗痈疮肿毒、虫蛇咬伤、虫积腹痛、疥癣秃疮。《中国药典》2015年版收载含雄黄的中成药共 26 种，约占成方总数的 4.6%。《本草纲目》："雄黄，乃治疮杀毒要药也，而入肝经气分，故肝风，肝气，惊痫，痰涎，头痛眩晕，暑疟泄痢，积聚诸病，用之有殊功；又能化血为水。而方士乃炼治服饵，神异其说，被其毒者多矣。"《神农本草经》中记："雄黄味苦，平，寒。主寒热，鼠瘘，恶疮，疽痔，死肌，杀精物，恶鬼，邪气，百虫毒。"《名医别录》《开宝本革》："悦泽人面"。《药性论》："味辛，有大毒。能治尸疰，辟百邪鬼魅，杀蛊毒。"

【现代毒性物质基础】

雄黄的主要化学成分是 As_4S_4 或 As_2S_2，约含砷 75%，硫 24.5%，并夹杂有少量硅、铅、铁、钙、镁等杂质。此外还含有少量的 As_2O_3 及 As_2O_5 溶于水，是雄黄发挥药效或产生毒性的主要成分。As_2S_2 或 As_4S_4 不溶于水，微溶于稀酸，难于吸收，一般认为毒性很小。As_2O_3 及 As_2O_5 溶于水，是雄黄发挥药效或产生毒性的主要成分。雄黄中的砷进入机体后，会发生复杂的变化，可溶性的 As_2O_3 或 As_2O_5 和难溶性的 As_2S_2 或 As_4S_4 进入体内后，都可进行生物转化。一般认为砷在体内的简要代谢过程为 iAsⅢ→iAsⅤ→MMAⅤ→MMAⅢ→DMAⅢ→DMAⅤ→尿排出。

【安全性评价】

1. 急性毒性 试验曾最早对常德产雄黄的急性毒性进行研究，结果表明，其对昆明种小鼠的半数致死量 LD_{50} 为 3.207g/kg，灌胃给予雄黄后小鼠可立即死亡，并出现肝、肺充血。对湖南石门产雄黄的研究结果却表明，雄黄并无明显的急性毒性，$LD_{50} > 10$g/kg。上述研究结果出现很大的差异，原因可能为产地不同雄黄毒性成分的含量不同所致。目前，炮制是控制雄黄毒性的主要手段，为考察炮制对雄黄急性毒性的影响，有研究以 ICR 小鼠为对象，灌胃给予小鼠炮制雄黄混悬液，测得其 LD_{50} 为 19.3g/kg±1.1g/kg，95%置信区间为 18.3g/kg～20.4g/kg。张伟等则分别对天然雄黄和精制雄黄进行了研究，结果显示，经 Bliss 法计算，灌胃给予小鼠天然雄黄混悬液，剂量为 3.21g/kg±0.76g/kg，而灌胃给予小鼠精制雄黄混悬液，LD_{50} 为

25g/kg，且 7 日内小鼠饮食饮水正常，生长状况良好，外观和行为等均无异常表现，无一死亡，提示精制雄黄 25g/kg 仍是安全的。上述研究结果表明，炮制或加工处理后雄黄的急性毒性很低。

2. 长期毒性 有研究给成年大鼠灌胃给予雄黄，连续 6 周，结果发现，雄黄 0.2g/kg 和 0.4g/kg 组尿素氮含量明显升高，肝细胞有肿胀和脂肪样变性，肾近曲小管有脂肪样变性、间质充血并有炎症细胞浸润等现象。这表明雄黄具有一定的长期毒性，并且肝和肾可能是主要的靶器官。为研究炮制对雄黄长期毒性的影响，试验对雄黄生品和炮制品分别进行了长期毒性试验。结果发现，雄黄生品 0.49g/kg、0.98g/kg 和炮制品 3.51g/kg 均可引起血红蛋白和血清丙氨酸转氨酶含量降低，且雄黄生品 0.98g/kg 组大鼠的肝可见点状坏死，肝细胞可见嗜酸性改变和部分核皱缩。分别观察天然雄黄和精制雄黄的长期毒性，结果发现，连续灌胃给药4周后，各给药组与对照组相比小鼠肝脏器系明显降低，但天然雄黄降低作用更明显，且天然雄黄组小鼠病理检查可见明显肝损伤。上述结果提示，炮制或加工处理后雄黄可能仍具有一定的长期毒性，但较天然雄黄的长期毒性明显降低。

3. 其他毒性 雄黄在临床上人的常用剂量为 0.06g/kg，超过 0.14g/kg 即可引起中毒，按人与动物耐受量转换关系，确定低、高两个给药剂量组，低剂量研究砷的药动学特征，高剂量研究中毒状态下砷在体内的变化规律，可以认为是大于中毒剂量。除两个剂量给药后各时间点砷的血中浓度、AUC 和组织中含量随剂量有区别外，砷的药动学与毒代动力学血中和组织推移基本相同。从药动学参数及浓度-时间曲线可以看出，口服雄黄后砷较易于吸收，而消除相对较慢，给药 3h 以后曲线基本保持平台状态。

【解毒方法】

1. 浓盐水浸泡 取供炮制用净选雄黄，粉碎，过 40 目筛，拌匀，泡入浓盐水中，搅拌，按规定静止一定时间，倾斜倒取上清液，再把容器斜放澄清上清液，倾斜倒进全部上清液为度，浸泡物放置通风干燥处，自然干燥。

2. 稀盐水制雄黄 取雄黄研细，加 1%的 NaCl 溶液，调成糊状后，再加少量 NaCl 溶液混匀，待沉淀取上清液，反复多次，最后将沉淀物的杂质除去，将净药材取出干燥，研成细粉。

狼　　毒

狼毒为大戟科植物月腺大戟或狼毒大戟的干燥根。该植物分布于东北、华北、西北、西南及江西、河南等地。别名续毒、川狼毒、白狼毒、猫儿眼根草、一把香、山萝卜、红火柴头花。功能与主治为散结、逐水、止痛、杀虫。狼毒有逐水祛痰、破积杀虫等作用，有大毒，临床用于治疗水肿腹胀，痰食虫积，心腹疼痛，慢性气管炎，淋巴结核等。蒙药狼毒味辛，性温，具有攻下、破痞、消肿、燥湿、消"黏"之功效。临床上主要用于严重感染、炎症、皮肤病、水肿等病症。

【本草记载】

本品载于《认药白晶鉴》《无误蒙药鉴》。《无误蒙药鉴》称："阴坡阳坡皆生，茎、叶具乳汁，茎红色，花瓣灰白色，后变红……根如萝卜，黄色，味辛。"上述植物生境、形态及附图与蒙医所沿用的狼毒之生境、形状相符，故认定历代蒙医药文献所载的伊和-如罕布即塔日努（狼毒）。

【现代毒性物质基础】

大戟科植物狼毒大戟和月腺大戟均含间苯三酚衍生物成分如月腺大戟乙素和月腺大戟丙素；二萜类成分如巨大戟醇及其衍生物。而狼毒大戟另含严大戟内酯 B、伪严大戟内酯 B、狼毒大戟甲素和狼毒大戟乙素等成分。瑞香科植物瑞香狼毒则含香豆素成分如瑞香内酯、白瑞香素、狼毒素，以及三萜类成分如狼毒色原酮和新狼毒素。

（1）二萜类化合物是狼毒大戟和瑞香狼毒中的主要成分之一，多具有很强的抗癌活性。其中，尚有一种二萜类化合物具有较强的抗 HIV-1 病毒的作用，且毒性很低。

（2）黄酮类化合物从瑞香狼毒中得到的黄酮类成分主要为双二氢黄酮（狼毒素化合物），狼毒色原酮类和黄烷-3-醇和含有黄烷单元的双黄酮类。从月腺大戟地上部分亦可分离到少类黄酮类化合物，未见狼毒大戟中黄酮成分的报道。

（3）香豆素类化合物是瑞香科植物的特征性成分，目前报道的有 9 种，分别为异佛手柑内酯、茴芹内酯、牛防风素、异茴芹内酯、伞形花内酯、瑞香内酯、西瑞香素、异西瑞香素、瑞香苷。

（4）其他成分研究发现瑞香狼毒的化学成分还有很多，有木脂素、三萜化合物、鞣质类化合物、植物甾醇类化合物等，以及多种微量元素，包括 K、Ca、Mg、Pb、Cu、Zn、Cd、Fe、Mn 等，其中含量以 Ca、K、Mg 较高。

【安全性评价】

1. 急性毒性　绝大多数小鼠死于用药后 48h 以内，LD_{50} 测定及残留量药动学估测试验中共用小鼠 230 只，雌、雄各半，共死亡 125 只，其中雌性 66 只，雄性 59 只，雌、雄之比为 1.11：1，表明性别方面对狼毒大戟敏感性并无差别（$P>0.05$）。

2. 急慢毒性　有研究报告狼毒大戟水提取物比乙醇提取物毒性低，小鼠 LD_{50} 分别为 275.9g/kg 和 171.96g/kg。分别腹腔注射水、乙醇提取物 40g/kg 与 20g/kg，每日 1 次，连续 10 日。均未见小鼠死亡和明显不良反应，可见狼毒大戟毒副反应不大。试验表明瑞香狼毒水、乙醇提取物一次腹腔注射的小鼠 LD_{50} 为 184.3g/kg 和 132.7g/kg，与狼毒大戟相比毒性较高。有研究以微核出现率和精子畸变率为观察指标，对狼毒大戟的致突变作用进行了试验研究。结果显示其水提取物在低剂量（10 倍于治疗剂量）下无明显毒性，高、中剂量时对小鼠有致突变作用，对生殖细胞产生明显的毒性，且随剂量的增加有增加的趋势，但其毒性远低于治疗剂量下的对照药品环磷酰胺。

【其他】（药代动力学）

狼毒大戟体内半衰期很长，提示在组织或重要器官中有积蓄，其半衰期>24h，属于超慢速消除类，可考虑采用小剂量 1 次/日或大剂量数日一次的给药方案。

【解毒方法】

狼毒蒙医炮制方法有牛奶煮法、诃子汤煮法、酒煮法及羊肉汤煮法等。

（1）牛奶煮法：取 500g 狼毒饮片，加 2000ml 鲜牛奶，浸泡 1h 后文火煮至牛奶全部吸收后 60℃条件下烘干。粉碎过 120 目筛备用。

（2）酒煮法：取 500g 狼毒饮片，加 1500ml 白酒，浸泡 6h 后置于水浴上，煎煮至白酒完全被吸收，以后操作同上。

（3）诃子汤煮法：取诃子粗粉 250g，加 1000ml 水，浸泡 1h 后文火煮 1h，用四层纱布过滤，药渣上再加 750ml 水，同法煎煮，过滤，合并滤液即得诃子汤。取 500g 狼毒饮片，加 1500ml 诃子汤，文火煮至诃子汤完全被吸收，以后操作同上。

白　屈　菜

本品为罂粟科植物白屈菜的带花全草。该植物生于山坡或山谷林边草地，全国都有分布，尤其在东北和华北地区，民间全部供药用。本品味苦，性凉，有毒，杀黏，解毒，清热，分清浊，愈伤。主治黏疫热，刀伤，热性眼病。用于胃炎，胃溃疡，腹痛，肠炎，痢疾，黄疸，慢性气管炎，百日咳；外用治皮炎，毒虫咬伤。

【本草记载】

白屈菜，又名地黄连、牛金花、土黄连、八步紧、断肠草、山西瓜、雄黄草、山黄连、假黄连、小野人血草。本品载于《认药白晶鉴》和《无误蒙药鉴》。《无误蒙药鉴》称："……生于阳坡岩下的泥土中，茎长，微黄，叶状如撒落的松石，花黄色，状如金蕾……根黄色，味苦。"上述植物生境、形态、附图特征，与白屈菜之植物生境、形态特征相符，故认定历代蒙医药文献所载的扎格珠即构得日根（白屈菜）。

【现代毒性物质基础】

白屈菜含多种化学成分，其中大多数成分为生物碱成分。白屈菜根茎中生物碱的量最高，尤其在茎形成期。根茎、根和叶中所含生物碱分别可达 15%、12%、10.5%。

1. 生物碱类成分

（1）苯并啡啶型生物碱：苯并啡啶型生物碱包括 4 个结构类型。①六氢苯并啡啶：白屈菜碱、白屈菜明碱、白屈菜定碱、α-高白屈菜碱、氧化白屈菜碱、甲氧基白屈菜碱。②二氢苯并啡啶：二氢白屈菜红碱、二氢血根碱、二氢白屈菜玉红碱、二氢白屈菜黄碱、去甲氧基-9,10-二羟基血根碱、6-甲氧基二氢白屈菜红碱、6-甲氧基二氢血根碱、去甲氧基二氢氧化血根碱、氧化血根碱。③苯并啡啶季胺碱：白屈菜红碱、血根碱、白屈菜玉红碱、白屈菜黄碱。④二聚二氧苯并啡啶：白屈菜默碱、白屈菜红默碱、血根默碱、丽春花定碱。

（2）原托品型生物碱：原鸦片碱、α-别隐品碱、β-隐品碱、隐品碱。

（3）原小檗碱型生物碱：小檗碱、北美黄连碱、斯氏紫堇碱、蝙蝠葛碱、黄连碱、金罂粟碱、紫堇沙明碱。

（4）阿朴菲型生物碱：木兰花碱、紫堇定、异紫堇定。

2. 非生物碱类化学成分 白屈菜酸，白屈菜醇、苹果酸、柠檬酸、琥珀酸、甲胺、酪胺、胆碱、二十六烷醇、皂苷、黄酮苷、强心苷、羽扇豆醇乙酯、挥发油、维生素等。

【安全性评价】

1. 急性毒性 白屈菜生物碱一次性肌内注射给予小白鼠的急性毒性试验表明，生物碱对小白鼠的半数致死量 LD_{50} 为 1222.55mg/kg，其95%的平均可信限为 1083.93～1377.21mg/kg，因此，白屈菜生物碱属于低等毒性物质，小鼠中毒致死反应的起始剂量为 800mg/kg，约为成人日常最大服药量的 1918.6 倍，规定剂量内使用较为安全。亚慢性毒性试验结果表明：白屈菜总生物碱对大鼠血液学指标无明显应性，不会导致大鼠血液学指标改变，并且对动物的造血功能、血细胞生成、血细胞形态及肝肾功能无损害作用。

2. 长期毒性 白屈菜红碱在≥5.6mg/kg 剂量下，对大鼠间歇腹腔注射给药 6 周，可见因局部刺激和药物毒性引起的全身性异常反应，以致部分大鼠死亡。在 3.7mg/kg（相当于临床人拟用量 11.2 倍）主要药效学试验表明：白屈菜红碱体外抗肿瘤出现毒性反应较小。

【其他】（药代动力学）

大鼠体内分布广泛且复杂，给药后主要分布在胃肠道，其次是肝脏，其他内脏含量由高到低依次为肾脏、肺脏、脾脏、脂肪、心脏等器官组织。血根碱主要以原型或转化为二氢血根碱的形式随粪便和尿液排出体外，两种化合物相对快速地从血液和肝脏中清除干净，导致血根碱的生物利用度明显偏低。

山 豆 根

本品为豆科植物越南槐。该植物自生山坡、路旁、草丛中，主要分布于我国的广西、云南、贵州等地。本品苦，寒。具有泻火解毒、消肿利咽、止痛杀虫的功效，主治火毒蕴结、咽喉和齿龈肿痛等症状，近代临床常用于治疗咽喉肿痛、牙龈肿痛、湿热黄疸、湿热带下、心律失常等症。《中国药典》2015 年版载本品苦，寒；有毒。传统医学有清热，祛协日，愈伤，止渴，祛协日乌素之效，主治协日乌素病，脓疮，消渴，皮肤协日乌素病，丹毒。

【本草记载】

山豆根，又名山大豆根、广豆根、柔枝槐、苦豆根及黄结等。本品载于《认药白晶鉴》。《认药白晶鉴》称："茎、叶颜色等与荨麻近似，味极苦。"《无误蒙药鉴》载："灌木，茎、节与荨麻近似，但粗，硬，皮厚，味极苦。"上述植物形态特征与蒙医使用的越南槐之形态近似。依据文献及蒙医沿用经验认定历代蒙医药文献所载的您巴即桌林-牧其日图-宝雅（山豆根）。

【现代毒性物质基础】

黄酮类化合物包括柔枝槐酮、柔枝槐素、柔枝槐酮色烯、柔枝槐素色烯。其他尚含紫檀素、山槐素、红车轴草根苷等。苦参碱既是山豆根的毒性成分，又是其药效成分。本品总生物碱 1.34%～1.88%，以苦参碱、氧化苦参碱为主，其中含苦参碱 0.52%，氧化苦参碱 0.35%，还有少量的臭豆碱、金雀花碱、N-甲基金雀花碱、槐果碱、氧化槐果碱、槐氨、槐醇、(−)-14β-乙酸基苦参碱、(＋)-14α-乙酸基苦参碱等。

【安全性评价】

山豆根的毒性反应以急性毒性、神经毒性、胃肠道反应为主，此外还可引起呼吸系统、心血管系统毒性等。毒副反应主要原因是用药过量和品种混乱，应防止山豆根与北豆根的混用，两者功效相似，但是山豆根毒性大，北豆根毒性小，混用易致中毒；严格控制用量，每日 10g 以下为宜；山豆根可与其他药物配伍服用，以减弱其毒性；临床使用山豆根时，应兼顾病情与年龄，尽量减少用量。

1. 急性毒性 有报道山豆根毒性成分主要为苦参碱和金雀花碱，苦参碱能麻痹呼吸中枢运动神经末梢，引起呼吸衰竭；金雀花碱能反射性兴奋呼吸中枢和血管运动中枢，使呼吸急促、心跳加快、血压升高。主要累及神经系统、消化系统和呼吸系统，呼吸衰竭是其直接致死原因。在山豆根神经毒性研究中，采用山豆根熬成汤剂，用灌胃针灌服大鼠，每日 1 次，7～10 日后，发现大鼠活动减少，明显温顺，逃避能力下降。分析结果推测山豆根水煎剂中毒影响到认知过程，可能对人的神经系统有毒性作用。

2. 长期毒性 向华丽等用山豆根水煎剂对 SD 大鼠灌胃给药，长期毒性试验表明（剂量分别相当于临床用量的 100 倍/50 倍/25 倍），高、中剂量给药的大鼠心脏、肝、肺、睾丸、脑指数增加，因此推测其对脑组织和心脏可能有一定的损害。

【其他】（药代动力学）

复方山豆根口服液大中小剂量组均有镇痛作用，大剂量与吲哚美辛相当，维持时间长达 6.5h 以上；各剂量组均有明显的消炎作用，且有一定的量效关系，维持时间长达 6.5h 以上。

【解毒方法】

《中国药典》及各地炮制规范收录的山豆根炮制方法均为净制、切制，没有加热炮制或辅料炮制的方法，炮制对其毒性的影响也未见报道。升高温度山豆根的毒性有所下降，提示加热炮制山豆根可降低其毒性。

关 木 通

本品为马兜铃科植物东北马兜铃的木质茎，主产于我国东北地区。本品味苦，寒，具有清心火、利小便、通经下乳等功效。临床上用于口舌生疮、心烦尿赤、水肿、热淋涩痛、湿热痹痛等症。

【本草记载】

本品为马兜铃科植物东北马兜铃的藤茎。

【现代毒性物质基础】

试验先后对关木通的茎藤、茎皮等部位进行了研究，在茎藤部位分得 13-谷甾醇、木兰花碱、豆甾烷-3,6 二酮、6-羟基-豆甾-4-烯-3-酮、二十八酸甘油单酯、马兜铃苷、马兜铃酸 I、胡萝卜苷、马兜铃酸 II、马兜铃酸 IV、对羟基桂皮酸、马兜铃酸 IVa、马兜铃酸 VIa 和一种新的化合物，该化合物经光谱鉴定为 3,4-二甲氧基-10-硝基菲-1-羧酸甲酯。从茎皮中鉴定了一个马兜铃酸与倍半萜醇成酯的新化合物，命名为马兜铃酸萜酯 I。试验首次从关木通的乙酸乙酯和甲醇提取物中分离出 7 个马兜铃菲类化合物，为 8-O-4'-新木脂素：1-(4-羟基-3-甲氧基-苯基)-2-{2-甲氧基.4-[1-(E)-丙烯-醇]-苯氧基}-丙烷-1,3-二醇（赤式）（1）,1-(4-羟基-3-甲氧基-苯基)-2-{2,6-二甲氧基-4-[1-(E)-丙烯-3-醇]-苯氧基}-丙烷-1,3 二醇（赤式）（2）；6-O-(E)-对羟基桂皮酰基-葡萄糖（3）；6-O-(E)-阿魏酰基-葡萄糖（4）；6-O-(E)-对羟基桂皮酰基-乙基-葡萄糖苷（5）；6-O-(Z)-对羟基桂皮酰基-乙基-2-葡萄糖苷（6）；3-O-(E)-对羟基桂皮酰基-葡萄糖（7）。化合物（1）～（7）均是首次从马兜铃属植物中得到，其中（1）、（5）、（6）为新的天然产物。试验同时考察了这些化合物清除羟基自由基和 DPPH 自由基的活性，发现化合物（3）～（7）均具有清除羟基自由基的能力，化合物（4）具有清除 DPPH 自由基的能力。

【安全性评价】

1. 急性毒性　关木通制品水煎剂灌胃给药小鼠的 LD_{50} 为 226.62g/kg，为人用日服剂量的 419.69 倍。关木通生品 78.13g/kg 组动物在给药后 2～3h 开始出现死亡，给药后 2～3 日为死亡高峰，给药后 4 日全部死亡。生品 62.5g/kg 组动物在给药后 8h 出现死亡。给药后 3～4 日为死亡高峰，生品 50.0g/kg 组动物在给药后 2 日出现部分死亡，给药后 6 日死亡 60%。生品 40.0g/kg 组动物在给药后 14 日均未出现死亡。给药后轻度中毒的动物出现活动减少、竖毛、呼吸急促，部分动物有稀便等症状；中度中毒的动物出现活动明显减少、竖毛、呼吸困难，部分动物有稀便等症状直至死亡。死亡动物经解剖，肉眼观察可见肾脏颜色较对照组变浅，有轻度水肿现象，其他脏器未见明显变化。

2. 长期毒性　生品 10.8g/kg 剂量组在给药 3 日后动物出现了精神不振、纳食减少、体重明显下降，并陆续出现死亡。随着给药时间的延长症状加重，动物在给药 4 周内全部死亡。生品 5.4g/kg 剂量组在连续灌胃给药 7～90 日的体重、进食量等均明显低于对照组，而生品 0.54g/kg 剂量组在连续给药 90 日中，体重进食量等与对照组比较差异无统计学意义。制品 0.54g/kg、5.4g/kg、0.8g/kg 剂量组在连续灌胃给药 90 日期间对大鼠的体重、进食量等均无明显的影响。

【其他】（药代动力学）

文献报道大鼠的药动学研究结果，马兜铃酸在体内过程符合二室模型，分布半衰期为 4min，消除半衰期为 34min，提示马兜铃酸从中央室向周边室分布极为迅速，排泄或代谢较快；而马兜铃内酰胺 I 在一定时间内血药浓度相对稳定。关木通水煎剂中毒性成分的小鼠口服表观半衰期为 31.87h，为较长半衰期药物，在临床用药时应注意其蓄积性毒性，注意用药时间间隔。

细　辛

本品为马兜铃科植物北细辛、汉城细辛或华细辛的干燥根和根茎。前两种习称辽细辛，主要产于东北地区。北细辛主产于东北三省，以辽宁为主，按生态可分为野生和家种两种，因野生变家种后植株和产品有差异，故商品分为野生和家种两种规格；汉城细辛主产于辽宁和吉林两省东南部，产量极少。华细辛主产于陕西华阴，湖北、四川、山东、河南、福建、浙江等地亦产。本品气辛香，味辛辣，麻舌，均以根灰黄、叶绿、干燥、味辛辣而麻舌者为佳，具有散寒解表，止痛，温肺化饮等作用。主用于治疗风寒感冒、头痛、牙痛、鼻塞鼻渊、风湿痹痛、痰饮咳喘等证。现代研究表明本品具有抗炎解热镇痛、抗惊厥、免疫抑制、局部麻醉、抗组胺和抗过敏反应，升压、强心、增加冠脉流量、抗氧化、抗衰老等药理作用，临床上常用于上呼吸道感染、头痛、牙痛、鼻炎、口腔溃疡、冠心病、心绞痛等的防治，也可以用局部麻醉。传统医学有清热，止痛，消肿，敛毒等功效，主治脑刺痛，炭疽，乳腺肿痛等症。

【本草记载】

本品首载于《神农本草经》，列为上品："细辛，味辛温。主咳逆，头痛，脑动，百节拘挛，风湿痹痛，死肌。久服明目，利九窍，轻身长年。一名小辛，生山谷。"

【现代毒性物质基础】

（1）辽细辛（辽宁产）全草（干品）：含挥发油 2.5%，挥发油中的成分有 α-蒎烯（α-pinene）、樟烯（camphene）、β-蒎烯（β-pinene）、月桂烯（myrcene）、香桧烯（sabinene）、柠檬烯（limonene）、1,8-桉叶素（1,8-cineole）、对-聚伞花素（p-cymene）、γ-松油烯（γ-terpinene）、异松油烯（terpinolene）、龙脑（borneol）、优葛缕酮（eucarvone）、2-异丙基-5-甲基茴香醚（2-isopropyl-5-methylanisole）、3,5-二甲氧基甲苯（3,5-dimethoxytoluene）、黄樟醚（safrole）、甲基丁香油酚（methyleugenol）、细辛醚（asaricin）、肉豆蔻醚（myristicin）、榄香脂素（elemicin）、β-水芹烯（β-phellandrene）、β-松油烯（β-terpinene）、3,4-二甲基-2,4,6-辛三烯（3,4-dimethyl-2,4,6-octatriene）、表樟脑（epicamphor）、异龙脑（isoborneol）、α-松油醇（α-terpineol）、十五烷（Pen-tadecane）、β-甜没药烯（β-bisabolene）、2-甲氧基黄樟醚（croweacin）、卡枯醇（kakuol）、细辛脑（asarone）等，另含和乌胺（higenamine）。

（2）华细辛（湖北产）全草（干品）：含挥油 2.6%，挥发油中的成分有 α-蒎烯（α-pinene）、樟烯（camphene）、β-蒎烯（β-pinene）、月桂烯（myrcene）、香桧烯（sabinene）、柠檬烯（limonene）、1,8-桉叶素（1,8-cineole）、对-聚伞花素（p-cymene）、γ-松油烯（γ-terpinene）、异松油烯（terpinolene）、龙脑（borneol）、4-松油烯醇（terpinen-4-ol）、α-松油醇（α-terpineol）、萘（naphthalene）、3,5-二甲氧基甲苯（3,5-dimethoxytoluene）、黄樟醚（safrole）、正十五烷（n-pentadecane）、甲基丁香油酚（methyleugenol）、2-甲氧基黄樟醚（croweacin）、细辛醚（asaricin）、肉豆蔻醚（myristicin）、榄香脂素（elemicin）、α-侧柏烯（α-thujene）、细辛素（asarinin）等。测得华细辛根茎、叶柄、叶中马兜铃酸的含量分别为 8.39μg/g、56.55μg/g、213.50μg/g；其挥发油的含量分别为 4.4%、0.6%、0.5%。

（3）汉城细辛（辽宁产）全草（干品）：含挥发油 1.0%。从挥发油中除分离出甲基丁香油酚（methyleugenol）、黄樟醚（safrole）、细辛醚（asaricin）和优葛缕酮（eucarvone）外，还含有 α-蒎烯（α-pinene）、樟烯（camphene）、β-蒎烯（β-pinene）、月桂烯（myrcene）、香桧烯（sabinene）、柠檬烯（limonene）、1,8-桉叶素（1,8-cineole）、对-聚伞花素（p-cymene）、龙脑（borneol）、α-松油醇（α-terpineol）、α-羟基-对-聚伞花素（p-cymen-α-ol）、2-异丙基-5-甲基茴香醚（2-isopropyl-5-methyl anisole）、乙酸龙脑酯（bornyl acetate）、3,5-二甲氧基甲苯

（3,5-dimethoxytoluene）、肉豆蔻醚（myristicin）和榄香脂素（elemicin）等。测得汉城细辛根茎、叶柄、叶中马兜铃酸的含量分别为 1.38μg/g、39.48μg/g、336.86μg/g；其挥发油的含量分别为 4.4%、0.4%、0.6%。

【安全性评价】

1. 急性毒性 细辛煎剂给小鼠灌胃 LD_{50} 为 123.75mg/kg，醇浸剂给小鼠静脉注射 LD_{50} 为 7.78mg/kg，细辛油的小鼠腹腔注射按概率-对数绘图法测得 LD_{50} 为 1.2mg/kg±0.04mg/kg。另对细辛散剂的半数致死量 LD_{50} 进行了测定，细辛根散剂的 LD_{50} 为 6.52mg/kg，而细辛全草散剂的 LD_{50} 为 11.70mg/kg，说明细辛根散剂的毒性较大。试验表明小鼠灌服细辛散剂后主要毒性反应为呼吸困难、发绀、抽搐、烦躁等，致死原因可能是对神经系统和呼吸系统的影响，这与《本草别说》所记载的细辛"多即气闷塞不通者死"基本吻合。细辛挥发油和去油水煎剂在等剂量用于小鼠时，挥发油组有 70%死亡，而去油水煎组无一死亡，证明细辛的毒性作用主要来源于挥发油，其 LD_{50} 和 ED_{50} 分别为 27.0mg/kg±0.4mg/kg 与 18.3mg/kg±0.8mg/kg，安全指数为 1.47。

2. 长期毒性 细辛挥发油小剂量有镇静作用；大剂量应用对蛙、小鼠、家兔等初呈兴奋，随后转入抑制，随意运动及呼吸减慢，反射消失，最后因呼吸麻痹而死亡。有研究报道，黄樟醚对大鼠的 LD_{50} 为 1950mg/kg，黄樟醚的致癌作用建立在高剂量喂食大鼠 2 年基础上，动物在喂食 0.5%黄樟醚后形成明显的肝肿瘤，有较高发生率（14/50 只动物），而低剂量 0.1%诱发良性肿瘤且发生率较低。

【其他】（药代动力学）

灯盏细辛总咖啡酸酯类成分包括 1,3-氧二咖啡酰奎宁酸、1,5-氧-二咖啡酰奎宁酸、3,5-氧-二咖啡酰奎宁酸等，这些成分化学结构相似，在紫外吸收光谱上有类似吸收曲线，最大吸收波长均在 325nm 左右，故以 325nm 为测定波长。研究发现，灯盏细辛注射液中总咖啡酸酯的大鼠体内过程符合二室模型，同时浓度-时间曲线出现多峰现象，由于灯盏细辛注射液中含有的灯盏花乙素也是活血化瘀的有效成分，两者的药代动力学行为是否存在相互影响，有待进一步探讨。

千 里 光

千里光为菊科千里光属植物，多年生草本。该植物主要分布于我国华东、中南及西南各地，多生于丘陵山地林边，灌丛草丛和路边，夏秋采收，是应用历史悠久的常用中药之一。本品味苦、辛，性寒，具有清热解毒、明目退翳、杀虫止痒、散瘀消肿等功效。用于风热感冒、目赤肿痛、泄泻痢疾、皮肤湿疹、疮疖等。传统药学有收敛，接脉，止刺痛，清热，解毒等功效，主治骨伤，脉伤，黏疫，黏性肠刺痛，血痢，腑热。

【本草记载】

千里光又名古瑞、古瑞曼巴、乌都力格-昭赫门，乌都力格-黑奇给讷等。本品载于《认药白晶鉴》。《认药白晶鉴》称："阳坡、阴坡均生，茎如芍茫，叶细，柔软，绿色，状如芥。

节上分枝，覆盖发黄的蓝灰色花，种子多，味苦，辛，根粗者为佳。下品叶椭圆形，花黄色，有纹。"《无误蒙药鉴》载："形似芍茫，但茎细长，柔软，类似哈日-吉勒泽，或形似白芥，节上分枝；花和种子灰黄色，多数；味苦、辛，根粗者为佳。到处均生，灰色，叶如野罂粟，茎短，花黄色，根黄色者为下品。"上述植物形态及附图特征与蒙医所沿用的羽叶千里光相似。根据文献记载及临床应用经验，认定历代蒙医药文献所载的古瑞即黑奇给讷（千里光）。

【现代毒性物质基础】

千里光中主要含有生物碱类、黄酮类、挥发油类、萜类、酚酸类等多类成分。

1. 生物碱类 千里光属植物所含生物碱多为吡咯里西啶类生物碱（PAs）。采用 HPLC-MS 联用，从山西产千里光水提液中分离鉴定出 11 种吡咯里西啶类生物碱类成分，包括新阔叶千里光碱、千里光宁碱、N-氧化千里光宁碱、千里光非灵碱、N-氧化千里光非灵碱、千里光碱、N-氧化千里光碱等。采用硅胶和凝胶柱色谱法从千里光中分离得到 2 个 PAs 类，即 7-angebyltumefo'reidine 和阿多尼弗林碱（阿多尼弗林碱是千里光安全性评价的重要指标成分）；还分离得到大麦芽碱、1,3,6,6-四甲基-5,6,7,8-四氢异喹啉-8-酮、4-(吡咯烷-2-酮基)-苯基乙酸、4-吡咯烷基-苯基乙酸 4 个生物碱类成分。

2. 黄酮类 化学预试验提示，千里光含有大量黄酮类成分，但国内外关于从千里光中分离得到单体黄酮类成分的报道较少。从千里光中可分离得到黄酮类化合物金丝桃苷和蒙花苷；从千里光全草乙酸乙酯部位分离鉴定得到槲皮素-3-O-β-D-葡萄糖苷、金丝桃苷、槲皮素、异鼠李素 4 个黄酮类单体成分。

3. 酚酸类 酚酸类成分为千里光中主要活性成分之一。近年来从千里光中分离得到酚酸类成分 2-(1,4-二羟基苯环己烷基)-乙酸，4-(吡咯烷-2-酮基)-5-甲氧基-苯基乙酸，以及咖啡酸、绿原酸 2 个酚酸类成分。

4. 萜类 从千里光中可分离得到 4 个艾里莫芬烷型倍半萜类，包括 7β,11-环氧-9α,10α-环氧-8-羧基艾里莫芬烷等。

5. 挥发油类 采用 GC-MS 联用分析了贵州产千里光中的挥发油，鉴定出其中 63 种化合物，占挥发油总量的 74.75%，主要为萜类、脂肪族类和芳香族化合物。

6. 其他 千里光中还含有皂苷类、强心苷类、鞣质类、蒽醌、苷类及微量元素等成分。

【安全性评价】

1. 长期毒性 动物试验表明，大剂量灌服千里光水煎剂，可致食欲减退，体重减轻，并可引起部分动物死亡，小剂量试验者，在病检时可见肝脏有轻度脂肪性变。据国外报道，千里光植物含有多种肝毒性生物碱，对肝脏有明显毒性，可致动物和人肝损害，甚至死亡。千里光具有迟发性肝毒性，长期使用可导致肝硬化、黄疸、腹水，还可导致癌症。

2. 急性毒性 观察广西、湖北等 6 地产千里光对小鼠的急性毒性反应，结果显示，不同产地千里光毒性不同，广西、湖北产千里光未见明显毒性；江苏、浙江、四川和河南产千里光有一定毒性,以河南产千里光毒性最强，对幼年小鼠、成年小鼠及大鼠的LD_{50}分别为48.51g/kg、46.15g/kg、98.41g/kg，属于极低毒物质。小鼠骨髓微核试验结果表明 130.9mg/kg 及以下剂量千里光 70%乙醇提取液不能引起小鼠骨髓细胞微核率升高，不具致突变作用；392.7mg/kg 的千里光 70%乙醇提取物对雌性小鼠具有致突变作用，但对雄性小鼠却无致突变作用；1309.00mg/kg 的千里光 70%乙醇提取液对雌、雄小鼠均有致突变作用。

【其他】（药代动力学）

在小鼠体内代谢符合一级反应一室模型,模型表达式为 $C = 1436.227e^{(-0.1334t)} - 1436.227e^{(-0.237t)}$，表观药动学参数为一级消除速率常数 $k_e = 0.1334h^{-1}$，消除半衰期 $t_{1/2ke} = 5.1949h$，一级吸收速率常数 $k_a = 0.237h^{-1}$，吸收半衰期 $t_{1/2ka} = 2.9241h$，血药峰浓度 $C_{max} = 1436.227mg/kg$，达峰时间 $t_{max} = 5.5474h$，清除率 $CL = 0.0553mg/(kg·h)$，浓度-时间曲线下面积 $AUC = 16\ 826.35mg/(kg·h)$，表观分布容积 $V = 0.4142mg/kg$，滞后期 $t_0 = 0.0104h$。表明千里光提取物冻干粉具有良好的抗炎作用，在小鼠体内起效快，消除慢，生物利用度高，在机体内分布有限，较集中于血浆，组织摄入少。安全性评估：千里光急性毒性较小，其毒性与药材产地、提取方式等因素有关。千里光对机体的损伤主要以肝损害为主，且可产生一定的胚胎毒性。中高剂量的 70%乙醇提取物能够引起小鼠畸形精子发生率增高，而低剂量对小鼠精子畸形影响较小。

款 冬 花

本品为菊科款冬属植物款冬的干燥花蕾，其味辛、微苦，性温，归肺经，具有化痰止咳、润肺下气功效，主治咳嗽、气喘、肺痿、咳吐痰血等症。款冬花主产于甘肃、河南、山西、陕西等地，在全国多个地区均有栽培。因款冬花中含有多种黄酮类化合物，黄酮类成分具有止咳、祛痰、平喘、抗菌的活性。有相关报道，芦丁、异槲皮苷对大部分细菌均有显著抑制作用，具有较强的抗菌活性。绿原酸等咖啡酰奎宁酸类化合物也同样具有抗菌、抗炎的作用。传统药学有清热、解毒、止泻功效，主治血协日热、毒热和热性腹泻等。

【本草记载】

本品蒙医习称岗嘎冲，载于《蒙药学》，其临床应用范围广，应用时间较长，故近代蒙医药文献均予收载。

【现代毒性物质基础】

本品包括萜类、黄酮和生物碱。

1. 萜类 款冬花中萜类成分为倍半萜及三萜类。采用 UPLC-Q-TOF-MS 法，对款冬花中萜类化合物进行 ESI-MS 分析鉴定，结果证实款冬花中倍半萜化合物包括款冬酮、款冬花酮、款冬花素内酯、新款冬花内酯、甲基丁酰基-3,14-去氢款冬素酯、甲基丁酰款冬素酯等。款冬花中的三萜类成分包括款冬巴耳新二醇、款冬二醇、山金车二醇、巴耳三萜醇、异巴耳三萜醇。

2. 黄酮 有研究从款冬花叶和花中分得芦丁（rutin）、金丝桃苷（hyperin）、山奈酚（kaempferol）、槲皮素（quercetin）、槲皮素-3-阿拉伯糖苷（quercetin-3-arabinoside）、山奈酚-3-阿拉伯糖苷（kaempferol-3-arabinoside）、槲皮素-4′-葡萄糖苷（quercetin-4′-glucoside），山奈酚-3-葡萄糖苷（kaempferol-3-glucoside）。有研究报道从款冬花的醇提物中分得山奈素-3-芸香糖苷（kaempferol-3-rlltinoside）。

3. 生物碱　濮社班等采用 TLC 和 LC/MSn 法测定了款冬花中吡咯西啶生物碱（HPA）的含量，款冬花中的 HPA 主要包括千里光非宁、全缘千里光碱、2-吡咯啶乙酸甲酯、肾形千里光碱、千里光宁等。

4. 酚酸类　基于 NMR 代谢组学技术，有研究对款冬花代谢指纹图谱进行分析，指认出了款冬花的酚酸类成分为 3,4-二咖啡奎尼酸、3,5-二咖啡酰基奎尼酸、4,5-二咖啡酰基奎尼酸、咖啡酸、绿原酸、芥子酸等。相关研究结果表明，款冬花中含有 5-O-咖啡酰奎宁酸、3-O-咖啡酰奎宁酸、4-O-咖啡酰奎宁酸、4,5-二-O-咖啡酰奎宁酸、3,5-二-O-咖啡酰奎宁酸、3,4-二-O-咖啡酰奎宁酸、1,2-O-dicaffeoyl-cychopenta-3-ol、咖啡酸、咖啡酸甲酯、咖啡酸乙酯、(E)-2,5-二羟基桂皮酸、3,4-二咖啡酰基奎尼酸、4,5-二咖啡酰基奎尼酸、4,5-二咖啡酰基奎尼酸甲酯和绿原酸等成分。

5. 挥发油　按照《中国药典》2015 年版第四部，选取两种不同极性的毛细管柱，运用层析法和保留指数-线性插入法从款冬花蕾中提取了 52 种挥发油，主要包括倍半萜、链状烯烃。其中除 8-石竹烯外，其余 51 个挥发油化合物均为首次分离鉴定出化学结构。研究采用蒸馏-萃取法提取款冬花的挥发油成分进行 GC-MS 分析，结果表明：分离鉴定出的 70 种挥发油成分中，包含倍半萜类、烷烃、烯烃、酮和醛等，其中稠环芳烃类含量最低，烯烃类成分含量最高。

6. 甾醇类及其他　采用硅胶色谱对款冬花 70%乙醇提取物分别以石油醚、乙酸乙酯、水饱和正丁醇进行萃取，TLC 检测结果显示石油醚部分经过石油醚-乙酸乙酯的反复分离，最后能得到豆甾醇、β-谷甾醇；乙酸乙酯部分以三氯甲烷-甲醇为洗脱剂，可得到豆甾醇-8-β-葡萄糖苷。利用理化检测及波谱分析法，从款冬花中相继分离鉴定出了麦角甾醇、胡萝卜苷、α-菠甾醇、α-菠甾醇-β-D-葡萄糖苷。除此之外，其他学者研究表明，款冬花中还含有其他类型成分，如尿嘧啶核苷、腺嘌呤核苷、胡萝卜苷、蔗糖、氨基酸（7-氨基丁酸、丙氨酸、丝氨酸、甘氨酸）及无机元素（Fe、Cu、Zn、Co）等。

【安全性评价】

款冬花中含有的肾形千里光碱属于吡咯里西啶生物碱。该类生物碱可引起肝脏毒性。一些国家对含有此类生物碱的款冬花禁止使用，导致款冬花的使用受限，严重阻碍了推广和应用。

【其他】（药代动力学）

大鼠灌胃给予绿原酸单体、款冬花有效部位、紫菀增效部位及配伍部位后，测定绿原酸的平均血药浓度-时间曲线。大鼠灌胃绿原酸单体后，60min 达到血药浓度峰值，360min 后血浆中检测不到绿原酸；灌胃款冬花有效部位、紫菀有效部位及配伍部位后，血浆中绿原酸的达峰时间（T_{max}）均提前到 15min，紫菀有效部位给药 240min 后血浆中检测不到绿原酸。血浆中绿原酸的药峰浓度（C_{max}）的高低顺序依次为配伍部位＞款冬花有效部位＞绿原酸＞紫菀有效部位。

【解毒方法】

取原药材，除去杂质及残梗，筛去灰屑。

大　黄

本品为蓼科植物掌叶大黄、唐古特大黄或药用大黄的干燥根及根茎。本品性苦、寒。能泻下攻积，清热泻火，止血，解毒，活血祛瘀，主治大便秘结，胃肠积滞，血热妄行之各种出血症，瘀血证等。现代研究表明本品具有泻下、抗炎、抗菌、止血、保肝、退热及调节免疫系统等药理作用。临床上常用于消化系统疾病、急慢性肾衰竭、出血性疾病、急性感染及糖尿病肾病等疾病的防治，也可用于急性中毒的抢救。蒙药大黄传统用于抗菌，泻下。

【本草记载】

本品别名朱木萨、西莫兴。《认药白晶鉴》中记述："蒙药大黄味苦、酸，性凉，效稀、轻、动、糙，具有清热、解毒、泻泄、收敛疮疡消食等功效。"

【现代毒性物质基础】

大黄主要为蒽醌类化合物，其中游离型蒽醌主要为芦荟大黄素、大黄酸、大黄素、大黄酚、大黄素甲醚等。结合型蒽醌为蒽醌衍生物与葡萄糖结合的包括蒽醌苷和双蒽醌苷。双蒽醌苷中有番泻苷 A～F。

（一）蒽类

1. 蒽醌类　含总蒽醌 1.14%～5.19%，分为游离型和结合型蒽醌两类。其中游离型蒽醌含量为 0.037%～1.155%，结合型蒽醌含量为 1.829%～1.997%。游离型包括大黄素（emodin）、大黄酚（chrysophanol）、芦荟大黄素（aloc-cmodin）、大黄素甲醚（physcion）、大黄酸（rhein）等，为大黄的抗菌成分。结合型蒽醌有大黄酸-8-*O*-β-葡萄糖苷（rhein-8-*O*-β-glucoside）、大黄酸苷 A（rheinoside A）、大黄酸苷 B（rheinoside B）、大黄酸苷 C（rheinoside C）、大黄酸苷 D（rheinoside D）、大黄素甲醚葡萄糖苷（physcion monoglucoside）、芦荟大黄素葡萄糖苷（aloe-emodin monoglucoside）、大黄素葡萄糖苷（emodin monoglucoside）、大黄酚葡萄糖苷（chrysophanol monoglucoside）等。

2. 双蒽酮类

（1）游离型有大黄二蒽酮 A、大黄二蒽酮 B、大黄二蒽酮 C 和掌叶二蒽酮（palmidin）A、掌叶二蒽酮 B、掌叶二蒽酮 C。

（2）结合型有番泻苷 A、番泻苷 B、番泻苷 C、番泻苷 D、番泻苷 E、番泻苷 F 等，系大黄主要泻下成分。

（二）苯丁酮苷类

苯丁酮苷类有莲花掌苷（lindleyin）、异莲花掌苷（isolindleyin）、苯丁酮葡萄糖苷（phenyl-butanone glucoside）。

（三）二苯乙烯类

研究报道了大黄属中的土大黄苷、piceatannol-37-*O*-Glc、rhapontigenin 等 24 种二苯乙烯类成分。已经发现大黄中有 3,4,3′,5′-四羟基芪-3-葡萄糖苷、4,37,57-三羟基芪-4-葡萄糖苷、4,37,57-三羟基芪-4（6″没食子酰基）-葡萄糖苷等，而药用大黄仅含 4,37,5′-三羟基芪-4-葡萄糖苷。

（四）有机酸

有机酸是指一些具有酸性的化合物，广泛存在于植物的叶、根中。有研究用 GC-MS 法分析鉴定了大黄中存在多种挥发性成分。以棕榈酸、亚油酸、十二酸等低分子量有机酸为主。此外，还有 gallicacid-3-O-β-D-glucopyranoside、gal-licacid-4-O-β-D-glucopyrano-side 等有机酸类成分。

【安全性评价】

1. 急性毒性　大黄醚提取物小鼠腹腔注射，剂量达 40g 生药/kg，观察 72h，未见死亡和异常。苏联学者测得大黄制剂对小鼠皮下注射 LD_{50} 为 4.052g/kg 和 2g/kg。日本学者用 4 周龄 CPC 系小鼠每组 6 只腹腔注射，锦文大黄、唐古特大黄、二等大黄的稀乙醚浸膏的 LD_{50} 为 0.25%～0.5%g/kg；唐古特大黄饮片、等外大黄的 LD_{50} 为 0.25g/kg；日本大黄、土耳其大黄、圆叶大黄为 1.25～2.5g/kg。

2. 长期毒性

（1）大黄的肾毒性：在一些肾脏疾病的治疗中，大黄是常见的一种中药。经动物试验证实：大黄素经白介素 1β（IL-1β）途径、丝裂原激活蛋白激酶 p38 来抑制机体肾小球系膜细胞的增生和其外基质的积聚，可有效防止粘连的发生，并缓解粘连的形成。在临床上，有研究发现，在长期的灌胃大黄总提物时大鼠肾的尿素氮（BUN）、肌酐（Cr）、$β_2$-微球蛋白（$β_2$-MG）等水平升高，导致肾小球的滤过率下降，具有潜在肾毒性。

（2）大黄的肝毒性：在长期治疗慢性肝病中，常使用大黄，有研究指出，大剂量的大黄可损伤正常大鼠的肝脏，而小剂量时却可治疗肝损伤模型的大鼠，随着剂量的增加，治疗效果降低，说明大黄对肝脏具有保护、损伤双向作用。并且大黄的肝毒性同大鼠的年龄呈正相关，提示老年患者在使用大黄时要控制时间和剂量。

【其他】（药代动力学）

蒽醌类成分会导致 ATP 的降低，较低的 ATP 浓度和 Na^+-K^+ATP 酶的抑制作用会使肠上皮细胞膜内、外离子梯度降低，它将阻止 Na^+ 和水的吸收，从而影响共服药物的渗透性。无论是单味大黄给药还是复方给药，大黄游离蒽醌类成分在体内吸收快，多数在 1h 左右达到最大血药浓度，但消除比较慢。大黄酚和大黄素甲醚的浓度太低，难以连续被检测到；芦荟大黄和大黄酸在 1h 内达到 C_{max}，而大黄素达 C_{max} 需要的时间最长可达 2.44h。此外大黄素、大黄酸和芦荟大黄素在给药后 24h 亦可检测到。

【解毒方法】

1. 大黄　取原药材，除去杂质，大小分开，洗净，捞出，淋润至软后，切厚片或小方块，晾干或低温干燥，筛去碎屑。

2. 酒大黄　取大黄片或块，加黄酒喷淋拌匀，稍闷润，待酒被吸尽后，置炒制容器内，用文火炒干，色泽加深，取出晾凉，筛去碎屑。大黄片或块每 100kg 用黄酒 10kg。

3. 熟大黄

（1）取大黄片或块，置木甑、笼屉或蒸制容器内，隔水加热，蒸至大黄内外均呈黑色为度，取出，干燥。

（2）取大黄片或块，加黄酒拌匀，闷 1～2h 至酒被吸尽，装入炖药罐内或适宜的蒸制容器内，密闭，隔水加热，炖 24～32h 至大黄内外均呈黑色时取出，干燥。大黄片或块每 100kg

用黄酒 30kg。

4. 大黄炭　取大黄片或块，置炒制容器内，用武火加热，炒至外表呈焦黑色时，取出晾凉。

5. 醋大黄　取大黄片或块，加米醋拌匀，稍闷润，待醋被吸尽后，置炒制容器内，用文火加热，炒干，取出，晾凉，筛去碎屑。大黄片或块每 100kg 用米醋 15kg。

6. 清宁片　取大黄片或块，置煮制容器内，加水过药面，用武火加热，煮烂时，加入黄酒（100：30）搅拌，再煮成泥状，取出晒干，粉碎，过 100 目筛，取细粉，再与黄酒、炼蜜混合成团块状，置笼屉内蒸至透，取出揉匀，搓成直径约 14mm 的圆条，于 50～55℃低温干燥，烘至七成干时，装入容器内闷约 10 日至内外湿度一致，手摸有挺劲，取出，切厚片，晾干。大黄片或块每 100kg 用黄酒 75kg、炼蜜 40kg。

硫　黄

本品为自然元素类矿物硫族自然硫，采挖后，加热融化，除去杂质；或用含硫黄矿物加工制得。本品酸，温，有毒，归肾，大肠经。外用解毒杀虫疗疮，用于疥癣，秃疮；内服补火助阳通便，用于阳痿足冷，虚喘冷哮，虚寒便秘。本品供内服的硫黄须制后用。现代研究本品具有灭真菌、杀疥虫、溶解角质、脱毛、止泻、祛痰发汗等药理作用，临床可用于慢性阻塞性肺病、高血压、腹泻、肾炎、慢性结肠炎、神经性皮炎、疥疮、内痔出血、顽固性皮肤瘙痒疾病治疗。

【本草记载】

本品最早记载于《神农本草经》。在此书中，硫黄是作为一种中药来使用的，被列为中品药的第 3 位，能治 10 多种病。

【现代毒性物质基础】

硫黄主要含 98% 以上的单质硫（S）。

【安全性评价】

1. 急性毒性　急性经口毒性试验染毒后动物出现震颤、活动减弱等中毒症状，高剂量组 20h 出现死亡。死亡动物大体病理学检查为胃胀气、肺出血、血管栓塞；中剂量组 2 日出现死亡；低剂量组大鼠症状不明显。急性经皮毒性试验、急性吸入毒性试验受试动物均未观察到中毒症状。40% 多菌灵-硫黄悬浮剂对雌、雄性 SD 大鼠的急性经皮毒性属低毒级；急性吸入毒性属低毒级。急性皮肤刺激试验和眼刺激试验急性眼刺激积分指数（IAOI）= 3.0，眼刺激的平均指数（MIOI）48h 为 0，眼刺激性为无刺激性；观察期内，白色新西兰家兔皮肤出现红斑，但无水肿等异常反应，第 5 日恢复正常，最高积分均值 = 1.0，对家兔皮肤刺激性为轻度刺激性。皮肤过敏反应试验 40% 多菌灵-硫黄悬浮剂对实验动物致敏率为 0，致敏强度分类为弱致敏物。在对半硫丸及其拆方进行的半数致死量测试中，以 SPF 级昆明种小鼠灌胃，结果显示：半硫丸、硫黄、硫黄姜汁、硫黄半夏的 LD_{50} 分别为 19.7545mg/kg、30.7690mg/kg、50.0662mg/kg、10.3672mg/kg。

【解毒方法】

古文献记载的蒙药硫黄的炮制方法较多,大致可分为植物汤药煮制法和动植物脂油熔融法两大类。蒙药硫黄的羊脂油熔融法可分为油熔融后水煮法与油熔融后酒煮法。羊脂油熔融后水煮品的炮制:称取硫黄与羊油各 100g,在 110℃下熔融 10min 后放冷,再加热,在 110℃下熔融 10min 后趁热倾去油,在不断搅拌下冷却。研细硫黄,加 200ml(硫黄的 2 倍量)沸水微沸 20min,同法煎煮 3 次,取硫黄,干燥,研细。其他样品按正交试验安排表,如上法进行炮制。羊脂油熔融后酒煮品的炮制:硫黄的熔融过程同水煮法,后用白酒煮 3 次,每次加 2 倍量硫黄的白酒加热微沸 20min,最后取硫黄,干燥,研细。

草 乌 叶

本品为叶属于毛茛科植物北乌头 *Aconitum kusnezoffii* Reichb. 的干燥叶。蒙药名分别为草乌叶,草乌花及草乌芽。草乌叶辛、涩、性平、有小毒,具有清热,解毒,止痛之功能,用于热病发热、泄泻腹痛、牙痛等疾病。草乌花具有杀"粘"、清热、止痛之功能,用于"粘"热、头痛、牙痛、肠刺痛、阵刺痛、结喉、发症、丹毒、喉感、肺感、协日病、麻疹等疾病。

【本草记载】

本品别名有阿拉坦橙布尔。草乌叶是蒙医药常用药材,据《无误蒙药鉴》《晶珠本草》《蒙医金匮》《临床验方集》《蒙药方剂》《高世格梅林方》等历代医学著作记载,草乌叶可用于治疗热病发热,泄泻腹痛,头痛,牙痛、粘性刺痛、肠刺痛、时疫、麻疹、头亚玛痛、白喉、炭疽、丹毒、泄泻腹痛,可与麝香、麦冬或乌头等配用。其可配制嘎日迪九味丸用于咽喉肿痛、流行性感冒。据蒙医药古典文献《蒙医金匮》记载含有草乌的处方共有 83 个,约占本方所载处方数的 4.15%;含草乌叶的处方有 25 个,约占所载处方数的 1.25%。《临床验方集》共记载了含草乌处方 31 个,约占所载处方数的 8%,含草乌叶的处方共有 5 个,约占所载处方数 1.3%。《蒙药方剂》中记载了含有草乌的处方共有 36 个,约占所载处方数的 13%;含草乌叶的处方共有 4 个,约所载处方数的 1.4%。《高世格梅林方》中记载了含草乌的处方有 32 个,约所载处方数的 6.9%;含草乌叶的处方共有 6 个,约占所载处方数的 1.3%。以上说明草乌叶在临床应用中占有重要的地位。藏医药学也用草乌叶,但就其药材植物学、临床应用、组方配方等方面与蒙医药学差异较大。

【现代毒性物质基础】

草乌叶主要活性成分为生物碱,除此之外还含肌醇和鞣质。顾维章经过研究从草乌叶中分得乌头碱、乌头次碱、新乌头碱、去氧乌头碱、北草乌叶总生物碱。研究为了探讨草乌叶蒙医用药原理,寻找高效低毒的有效成分,对草乌叶的活性成分进行了研究。从草乌叶乙醇提取物分离到 5 个化合物,经光谱分析鉴定了其中 3 个化合物的结构,分别为 C_{19}-乌头碱型二萜生物碱 beiwutine、8-乙氧基-14-苯甲酰基 mesaconine 和 3,10,13,15-四羟基-1,6,16,18-四甲氧基-4-*N*-甲基-苯甲酰基乌头烷(Ⅰ)。Beiwutine 在北乌头根和花中都有存在,是草乌叶中主要成分。8-乙氧基-14-苯甲酰基 mesaconine 是在东北草乌中首次分离到。

【安全性评价】

根据世界卫生组织急性毒性分级方法，初步认为生草乌煎煮后仍具有低毒，草乌芽、草乌花和草乌叶煎煮后均无明显毒性。

【解毒方法】

除去残茎及泥土，晒干。

三　颗　针

本品为小檗科植物九连小檗和刺黑竹珠或川西小檗或细叶小檗或拟豪猪刺及同属多种植物的全株或根皮茎皮，又名铜针刺、刺黄连、三爪黄连、小黄连、刺黄柏、小檗等。主要分布于亚洲东部、中部及拉丁美洲，少数分布在欧洲、北美洲和非洲北部。我国有 200 余种，全国各地均有分布，主要分布在西南、西北地区。

【本草记载】

《分类草药性》中记载其"治跌打损伤，劳伤吐血"。

【现代毒性物质基础】

本品主要含小檗碱、粉防己碱、巴马汀、药根碱、尖刺碱、异汉防己碱、木兰花碱等。

【安全性评价】

1. 急性毒性　三颗针颗粒对小鼠灌胃给药的 LD_{50} 为 149.9g 生药/kg，95%的近似置信区间为 88～175g 生药/kg。给药后，小鼠的急性毒性症状主要表现为自发活动减少、俯卧、呼吸急促，严重者死亡，解剖和病理检查发现主要脏器无异常。

2. 长期毒性　在连续用药 42 日后，各组小鼠的体重与对照组相比均无显著差异（$P>0.05$），说明三颗针颗粒对小鼠体重和脏器指数的影响很小。

延　胡　索

本品为罂粟科植物延胡索的干燥块茎。延胡索具有活血、利气、止痛之功效，别名元胡、元胡索和玄胡索。现主要分布于浙江、安徽、湖北、河南等地，陕西、甘肃等地也有分布。延胡索具有活血、利气、止痛之功效。

【本草记载】

据《晶珠本草》记载：代哇分为 3 种：草代哇、水代哇、木代哇。《乌仗那图鉴》中说：草代哇生长在高山草甸和石崖。叶青色，深裂，覆盖在地面上。花瓣 6 片，淡蓝绿色，花状如当日丝哇（高山紫堇），花开 2 或 3 朵，多于 5 朵则非本品。茎长约三横指高，如高于四横指，也非本品。味苦、甘，清解瘟疫之热，它药不可与之相近。据考证，《晶珠本草》记载之草代哇为少花延胡索。另据《蓝琉璃》记载之草代哇，花深蓝色，形状与帮金（龙胆）同，似为另外一种植物，有待考证。

【现代毒性物质基础】

（1）从延胡索的块茎中共提出生物碱 10 余种，其中经鉴定的有紫堇碱、*dl*-四氢掌叶防己碱、原阿片碱、L-四氢黄连碱、*dl*-四氢黄连碱、L-四氢非洲防己碱、紫堇鳞茎碱、β-高白屈菜碱、黄连碱、去氢紫堇碱，还有紫堇达明碱（即紫堇鳞茎碱）、去氢紫堇达明碱。

（2）东北延胡索块茎含多种原小檗碱型生物碱，其中有紫堇碱、紫堇达明碱、去氢紫堇达明碱、去氢紫堇碱、黄连碱、四氢黄连碱、四氢非洲防己碱、四氢掌叶防己碱、紫堇鳞茎碱等。另含原阿片碱。迷延胡索块茎含原小檗碱型生物碱，有紫堇碱、去氢紫堇碱。紫堇鳞茎碱、紫堇把明碱（corypalmine，即四氢药根碱）、L-四氢黄连碱、黄连碱。另含原阿片碱型生物碱原阿片碱和 β-高白屈菜碱。又含刺激性挥发油。

（3）土延胡的块茎中含原阿片碱、L-四氢黄连碱、比枯枯灵、苏延胡碱甲（$C_{23}H_{23}O_7N$，熔点 205℃）、苏延胡碱乙（$C_{18}H_{19}O_6N$，熔点 191～192℃）。朝鲜产延胡索 *Corydalis bulbosa var. typical* R. 含如下 3 种生物碱。①原小檗碱型生物碱：小檗碱、氢化小檗碱、四氢黄连碱、黄连碱、四氢刻叶紫堇明碱、四氢非洲防己碱和斯氏紫堇碱。②阿朴芬型生物碱：紫堇定、异紫堇定、去甲异紫堇定和海罂粟碱。③原阿片碱型生物碱：原阿片碱、β-高白屈菜碱（或名 α-别隐品碱）。尚含羟链霉素、豆甾醇、油酸、亚油酸、亚麻酸等。

【安全性评价】

欧前胡素乙每日给幼大鼠每 75g 体重 2.5mg，60 日未见对鼠生长有明显影响，但可引起肝损害等。小量白芷毒素对动物延髓血管运动中枢、呼吸中枢、迷走神经及脊髓等都有兴奋作用，能引起血压上升、脉搏变慢、呼吸加深、呕吐等，大量可产生强迫性间歇性惊厥，继之全身麻痹。延胡索乙醇提取物给家兔灌胃，连续 1 个月，动物精神状态、食欲等均正常，对重要脏器无损害。延胡索及其生物碱不同剂型应用于临床，一般剂量未发现显著毒性反应报道。延胡索粉较大剂量（每次 10～15g）服用，部分患者出现嗜睡、头晕、腹胀现象，尚见药物热。

【其他】（药代动力学）

延胡索乙素在大鼠体内药动学过程有显著的立体选择性。8 只大鼠灌胃延胡索乙素药液后血浆中 *l*-延胡索乙素的浓度始终高于 *d*-延胡索乙素的浓度，*l*-延胡索乙素的 AUC，C_{max} 和 MRT 的均值分别为 *d*-延胡索乙素的 3.17 倍、1.75 倍和 1.82 倍，说明 *l*-延胡索乙素被吸收的程度高于 *d*-延胡索乙素，其机制是立体选择性吸收或立体选择性首过效应，尚需进一步证实；*l*-延胡索乙素的 $t_{1/2}$ 较大，表明其消除速率慢于 *d*-延胡索乙素。

白 芷

本品为伞形科植物白芷或杭白芷的干燥根。川白芷为我国传统中药，主治头疼、鼻炎、癣症等疾病。现代药理试验表明白芷中所含的呋喃香豆素具有平喘、降压、抗菌、解痉、光敏、活化交感系激素等多种药理作用。

【本草记载】

《雷公炮炙论》记载"采得白芷后，刮削上皮，细锉，用黄精亦细锉，以竹刀切，二味等分，蒸一伏时后出，于日中晒干，去黄精用之。"《本草纲目》记载"今人采（白芷）根洗甜寸截，以石灰拌匀晒收，为其易蛀并欲色白也。入药微焙。"

【现代毒性物质基础】

（1）脂溶性与水溶性成分主要为香豆素类，含量为 0.211%～1.221%，其中主要有氧化前胡素（0.06%～0.43%）、欧前胡素（0.1%～0.83%）、异欧前胡素（0.05%～0.15%）。其他香豆素类成分有白当归素、白当归脑、脱水比克白芷素、佛手柑内酯、伞形花内酯等。此外，在杭白芷药材中可分得佛手酚、广金钱草碱。白芷中分得的水溶性成分有棕榈酸、豆甾醇、谷甾醇、β-胡萝卜苷等。

（2）挥发油成分：对不同商品白芷的挥发油进行研究，鉴定出 69 种化学成分，主要有 3-亚甲基-6（1-甲乙基）-环己烯、十八碳醇等。将白芷挥发油按适当比例溶于乙酸乙酯，用气质联用仪从中鉴定了 82 个化合物，其中含量较高的有环十二烷、土青土香烯酮（2）、11,14-二十碳二烯酸甲脂、十四醇乙酸脂等。从川白芷挥发油中可分离鉴定出 30 个组分：正十二醇（51.68%）、正十四醇（18.4%）、4-萜品醇（16.7%）等。

（3）微量元素：日本学者铃木辛饵对日本白芷用原子发射光谱测定了 K、Na、Ca、Mg、Fe、Mn、Zn、Cu 等元素的含量。中国学者测定了白芷中 Ca、Cu、Fe、Zn、Mn、Ni、Co、Cr、Mo 等元素的含量，其中 Fe、Ca、P 的含量较高，其对人体有害的 Pb、Cd 含量极低，不会中毒，不良反应也较小。

【安全性评价】

小量白芷毒素有兴奋中枢神经、升高血压作用，并能引起流涎呕吐；大量能引起强直性痉挛，继以全身麻痹。白芷能对抗蛇毒所致的中枢神经系统抑制。由于白芷水煎液的毒性较小，测不出半数致死量，故仅测定了白芷水煎液的最大耐受量，把白芷水煎液的 50%乙醇沉液（1g/ml）1500ml 浓缩至 75ml，即 20g/ml。小鼠 40 只，雌、雄各半，按 0.4ml/10g 体重给药，即 800g 生药/kg。动物观察 10 日，无一死亡，健康活泼，计算最大耐受量为人用剂量的 1600 倍。

【其他】（药代动力学）

通过给大鼠口服白芷提取物后发现，大鼠体内欧前胡素平均血药浓度最高可达到 2.1mg/L，用 DAS2.0 药物动力学程序对血药浓度-时间数据进行拟合，结果表明欧前胡素在大鼠体内呈二室开放模型，其中 t_{max} 为 0.750h±0.000h，C_{max} 为 2.165mg/L±0.289mg/L，$t_{1/2}$ 为 5.449h±2.040h，说明欧前胡素口服给药后吸收迅速，消除较快。

马　勃

本品为灰包科真菌脱皮马勃、大马勃或紫色马勃的干燥子实体。除去外层硬皮，切成方块，或研成粉，生用。马勃分布较广泛，世界上大部分地区均有记载，主要见于欧洲、亚洲、非洲、大洋洲及美洲的不同地区。本品味辛性平，入肺经，有消肿、止血、解毒等功效，用于咽喉肿痛及各种出血。主治鼻衄，吐血，外伤出血，尿血，便血，月经淋漓，蛇咬伤，烧伤。现代医学研究表明，马勃具有多种药理作用和临床应用。

【本草记载】

马勃别名热沙芒、齐图胡日-莫古、希他森贵-纹素、都力-莫古。本品载于《无误蒙药鉴》，内称："生于高原和草坪上，状如银瘤，成熟时里边成为黄棕色灰状物。"上述生境、形态特征与蒙医所沿用的马勃之形态特征相符，故认定历代蒙医药文献所载的热沙芒即都力-莫古（马勃）。

【现代毒性物质基础】

马勃含有各种氨基酸，人体必需的 8 种氨基酸含量较高，特别是赖氨酸、蛋氨酸的含量很高，还含有马勃素、无机盐和微量元素等。大马勃幼子实体含氨基酸总量 34.26g、人体必需氨基酸 14.16g（占总量的 41.33%），谷氨酸最高达 5.23%、赖氨酸 2.04%。子实体脂溶性部分含麦角甾-7,22-二烯-3-酮、麦角甾-7,22-二烯-3-醇、β-谷甾醇、棕榈酸、过氧化酶、辅酶Q 及脂肪酸等，总氨基酸含量为 32.9mg/100mg；脱皮马勃子实体含亮氨酸、酪氨酸、尿素、麦角甾醇、类脂质、马勃素等，另含有无机盐和金属离子，其中磷酸钠 72.18%、Al 15.66%、Mg 2.93%、硅酸 0.44%、硫酸盐 8.77%，以磷酸钠含量最高；紫色秃马勃子实体含马勃酸、苯基氧化偶氮氰化物和对位羧基苯基氧化偶氮氰化物、类固醇二聚体，还含有氨基酸和磷酸盐。马勃还含有维生素 C、脱氢抗坏血酸、Cu、Zn、Fe、Ca、Mg 等元素含量也极为丰富，但马勃多糖含量不高。

【安全性评价】

本品无毒或毒性微，可做抗炎与止咳药物之用，其对肝、膀胱、皮肤黏膜及肌肉等处的创伤出血均有立即止血的功效，其主要机制为孢子粉或孢丝的机械止血作用。马勃水煎剂对奥杜盎氏小芽孢癣菌、铁锈色小芽孢癣菌等浅表性皮肤寄生真菌有抑制作用。

轻　　粉

本品为粗制氯化亚汞的结晶，为白色有光泽的鳞片状或雪花状结晶，或结晶性粉末；遇光颜色变暗。别名查干-雄胡。味辛，性凉；有毒。有杀虫，攻毒，接骨，敛疮等功效，主治疥疮，顽癣，梅毒，骨折，伤口不愈，疮痒，湿疹。"

【本草记载】

本品载于《无误蒙药鉴》，内称："把'达础'与'昭格拉玛'归并为一药，认为'达础'就是'昭格拉玛'是错误的，在诸多解释中也已明确'达础'为加工品。"《无误蒙药鉴》中把"轻粉"叫"朝伦雄胡"是错误的。综上所述，历代蒙医习用的轻粉应为色白、状如雪花、有银色光泽的加工品"达础"，即查干-雄胡（轻粉）。

【现代毒性物质基础】

轻粉主要含氯化亚汞（HgCl），化学上又名甘汞，其干燥本品含 HgCl 不得少于 99.6%，本品毒性虽小，但与水共煮，则分解而生成氯化汞及金属汞，后两者均有剧毒；在曝光时，甘汞颜色渐渐变深，亦起同样变化而具剧毒。

【安全性评价】

轻粉大量口服可致肿毒。症状主要见于急性胃肠炎和肾脏损害。汞是一种原浆毒，可损害肾、肝等器官及组织，也可以引起中枢神经和自主神经功能紊乱，并可抑制多种酶活性。外用可致接触性皮炎。长久使用含汞矿物药可造成慢性汞蓄积性中毒。

【其他】（药代动力学）

小鼠单次轻粉灌胃后血药浓度曲线短时间内迅速上升至峰值，轻粉能在体内迅速被吸收，消除缓慢，其肝、肾、脑等组织均有不同程度的汞量分布，且给药 2h 后达到峰值。连续轻粉灌胃后各脏器组织蓄积含量高，其中以肾为最高，其次是肝和脑，说明轻粉代谢主要通过肾。轻粉在体内吸收快，排泄慢，蓄积量高，这可能同轻粉在体内分解后，Hg^+易与体内蛋白亲和有关，尤其以肾和肝为甚。

白　附　子

白附子（禹白附）为天南星科植物独角莲 *Typhonium giganteum* Engl. 的块茎，曾有报道白附子可降低瘤细胞增殖率，减低瘤细胞的侵袭性，恢复机体免疫功能，对瘤细胞具有细胞毒作用。白附子性辛、甘，大热，有毒；具有回阳救逆、补火助阳、散寒止痛之功效，主治亡阳虚脱、肢冷脉微、心阳不足、胸痹心痛、虚寒吐泻、脘腹冷痛、肾阳虚衰、阳痿宫冷、阴寒水肿、阳虚外感、寒湿痹痛。具有祛风痰、定惊搐、清热解毒、散结止痛的功效，用于中风痰壅、口眼㖞斜、语言謇涩、惊风癫痫、破伤风、痰厥头痛、偏正头痛、瘰疬痰核、毒蛇咬伤的治疗。白附子中含有多糖、蛋白质、氨基酸等多种成分，在抗恶性肿瘤、镇静、抗惊厥、抗破伤风毒素、抗炎、抗菌、祛痰等方面具有广泛的药理作用。

【草本记载】

白附子在《伤寒杂病论》和《金匮要略》所记载方剂中共见于 66 处，如四逆汤、真武汤、大黄附子汤、麻黄细辛附子汤等对诸多毒性控制方法均有涉及和精辟论述，至今仍具有很强的实践意义。

【现代毒性研究物质基础】

不同的地理环境、气候、土壤、水源、肥料等因素均会影响中药中有机和无机成分的含量，从而影响中药材质量和临床疗效。微量元素与中药功效、药性及其质量均有密切关系。

独角莲的种子中分离提取的成分，经鉴定为 4 种类型的脂肪酸，其中亚油酸的含量最高，达 39.38%。从独角莲的叶片中分离并鉴定出 10 种脂肪酸成分，其中不饱和脂肪酸的含量占 61.33%，亚油酸及亚麻酸的相对百分比分别是 34.79% 和 15.48%。硬脂酸、9,12-十八碳二烯酸、辛烷酸、十六烷二酸、十六碳烯酸、软脂酸和 10,13-二十碳二烯酸是独角莲的块茎分离提取物的 7 种脂肪酸成分。据研究，油酸、二棕榈酸、琥珀酸及亚油酸是白附子中富含的有机酸成分，并有亚麻脂、甘油酯等多种脂类。白附子炮制后的乙醇提取物，可分离提取出了天师酸、桂皮酸、尿嘧啶、棕榈酸、3-O-葡萄糖苷、β-谷甾醇。通过水蒸气蒸馏法对其挥发油进行提取，然后再用计算机联用法进行分离，鉴定结果为 31 种油成分，脂肪族化合物约为 12.52%，芳香族化合物为 13.83%，倍半萜类只有 0.65%，其含有的毒性成分主要为含氮化合物 N-苯基-苯胺，约占总含量的 47.35%。对独角莲的花瓣、花蕊、果肉、种子及叶进行分别检测，鉴定出 16 种氨基酸成分。白附子的新开发品和炮制品都含有 15 种微量元素。白附子中还含有糖蛋白凝集素、白附子胆碱、尿嘧啶、胡萝卜苷、肌醇、蔗糖等多种有益成分。

【安全性评价】

附子的毒性成分是生物碱，心血管系统、神经系统、生殖系统是主要毒性的靶器官。事实上，附子的毒性受多种因素的控制，主要包括煎煮时间、给药剂量、炮制方法、辨证及配伍等，临床上从这些方面加以干预，可达到安全、有效使用附子的目的。

白附子临床中毒表现为口咽及胃肠道刺激症状，四肢发麻、头晕心慌、视物模糊、出汗、面色苍白甚至意识丧失，曾有服用 30g 生白附子中毒致死的报道。动物试验表明白附子的毒性作用主要表现为对眼结膜、胃黏膜及皮肤的局部刺激作用。研究发现生白附子混悬液灌胃给药具有毒性作用，且随给药剂量的增大和给药时间的延长其毒性明显增大，其半数致死量为 3430.0mg/kg，主要致死原因初步认为是消化道毒副反应，以胃肠胀气为主要表现，且部分肠管液化粘连，腹部皮肤呈淡绿色。研究发现白附子中所含的草酸钙针晶为其主要刺激性毒性成分。附子针晶具有很强的刺激性毒性，该针晶锐利的针尖、凹槽及倒刺结构是其刺激性的物质基础；毒针晶蛋白，尤其是白附子毒针晶中含有的白附子凝集素蛋白，能够增强白附子的刺激性毒性。

金钱白花蛇

金钱白花蛇为眼镜蛇科动物银环蛇 *Bungarus multicinctus* Blyth. 除去内脏的干燥体。金钱白花蛇味甘咸，性温，有毒；归肝经。祛风、通络、止痉，用于风湿顽痹、麻木拘挛、半身不遂、抽搐痉挛、破伤风、麻风，疥癣、瘰疬恶疮等。

【草本记载】

本品记载于《中华本草》，为眼镜蛇科动物银环蛇 *Bungarus multicinctus* Blyth. 的幼蛇干燥体。夏、秋两季捕捉，剖开蛇腹，除去内脏，擦净血迹，用乙醇浸泡处理后，盘成圆形，用竹签固定，干燥。

【现代研究物质基础】

蛇体含蛋白质、脂肪、氨基酸及 Ca、P、Mg、Fe、Al、Zn、Sr、Ti、Mn、V、Cu 等 21 种元素。蛇体灰分 19%，干燥失重 11.63%～12.45%，水溶性浸出物 1.36%～19.70%，95%乙醇浸出物 0.54%～5.40%，胆汁中含胆酸。银环蛇蛇毒中含有 α-环蛇毒素，相对分子质量约 28 500，由 180 个氨基酸残基组成，含 20 个半胱氨酸。α-环蛇毒素的圆二色散光谱与具有 β 结构的眼镜蛇毒相似，而 β-环蛇毒素则呈完全不同构型。含 β1-环蛇毒素，相对分子质量约为 21 000，用 2-疏基乙醇处理，分成 2 个多肽链，A 链由 120 个氨基酸组成，含 13 个半胱氨酸，分子量约 1300，N 端为天冬酰胺，C 末端为谷氨酰胺；B 链由 60 个基酸残基组成，含 7 个半胱氨酸，分子量为 7000，N 末端为精氨酸，C 端为脯氨酸，A、B 链间通过 S-S 交联，不含游离—SH 基。蛇毒中还含 K2-环蛇毒素、K3-环蛇毒素。此外，尚含有鸟嘌呤核糖苷及磷脂酶 A2。

【安全性评价】

试验发现金钱白花蛇能抑制小鼠、大鼠蛋清性足肿胀及二甲苯所致小鼠耳廓肿胀度，显示该药材对早期的炎症渗出和水肿有明显抑制作用。有研究报道了 2 例因服用金钱白花蛇引起阴囊破溃等过敏症状的病例，因这 2 例患者均有磺胺过敏史，提示在临床治疗中对有磺胺过敏史者，应慎重使用金钱白花蛇。

【解毒方法】

（1）将原药材清理干净，把头部和蛇皮去除，切成块状。

（2）将金钱白花蛇块放入黄酒中（10kg 金钱白花蛇使用 5L 黄酒），浸泡后捞出晒干。

茉　莉　根

茉莉 *Jasminum sambac*（L.）Ait. 又名末利、白末利，为木樨科 Oleaceae 素馨属 *Jasminum Linn.* 植物。广泛分布于我国云南、贵州、广西、广东、福建和四川等地，生于林中或栽培，自然资源十分丰富。茉莉根性味苦、温，有毒，具麻醉、安眠、止痛之功，用于跌损筋骨、头顶痛、失眠等症。药理试验证明茉莉根对多种动物具有中枢神经抑制作用，临床上曾有人用茉莉根复方浸膏戒毒，效果明显。其根苦、温，有毒，具有麻醉、安眠、止痛之功，用于跌损筋骨、龋齿、头痛、失眠等症。药理试验表明，茉莉根对多种动物有中枢抑制作用，作为复方或单味入药均具有较好的戒毒效果。

【草本记载】

《本草会编》："以酒磨一寸服，则昏迷一日乃醒，二寸二日，三寸三日。凡跌损骨节脱臼接骨者用此，则不知痛。"《现代实用中药》："有麻醉作用"。

【现代研究物质基础】

茉莉根化学成分的研究报道不多，仅涉及挥发油和脂肪酸类成分，其他类成分的研究还未见报道。为了以后充分利用与开发茉莉根的丰富资源，作者对其化学成分进行了研究，共分离鉴定了 5 个化合物，经理化常数测定及光谱分析，分别鉴定为正三十二碳酸（Ⅰ）、正三十二烷醇（Ⅱ）、齐墩果酸（Ⅲ）、胡萝卜苷（Ⅳ）、橙皮苷（Ⅴ）。

【解毒方法】

（1）将药物清洗干净，再喷适量的水浸润后切成厚片或块状晒干。

（2）将干燥茉莉根片或块放入锅中，加入羊奶或牛奶（10kg 茉莉根加入 5L 羊奶或牛奶），煮至全部吸收，煮透后取出晒干。

泽　漆

本品为大戟科植物泽漆 *Euphorbia helioscopia* L. 的干燥全草，别名枣茎、猫儿眼睛草、绿叶绿花草等，全国大部分地区均有分布，尤以江浙一带产量较多，多为野生。本品味辛、苦，性微寒；有毒。具利尿消肿、化痰止咳、解毒散结之效。现代研究本品具有抑菌、杀虫、抗癌等药理作用，用于腹水、水肿、肺结核、颈淋巴结核、癣疮、宫颈癌、食管癌、肝癌等疾病的治疗。

【草本记载】

《本草纲目》："去大腹水气，四肢面目浮肿。十肿水气，取汁熬膏，酒服"。《神农本草经》："主皮肤热，大腹水气，四肢面目浮肿，丈夫阴气不足"。《名医别录》："利大小肠，明目轻身"。

【现代毒性研究物质基础】

泽漆主要含二萜酯类、黄酮类化合物，是其主要的生物活性物质，另外还含有三萜、甾醇、多酚类、氨基酸、天然油脂类化合物等多种成分。

1. 二萜酯类化合物　是泽漆的主要有效成分，主要分布于泽漆的乳汁中，根部也有分布。二萜酯类化合物对皮肤有刺激性，有辅助抗癌的作用。从泽漆中分离得到的二萜酯类化合物共有 52 个，其中有 3 个千金二萜烷型酯类化合物，有 37 个假白榄酮型酯类化合物，有 4 个松香烷型二萜酯类化合物，有 6 个巨大戟烷型酯类化合物，4 个巴豆萜烷型二萜酯类化合物。

2. 三萜类和倍半萜类化合物　泽漆中发现的三萜化合物有 19aH-羽扇豆醇和羽扇豆醇乙酸酯。倍半萜类挥发油橄榄醇和 β-桉油醇，最近报道从大戟属中分离得到了 3 种倍半萜：hemistepsin、4,5-二羟基-布卢门醇 A 和淫羊藿苷 B2 苷元。

3. 多酚类化合物　从泽漆中分离得到的多酚类化合物主要包括可水解鞣质和单元体多酚，可水解鞣质有泽漆鞣质 A、泽漆鞣质 B、泽漆新鞣质 A、泽漆新鞣质 B、泽漆半新鞣质，其中泽漆鞣质 A 具有抗过敏和平喘的作用。单元体多酚主要有原儿茶酸、没食子酸、短叶苏木酚、1,2,3-三氧-没食子酰-葡萄糖苷、鞣云实精等化合物。

4. 黄酮类化合物　泽漆中分离得到的黄酮类化合物主要包括槲皮素、山奈酚和以槲皮素为苷元的黄酮苷，如槲皮素-3-β-葡萄糖苷、槲皮素-3-β-半乳糖苷（金丝桃苷），槲皮素-3-β-半乳糖苷-2″-没食子酸盐，槲皮素-5,3-二-D-半乳糖苷、槲皮素-3-双半乳糖苷（泽漆新苷，heliosin）等。据文献报道，泽漆中还含有甘草查耳酮 A、甘草查耳酮 B、光甘草酮、2′,4,4′-三羟基查耳酮、4′,5,7-三羟基二氢黄酮、刺甘草素等。

5. 氨基酸　泽漆中分离得到 2 种氨基酸，即间二羟基苯甘氨酸和 3,5-二羟基苯甘氨酸。

6. 油脂类化合物　泽漆中的油脂类化合物有月桂酸、肉豆蔻酸、棕榈酸、硬脂酸、油酸、亚油酸、花生酸、山酸等，另有二十八烷醇、二十七烷醇等。

【安全性评价】

毒性及不良反应 泽漆的乳状汁液对皮肤、黏膜有很强的刺激性。接触皮肤可致发红，甚至发炎、溃烂。如误服泽漆鲜草或乳白汁液后，口腔、食管、胃黏膜均可发炎、糜烂，有灼痛、恶心、呕吐、腹痛、腹泻水样便，严重者可致脱水，甚至出现酸中毒。但小鼠灌胃泽漆 125g/kg 亦未致死。临床用其煎液内服，即使剂量达到 150g/d，也未见明显毒性反应，可能有毒成分不溶于水。个别报道仅有口干、胃部不适、上腹疼痛等轻度反应，但仅占服药者的 6.89%。

全　蝎

本品为钳蝎科动物东亚钳蝎 *Buthus martensii* Karsch 的干燥体，主产于河南、山东、湖北、安徽等地。本品辛，平；有毒。能息风镇痉，攻毒散结，通络止痛。用于小儿惊风，抽搐痉挛，中风口㖞，半身不遂，破伤风，风湿顽痹，偏正头痛，疮疡，瘰疬。现代研究本品具有镇痛、抗惊厥、抗癫痫、抗血栓、抗肿瘤、抗菌及抗炎等药理作用。

【草本记载】

蒙医医学古籍经典《认药白晶鉴》："全蝎剧毒，有益于眼疾；可利尿。"

【现代毒性研究物质基础】

鲜全蝎含有蝎毒、三甲胺、甜菜碱、硫黄酸、棕榈酸、软硬脂酸、胆甾醇及铵盐、卵磷脂，还含有苦味酸。蝎子油中含有棕榈酸、硬脂酸、油酸、亚油酸、亚麻酸、山嵛酸等脂肪酸，是以饱和脂肪酸为主的酸性成分。蝎毒素是一类由 20～80 个氨基酸组成的含有 C、H、O、N、S 等元素的毒性蛋白质，毒素有很高的专一性，含硫量高，分子质量为 6000～9000Da，但也有 3000Da 左右或大于 10 000Da。蝎毒素的分子结构中含有 3～4 对二硫键，其中 3 对构成环状核心结构，对于保持稳定性、发挥神经毒性有重要意义。蝎子油中含有棕榈酸甲酯（$C_{17}H_{34}O_2$，35.1%）、硬脂酸甲酯（$C_{19}H_{38}O_2$，26.6%）、油酸甲酯（$C_{19}H_{35}O_2$，25.3%）等脂肪酸，是以饱和脂肪酸为主的酸性成分。蝎毒作为全蝎中主要有效成分，具有蛋白质通性，水溶液可被乙醇、硫酸铵或氯化钠浓溶液沉淀、分离，沉淀再溶于水，产生可逆沉淀反应，而与强无机酸或碱、乙醚等有机溶剂等作用，则产生不可逆沉淀反应即变性。

【安全性评价】

研究表明，全蝎中的主要活性成分为蝎毒。蝎毒主要由蛋白质和非蛋白质两部分组成，易溶于水。而全蝎药材中和蝎毒中也含有大量氨基酸类成分。氯毒素是全蝎毒素中一个很重要的毒素，它特定地结合在重组氯毒素（rBmKCTa）细胞表面，为氯通道的阻断剂。通过进一步纯化从全蝎中分离出 rBmKCTa，并显示其在人的神经胶质瘤的临床治疗方面可能有潜在的治疗作用。另外也发现有一种毒素（BotLVP1）影响钠通道，但其作用机制还不是很清楚。蝎毒水溶液 100℃加热 30min 即被破坏。蝎毒对人血淋巴细胞无诱变作用，但具有明显的细胞毒性作用。蝎毒可影响细胞色素氧化酶和琥珀酸氧化酶系统，可使胎儿骨化中心延迟或消失，造成胎儿骨骼异常，有致畸作用。蝎毒能产生宫缩，并导致早期流产。

【解毒方法】

（1）全蝎洗净后将腹部近头端第一节去除晒干。

（2）将干燥全蝎放入加入盐水的锅中，全蝎：盐比例为 10：3，水沸腾后捞出晒干即可。

蜈 蚣

本品为蜈蚣科动物少棘巨蜈蚣 *Scolopendra subspinipes mutilans* L. Koch 的干燥体。主产于江苏、浙江、湖北、湖南、河南、陕西等地。辛，湿；有毒。能息风镇痉，攻毒散结，通络止痛。用于小儿惊风，抽搐痉挛，中风口㖞，半身不遂，破伤风，风湿顽痹，疮疡，瘰疬，毒蛇咬伤。为息风镇痉、攻毒散结之要药。现代研究本品具有镇静、镇痛、解痉、抗炎、抗肿瘤、中枢抑制及抗惊厥等作用，临床可用于癫痫、惊厥、抽搐、原发性高血压、糖尿病并发症、神经性头痛、偏头痛、肿瘤等疾病的治疗。

【草本记载】

陶弘景记载："今蜈蚣赤足者多出京口长山，高丽山、茅山亦甚有，于腐烂积草处得之，勿令伤，暴干之。黄足者甚多，而不堪用。蜈蚣亦啮人，以桑汁、白盐涂之，即愈。"《本草衍义》："蜈蚣，背光黑绿色，足赤，腹下黄。有中其毒者，大蒜涂之。"

【现代毒性研究物质基础】

1. 蛋白质 蜈蚣中含有的大量蛋白质，蛋白质是其主要活性成分。少棘巨蜈蚣中蛋白质含量为 86.23%，并可用碱性凝胶电泳分离出 20 条蛋白质带。利用微量凯氏定氮法测定多棘蜈蚣中蛋白质含量为 64.6%、黑头蜈蚣中蛋白质含量为 63.4%，并且，黑头蜈蚣中利用聚丙酰胺凝胶电泳分离出了 14 条蛋白带。在对墨江蜈蚣和少棘巨蜈蚣主要化学成分研究中发现，两者的蛋白质含量很高，达 67%～68%，其蛋白质组成结构较复杂，具有丰富的碱性蛋白质。有研究从少棘巨蜈蚣中分离纯化出了 1 个碱性蛋白，命名为 SSmp-d，等电点（PI）为 9.27，并测定了 SSmp-dN 端的 11 个氨基酸残基序列。

2. 氨基酸 利用离子交换色谱法测定少棘巨蜈蚣、多棘蜈蚣及黑头蜈蚣，都含有 21 种游离氨基酸，其中，黑头蜈蚣总氨基酸含量最高，多棘蜈蚣最少。对墨江蜈蚣和少棘巨蜈蚣进行比较发现，两者具有相同的 15 种游离氨基酸，且含量相近。

3. 脂肪酸 利用 GC-MS 联用分析测定脂肪酸，多棘蜈蚣与少棘巨蜈蚣含有 15 种脂肪酸；黑头蜈蚣含有与少棘巨蜈蚣相同的 12 种脂肪酸；多棘蜈蚣与黑头蜈蚣不饱和脂肪酸含量较高。墨江蜈蚣和少棘巨蜈蚣都含有 4 种必需脂肪酸，并且挥发性脂肪酸含量相近。从墨江蜈蚣和少棘巨蜈蚣的总油脂中可分离得到 18 个和 32 个皂化物成分，经质谱（MS）鉴定，有 13 种相同成分。

4. 微量元素 少棘巨蜈蚣、黑头蜈蚣及多棘蜈蚣中的 12 微量元素种类相同，但不同种之间含量具有差异。其中 K、P、Na 三种元素含量较高，有害元素 Hg、As、Cd、Pb、Cr 含量低于 0.001mg/g。

5. 多糖 少棘巨蜈蚣总糖含量为 1.08%，墨江蜈蚣为 0.55%；少棘巨蜈蚣还原性糖含量为 0.6%，墨江蜈蚣未检测出。对药用蜈蚣中多糖成分进行提取、分离、纯化，得到 3 个糖组分。

【安全性评价】

神经毒素是蜈蚣毒素的主要成分，是蜈蚣迅速麻痹并杀死猎物的主要工具。已经分离纯化到的蜈蚣神经毒素就达数十种，此外，蜈蚣毒素还包括大量具有不同功能的血液毒素和酶类等，这些毒素具有非常重要的生理活性。蜈蚣毒素的鉴定很大程度上解释了蜈蚣的中毒症状，如剧烈疼痛可能是由于某些神经毒素引起的，肿胀、出血和组织坏死等则与蜈蚣毒液中丰富的血液毒素和酶类有关。同时，蜈蚣毒素研究也在很大程度上解释了蜈蚣作为传统中药药用的物质基础。如蜈蚣被长期用于治疗痉挛抽搐、小儿惊风、中风口㖞、半身不遂、偏正头痛等与蜈蚣毒素中众多的神经毒素有密切关系，治疗疮疡、蛇毒咬伤等则可能与毒素中的酶类有关。蜈蚣可使小鼠怀孕率降低，致畸率升高；红细胞数减少，血红蛋白含量、红细胞比容降低，凝血时间延长，微血管口径增大，开放数显著增加，属妊娠禁忌药。通过溶血试验对活体少棘巨蜈蚣，药材少棘巨蜈蚣和多棘蜈蚣的粗毒进行溶血活性比较，两者均有溶血活性，且药材蜈蚣毒活性较活体蜈蚣大大降低，陈药材蜈蚣毒活性较新鲜药材低 1 倍，多棘蜈蚣活性明显高于少棘巨蜈蚣。系统分析少棘巨蜈蚣粗毒的化学组成发现蛋白质含量 86.23%、水不溶物质 0.24%、还原糖 0.23%、水分 2.1%，仅含丝氨酸、脯氨酸、精氨酸等三种游离氨基酸，鉴定了 11 种微量元素，碱性凝胶电泳显示 20 条蛋白质谱带；分析了 10 种酶的活性、出血毒性及对血小板聚集的影响，其中精氨酸酯酶活力最高，不存在类凝血酶、淀粉酶活性及出血毒性，蜈蚣毒的浓度为 $0.3\mu g/\mu l$ 时强烈诱导血小板的聚集。

蟾 酥

本品为蟾蜍科动物中华大蟾蜍 *Bufo bufo gargarizans* Cantor 或黑框蟾蜍 *Bufo melanostictus* Schneider 的干燥分泌物。主产于河北、山东、四川、湖南、江苏、浙江等地。本品辛，温；有毒。能解毒，止痛，开窍醒神。具有解毒消肿、止痛、开窍醒神的功效，是一种应用历史悠久的传统中药材。现代研究表明本品具有抗肿瘤、强心、升压、镇痛、局部麻醉、改善心肌缺血等药理作用，临床可用于治疗恶性肿瘤、肺结核、心力衰竭等。

【草本记载】

出自《本草衍义》。《本草衍义》："蟾蜍眉间有白汁，谓之蟾酥。以油单裹眉裂之，酥出单上，入药用"。

【现代研究物质基础】

蟾酥的主要有效成分为蟾毒二烯内酯类化合物，包括蟾毒灵、蟾毒它灵、华蟾毒它灵和远华蟾毒精等，大量研究表明其具有广谱抗肿瘤作用。但是，蟾酥细胞毒性较强，在抑制肿瘤细胞增殖的同时，对正常细胞也有一定杀伤作用，限制其临床应用。此外，蟾酥中的蟾毒配基能与 Na^+，K^+-ATP 酶的磷酸化中间物（酶-P）竞争性结合，使酶-P 不再与 K^+ 结合，使得 Na^+，K^+-ATP 酶不能发挥正常作用。因此，蟾酥心脏毒性强，这对其药用制剂的安全性提出更高的要求。

1. 蟾蜍内酯类 这类化合物依据是否与有机酸相连还可细分为蟾蜍毒素类和蟾毒配基类化合物。蟾蜍毒素类化合物又分为蟾毒、蟾毒配基脂肪酸酯和蟾毒配基硫酸酯。蟾毒配基类多为蟾酥毒素在加工炮制过程中的分解产物，结构类似强心苷元而有毒性。目前蟾蜍内酯类化合物根据配基母核上取代基不同分为 5 类，分别为蟾毒灵类（Ⅰ）、脂蟾毒配基类（Ⅱ）、沙蟾毒精类（Ⅲ）、假蟾毒精类（Ⅳ）、环氧酯蟾毒配基类（Ⅴ）。

2. 吲哚生物碱类 此类化合物含有吲哚环，是具有一定生物活性的水溶性吲哚生物碱。有研究从蟾酥水提取物中分离得到 6 个生物碱，分别鉴定为 5-羟色胺、N-甲基-5-羟色胺、蟾毒色胺、bufobutanoic acid、蟾毒色胺内盐、蟾毒色胺氮氧化物。对蟾酥的水溶性成分进行了系统研究，分离得到了 1 个新的蟾毒色胺类化合物蟾毒丁酰胺。此外，还可从蟾酥中分离得蟾蜍吡嗪酰胺、蟾蜍皮绿胺和蟾蜍噻咛 3 个吲哚类生物碱。

3. 甾醇类 蟾酥中所含的甾醇类化合物包括胆甾醇、7α-羟基胆甾醇、β-谷甾醇、7β-羟基胆甾醇、菜油甾醇及麦角甾醇等。

4. 其他类 蟾酥中所含的其他类化合物包括氨基酸、有机酸、肾上腺素、吗啡、多肽及多糖等。

【安全性评价】

鼠胚处于器官形成期的孕鼠在腹腔注射蟾酥后，当剂量高于 50mg/kg 时，出现孕鼠肝脏、肾脏的结构异常和体质量下降，并增加胚死率。上述研究结果提示，孕妇或需长期服用蟾酥的患者，应注意用药期间的不良反应。

研究发现蟾蜍毒素混合物可损伤肝脏。蟾酥经煮沸后毒性大减。蟾蜍毒素类化合物长期或过量服用也可出现消化及神经系统等中毒症状。蟾毒色胺类化合物有致幻作用。儿茶酚类化合物可引起各器官组织的微小血管剧烈收缩，导致组织缺血缺氧。

【解毒方法】

将原药蒸软切成薄片，烘干后制成粉末状即可。

苍 耳 子

本品为菊科植物苍耳 *Xanthium sibiricum* Patr. 干燥成熟带总苞的果实。产于全国各地，多自产自销。本品味辛，性平，苦温；有小毒。具有散风寒、通鼻窍、祛风湿的功效，用于风寒头痛、鼻塞流涕、鼻衄、鼻渊、风疹瘙痒、湿痹拘挛。现代研究苍耳子具有抗菌、抗炎、镇痛、调节免疫、降血糖、抗过敏、降压等广泛药理作用。临床可用于治疗各种鼻科疾病，如鼻炎、鼻窦炎、鼻渊，也用于治疗癌症、牙病、皮炎、伤寒、痢疾、疮疖、糖尿病、过敏性疾病、荨麻疹等疾病。

【草本记载】

《南方主要有毒植物》："苍耳，有毒部位，全株；以果实为最毒；鲜叶比干叶毒，嫩叶比老叶毒。"

【现代研究物质基础】

1. 酚酸类 酚酸（phenolic acids）是一类含有酚环的有机酸类，存在于多种植物中，以干果中含量最高。酚酸主要分为羟基肉桂酸和羟基苯甲酸两类。以绿原酸为主的酚酸类成分被认为是苍耳子中的主要抗炎镇痛活性成分，也是苍耳子中含量最高的有机酸。苍耳子中的酚酸类化合物种类较多，主要有咖啡酸、原儿茶酸、新绿原酸（5-咖啡酰奎宁酸）、绿原酸（3-咖啡酰奎宁酸）、隐绿原酸（4-咖啡酰奎宁酸）、1-咖啡酰奎宁酸、1,3-二咖啡酰奎宁酸、1,5-二咖啡酰奎宁酸、阿魏酸、异绿原酸 A（3,5-二咖啡酰奎宁酸）及异绿原酸 C（4,5-二咖啡酰奎宁酸）、1,3,5-三咖啡酰奎宁酸、3,4,5-三咖啡酰奎宁酸等。此外，有研究表明，产地、采收时间、炮制时间和温度等因素对苍耳子中酚酸含量有着明显的影响。

2. 水溶性苷类 现代化学和毒理学研究表明，苍耳子中毒性成分主要为水溶性苷类：苍术苷、羧基苍术苷及其他苷类衍生物等。苍术苷是从菊科植物苍术中所获得的一种糖苷型化合物，能抑制线粒体的氧化磷酸化作用，阻碍线粒体膜内外间的核苷酸移动。苍术苷及羧基苍术苷可抑制糖类和脂肪酸氧化，加速厌氧糖酵解和肝糖的分解，使血糖下降。有研究从苍耳子中提取出了 4 种新的苷类成分，分别为 3β-norpinan-2-one-3-O-β-D-apiofuranosyl-(1→6)-β-D-gluco-pyranoside(1)、(6Z)-3-hydroxymethyl-7-methylocta-1,6-dien-3-ol 8-O-β-D-glucopyranoside(2)、(6E)-3-hydroxymethyl-7-methylocta-1,6-dien-3-ol 8-O-β-D-glucopyranoside(3)和 7-[(β-D-apiofura-nosyl-(1→6)-β-D-glucopyranosyl)oxymethy]-8,8-dimethyl-4,8-dihydrobenzo[1,4]thiazine-3,5-dione(4)。此发现增加了现有苷类成分的数量，并对苍耳子的进一步研究提供了依据。有试验表明，苍耳子在炒制后苍术苷含量有所降低，可降低其毒性作用。

3. 倍半萜内酯类 苍耳子中含有多种倍半萜类化合物，其中 xanthanolide 倍半萜烯类具有广泛的生物学效应，包括抗菌、抗病毒、抗疟、抗肿瘤和抗炎活性。此外，苍耳子中的倍半萜内酯类化合物还具有细胞毒性，研究表明其对小鼠肝细胞等有毒性作用。倍半萜内酯也是菊科植物的主要特征性成分，目前主要研究的成分为 xanthanolide，其中包括苍耳亭、苍耳明、苍耳醇和苍耳皂素等衍生物共 30 多种。有学者从苍耳丙酮提取物中首次得到了一种倍半萜类化合物，被命名为苍耳农。

4. 其他 根据以往文献报道和资料记载，苍耳子中还含有丰富的挥发油、脂肪酸、噻嗪二酮和生物碱等成分，并可分离得到咖啡酸胆碱酯；从苍耳子中还可分离出两种新的木质素类成分，分别为(−)-7-dehydrosismbrifolin 和(＋)-7-dehydrosismbrifolin。

【安全性评价】

苍耳子具有抗菌、抗病毒、抗炎、镇痛、调节免疫、降血糖、抗过敏、降压等广泛药理作用。毒理学研究提示其具有一定的毒性，对多脏器均有损伤，对心脏、肝脏和肾脏的损害较为严重。苍耳子有小毒，当苍耳子用量过大时，如成人用量在 30g 以上，或误食鲜苍耳子10 粒以上、苍耳苗 50g 以上，儿童食苍耳子 5～6 粒都可引起中毒。有报道，多脏器损害患者 14 例皆因患鼻渊头痛、鼻塞、流浊涕等症而服苍耳子合剂 1 个月以上，患者均以食欲缺乏、恶心、呕吐、疼痛、腹泻为主要症状。重者频繁呕吐，上腹部广泛压痛，2 例出现黄疸，肝功检查可见丙氨酸转氨酶明显升高。引起中毒性心肌损害，临床主要表现为胸闷心悸、心慌气短、头晕乏力、四肢麻木、口唇发麻、痛觉迟钝等神经中毒症状，心律不齐、心率减慢、高血钾，心电图提示房室传导阻滞，心室期前收缩。由于苍耳毒蛋白中毒后的全身毛细血管扩张，通透性增高，引起广泛性出血，可出现面色苍白、口唇发绀、全身散在出血点，严重中毒引起口鼻大出血，致使循环衰竭。苍耳子的肝毒作用机制是抑制了机体内源性自由基清除系统的酶系和非酶系，引发脂质过氧化作用，并形成脂质过氧化物，从而引起细胞损伤。泌尿系统 1 例患者因腰椎骨质增生自行食用苍耳子 250g，分 3 日连续煎服，出现恶心呕吐、小便黄赤、尿蛋白现象，肾功能尿素氮 14.4mmol/L、肌酐 166mol/L。采取口服葡醛内酯，静脉滴注强力宁、葡萄糖、维生素 C 等治疗，5 日后痊愈。患儿服用 40～60 粒苍耳子水煎液用于治疗荨麻疹，每日 3 次，共 3 日，出现尿蛋白、血尿、尿糖，尿素氮 $6.37×10^{-3}$mol/L，血肌酐 119μmol/L，后抢救无效死亡。过敏反应有以下几种。①接触性皮炎：有报道，患者均因风湿病曾外敷"苍耳捣烂的叶及汁"，平均 8h，28 例患者表现为外敷部位出现水疱、大疱，似烫伤样，边界清楚，有不同程度的灼热、胀痛、瘙痒。立刻停止苍耳叶及汁外敷，清洁皮肤，给予口服 1 种或 2 种抗组胺药，同时给予口服泼尼松每日 0.03g，共 1 周。患者均痊愈。②紫癜：有报道，1 例患者为治疗牙龈肿痛，自购苍耳子 10g，焙干研末，每次 5g，隔日 1 次炒蛋服用，共 8 日。第 6 日皮肤出现小红疹，牙龈出血，第 7 日前出现血尿、鼻出血、黑便。第 8 日开始全身皮肤可见出血点及瘀斑，浅表淋巴结不大，巩膜无黄染，鼻腔有血迹。口腔黏膜可见血疱及瘀斑。血小板 $17×10^9$/L。诊断为药物性血小板减少性紫癜。予利可君片口服，泼尼松、维生素 K、苯唑西林静脉滴注，输注浓缩血小板。3 日后白细胞恢复正常，出血停止，1 周后血小板恢复正常，痊愈出院。

【解毒方法】

轻度中毒者应暂停饮食数小时至一天，在此期间大量喝糖水。严重者早期可洗胃、导泻及用 2%生理盐水高位灌肠，同时注射 25%葡萄糖液，加维生素 C 500mg；预防出血可注射维生素 K；必要时考虑输血浆；保护肝脏，可服柠檬酸胆碱，肌内注射甲硫氨基酸；低脂饮食。民间用甘草绿豆汤解毒。

蓖 麻 子

本品为大戟科蓖麻 *Ricinus communis* L. 的干燥成熟种子。全国各地均有栽种。甘、辛，平；有毒。有消肿拔毒、泻下通滞的作用。用于痈疽肿毒、喉痹、瘰疬、大便燥结等症状。

【草本记载】

《唐本草》："蓖麻，此人间所种者，叶似大麻叶而甚大，其子如蜱又名草麻。今胡中来者茎赤，树高丈余，子大如皂荚核，用之益良。"《蜀本草》："《图经》云，（蓖麻）树生，叶似大麻大数倍，子壳有刺，实大于巴豆，青黄色斑。夏用茎叶，秋收子，冬采根，日干。胡中来者，茎子更倍大，所在有之。又云对似蓉草而厚大，茎赤有节屈口首蓝。"《本草纲目》："蓖麻，茎有赤有白，中空；其叶大。"

【现代研究物质基础】

种子含蛋白质（18%～26%），脂肪油（64%～71%），碳水化合物（2%），酚性物质（2.50%），蓖麻毒蛋白及蓖麻碱（0.087%～0.15%）。脂肪油的组成绝大部分为三酰甘油及甘油酯，还有少量的甾醇、磷脂、游离脂肪酸、碳氢化合物及蜡，甘油酯的脂肪酸中含蓖麻油酸（84%～91%），油酸（3.1%～5.9%），亚油酸（2.9%～6.5%），硬脂酸（1.4%～2.1%），棕榈酸（0.9%～1.5%）；磷脂含量0%～0.12%，其中磷脂酸乙醇胺及其降解产物占83%，磷脂酰胆碱占13%，其他磷脂占4%；磷脂的脂肪酸组成为棕榈酸（27.7%）、硬脂酸（12.9%）、油酸（18.5%）、亚油酸（33.2%）而不含蓖麻油酸；游离脂肪酸含量0.3%，其中蓖麻油酸占78.5%，亚油酸占8.4%，十八碳烯酸占5.2%；蓖麻毒蛋白有蓖麻毒蛋白D，酸性蓖麻毒蛋白，碱性蓖麻毒蛋白，蓖麻毒蛋白E及蓖麻毒蛋白T等。种子还含凝集素和脂肪酶。种皮含30-去甲羽扇豆-3β-醇-20-酮。

【安全性评价】

蓖麻子中毒常发生于儿童，主要是误食蓖麻子后会发生中毒。4～7岁小儿服蓖麻子2～7粒可引起中毒、致死，成人20粒可致死亡。多在食后3～24h出现症状，最初有咽喉及食管烧灼感，恶心、呕吐、腹痛、腹泻等胃肠道症状，便中常见蓖麻子外皮碎屑，可有血性粪便。并伴白细胞增多，体温上升，尿少、无尿、血红蛋白尿，严重者出现黄疸、贫血、剧烈头痛、冷汗、频发惊厥、昏迷、血压下降，以致死亡。中毒后，尚无特效治疗，误食后立即进行中毒的一般处理，应尽早彻底有效的催吐、洗胃、导泻，直接阻断毒素继续吸收，是缩短病程、降低死亡率的最有效方法，并暂时禁食脂肪及油类食物，输液纠正水、电解质失衡。对于发现肝功能损害患儿应早期足量用保肝药物治疗，肝功能恢复后继续用2～5日，可防止反跳现象发生，取得良好疗效。肾功能不全的患者积极采取联合中药制剂治疗的方式，起到提高免疫功能、降低血液黏度、减轻炎性反应和提高细胞能量代谢的作用。对重症及混合型者积极采取加用糖皮质激素等综合治疗手段。反跳现象，可能与胆囊、肠道毒素残留，重吸收经肝脏代谢有关，患儿在肝功能恢复，突然停用保肝药物后，出现黄疸加重，严重时出现肝性脑病。

【解毒方法】

由于蓖麻毒素起效迅速、毒性作用不可逆，其中毒的有效治疗非常困难，对于高危职业的军人和外交人员应该接种有效的疫苗；按照生物战剂的洗消方案处理和辅助性治疗是目前常用的治疗手段，纠正体液的酸碱平衡、保护肝肾功能是治疗的第一步。对于吸入性中毒，要注意呼吸道的对症处理，如给予抗炎药物、镇痛药和人工换气等。研究显示，地塞米松和二氟甲基鸟氨酸在延长中毒小鼠的存活时间上明显优于丁羟茴醚和维生素E。经口中毒者，应尽早洗胃、催吐、导泻和肠灌洗，为减少毒物继续吸收，还可以口服蛋清或冷牛奶、冷米汤，必要时给予胃黏膜保护剂。

京 大 戟

本品为大戟科植物大戟 *Euphorbia pekinensis* Rupr. 的根。苦，寒；有毒。能泻水逐饮。用于水肿胀满，胸腹积水，痰饮积聚，二便不利。现代研究表明，大戟有泻下、利尿、抗菌等药理作用，临床证实可用于治疗急、慢性肾炎水肿，晚期血吸虫病腹水或其他肝硬化腹水，顽固性便秘。

【草本记载】

蒙医药传统文献《晶珠本草》中记载："京大戟泻水之最、乃泻协日病之最"。

【现代研究物质基础】

1. 二萜类成分 二萜类化合物主要是由焦磷酸香叶基香叶酯（geranylgeranylpyrophos-phate，GGPP）经过氧化、还原、脱羧、环合或重排而成，几乎都呈环状结构。据文献报道，大戟属植物所含的二萜类成分多具有双重生理活性，既具有抗菌、抗肿瘤、抗病毒、抗白血病和促进神经生长因子增长等生理活性，又存在刺激致炎、辅助致癌等毒性作用。

有研究者从京大戟根中首次分离得到 casbane 烷型二萜京大戟素（euphpekinensin）、千金二萜烷型 3,12-O-diacetyl-7-O-benzoyl-8-methoxyingol、ingol-12-acetate 等二萜类化合物，并均表现出对人鼻咽癌 KB 细胞的细胞毒性,其中京大戟素的体外抑制活性最强（ IC_{50} = 0.06μg/ml）。从京大戟根中可分离得到 casbane 烷型二萜 pekinenal（5α-hydroxy-1βH, 2αH-casba-3Z, 7E, 11E-triene-18-al），经 MTT 试验验证该化合物对肺癌 NCI-H460、鼻咽癌 KB、胃癌 SGC7901 和卵巢癌 HO-8910 这 4 种人癌细胞系均有细胞毒性， IC_{50} 分别为 10.05μg/ml、8.52μg/ml、13.82μg/ml 和 14.16μg/ml。有研究者从京大戟根中分离得到 2 个 casbane 烷型二萜 pekinenin A（18-hydroxy-1βH,2αH-casba-3E, 7E, 11E-trien-5-one）和 pekinenin B（5α-methoxy-1βH, 2αH-casba-3Z, 7E, 11E-trien-18-oic acid），pekinenin A 对 Hela 和 C6 这两种人癌细胞系表现出中等强度的细胞毒性， IC_{50} 分别为 42.97μg/ml 和 50.00μg/ml。另有学者从京大戟根中分离得到 pekinenin C(5α-hydroxy-1βH, 2αH-casba-3Z, 7E, 11E-trien-18-al)、pekinenin D(11α, 12β-epoxy-5α-hydroxy-1βH, 2αH-casba-3Z, 7E-dien-18-al)、pekinenin E(11α, 12β-epoxy-5α-hydroxy-1βH, 2αH-casba-3Z, 7E-dien-18-oic acid)、pekinenin F(1βH, 2αH-casba-3E,7E, 11E-trien-18-al)这 4 个 casbane 烷型二萜，经 WST-8 试验发现这 4 个化合物对胃癌 MGC-803、结肠癌 SW620、肝癌 SMMC-7721、肾癌 Ketr-3、乳腺癌 MCF-7、白血病 HL-60 和肺癌 A549 这 7 种人癌细胞系均显示出不同程度的细胞毒性。从京大戟根中还可分离得到 casbane 烷型二萜 pekinenin G(11α, 12β-epoxy-18-hydroxy-1βH, 2αH-casba-3Eand7E-dien-5-one)，该化合物对胃癌 BGC823、结肠癌 HT-29、乳腺癌 MCF-7、肺癌 A549 这 4 种人癌细胞系均具有一定的细胞毒性。另外，京大戟素是目前发现的唯一一个 3,4 位为顺式结构的 casbane 型二萜。从京大戟石油醚提取物中可分离得到新的西松烷（cembrane）型二萜(−)-(1S)-15-hydroxy-18-carboxycembrene，化学结构为(−)-(1S)-15-hydroxy-cembra-2E, 4Z, 7E, 11E-tetraen-18-oic acid，该化合物对宫颈癌 Hela、前列腺癌 PC-3、大肠癌 HT1080、皮肤癌 A375-S2 和乳腺癌 MDA231 这 5 种人癌细胞系均显示出不同程度的细胞毒性。有研究从京大戟中分离得到一个新二萜化合物异大戟素（isoeuphpekinensin），研究发现该化合物对鼻咽癌 KB、肺癌 NCI-H1299、肺癌 NCI-H460、胃癌 SGC-7901 和卵巢癌 HO-8910 等人癌细胞系均表现出较明显的体外抑制活性，对人中枢神经癌细胞 SF-268 抑制活性较弱。从京大戟乙酸乙酯提取部位可分离并鉴定 2 个具细胞毒性的二萜类化合物，分别是(3β, 12α, 13α)-3,12-dihydroxypimara-7,15-dien-2-one 和 pekinenal，两者皆能抑制人正常肝细胞 LO2 和人胃上皮 GES-1 细胞增殖，前者对两种细胞的 IC_{50} 为 51.196μg/ml 和 21.223μg/ml，后者对两种细胞的 IC_{50} 为 15.722μg/ml 和 13.294μg/ml。从京大戟提取物中分离鉴定出 20 个化合物，其中包含松香烷型二萜 helioscopinolide、helioscopinolide B、 helioscopinolide C，对映-阿替生烷型二萜 ent-(5β, 8α, 9β, 10α, 11α, 2α)-11-hydroxyatis-16-ene-3, 14-dione 及对映-贝壳杉烷型二萜 euphorang C。从京大戟的乙醇提取物中可分离出 2 个二萜类化合物月腺大戟素 C 和 helioscopinolide E。三萜类成分：京大戟中主要的三萜类化合物是大戟。对京大戟乙醇提取物进行硅胶柱色谱分离纯化得到三萜化合物大戟醇和甘遂甾醇，两者互为同分异构体。将京大戟的石油醚提取部分经硅胶柱色谱、ODS 柱色谱及制备 HPLC 分离得到 24-亚甲基-环阿尔廷醇（24-methene-cycbartenol）、大戟醇和甘遂甾醇等 3 个化合物。从大戟根的乙醇提取物中可分离得到地榆皂苷Ⅰ（ziyuglycoside Ⅰ）和 3β-α-L-阿拉伯糖基-12,19(29)-二烯乌苏酸-28-β-D-葡萄糖酯这 2 个三萜皂苷，其中地榆皂苷Ⅰ对二甲苯致小鼠耳肿胀显示抗炎活性。此外，还分离得到了 neomotiol、羊毛脂甾烷型三萜、大戟烷型三萜、羽扇豆烷型三萜、羊毛甾醇、钝叶甾醇等三萜类化合物。

2. 黄酮类成分　近年来从京大戟中分离得到的黄酮类化合物较少，多为已知化合物。从京大戟根中可分离得到槲皮素。通过生物活性引导，从京大戟中可分得 4 个没食子酰化的黄酮醇糖苷：槲皮素-3-O-(2″-O-没食子酰)-α-L-鼠李糖苷、槲皮素-3-O-(2″-O-没食子酰)-β-D-葡萄糖苷、槲皮素-3-O-(2″-O-没食子酰)-芦丁糖苷和山奈酚-3-O-(2″-O-没食子酰)-β-D-葡萄糖苷，经试验证明这 4 个化合物具有不同程度地抑制人类免疫缺陷病毒 1 型（艾滋病毒 1 型，HIV-1）整合酶活性的作用，IC_{50} 分别为 15.7μg/ml、20.1μg/ml、22.7μg/ml、16.7μg/ml；通过与未连接没食子酰基的整合酶抑制剂比较发现，这 4 个化合物可以抑制整合酶的 3′加工(3′-processing, 3P)反应，从而实现对整合酶活性的抑制作用。

3. 鞣质类成分　鞣质又称单宁，是存在于自然界的一类结构比较复杂的多元酚类化合物。京大戟植物中分离得到的鞣质多为可水解鞣质，水解后生成没食子酸、鞣花酸等酚酸性成分。另可从京大戟中分离得到 3,3′-二甲氧基鞣花酸、3,3′-二甲氧基鞣花酸-4′-O-β-D-吡喃木糖苷、3,3′-二甲氧基鞣花酸-4′-O-β-D-吡喃葡萄糖苷等。

4. 挥发油成分　从京大戟的挥发油成分中可分离鉴定出 29 种化学成分，其中以萜类及其衍生物为主，占 80% 以上。主要成分为沉香螺旋醇（49.23%）、四甲基环癸二烯异丙醇（20.66%），还包括 2-甲基-3β-羟基-5α-甾醇、3-乙基-3 羟基-5α-雄甾烷-17 酮、(3β,5α)-2 亚甲基-3-羟基胆甾烷等化学成分。

5. 其他成分　除分得上文已述的羊毛甾醇、槲皮素外，还分离出 7 种化合物，分别鉴定为 3-甲氧基-4-羟基反式苯丙烯酸正十八醇酯、β-谷甾醇、伞形花内酯（7-羟基香豆素）、2,2′-二甲氧基-3,3′-二羟基-5,5′-氧-6,6′-联苯二甲酸酐、d-松脂素、3,4-二甲氧基苯甲酸和 3,4-二羟基苯甲酸。还可从大戟根中分离得到丹酚酸 B 和 Senarguine B，丹酚酸 B 在体外具有抑制头颈部鳞癌细胞的生长和增殖作用，在体内能显著抑制接种于裸鼠体内的头颈部鳞癌组织，Senarguine B 对人早幼粒白血病细胞 HL-60 具有明显的细胞毒活性（$IC_{50} = 35.67μg/ml$）。此外，有文献报道从京大戟中还分离出二十四烷醇、豆蔻酸、正十八烷醇、正十三烷酸、邻苯二甲酸二丁酯、阿魏酸二十八酯、胡萝卜苷、豆甾醇等多种化合物。

【安全性评价】

中药致肝毒性损伤时，可使血中丙氨酸转氨酶、天冬氨酸转氨酶活性升高；乳酸脱氢酶是一种糖醇解酶，广泛存在于人体各组织器官中，乳酸脱氢酶的释放是细胞膜受损的敏感指标之一，因此丙氨酸转氨酶、天冬氨酸转氨酶和乳酸脱氢酶可作为评价肝损伤程度的指标。氧化损伤机制是引起肝损伤的主要机制，主要变化为丙二醛（MDA）含量升高，超氧化物歧化酶（SOD）、谷胱甘肽（GSH）含量下降，因此 MDA、SOD 和 GSH 可作为肝毒性氧化损伤程度的指标。

【解毒方法】

（1）将杂物清理干净，洗净切成厚片或块状晒干。

（2）浸泡京大戟：①将洗净的京大戟块放入牛奶浸泡（10kg 京大戟使用 15L 牛奶），泡1～2 日，浸透后捞出晒干；②将洗净的京大戟放入诃子汤中煮沸（10kg 京大戟使用 1kg 诃子汤），沸腾 1～2h 后捞出晒干。

牵　牛　子

本品为旋花科植物牵牛 *Pharbitis nil*（L.）Choisy 或圆叶牵牛 *Pharbitis purpurea*（L.）Voigt 的干燥成熟种子。苦、寒；有毒。能泻水通便，消痰涤饮，杀虫攻积。用于水肿胀满，二便不通，痰饮积聚，气逆喘咳，虫积腹痛，蛔虫，绦虫病。现代研究表明，牵牛子具有泻下、利尿、兴奋离体兔肠和离体大鼠子宫平滑肌作用，以及对猪蛔虫有驱虫效果等。临床研究证实其可用于治疗癫痫、蛔虫病、百日咳、胸膜炎、胸腔积液、支气管哮喘、精神分裂症、晚期食管癌、类风湿关节炎、尿潴留、急腹症等症状，以及用于妊娠晚期引产等。

【草本记载】

《雷公炮炙论》："凡使牵牛子，入水中淘，取沉者晒干，拌酒蒸，从巳至未，晒干，临用青去黑皮。"《本草纲目》："牵牛子，今多只碾取头末，去皮麸不用，亦有半生半熟用者。"

【现代研究物质基础】

牵牛子含有丰富的氨基酸，种类齐全，必需氨基酸含量较高，约占总氨基酸 34.98%。非必需氨基酸中谷氨酸含量最高，据报道，谷氨酸具有多种重要生理功能：参与多种生理活性物质的合成，对传递神经冲动、维护脑及神经功能发挥重要作用。矿质元素的含量分析结果表明种子中含有比较丰富的矿质元素，具有较高的矿质营养价值，有害元素汞、砷、镉的含量低于国家规定的食品卫生标准。牵牛子脂肪油含大量不饱和脂肪酸，亚油酸含量高达 32.04%，接近于常见植物油，而且还含有对人体功能具有重要调节作用的亚麻酸，亚麻酸具有相当广泛的生理作用：具有治疗心血管系统疾病，降低血脂及抗血小板聚集抑制作用，抑制血栓素 A2 合成作用和抗炎作用等。其亚麻酸总含量为 7.03%。牵牛子不仅含有丰富的氨基酸、矿质元素，而且脂肪油含量高。脂肪油含有大量不饱和脂肪酸：亚油酸、亚麻酸等，脂肪酸中含有大量的亚麻酸，在抗高血脂，治疗心血管系统疾病等药物方面的开发利用具有潜在的价值，是一种值得开发利用的植物油。

【安全性评价】

牵牛子对人体有毒性，大量使用除直接引起呕吐、腹痛、腹泻及黏液血便外，还可刺激肾脏，引起血尿，严重者可损及神经系统，发生语言障碍、昏迷等。现代研究证明，牵牛子含牵牛子苷、牵牛子酸甲、没食子酸及生物碱麦角醇、裸麦角碱、喷尼棒麦角碱、异喷尼棒麦角碱、野麦碱。其中牵牛子苷在肠内遇胆汁及肠液分解出牵牛子素，刺激肠道，增进蠕动，导致强烈的泻下。

商　陆

本品为商陆科植物商陆 *Phytolacca acinosa* Roxb. 和垂序商陆 *Phytolacca americana* L. 的干燥根。主产于河南、安徽、湖北等地。苦，寒；有毒。能逐水消肿，通利二便，解毒散结。用于水肿胀满，二便不通；外治痈肿疮毒。现代研究证实本品具有影响机体免疫功能、镇咳祛痰、抗菌及抑制骨髓细胞生育、抗病毒、抗肿瘤等药理作用。临床研究证实可用于治疗水肿、慢性气管炎、银屑病、乳腺增生等。

【草本记载】

陶弘景："商陆，近道处处有，方家不甚干用。疗水肿，切生根，杂生鲤鱼煮作汤。"《唐本草》："商陆有赤白二种，白者入药用，赤者甚有毒，但贴肿外用，若服之，伤人，乃至痢血不已而死也。"《本草图经》："商陆，今处处有之，多生于人家园圃中。春生苗，高三、四尺，叶青如牛舌而长，茎青赤，至柔脆；夏秋开红紫花，作朵；根如芦菔而长。八月、九月采根暴干。"

【现代研究物质基础】

陆续分离发现的化合物类型包括三萜皂苷类、黄酮类、酚酸类、甾醇类及多糖类等，其中对三萜皂苷元与三萜皂苷类成分研究得较为深入。

商陆最主要的特征性化学成分为三萜皂苷类。20 世纪 70 年代至今，已从商陆中分离得到 21 个三萜皂苷元，且均为齐墩果烷型，具体分为 5 种母核类型：商陆酸、商陆酸 30-甲酯、美商陆皂苷元、加利果酸、商陆酸 G。此外，还有 42 种三萜皂苷从商陆中分离得到。黄酮类商陆中所含的黄酮类成分主要为黄酮醇类和黄酮木脂素类，其中以山奈酚型黄酮醇为主。酚酸类：目前商陆的酚酸类成分有对羟基苯甲酸、香草酸、芥子酸、香豆酸、加利果酸、咖啡酸、齐墩果酸、阿魏酸。甾醇类目前报道已知的商陆甾醇类成分，分别为 β-谷甾醇、β-胡萝卜素、α-菠菜甾醇、麦角甾醇、Δ7-豆甾烯醇。挥发油与脂溶性成分：利用水蒸气蒸馏法提取，结合 GC-MS 分析鉴定成分可得出 24 个化合物，其中量最多的是棕榈酸（52.49%）和亚油酸（21.60%），大于 2% 的 6 个成分分别为 1-甲基环十二烯、7-甲氧基-2,2,4,8-四甲基三环十一烷、邻苯二甲酸丁基十四烷基酯、正十五酸、棕榈酸甲酯、7,10-十八碳二烯酸甲酯。采用 GC-MS 可鉴定 2-乙基-正己醇、2-甲氧基-4-丙烯基苯酚、邻苯二甲酸二丁酯、棕榈酸乙酯、带状网翼藻醇、2-单亚油酸甘油酯、油酸乙酯、棕榈酸 8 种脂溶性成分。其他类：另外从商陆中还分离得到了生物碱、有机酸类化合物及大分子多糖类和糖蛋白类成分，其中多糖由半乳糖醛酸、半乳糖、阿拉伯糖和鼠李糖组成；研究表明商陆糖蛋白是一种具有显著活性的抗病毒剂，而且有很强的抗细菌感染作用。

【安全性评价】

临床已有关于服用商陆出现急性中毒报道，患者有不同程度交感神经兴奋和胃肠道刺激症状，常见烦躁、乏力、头晕头痛、恶心呕吐、视物模糊、膝反射亢进、精神恍惚、言语不清、心电图显示窦性心动过速。严重者可血压下降、抽搐、昏迷、瞳孔散大、休克、心跳或呼吸停止而死亡。其中毒原因可能为几种因素：有些地区习惯用毒性较大的商陆替代品代替正品商陆使用，使用剂量过大，使用的商陆炮制不当。

【解毒方法】

商陆又称土人参、章柳根、见肿消、野萝卜、狗头三七、山萝卜、牛大黄等，外形似人参，有时可能被当作人参误服。商陆口服中毒潜伏期多为 20min～3h，偶可达 5h。中毒潜伏期平均为 0.5h。商陆中毒以胃肠道症状为主，伴有头晕、头痛，体温、血压升高，脉搏、呼吸加快，严重者口唇发绀、四肢抽搐或震颤，甚至产生躁动、谵妄、昏迷，直至血压、心率下降，呼吸、循环衰竭而死亡。快速催吐、洗胃、导泻并应用特效解毒剂亚甲蓝是商陆中毒患者救治成功的关键。同时大量补液纠正酸碱失衡、电解质紊乱，抽搐者予地西泮，呼吸、循环衰竭时可用呼吸机辅助呼吸和（或）予血管活性药物治疗。发绀者可静脉推注或静脉滴注亚甲蓝注射液，用量以 1～2mg/kg 为宜。亚甲蓝是亚硝酸盐中毒的特效解毒剂，能还原 MetHb，恢复血红蛋白的正常输氧功能。商陆中毒患者可以使用中药防风、防己、甘草、桂枝煎服解毒。陈金香用防风、甘草、肉桂、绿豆煎服，配合西药治疗商陆中毒，取得满意效果。

木 鳖 子

本品为葫芦科苦瓜属植物木鳖 *Momordica cochinchinensis*（Lour.）Spreng. 的干燥成熟种子。主产于湖北、广西、四川等地。苦、微甘；有毒。具散结消肿、攻毒疗疮功效，用于疮疡肿毒、乳痈、瘰疬、痔瘘、干癣、秃疮等症。近年来，国内外研究人员对木鳖子的化学成分及药理作用均进行了一定程度的探索研究，已报道其化学成分含有皂苷、脂肪酸等，木鳖子的药理活性主要集中在抗癌、抗菌、抗病毒等方面。

【草本记载】

蒙药古籍文献记载："木鳖子可以抗感冒、抗病毒、解毒、治疗协日病。"

【现代研究物质基础】

1. 脂肪及脂肪酸　有报道用石油醚(沸程为 30～60℃)提取木鳖子脂肪油,产率为 35%。脂肪油经甲酯化处理后采用气相色谱-质谱（GC-MS）联用技术分析了脂肪酸组成，共鉴定出其中 8 种脂肪酸，占脂肪酸总量的 88.64%。其中饱和脂肪酸占 5 种，分别为羊蜡酸即癸酸（$C_{10}H_{20}O_2$）、棕榈酸即十六烷酸（$C_{16}H_{32}O_2$）、十七烷酸（$C_{17}H_{34}O_2$）、硬脂酸即十八烷酸（$C_{18}H_{36}O_2$）和花生酸即二十烷酸（$C_{20}H_{40}O_2$）其中含量最高的为硬脂酸，占脂肪酸总量的 51.68%。不饱和脂肪酸分别为 10,13-亚油酸（$C_{18}H_{32}O_2$）、油酸（$C_{18}H_{34}O_2$）和 11-二十碳烯酸（$C_{20}H_{38}O_2$）。其中含量最高的为油酸，占脂肪酸总量的 17.42%。以石油醚(沸程 60～90℃)为溶剂,采用索氏提取法提取其脂肪油,产率为 7.9%。木鳖子脂肪油甲酯化处理后,用 GC-MS 联用仪对其脂肪酸组成进行了分析和鉴定，结果共分析出 14 种脂肪酸，占脂肪酸总量的

89.23%。鉴定出的 14 种脂肪酸中 7 种为饱和脂肪酸，占脂肪酸总量的 47.32%，另 7 种为不饱和脂肪酸，占脂肪酸总量的 41.91%。饱和脂肪酸有十五酸（$C_{15}H_{30}O_2$）、棕榈酸（$C_{16}H_{32}O_2$）、十七烷酸（$C_{17}H_{34}O_2$）、硬脂酸（$C_{18}H_{36}O_2$）、十九酸（$C_{19}H_{38}O_2$）、花生酸（$C_{20}H_{40}O_2$）和二十二酸（$C_{22}H_{44}O_2$）。含量最高的为硬脂酸，占脂肪酸总量的 33.46%。不饱和脂肪酸有 11-十六碳烯酸（$C_{16}H_{30}O_2$）、2-乙基-环丙烷辛酸（$C_{17}H_{32}O_2$）、(Z)-13-十八碳烯酸（$C_{18}H_{34}O_2$）、亚油酸（$C_{18}H_{32}O_2$）、10-十九烯酸（$C_{19}H_{36}O_2$）和 11-二十碳烯酸（$C_{20}H_{38}O_2$）。含量最高的为(Z)-13-十八碳烯酸（$C_{18}H_{34}O_2$），占脂肪酸总量的 21.62%。氨基酸和蛋白质：把去壳的木鳖子仁先用石油醚(沸程 60~90℃)脱脂，脱脂粉在 5~7℃的冷柜中用适量 0.15mol/L NaCl、5mmol/L PBS（pH 7.2）提取过夜，离心得到提取液。提取液经硫酸铵分级沉淀蛋白质，取 40%~60%饱和度沉淀蛋白质，CM-52 柱和 Sephadex G-75 柱层析，分得木鳖子素。木鳖子素是含大量天冬氨酸的蛋白质，等电点为 6.5，相对分子质量在 27 000~29 000 的单链核糖体失活蛋白。

2. 其他成分　从木鳖子的不皂化物中可分离出栝楼仁二醇、异栝楼仁二醇、5-脱氢栝楼仁二醇和 7-氧化二氢栝楼仁二醇四种五环三萜类化合物，另外还分离得到 β-谷甾醇、豆甾-7-烯-3β-醇和豆甾-7,22-二烯-3β-醇等三种甾醇化合物。木鳖子较早期研究的化学成分有木鳖子皂苷Ⅰ、木鳖子皂苷Ⅱ、木鳖子酸、齐墩果酸、木鳖糖蛋白等。

【安全性评价】

木鳖子水及乙醇浸出液均有较大毒性，其皂苷有溶血作用。其中毒表现为恶心呕吐、头痛头晕、腹痛腹泻、四肢乏力、便血、烦躁不安、意识障碍、休克等。木鳖子对肝脏、肾脏等器官有不同程度损伤，对胃肠黏膜有强烈的刺激作用，可引起消化和神经系统功能障碍。有降低血压、兴奋呼吸、加快心律作用，有降低血糖作用等。

【解毒方法】

（1）将木鳖子洗净备用。
（2）用沙炒法，大火炒 3~5min，木鳖子表面变为淡黄色，鼓起，有香味溢出时倒出，晾凉后将表面绿色薄皮清理干净即可。

天　南　星

本品为天南星科植物天南星 *Arisaema erubescens*（Wall.）Schott、异叶天南星 *Arisaema. heterophyllum* BL. 或东北天南星 *Arisaema. amurense* Maxim. 的干燥块茎。主产于河南、河北、四川等地。性味苦、辛、温；有毒。能燥湿化痰，祛风解痉、外用散结消肿，主治顽痰咳嗽，风痰眩晕，中风痰壅，口眼㖞斜，半身不遂，癫痫，惊风、破伤风。生用外治痈肿，蛇虫咬伤。现代研究本品具有祛痰、抗惊厥、镇静、镇痛、抗肿瘤等药理作用，临床上常把天南星与其他中草药制成配方治疗宫颈癌、肺癌、肝癌、中风等疾病。

【草本记载】

蒙医著作《晶串》中记载："味辛，消化后性温。"《如意宝树》："天南星除胃之赫依，杀虫，根除骨疣。"

【现代研究物质基础】

1. 苷类　胡萝卜苷广泛存在于一把伞南星、天南星、东北天南星、螃蟹七等天南星属植物中。杜树山等从一把伞南星块茎中分离得到 6 个黄酮苷类化合物：夏佛托苷、异夏佛托苷、芹菜素-6-C-阿拉伯糖-8-C-半乳糖苷、芹菜素-6-C-半乳糖-8-C-阿拉伯糖苷、芹菜素-6,8-二-C-吡喃葡萄糖苷、芹菜素-6,8-二-C-半乳糖苷。东北天南星块茎中也含有夏佛托苷和异夏佛托苷。朝鲜学者从东北天南星中分离到 9 个二酰基甘油基半乳糖苷类化合物，具有显著的抗小鼠白血病和人结直肠腺癌的细胞毒作用。从东北天南星中可分到 5 个脑苷脂类化合物，具有保护肝脏的活性。

2. 氨基酸类　天南星含有丰富的氨基酸成分。有研究对 10 种药用天南星块茎部分进行分析，从中检测出精氨酸、色氨酸、赖氨酸、瓜氨酸、缬氨酸、γ-氨基丁酸等 39 种氨基酸，各品种南星的氨基酸含量有差异，总氨基酸含量以掌叶半夏最高，花南星最低。

3. 肪酸及甾醇类　利用 GC-MS 技术对东北天南星根的脂肪酸部分进行定性定量分析，从中可鉴定出 caprlylic acid 等 16 种脂肪酸。其中主要为饱和脂肪酸，但不饱和脂肪酸如亚油酸、亚麻酸相对含量也较高，不饱和脂肪酸占总脂肪酸含量的 20%。从一把伞南星块茎可分离得到三十烷酸、二十六烷酸、没食子酸、β-谷甾醇。从螃蟹七块根可分离得到苯甲酸、琥珀酸、棕榈酸、硬脂酸、β-谷甾醇、豆甾醇。β-谷甾醇广泛存在于天南星属各种植物中。

4. 生物碱类　从掌叶半夏中可分离到 32 个生物碱结晶，其中 15 个为环二肽类化合物。此外，天南星还含有胡芦巴碱、氯化胆碱、秋水仙碱、胆碱和水苏碱。

5. 凝集素类　凝集素是一类广泛分布在动物、植物和微生物体内的蛋白质或糖蛋白，包括血液凝集素、淋巴凝集素和精子凝集素等。印度学者 1995 年从一把伞南星和弯曲天南星 *Arisaema curvatum* Kunth 中分离得到凝集素 ACA 和 ACmA，具有黏结兔、大鼠、羊的血红细胞的作用，但对人的红细胞不具有作用。从象鼻南星 *Arisaema elephas* S. Buchet 的块茎中可分离出象鼻南星凝集素（AEL），它能选择性地凝集人的 O 型红细胞，以及鸽、兔、小鼠、马和熊猫等动物的红细胞，但不凝集人的其他血型及鱼、蛙、龟等动物的红细胞；并且 AEL 具有促外周血淋巴细胞转化的功能，能凝集人和某些动物的精子。从掌叶半夏块茎中可分离纯化得到 PPA 凝集素，它在刺吸口器害虫棉蚜或桃蚜的人工饲料中分别含 0.12%或 0.15%时即显示出明显的致死作用。从掌叶半夏块茎中可分离得到的凝集素能体外抑制 S180 细胞生长，却并非通过促进其细胞凋亡途径实现，而对 S180 荷瘤小鼠体内的肿瘤细胞杀伤作用弱且无明显的免疫激活作用。此外，在其他天南星属植物中也分到一些凝集素，具有杀虫、体外抑制癌细胞增殖等作用。

6. 其他　采用水蒸气蒸馏法提取一把伞南星块茎中的挥发油，利用 GC-MS 技术对其进行定性定量分析，共鉴定出间位甲酚、芫妥醇等 52 种挥发性成分。利用 GC-MS 可测定东北天南星脂溶性成分，主要包含酯类化合物占 31.77%，醚类化合物占 14.64%，烯烃类化合物占 25.01%，还有少量醇、酸和其他的烃类。代表性成分为硬脂酸甲酯占 16.10%，丁烯基-环庚烯占 13.91%，1,2-二甲基萘烷占 6.15%。

【安全性评价】

天南星的毒性反应主要表现对口腔、咽喉及皮肤黏膜有很强的刺激性。误食可致咽喉烧灼感、口舌麻木、黏膜糜烂、水肿、流涎、张口困难等症状，严重者窒息；继则中枢神经系统受到影响，出现头晕心慌、四肢麻木，甚至昏迷、窒息、呼吸停止，有的可能引起智力发育障碍等。

【解毒方法】

1. 皮肤中毒处理 采用水、稀醋、鞣酸洗涤，甘草水或绿豆水擦洗、浸泡以解毒，口服抗组胺药、钙剂，外用激素软膏。

2. 口腔中毒处理 用双氧水和复方硼砂含漱液漱口，甲紫溶液涂口腔。

3. 误食或用量过大中毒处理 用高锰酸钾溶液洗胃或内服稀醋、鞣酸、浓茶，给氧及其他支持疗法等。严重者静脉滴注 10%葡萄糖溶液或 5%葡萄糖盐水以促进毒素排泄。如咽喉水肿发生窒息时，须作气管切开。

4. 其他方式处理 生姜、醋及白矾可解毒。

朱　砂

本品为四方晶系辰砂 Cinnabar 的矿石，是硫化汞（HgS）的天然矿石。主产于湖南、贵州、四川、广西云南等地，以产于古之辰州者为地道药材。甘，微寒；有毒。能清心镇惊，安神解毒，用于心悸易惊，失眠多梦，癫痫发狂，小儿惊风，视物昏花，口疮，喉痹，疮疡肿毒。现代研究本品具有抑制中枢神经系统兴奋、镇静、催眠等药理作用，临床上用于心神不宁、心悸、失眠、惊风、癫痫、咽喉肿痛、口舌生疮等疾病的治疗。

【草本记载】

《吴普本草》："丹砂，生武陵。采无时。能化朱成水银。"陶弘景："按，此化为汞及名真朱者，即是今朱砂也。俗医皆别取武都、仇池雄黄夹雌黄者名为丹砂，方家亦往往俱用，此为谬矣。"《开宝本草》："朱砂，今出辰州、锦州者，药用最良，余皆次焉。"《本经逢原》："丹砂入火，则烈毒能杀人，急以生羊血、童便、金汁等解之。"

【现代研究物质基础】

朱砂主要化学成分为硫化汞，含量不少于 96%。此外，含铅、钡、镁、铁、锌等多种微量元素及雄黄、磷灰石、沥青质、氧化铁等杂物。

【安全性评价】

朱砂为无机汞化合物，汞与人体蛋白质中巯基有特别的亲和力，高浓度时，可抑制多种酶的活性，使代谢发生障碍，直接损伤中枢神经系统。急性中毒症状的表现为尿少或尿闭、水肿甚至昏迷抽搐，血压下降或因肾衰竭而死亡。慢性中毒者口有金属味、流涎增多、口腔黏膜充血、溃疡、牙龈肿痛、出血、恶心、呕吐、腹痛腹泻、手指或全身肌肉震颤，肾脏损伤可表现为血尿、蛋白尿、管型尿等。

【解毒方法】

（1）将用磁石把朱砂中杂物吸出备用。

（2）将干净的朱砂放入捣药罐中放入适量清水浸润磨碎倒出，放在阴凉处晒干或40℃烘干即可。

（呼日乐巴根 常福厚）

第十五章　小毒蒙药

蛇　床　子

　　蛇床子为伞形科植物蛇床的干燥成熟果实。具有燥湿祛风，杀虫止痒，温肾壮阳之功效。常用于阴痒带下，湿疹瘙痒，湿热腰痛，肾虚阳痿，宫冷不孕。蛇床子，味辛、苦，性温，归肾经。产全国各地，常长于路旁、田野、低山坡、湿地。《神农本草经》将其列为上品，有温肾壮阳、散寒祛风、燥湿杀虫的功效，临床用于治疗肾虚及瘙痒等疾病。该植物为一年生草本。高 30～80cm。茎直立，圆柱形，有纵棱。根生叶有柄，基部有短而阔的叶梢；叶片卵形，2～3回羽状分裂，最终裂片线状披针形，先端尖锐；基上部的叶和生叶相似，但叶柄较短。复伞形花序顶生或侧生，伞梗 1～25 个，基部总苞片 8～10，线形，白色，倒卵形，先端凹，而具狭窄内折的小舌；与花瓣互生，花丝细长，花药椭圆形；子房下花柱 2 枚，花柱基部圆锥形。双悬果椭圆形，果棱成翅状，无毛。花期 6～7 月，果期 6～8 月。生于山坡草丛中，或田间，路旁。我国大部分地区均有分布。本品为双悬果椭圆形，由两个分果合成。长 2～4mm，直径 1～2mm。淡黄棕色或淡黄绿色。顶有残留花柱，基底偶有细梗。每个分果的背面，有翅状棱芥 5 条，接合面平坦，有两条棕黑色略突起的油线，果皮薄脆，搓之易脱，中含榄核形种子一枚。具油性，气香，搓时更浓，味微辛、苦，凉。以果粒饱满，黄绿色，无枝叶混杂者佳。

【本草记载】

　　《本草经疏》："蛇床子，味苦平，辛甘无毒。"《名医别录》："今详其气味，当必兼温燥，阳也。故主妇人阴中肿痛，男子阴痿湿痒，除痹气，利关节，恶疮。"《名医别录》："温中下气，令妇人子脏热，男子阴强，久服轻身，令人有子。盖以苦能除湿，温能散寒，辛能润肾，甘能益脾，故能除妇人男子一切虚寒湿所生病。寒湿既除，则病去身轻，性能益阳，故能已疾，而又有补益也。"《本草新编》："蛇床子，功用颇奇，内外俱可施治，而外治尤良。若欲修合丸散，用之于参、芪、归、地、山萸之中，实有利益，然亦宜于阴寒无火之人，倘阴虚火动者，服之非宜。"

【现代毒性研究物质基础】

　　本品含多种香豆精衍生物，可能为本品的有效成分。从中已分离出 10 种单体，如阿奇白芷内脂、蛇床子素（cnidiadin）、蛇床明素（cnidimine）等。蛇床子总香豆素豚鼠口服半数致死量为 2.44g/kg±0.05g/kg；蛇床子素静脉注射半数致死量为 65.2mg/kg。在试验研究中探讨蛇床子乙醇提物急性毒性和长期毒性效应谱及剂量-反应关系表现特点和作用规律。结果表明，蛇床子乙醇提物小鼠灌胃给药半数致死量折合原生药为 17.4454g/kg，是临床剂量的 116 倍。连续给药 90 日对大鼠的一般状况、血液学指标、血液生化有一定影响，无明显量效关系；对各剂量组肝脏脏器系数有影响。

【安全性评价】

　　本品类似性激素样作用，蛇床子乙醇提取物，每日皮下注射小白鼠。连续 32 日，能延长动情期，缩短动情间期，并能使去势鼠出现动情期，卵巢及子宫重量增加，有类似性激素样作用，以前列腺、精囊增加重量的办法（小鼠）证明，蛇床子提取物有雄性激素性作用。对家兔阴道黏膜无腐蚀作用。抗滴虫作用，以肝浸膏作为培养基，10%及20%蛇床子煎剂对阴道滴虫无杀灭作用或极弱，甲氧基欧芹酚体外亦无杀灭阴道滴虫样作用。虽也有报道对滴虫有效者，但其结果的可靠性，有待进一步研究。驱虫作用，日本蛇床子提取物有驱虫作用，临床使用32例蛔虫病患者，服药4周后，虫卵全部转阴。抗真菌作用，体外试验，对絮状表面癣菌、石膏样小芽孢菌、羊毛状小芽孢菌有抑制作用。

【解毒方法】

1. 配白矾 燥湿杀虫，祛风止。其性燥而收涩，外用有燥湿解痒杀虫之效；蛇床子味辛苦，性温燥，入肾、脾经，外有燥湿杀虫，祛风止痛的作用。两药合用，杀虫、祛湿之效更著，故常用两药煎汤频洗或坐浴治疗妇女阴痒，配菟丝子混肾壮阳，起阳痿，暖子宫。

2. 配菟丝子 甘温入肾、既补肾阳，又补肾阴，为阴阳俱补之品，凡野气不足之腰酸及如女宫中冷，皆可用之，蛇床子，性温，入肾以温肾壮阳。

3. 配杜仲 燥湿除痹、通利关节。主治湿痹腰痛。杜仲，味甘能补，气温助阳，有补胃筋骨，壮腰之作用；蛇床子，辛温助阳，味苦湿温肾壮阳，燥湿除痹。两药合用，则能增强祛湿除痹之功效。

4. 配黄连 清热燥湿，泻火解毒。主治湿热疮毒。黄连，大苦大寒，清热燥湿，火解毒之力甚强；蛇味子，辛，苦，温、燥湿杀虫之力较甚，清热之力不足药相伍，黄连能助其清热燥湿之力，以疗湿热疮毒。

【注意事项】

（1）恶牡丹、巴豆、贝母（《本萨经集注》）。

（2）下焦有湿热或肾阴不足，相火易动及精关不固者禁服。

川 楝 子

川楝子，又称金铃子、川楝实，为楝科植物川楝的干燥成熟果实，据《中国药典》2015年版记载，川楝子味苦，寒；有小毒；归肝、小肠、膀胱经。具有疏肝泄热，行气止痛，杀虫之传统功效。落叶乔木。高达10余米。树皮灰褐色，有纵沟纹，细嫩部分密被星状鳞片，小枝灰黄色。叶互生，二至三回单数羽状复叶，小叶3～11片，长卵圆形，长4～7cm，宽2～3.5cm，先端渐尖，基部圆形，两侧常不对称，全缘或部分具稀疏锯齿。夏季开紫色花，为腋生圆锥状排列的聚伞花序，密生短毛及星状毛，总花梗长10cm，萼片6，灰绿色，花瓣5～6枚，狭长披针形，雄蕊数为花瓣数2倍，花丝连合成一管状，子房瓶状，6～8室，或成5室。核果大，椭圆形成近圆形，长约3cm，黄色或栗棕色，有光泽，核坚硬木质，有棱，6～8室，种子扁平长椭圆形，黑色，长约1m，花期3～4月。果期9～11月。生于疏林中处。分布四川、湖北、湖南、河南、贵州及甘肃南等地。

【本草记载】

始载于《神农本草经》的练实（即楝实），被列为下品，属于可用于治病且有毒的品种。唐代《新修本草》中记载："此物（指楝实）有两种，有雄有雌。雄者根赤，无子，有毒，服之多使人吐不能止，时有至死者。雌者根白，有子，微毒，用当取雌者"。不但指出其毒，并且认为其毒性与雌雄有关。味苦气寒微毒以外，《汤液本草》《本草经疏》《本草蒙筌》《药性解》《景岳全书》《本草备要》《得配本草》《本草纲目》《医学衷中参西录》等书皆记载其有小毒。关于其毒性原因，《本草经疏》认为"其味苦气寒，极苦而寒，故其性有小毒"。

【现代毒性研究物质基础】

川楝子的主要化学成分为萜类成分，包括四环三萜和紫罗兰酮型倍半萜糖苷类化合物。四环三萜类有川楝素、苦楝子萜酮、苦楝子萜醇、苦楝子萜二醇、苦楝子萜三醇、苦楝子内酯、异川楝素、脂苦楝子醇等。紫罗兰型倍半萜糖苷有川楝紫罗兰酮苷甲、川楝紫罗兰酮苷乙。动物试验显示，猪对川楝子较为敏感，食用 150～200g 可中毒死亡。食后 0.5h 出现症状，2.5h 内出现惊厥死亡。牛、羊、兔、鸟类等有相似的中毒症状，食后 1h 出现中毒症状，多在 24h 内死亡，主要症状为中枢抑制、昏迷。成年果子狸食用 250g 川楝子短时间内便出现中毒症状，主要表现为胃肠道刺激、中枢神经兴奋和抑制，肌无力，肝脏病变及肺、脾、肾等内脏器官出血。川楝素被认为是川楝子的主要药效物质基础，也是《中国药典》质控的指标成分，其在川楝子药材中含量为 0.020%～0.266%果实煎剂对金黄色葡萄球菌有抑菌作用，但对大肠杆菌及鸡胚中培养的病毒皆无效性作用。毒性成分可能系毒性蛋白，成熟果实之含量大于未成熟者。同属植物苦楝子具有一定毒性，中毒症状为恶心、呕吐，腹泻，呼吸困难及心动过速等。

【安全性评价】

川楝子在临床上应用较为广泛，临床实践显示，其常规剂量毒副反应较轻微，作用缓慢，容易积累。急性中毒多为误食或川楝子中混有苦楝子之故，肝肾与中枢神经系统是主要靶器官，呼吸与循环衰竭是主要死因。川楝素可能既是其主要毒性成分，也是其主要药效成分，具有驱虫、杀虫、抗肉毒、抗肿瘤、抗炎镇痛等作用。

【解毒方法】

1. 配小茴香　川楝子苦寒沉降，主入肝经，疏泄肝热，行气止痛，治气郁而有热之证尤宜；小茴香辛温芳香，辛以发散、行气，温以祛寒其行散之力较强，尤善入肝、肾二经而疏肝暖肾，温散下焦之寒。二药配伍，寒热并用，起协同作用，增强理气止痛之功。

2. 配白芍　白芍味酸收敛，川楝子味苦性散，白芍与川楝子配伍后，能够制约川楝子的发散作用，防止其过散耗伤肝之阴血；白芍又有酸甘化阴之效，与川楝子配伍应用后，能补川楝子所耗散的肝之阴液，减轻肝脏的损伤。

3. 配延胡索　川楝子苦寒，入肝经，清肝火，泄郁热，行气止痛。延胡索辛苦温，活血行气，尤长于止痛。二药配伍，既可疏肝清热，又善活血行气止痛，使气行血畅，肝热消，则疼痛自止。

养阴及收敛特性的药物白芍或具有温热散寒作用的小茴香，可对抗川楝子所致的肝损伤，可以显著降低川楝子导致的小鼠血清丙氨酸转氨酶、天冬氨酸转氨酶的升高。而甘草、柴胡、当归、丹参等减毒效果不明显。

【注意事项】

燥热重者慎用。

艾 叶

艾叶，中药名，为菊科植物艾的干燥叶。该植物为多年生草本，高 45～120cm，茎直立，圆形有沟棱，外被灰白色软毛，茎从中部以上有分枝；茎下部叶在开花时枯萎；中部叶不规则互生，具有短柄；叶片近圆形，羽状深裂，基部片常成假托叶，裂片椭圆形至披针形，边缘具粗齿，上面深绿色，有腺点和稀疏白色软毛；下面灰绿色，有灰白色绒毛；上部叶无柄，顶端叶全缘，披针形或条状披针形，夏、秋季开花，头状花序，无梗，多数密集成总状，边花为雌花，常不发育，花冠细弱，均为红色的管状花。瘦果长圆形，无毛，花期 7～10 月，生长于路旁荒野、草地，分布于东北、华北、华东、西南等地。夏季花未开时采摘，除去杂质，晒干。气清香，味苦。

【本草记载】

早在《诗经》中就有艾的记载："彼采艾兮，一日不见，如三岁兮。"古民谣也有："五月五日午，天师骑艾虎，斩百邪，鬼魅入虎口。"《五十二病方》里面亦有记录艾熏、艾灸的疗法。《本草纲目》："艾叶，生则微苦辛，熟则微辛太苦，生温熟热，纯阳也。可以取太阳真火，可以回垂绝元阳。服之则走三阴，而逐一切寒湿，转肃杀之气为融合。"

【现代毒性研究物质基础】

最早对艾叶是否有毒副反应的有关记载可追溯到《名医别录》，记载艾"无毒"。《图经本草》认为艾叶"有毒，其毒发则热气冲上，狂躁不能禁，至攻眼有疮出血者，诚不可妄服也"。《本草纲目》中提出："苏颂言其有毒……一则见其热气上冲，遂谓其……有毒，误矣。"其所言之"有毒"乃"久服致火上冲之故尔"，非艾之过，指出艾"无毒"。但也有不少医家认为多服、久服可引起不良反应。《中国药典》关于艾叶的记载则明确指出艾叶"有小毒"。艾叶所含挥发油对皮肤有轻度刺激作用，引起发热潮红，口服能刺激胃肠道分泌；口服干艾叶 3～5g可增进食欲，但大剂量可引起胃肠道急性炎症，产生恶心呕吐，若大量吸收后可引起中枢神经系统过度兴奋，会出现谵妄、惊厥及肝损害等。现代研究显示，艾叶挥发油有相当一部分具有一定的毒性，且对小鼠有一定的毒副反应和潜在的遗传毒性，并呈现剂量-反应关系。

【安全性评价】

以野艾叶，艾条或艾绒烟黑，可用于室内消毒；与苍术成及雄黄等混合烟熏，对金黄色葡萄球菌、乙型溶血性链球菌、大肠杆菌、变形杆菌、白喉棒状杆菌、伤寒沙门菌等均有杀灭作用，以小艾叶烟熏，对于多种致病真菌也有抑菌作用；野艾水煎剂，在试管内对金黄色葡萄球菌、溶血性链球菌、肺炎球菌、白喉棒状杆菌等均有不同程度的抑制作用。野艾浸剂对豚鼠支气管有扩张作用，可兴奋家兔离体子宫，产生强直性收缩。艾烟中含有的芳香烃如苯、苯甲醛、苯酚、2,4-二甲基苯酚等，是一类具有一定毒性的物质，其中以苯对中枢神经及血液的作用最强；焦油中含有 2/10 000 的苯并芘，为强致癌物质，稠环芳烃有致癌作用。艾灸过敏近年来也有个案报道。故艾灸在临床使用过程中应注意个体差异，注意患者体质，以减少不良反应，提高艾叶使用的安全性和疗效。艾叶的成分复杂，使用方法和作用途径丰富多样。由艾叶、艾烟引起的肝肾毒性、胚胎毒性乃至遗传毒性值得关注。

【解毒方法】

也有不少的研究发现，艾叶的毒性很小甚至是没有毒性的。研究发现，艾叶挥发油的毒性是与提取方法有密切关系的，石油醚超声提取法和石油醚微波提取法制备的艾叶挥发油是没有毒性的，超临界 CO_2 萃取和水蒸气蒸馏提取的挥发油对肝脏有一定的毒性作用，尤以水蒸气蒸馏法制备的挥发油毒性最大。

1. 配阿胶　补血止血，调经安胎。阿胶甘平，为滋阴补血止血要药；艾叶辛温，为行气温经安胎传，两药配合，相互为用，一阴一阳，止血安胎。如《本草述钩元》谓"疗崩漏及妊娠下血，皆合阿胶投之，以阿胶入手太阴，为气中之阴；艾叶入肝脾肾三经有升有降，合和以调气血，而即以固脱也"。

2. 配香附　温经暖宫，理气止痛。香附辛甘性平，疏肝解郁，理气止痛；艾叶辛苦性温，苦燥辛散，温经暖宫，行血活络。两药相须为用，温经暖宫，理气止痛，为女科常用对药，如艾附暖宫丸，即君用两药，治宫寒不孕。

3. 配生地、侧柏　凉血止血，生地为滋阴凉血要药；侧柏为凉血止血佳品。两药配生艾叶，则佐使为用。两药合用，动静并施，凉而不寒，共奏凉血止血之效。

【注意事项】

（1）"血热为病者禁用"（《本草备要》）。
（2）"阴虚火旺，血燥生热，及宿有失血病者为禁"（《本经逢原》）。
（3）凡阴虚血热者慎用。

绵 马 贯 众

绵马贯众为鳞毛蕨科植物粗茎鳞毛蕨的干燥根茎和叶柄残基，味苦，性微寒，有小毒，具有清热解毒、驱虫的功效。现代药理研究表明绵马贯众具有抗病毒、抗肿瘤、抗疟、抗菌等多种活性。本品始载于《神农本草经》，其味苦、微寒，有小毒，具有治疗风热头痛，温毒发斑，疮疡肿毒的功效，现代临床中常见绵马贯众单用或复方治疗癌症、流行性感冒、真菌原虫感染等疾病。主产于黑龙江、辽宁、吉林和河北北部地区。春秋季采集，除去地上部分，洗净泥沙，晒干入药。目前已从绵马贯众中分离、鉴定出多种化学成分，包括间苯三酚类、黄酮类、萜类、甾类、糖苷类等，其中间苯三酚类化合物是绵马贯众抗流感病毒的主要有效成分。

【本草记载】

绵马贯众又名绵贯渠、百头、草头、黑狗脊、凤尾草等。在《神农本草经》中记载为："腹中邪热气，诸毒，杀三虫。"在《名医别录》中记载为："去寸白，破症瘕，除头风，止金疮。"
在《本草纲目》中记载为："治下血崩中，带下，产后血气胀痛，斑疹毒，漆毒。"

【现代毒性研究物质基础】

1. 间苯三酚类　为绵马贯众的特征性化学成分，同时也是产生包括抗流感病毒、抗真菌
感染等药理作用的有效成分。该类化合物分别通过不同数目的绵马根酸环和绵马酚环及各级脂
肪链取代组合而成，种类繁多。目前鳞毛蕨属植物分离得到的间苯三酚类化合物已多达 80 多
种，其中从绵马贯众分离得到的间苯三酚总数达 24 个。

2. 黄酮类　从该植物分离得到的黄酮类化合物比较少，目前已知主要有 7 个黄酮化合物。

3. 萜类及甾体类　根据文献报道，目前已经从绵马贯众中分离出多种萜类和三萜化合物。

4. 苯丙素类　学者从绵马贯众中分离得到 1 个苯丙素类化合物，说明绵马贯众中存在该
类化合物，该化合物为咖啡酸。

5. 脂肪族类　通过硅胶色谱分离，可得到的油状物质，经 GC-MS 分析，鉴定出 12 个化
合物，主要为脂肪族类化合物。

【安全性评价】

1. 急性毒性　急性毒性试验表明当用药量达到 6.25g/（kg·d）时，雏鸡出现死亡但未发现
中毒现象。因此，雏鸡对绵马贯众可溶性粉的最大耐受量超过 6.25g/（kg·d）。

2. 长期毒性　绵马贯众长期使用是安全的，并能提高家禽的采食量，增加体重。

3. 其他毒性　绵马贯众在胃肠道不易吸收，但如肠中有过多脂肪，则可促进吸收而致中
毒。它能麻痹随意肌（包括心肌），对胃肠道有刺激，严重时导致呕吐、下泻，还能引起视力
障碍，甚至失明（视网膜血管痉挛及伤害视神经）；中毒时引起中枢神经系统障碍，出现震颤、
惊厥乃至延脑麻痹。对孕妇、虚弱患者、小儿、实质器官的疾病患者、消化道溃疡者皆禁用。
粗茎鳞毛蕨注射液，临床应用尚未发现有何不良反应，动物试验毒性较轻，小鼠腹腔注射半数
致死量为 34ml/kg±0.04ml/kg。

【解毒方法】

1. 配槟榔　槟榔，苦辛性温，能驱杀多种肠道寄生虫，对绦虫疗效最佳，且有泻下之功。
两药合用，共驱绦虫。

2. 配苦楝皮　苦楝皮，苦寒有毒，能驱蛔虫、钩虫。两药相配，用于蛔虫及蛔厥，虫积
腹疼之症。

3. 配黄连　黄连苦寒，燥湿清热，为治湿热郁结主药。两药相合，用于血热出血，湿热
痢疾，温热斑疹及疟腮，带下，喉痹诸症。

4. 配大青叶　大青叶，味苦性寒，清热解毒，凉血消斑。两药配伍，治疗疟腮温毒、咽
喉肿痛，主邪入营血，高热神昏，温热发斑。

5. 配甘草　甘草甘平，归十二经，有补脾，润肺，解毒缓急，和药之功，有"国老"之
称。两药相须为用，共解酒毒、药毒、食物中毒。

6. 配乌贼骨　乌贼骨，咸涩性温，咸能入血，涩可收敛，微温和血，为收敛止血药。贯
众清热凉血，乌贼骨收敛止血，一凉血，一收涩，相辅相成，用于暴崩下血及吐血之症。

【注意事项】

（1）赤小豆为使（《药性论》）。

（2）患者虚寒无实热者禁用（《本草经疏》）。

（3）但性寒气燥有毒，若病人营虚血槁，肝肾有水，并阴虚咳嗽人，不可加用（《本草汇言》）。

（4）苦寒之品，阳虚阴盛，脾胃虚寒及孕妇慎用。

北 豆 根

北豆根，为防己科植物蝙蝠葛 *Menispermum dauricum* DC. 的根茎。蝙蝠葛为草质、落叶藤本，根状茎褐色，垂直生，茎位于近顶部的侧芽生出，一年生茎纤细，有条纹，无毛。叶纸质或近膜质，轮廓通常为心状扁圆形，长和宽均为 3～12cm，边缘有 3～9 角或 3～9 裂，基部心形至近截平，两面无毛，下面有白粉；掌状脉 9～12 条，其中向基部伸展的 3～5 条很纤细，均在背面凸起；叶柄长 3～10cm 或稍长，有条纹。圆锥花序单生或有时双生，有细长的总梗，有花数朵至 20 余朵，花密集成稍疏散，花梗纤细，长 5～10mm；雄花：萼片4～8，膜质，绿黄色，倒披针形至倒卵状椭圆形，长 1.4～3.5mm，自外至内渐大；花瓣 6～8 或多至 9～12 片，肉质，凹成兜状，有短爪，长 1.5～2.5mm；雄蕊通常 12，有时稍多或较少，长 1.5～3mm。雌花：退化雄蕊 6～12，长约 1mm，雌蕊群具长为 0.5～1mm 的柄。核果紫黑色；果核宽约 10mm，高约 8mm，基部弯缺深约 3mm。花期 6～7 月，果期 8～9月。生于山坡林缘、灌丛中、田边、路旁及石砾滩地，或攀缘于岩石上，喜温暖、凉爽的环境，25～30℃最适宜生长。不耐寒，绝对低温 5℃时生长停滞。一般土壤均能种植，忌积水。分布于东北、华北、华东及陕西、宁夏、甘肃等地。北豆根含生物碱、多糖、醌类、强心苷类、内酯、皂苷、鞣质、蛋白质及树脂等多种化学成分，其中生物碱类成分是北豆根的主要化学和生物活性成分。

【本草记载】

《开宝本草》中记载："主解诸药毒，止痛，消疮肿毒，人及马急黄，发热咳嗽，杀小虫。"《珍珠囊补遗药性赋》中记载："疗咽痛，头疮，五痔。"《本草经疏》中记载："入散乳毒药中，能消乳癌。"《本草求真》中记载："功专泻心保肺，及降阴经火逆，解咽喉肿痛第一要药。"

【现代毒性研究物质基础】

1. 生物碱类　北豆根中主要含有生物碱类成分，其总生物碱的含量为 1.7%～2.5%，分为双苄基异喹啉生物碱、氯化生物碱和其他生物碱，目前已经分离得到蝙蝠葛碱、蝙蝠葛苏林碱、蝙蝠葛诺林碱、蝙蝠葛新诺林碱、蝙蝠葛可林碱、青藤碱，对于蝙蝠葛碱、青藤碱的研究较为深入。

蝙蝠葛碱是北豆根有小毒的主要成分，可降低血压，对正常心脏各部位传导均有抑制作用，造成动物中枢神经系统兴奋，出现惊厥，最后导致呼吸麻痹而死亡。蝙蝠葛碱亚急性毒性试验表明，4.8～60mg 剂量，用药 18 日对心脏无不良影响，肝脏未见异常。蝙蝠葛碱 4.8～60mg剂量用药 2～3 月，对心脏无不良影响，150mg 以上剂量用药 2～3 个月对肝脏有不同程度的损害,受损程度随剂量增大而加重,150mg 所致的是轻度损害,75mg 以下无明显损伤,300mg以上对肾有轻度损害,150mg 以下对肾和肾上腺基本无不良影响。

2. 北豆根多糖 研究表明,北豆根多糖成分 RMP 可促进小鼠脾细胞增殖,能协同 LPS、Con A 等有丝分裂原诱导脾细胞增殖,对小鼠巨噬细胞的吞噬功能也有一定的促进作用,对人淋巴细胞增殖也有较强的刺激作用。

3. 北豆根挥发油 北豆根挥发性成分 31 种,除烃、醇、醛、酸、酮等外,含氮化合物和含氧的杂环化合物较多,量最多的为十三碳烯酸。

【安全性评价】

1. 急性毒性 青藤碱 694mg/kg 给大鼠一次灌胃,用药后 10min 出现镇静、呼吸抑制现象,观察 5h 后无一死亡。犬一次口服青藤碱 45mg/kg,10min 后呕吐 2 次,0.5h 后活动减少;犬一次静脉注射青藤碱 8mg/kg,立即出现兴奋不安,排便,唾液分泌增多,随之出现呼吸加深,心搏速弱,动物卧倒,呈高度衰弱状;45min 后剧烈呕吐,排大量血色水样便,24h 尚未恢复。猴一次口服青藤碱 95mg/kg,20min 后出现明显镇静、驯服、眼睑下垂,0.5h 后轻度呕吐数次;6h 后完全恢复正常活动;5mg/kg 一次静脉注射,数分钟后出现衰弱状,卧倒,心搏增速,血压降低,呼吸缓慢,1h 后完全恢复。

2. 长期毒性 蝙蝠葛碱 4.8～60mg 剂量用药 2～3 月,对心脏无不良影响,150mg 以上剂量用药 2～3 个月对肝脏有不同程度的损害,受损程度随剂量增大而加重,150mg 所致的是轻度损害,75mg 以下无明显损伤,300mg 以上对肾有轻度损害,150mg 以下对肾和肾上腺基本无不良影响。

3. 其他毒性 北豆根水提、乙醇提组分在 1.2～4.7mg/kg 剂量范围内有明显的抗炎作用,呈现量-效关系,随给药时间延长,抗炎作用增强,乙醇提组分抗炎效果大于水提组分;北豆根水提、乙醇提组分在 1.2～4.7mg/kg 剂量范围内给药 3 日、7 日可对小鼠肝脏产生不同程度的毒副反应,同时北豆根水提、乙醇提组分在 4.2mg/kg 剂量下给药 3 日、7 日亦可对小鼠肾脏产生不同程度的毒副反应,以上指标具有量-时-毒关系变化,且乙醇提组分对小鼠的肝、肾毒副反应大于水提组分。研究结果表明,北豆根的毒性-功效具有一定的依赖于剂量和时间的相关性,毒性作用靶器官锁定为肝脏和肾脏。下一步应对药效剂量下出现的毒性机制进行研究,以明确其伴随毒副反应与抗炎药效的关系,且对毒性作用靶器官肝脏进行量-时-毒关系研究,使其肝毒性定性、定量、定位表达,从而使其毒性可以科学控制和正确使用。

连续多次给耳肿胀模型小鼠、琼脂肉芽肿模型小鼠灌胃不同剂量(高、中、低剂量组均分别设为 4.7mg/kg、2.4mg/kg、1.2mg/kg)的北豆根水提、醇提组分可使血清 MDA 含量升高、SOD、GSH-Px、GSH 含量下降,琼脂肉芽肿模型小鼠以上指标的变化比耳肿胀模型小鼠变化要大,且以上指标的变化与给药剂量呈现一定的依赖关系。本部分研究结果表明北豆根水提、醇提组分可损坏耳肿胀模型小鼠、琼脂肉芽肿模型小鼠的机体抗氧化防御系统,使清除活性氧的酶活性降低,细胞膜受到氧自由基攻击,导致脂质过氧化反应。

【解毒方法】

咽喉肿痛:配桔梗、玄参等。肺热咳嗽:配云母、黄芩、桔梗。湿热黄疸:配茵陈、栀子、大黄。肠炎痢疾：配徐长卿、黄芩。

【注意事项】

不宜于藜芦同用，脾虚便溏者禁用。

蒺 藜

蒺藜为蒺藜科植物蒺藜 *Tribulus terrestris* L. 的干燥成熟果实，又名白蒺藜、屈人等。该植物为一年生草本，茎平卧，无毛，被长柔毛或长硬毛，枝长 20～60cm，偶数羽状复叶，长 1.5～5cm；小叶对生，3～8 对，矩圆形或斜短圆形，长 5～10mm，宽 2～5mm，先端锐尖或钝，基部稍偏科，被柔毛，全缘。花腋生，花梗短于叶，花黄色；萼片 5，宿存；花瓣 5；雄蕊 10，生于花盘基部，基部有鳞片状腺体，子房 5 棱，柱头 5 裂，每室 3～4 胚珠。果有分果瓣 5，硬，长 4～6mm，无毛或被毛，中部边缘有锐刺 2 枚，下部常有小锐刺 2 枚，其余部位常有小瘤体。花期 5～8 月，果期 6～9 月。生于沙地、荒地、山坡、居民点附近。全球温带均有分布。生于田野、路旁及河边草丛。我国各地均产，主产于河南、河北、山东、安徽、江苏、四川、山西、陕西。青鲜时可做饲料。果入药能平肝明目，散风行血。果刺易黏附于家畜毛间，有损皮毛质量，为草场有害植物。除了用于中药，蒺藜在国际上也颇受青睐，在中东地区，蒺藜叶和果实作为利尿和抗高血压的茶饮；在印度用于治疗阳痿、食欲缺乏、黄疸、泌尿生殖系统疾病和心血管疾病；运动员有时会将蒺藜皂苷作为非荷尔蒙营养补剂以提高血睾酮，其不含任何兴奋剂成分。

【本草记载】

《本草新编》中记载："可补虚火之目也，补虚火之目，则目更光明，泻实邪之目则目更清爽。二者相较，用沙苑蒺藜以明目，反不若用白蒺藜之明目为佳，而无如近人之未知也。"

【现代毒性研究物质基础】

本品含蒺藜多糖；生物碱如哈尔满、哈尔碱、哈尔醇等；对羟基苯乙酮基-3 甲氧基-4 羟基取代桂皮酰胺；黄酮；氨基酸；甾体皂苷等。

【安全性评价】

1. 急性毒性 无急性中毒症状。

2. 长期毒性 蒺藜大剂量长期给药具有一定肝肾毒性，引起大鼠丙氨酸转氨酶、天冬氨酸转氨酶、肌酐和尿素氮含量升高。蒺藜炒制后可降低肝肾毒性反应。

3. 其他毒性 服用蒺藜可以观察到的常见不良反应是反胃和恶心。但只是一些暂时性症状，可以通过饮食得到控制。对于一些女性，还可以观察到嗓音发生改变。内服蒺藜可引起猩红热样药疹，有白癜风患者服白蒺藜 2 钱（1 钱 =5g）后 1h 许，即感全身皮肤有扎刺感，随后发现有针头大红色疹点，压之退色，继之皮肤普遍潮红；翌晨略觉轻快，遂又服 2 钱，数分钟后，上述症状迅速加剧，并有皮肤瘙痒，心烦不安等症。当即停药，大量饮水，给抗过敏治疗而愈。一般情况下蒺藜没有毒性，且不良反应比较小，一般属于激素类药物。

【解毒方法】

蒺藜在炒制过程中可除去一部分毒性、刺激性物质。

【注意事项】

（1）不建议孕妇和儿童使用这种药物。
（2）有糖尿病病史者，高血压，哮喘患者，和胆固醇高的人应该咨询医生。

翼　首　草

翼首草为川续断科植物匙叶翼首草的干燥全草，为多年生本草，为常用藏药。翼首草始载于藏医药名著《四部医典》，列为上品，味苦、寒，有小毒，归肺、肝经，具有治疗瘟疫、解毒、清心热作用。《中国药典》2015 年版（一部）及卫生部藏药部颁标准收载。民间常用于治疗感冒发热、痢疾、关节炎、类风湿关节炎等疾病。

【本草记载】

《晶珠本草》记载："翼首草解毒，清新旧热，清心热"。《全国中草药汇编》中记载："清热解表，清心凉血。用于感冒发热及各种温热病引起的发烧，心中烦热，咳血，吐血，尿血，便血。"《中药大辞典》记载："清热解毒，祛风湿，止痛。治感冒发烧及各种传染病所引起的热症，心热，血热等。"《中华本草》记载："清热解毒；祛风除湿；止痛。主外感发热；热病烦躁；泄泻痢疾；负湿热痹。"

【现代毒性研究物质基础】

翼首草主要含皂苷、环烯醚萜苷等化学成分，并指出最主要成分是三萜皂苷及其苷元齐墩果酸、熊果酸等。五环三萜母核的皂苷化合物具有抗炎、护肝、抗肿瘤及机体免疫调节等方面药理作用和重要的生物活性。环烯醚萜类化合物具有抗病毒、抗氧化、增强免疫力等作用。有研究先后从匙叶翼首草中分离得到的五环三萜皂苷类物质主要有齐墩果酸、熊果酸、匙叶翼首花苷 A–D、rivularicin 等，齐墩果酸和熊果酸是翼首草中的主要活性成分。从翼首草中分离出马钱素和 cantleyoside 两种环烯醚萜苷类成分，马钱素是翼首草环烯醚萜苷的主要成分，发现其也具有明显的抗炎药理作用。除此以外，还从其中分离得到 β-谷甾醇、β-龙胆二糖、软脂酸、β-胡萝卜苷，二十二烷酸，还原糖和多糖等成分。

【安全性评价】

1. 急性毒性　该药无明显毒性，口服最大耐受量为 450g/kg，该测定值为临床用量（0.15g/kg）的 3000 倍。

2. 长期毒性　该药虽然没有明显毒性，但服用后小鼠的体重在 2 日内急剧下降，饮食量也有所减少，特别是由根的水煎液引起的此种现象更为明显。因此翼首草被认为还是具有一定的不良反应。

【解毒方法】

无。

【注意事项】

本品有小毒，体质虚弱或脾胃虚寒者慎用。孕妇不宜用。儿童慎用。

榼 藤 子

榼藤子系豆科榼藤属植物榼藤的干燥成熟的种子，别名木腰子、眼镜豆等，分布在广西、福建、广东、云南等地带，具有补气补血、除风止痛、健胃消食、强筋硬骨的功效，常用于治疗水血不足、面色苍白、四肢无力、脘腹疼痛等病症，是我国一些少数民族如拉祜族、阿昌族、瑶族、蒙古族、哈尼族、佤族等的常用药。除此之外，榼藤子也是傣药"七味榼藤子丸"的重要组分，并收载于《中国药典》2015 年版。

【本草记载】

《南方草木状》："解诸药毒"。《本草拾遗》："主五痔，喉痹，以仁为粉，微熬，水服一、二匕"。《开宝本草》："治小儿脱肛血痢泻血，并烧灰服，或以一枚割瓤熬研，空腹热酒服二钱"。

【现代毒性研究物质基础】

1. 硫酰胺类 自 1989 年以来，已有 5 种含硫酰胺类化合物从榼藤子中分离得到，分别是 entadamide A、entadamide B、entadamide C、entadamide A-β-D-glucopyranoside 和 entadamide A-β-D-glucopyranosyl-(1→3)-β-D-glucopyranoside。

2. 苷类 是榼藤子主要的且具有较强活性的成分。榼藤子中的 1 个苷类化合物为尿黑酸-2-*O*-β-D-吡喃葡萄糖苷（homogentisic acid-2-*O*-β-D-glucopyranoside）。

3. 苯乙酸衍生物类 榼藤子中的 2,5-二羟基苯乙酸乙酯，2,5-二羟基苯乙酸甲酯由张勇团队分离得到。到目前为止，从榼藤子种仁中分离得到了 5 个苯乙酸类衍生物。

4. 其他成分 脂肪油类成分在榼藤子中也可见到，而肉豆蔻酸、花生酸、棕榈酸、硬脂酸、山嵛酸、亚油酸、油酸及亚麻酸为脂肪酸的组成成分。

【安全性评价】

毒性作用：榼藤子种子核仁中含两种毒性皂苷，作用相似，毒性相等。对哺乳类动物主要为引起溶血；0.5～2mg/kg 可使血压剧降，肠容积增加，肾容积也略有增加，显示内脏血管扩张，小肠、子宫平滑肌被抑制，死于呼吸衰竭。

【解毒方法】

无。

【注意事项】

禁内服。

（王敏杰　常福厚）